协和医考

2024

全国公共卫生执业助理医师资格考试

应试习题集

公共卫生执业助理医师资格考试专家组　编

中国协和医科大学出版社
北　京

图书在版编目（CIP）数据

2024全国公共卫生执业助理医师资格考试应试习题集/公共卫生执业助理医师资格考试专家组编. —北京：中国协和医科大学出版社，2024. 1
（协和医考）
ISBN 978-7-5679-2361-4

Ⅰ. ①2… Ⅱ. ①公… Ⅲ. ①公共卫生学-资格考试-习题集 Ⅳ. ①R1-44

中国国家版本馆CIP数据核字（2024）第007419号

协和医考
2024全国公共卫生执业助理医师资格考试应试习题集

编　　者：公共卫生执业助理医师资格考试专家组
策划编辑：张秋艳
责任编辑：张秋艳　涂　敏　张仟姗
封面设计：邱晓俐
责任校对：张　麓
责任印制：张　岱

出版发行：中国协和医科大学出版社
（北京市东城区东单三条9号　邮编100730　电话010-65260431）
网　　址：www. pumcp. com
经　　销：新华书店总店北京发行所
印　　刷：三河市龙大印装有限公司

开　　本：850mm×1168mm　1/16
印　　张：20. 25
字　　数：670千字
版　　次：2024年1月第1版
印　　次：2024年1月第1次印刷
定　　价：76. 00元

ISBN 978-7-5679-2361-4

编者名单

主　编　阎升光　武建辉　孙　健

副主编　闫立成　徐厚君　薛　玲　李小明

编　者　（按姓氏笔画排序）

于立群　王宏丽　王俊玲　付瀚颖　白　静　朱　文
朱　皓　刘　楠　刘守宏　刘慧珍　闫立成　孙　健
李小明　李金龙　李媛媛　佟俊旺　张晓蕾　陈敬绵
武建辉　侯丽颖　钱庆增　徐厚君　高福佳　常　全
崔立华　阎升光　蒋　宁　韩铁生　薛　玲

出版说明

我国执业医师资格考试已经进入第25个年头，这项政策对于加强我国医师队伍建设，提高执业医师的综合素质，保护医师合法权益，规范医师管理制度，完善医师培养制度，发挥了积极的作用。

为帮助考生在繁忙的临床实践期间更有效地复习，更方便地了解与掌握执业医师资格考试的要求，提高考生分析问题、解决问题的能力，从而顺利通过考试，中国协和医科大学出版社推出了“协和医考”系列丛书。25年来，中国协和医科大学出版社在本套丛书的出版过程中，以及每年与广大考生读者反馈交流的工作中，摸索出了我国执业医师资格考试的基本规律，积累了丰富的出版应试丛书的经验，为考生提供了不同层次、不同阶段和不同需求的应试参考书。

本套丛书由中国协和医科大学出版社组织相关专业专家编写，并邀请了专职从事执业医师资格考试研究的培训专家进行审定。内容紧扣最新版《医师资格考试大纲》，以规划教材为基础，以临床能力为重点，侧重于理论与实践的综合运用。本套丛书品类齐全，从应试指导、核心考点精讲，到各类习题集和模拟试卷等，能够满足广大考生复习考试的需要。

“当医生就当好医生，当好医生就读协和医书”，拥有25年执业医师资格考试用书出版经验的中国协和医科大学出版社为全国争当好医生的读者，提供这套全面、准确、实用的应试丛书。我们期望能够对广大考生顺利通过执业医师资格考试有所助益，为我国医学教育及医学事业的发展作出积极的贡献。丛书内容如有不当之处，欢迎各位考生和同仁批评指正。如有关于丛书内容及考试的相关问题，请扫描下方二维码，有专属微信客服为你解答。

前　言

近年来，根据社会发展的需要，国家医学考试中心组织专家总结与分析了我国执业助理医师资格考试的经验，结合国际先进的执业准入方法，对我国公共卫生执业助理医师资格考试的内容进行了一些调整，着重强调提高考生的综合应用能力，减少单纯的知识记忆性题目，从而更加贴近实际工作的应用，促进考生分析问题，提高考生解决问题的能力。

本书按照2024版公卫医师资格考试大纲的要求进行编写，主要内容更新如下：医学人文综合增加了医学人文素养；临床医学综合更改为按照诊断学、内科学、外科学、妇产科学、儿科学五部分内容进行整合；基础医学综合和公共卫生综合部分也根据大纲进行了相应修订，力求覆盖最新版医师资格考试大纲设置的所有知识点。

国家执业助理医师资格考试采用A型和B型题，分为A_1、A_2、A_3/A_4、B_1题型，其中A_1型题为单句型最佳选择题；A_2型题为病例摘要型最佳选择题；A_3/A_4型题为病例组型和病例串型最佳选择题；B_1型题为标准配伍题。广大考生可根据这套习题进行练习，熟悉题型，了解考试的范围和深度。

医学在不断地进步与发展，执业助理医师资格考试水平也在不断地提高，希望这本应试习题集能给大家的复习提供一定的帮助。为了使习题集更加贴近考试、贴近考生，真诚地欢迎广大考生对我们的工作提出宝贵的意见和建议。让我们共同努力，使本书的内容日臻完善。祝更多的考生顺利通过国家执业助理医师资格考试，成为合格的执业助理医师。

编　者

2023年12月

目　录

第一部分　医学人文综合

第二部分　基础医学综合

第三部分　临床医学综合

第四部分　公共卫生综合

第一部分

医学人文综合

第一章　医学心理学

一、医学心理学总论

【A₁型题】

1. 医学心理学是哪一门学科的分支学科
   A. 医学
   B. 社会学
   C. 心理学
   D. 生理学
   E. 生理心理学
2. 所谓医学模式是指
   A. 医学研究者的思维方式
   B. 临床医生的工作方法
   C. 医学发展的轨迹
   D. 医学生的学习策略
   E. 人们对疾病和健康的基本观点
3. 医学心理学主张医学与心理学结合，强调
   A. 人的心身统一的整体性
   B. 人的变态心理的研究
   C. 人的个性
   D. 人的社会性
   E. 人的共性
4. 医学心理学的研究对象不包括
   A. 动物心理发育
   B. 不良人格和行为
   C. 患者的心理活动规律
   D. 异常心理的发生原因及规律
   E. 脑和心理活动的关系
5. 医学心理学研究任务不包括
   A. 研究心理因素对人体健康的影响及其机制
   B. 研究个性的形成和发展
   C. 研究自我调节对防病、治病和康复的作用
   D. 研究疾病过程中的心理反应
   E. 研究心理因素在疾病发展过程中的作用

【B₁型题】

（6~7题共用备选答案）
A. 神灵医学心理学时代
B. 哲学医学心理学时代
C. 科学医学心理学时代
D. 现代医学心理学时代
E. 以上都不是

6. 西方古希腊希波克拉底提出的“体液学说”的心理学观点属于医学心理学发展的哪一阶段
7. “万物有灵”的心理学观点属于医学心理学发展的哪一阶段

参考答案

1. C　2. E　3. A　4. A　5. B　6. B　7. A

二、医生个人的心理能力

【A₁型题】

1. 关于情绪与情感的特点，下列说法正确的是
   A. 情感与生理需要有关
   B. 情感是人和动物共有的
   C. 情绪较为稳定
   D. 情感反应较持久
   E. 情绪反应较深沉
2. 适应是由于刺激物的持续作用而使感受性
   A. 提高
   B. 降低
   C. 不变
   D. 发生变化
   E. 消失
3. 思维的重要特征是
   A. 分析性和综合性
   B. 间接性和概括性
   C. 抽象性和创造性
   D. 深刻性和全面性
   E. 上升性和决策性
4. 需要的根本特征是它的
   A. 指向性
   B. 社会发展性
   C. 动力性
   D. 无止境性

E. 恒常性

5. 人类能创造出“猪八戒”这一并不客观存在的文学形象，恰好说明了
A. 心理是脑的功能
B. 心理是对客观现实的反映
C. 心理是极其复杂的
D. 心理是对客观现实主观能动的反映
E. 动物也有心理现象

6. 人格核心是
A. 气质
B. 能力
C. 性格
D. 需要
E. 动机

7. 对于心理的解释，不正确的是
A. 客观现实是心理的源泉
B. 心理是人脑对客观现实的反映
C. 心理是对客观现实主观的反映
D. 心理是对现实的客观反映
E. 心理反映具有能动性

8.“人逢喜事精神爽”指的是
A. 心境
B. 激情
C. 美感
D. 应激
E. 感情

9. 动机产生的两个条件是
A. 需要和目标
B. 意志和目标
C. 诱因和目的
D. 需要和诱因
E. 意志和目的

10. 情感对于情绪来说具有的特点是
A. 强烈而冲动
B. 伴有明显的行为变化
C. 伴有明显的生理变化
D. 稳定而深刻
E. 带有明显的情境性

11. 心理过程包括
A. 气质、能力和性格
B. 动力、活动和评价
C. 认识、情绪和意志
D. 认识、人格和活动
E. 动力、情绪和意志

12. 人脑不仅反映当前所看到、听到的事物，还能反映过去经历过的事物和想象出来从未见到过的事物，说明人脑对现实的反映具有
A. 主观能动性
B. 客观真实性
C. 系统整体性
D. 抽象概括性
E. 间接创造性

13. 高级神经活动类型不包括
A. 兴奋型
B. 均衡型
C. 活泼型
D. 安静型
E. 抑制型

14. 想象的基本材料是
A. 感觉
B. 知觉
C. 表象
D. 记忆内容
E. 语言

15. 与恶性肿瘤有密切联系的行为是
A. A 型行为
B. B 型行为
C. C 型行为
D. D 型行为
E. E 型行为

16. A 型人格的人易患
A. 过敏性紫癜
B. 支气管哮喘
C. 癌症
D. 糖尿病
E. 冠心病

17. A 型行为特征不包括
A. 脾气急躁
B. 时间紧迫感
C. 争强好胜
D. 对人有敌意
E. 对环境强烈不满

18. 心理活动动力特征不包括
A. 强度
B. 速度
C. 稳定性
D. 平衡性
E. 指向性

19. 比较微弱而持久的，具有一定渲染性的情绪状态，指的是
A. 心境
B. 激情
C. 挫折
D. 应激
E. 情感

20. 情绪影响人体健康的途径是
A. 呼吸、循环和排泄系统
B. 神经、循环和排泄系统
C. 呼吸、循环和免疫系统
D. 神经、内分泌和免疫系统
E. 呼吸、神经和内分泌系统

21. 感知过的事物重新出现在眼前时能够识别出来，这是
A. 回忆
B. 遗忘
C. 保持
D. 识记
E. 再认

22. 与情绪相联系的需要是
A. 生理需要
B. 安全需要
C. 交际需要
D. 认知需要
E. 尊重需要

23. 情绪的特点是
A. 较稳定的
B. 持久存在的
C. 带有情境性
D. 没有明显的生理变化
E. 有明显的生理变化

【A_2 型题】

24. 某患者，竞争意识强，总想胜过他人；老觉得时间不够用，说话快、走路快；脾气暴躁，容易激动，常与他人的意见不一致。其行为类型属于
A. A 型
B. B 型
C. C 型

D. AB 混合型
E. BC 混合型

25.《红楼梦》中的林黛玉，其动作稳定缓慢，观察事物细致入微，敏感多疑，孤独多虑，情感体验深刻而持久。她的气质类型属于
A. 多血质
B. 黏液质
C. 胆汁质
D. 抑郁质
E. 以上都不是

【B_1 型题】

（26~27 题共用备选答案）
A. 自觉性
B. 果断性
C. 坚韧性
D. 自制性
E. 独立性

26. 意志行动中善于控制自己的行动，约束自己言行的心理品质是
27. 办事见异思迁、虎头蛇尾的人，其意志活动缺乏

（28~29 题共用备选答案）
A. 生理需要
B. 认知需要
C. 爱与被爱的需要
D. 尊重需要
E. 自我实现需要

28. 马斯洛需要层次论中最高层次需要是
29. 希望自己被他人关心和爱护，也想关心和爱护别人，参加一定的团体，这种需要是

（30~32 题共用备选答案）
A. 双趋冲突
B. 双避冲突
C. 趋避冲突
D. 双重趋避冲突
E. 以上都不是

30.“前有狼，后有虎”。这种动机冲突是
31. “鱼与熊掌不可兼得”。这种动机冲突是
32. “想吃糖，又怕胖”。这种动机冲突是

参考答案

1. D　2. B　3. B　4. C　5. D　6. C　7. D　8. A　9. D　10. D
11. C　12. A　13. B　14. C　15. C　16. E　17. E　18. E　19. A　20. D
21. E　22. A　23. C　24. A　25. D　26. D　27. C　28. E　29. C　30. B
31. A　32. C

三、心 理 健 康

【A_1 型题】

1. 关于心理健康的叙述，错误的是
A. 可以从文化学角度考量
B. 正常人心理都是健康的
C. 正常与异常是相对而言
D. 可以从病理学角度考量
E. 可以从统计学角度考量

2. 比较完整的心理健康概念是指
A. 十全十美的心理状态
B. 适应环境和适应自我
C. 没有疾病
D. 适应自我
E. 适应环境

3. 心理卫生起始阶段是
A. 胎儿期
B. 新生儿期
C. 乳儿期
D. 婴儿期
E. 幼儿期

4. 心理健康标准不包括
A. 人格健全
B. 思想内容健康
C. 情绪乐观稳定
D. 行为和生活方式健康
E. 智力正常

【B_1 型题】

（5~6 题共用备选答案）
A. 良好的人际关系
B. 恰当地自我评价
C. 情绪乐观稳定
D. 行为和生活方式健康
E. 智力正常

5.“知人者智，自知者明”属于
6.“天时地利不如人和”属于

参考答案

1. B　2. B　3. A　4. B　5. B　6. A

四、心理应激与心身疾病

【A_1型题】

1. 关于心理应激，错误的说法是
   A. 可引起生理反应
   B. 可引起心理和行为反应
   C. 对身心健康产生不利影响
   D. 经过认知评价
   E. 可能提高工作效率
2. 在面对应激事件时，判断自己的应对资源和应对方式的认知评价是拉泽鲁斯的
   A. 初级评价
   B. 次级评价
   C. 一般评价
   D. 再评价
   E. 终级评价
3. 属于正性生活事件的是
   A. 夫妻分居
   B. 判刑
   C. 结婚
   D. 子女离家
   E. 改行
4. 按照心身医学的观点，下列中属于心身疾病的是
   A. 精神分裂症
   B. 抑郁症
   C. 消化性溃疡
   D. 大叶性肺炎
   E. 精神发育迟滞
5. 心身疾病的诊断标准不包括
   A. 根据临床症状、体征和特殊检查明确器质性改变
   B. 疾病的发生有相平行的心理社会因素
   C. 排除神经症和精神疾病
   D. 单纯的生物医学疗法收效甚微
   E. 由某种躯体疾病引发心理障碍
6. 心理社会因素在发病过程中起重要作用的躯体疾病称为
   A. 心理障碍
   B. 精神疾病
   C. 躯体障碍
   D. 心身疾病
   E. 人格障碍
7. 心身疾病是
   A. 心理社会因素在病因上起主导作用的躯体疾病
   B. 由心理社会因素引起的精神疾病
   C. 由心理社会因素引起的器官系统的功能性改变
   D. 由心理社会因素引起的躯体症状
   E. 由心理社会因素引起的生理反应
8. 不属于心身疾病的是
   A. 胃溃疡
   B. 抑郁症
   C. 癌症
   D. 糖尿病
   E. 支气管哮喘

【A_2型题】

9. 患儿，男，8岁。言语发音不清，词汇贫乏，不能完整表达意思，能做简单加法，但不会减法，简单活动难以完成。对该患儿首选的心理测验为
   A. 情绪测验
   B. 智力测验
   C. 精神评定量表
   D. 人格测验
   E. 投射测验
10. 面对威胁性的应激源，通过各种适当的心理和行为对策消除或缓解个体的紧张状态，称为
   A. 激励
   B. 解脱
   C. 回避
   D. 应对
   E. 超脱
11. 个体在生活中遇到的重大正性生活变化和负性生活危机，称为
   A. 生活事件
   B. 生活单位
   C. 心理应激源
   D. 心理应激
   E. 生活事件单位

【B_1型题】

（12～14题共用备选答案）
   A. 持久的生理功能变化并伴有器质性变化
   B. 持久的生理功能变化但不伴有器质性变化
   C. 短暂的生理功能变化并伴有器质性变化
   D. 短暂的生理功能变化但不伴有器质性变化
   E. 以上都不是
12. 心身疾病是心理社会因素引起的
13. 心身反应是心理社会因素引起的
14. 心身障碍是心理社会因素引起的

（15～16题共用备选答案）
   A. 原发性高血压
   B. 冠心病
   C. 哮喘
   D. 癌症
   E. 消化性溃疡
15. A型行为类型的人容易好发
16. C型行为类型的人容易好发

参考答案

1. E　2. B　3. C　4. C　5. E　6. D　7. A　8. B　9. B　10. D
11. A　12. A　13. D　14. B　15. B　16. D

五、心理评估

【A_1型题】

1. 心理测量工具好坏的基本标志是
   A. 常模
   B. 信度和效度
   C. 指导语
   D. 记分方法
   E. 容易操作
2. 使用明尼苏达多项人格调查表（MMPI）对某人的人格特征进行测查、分析和评价，属于心理评估的
   A. 调查法
   B. 观察法
   C. 会谈法
   D. 心理测验法
   E. 作品分析法
3. 属于投射性心理测验的是
   A. 洛夏墨迹测验
   B. 韦氏智力测验
   C. 个别能力测验
   D. 神经心理学测验
   E. 比奈智力测验
4. 依据心理学的理论和方法对人的心理品质及水平作出的鉴定称为
   A. 心理调查
   B. 心理测量
   C. 心理评估
   D. 心理测验
   E. 心理分析
5. 根据某人的书信推断他当时的心理发展水平、情绪状态，这种方法属于
   A. 个案法
   B. 投射法
   C. 观察法
   D. 调查法
   E. 作品分析法
6. 一位心理学专家为了对一名幼儿作心理评估，去幼儿园观看该幼儿的表现，这种心理评估的方法是
   A. 作品分析法
   B. 心理调查法
   C. 心理测验法
   D. 投射法
   E. 观察法
7. 两人智商同为85，其一是山区农民，考虑他受教育程度和所处环境，认为其智力正常；其二是大学教授，结合其他表现，考虑有大脑退行性改变的可能。这是遵循了心理测验的
   A. 标准化原则
   B. 保密性原则
   C. 客观性原则
   D. 统一性原则
   E. 以上都不是
8. 目前多用于门诊患者的粗筛、情绪状态评定以及调查、科研等的评定量表是
   A. 90项症状自评量表（SCL-90）
   B. 抑郁自评量表（SDS）
   C. 焦虑自评量表（SAS）
   D. 简明精神病量表（BPRS）
   E. 汉密尔顿（Hamilton）抑郁量表（HDS）
9. 应用心理测验的一般原则不包括
   A. 标准化原则
   B. 心理测验手段的“金标准”原则
   C. 客观性原则
   D. 保密性原则
   E. 以上都不是
10. 心理评估常用方法不包括
   A. 调查法
   B. 投射法
   C. 观察法
   D. 实验法
   E. 个案法
11. 效度反映心理测量结果的
   A. 一致性
   B. 可靠性
   C. 真实性
   D. 代表性
   E. 客观性
12. 韦克斯勒成人量表属于
   A. 智力测验
   B. 人格测验
   C. 神经心理学测验
   D. 情绪测验
   E. 能力测验
13. 属于智力测验的是
   A. 比奈-西蒙量表
   B. 洛夏墨迹测验
   C. 神经心理测验
   D. 适应行为量表
   E. 艾森克人格问卷
14. 心理测验的保密原则的保密内容不包括
   A. 测验目的
   B. 测验内容
   C. 测验答案
   D. 记分方法
   E. 测验结果
15. 受试者根据自己的理解和感受对一些意义不明的图像、墨迹作出回答，借以诱导出受试

者的经验、情绪或内心冲突称为一种
A. 智力测验
B. 投射测验
C. 运动测验
D. 感知测验
E. 人格测验

16. 对同一组对象进行几次测量，所得结果的一致程度，叫测验的
A. 信度
B. 效度
C. 标准化程度
D. 真实性
E. 常模

17. “比奈-西蒙量表”属于一种
A. 智力测验
B. 人格测验
C. 画人测验
D. 评定量表
E. 投射测验

18. 智力测验的目的不包括
A. 了解被试者的智力水平
B. 了解被试者的潜能
C. 辅助诊断被试者是否智力落后
D. 为因材施教提供依据
E. 预测被试者的成就

参考答案

1. B	2. D	3. A	4. C	5. E	6. E	7. C	8. B	9. B	10. B
11. C	12. A	13. A	14. A	15. B	16. A	17. A	18. E		

六、心理治疗与心理咨询

【A_1 型题】

1. “患者仰卧在躺椅上畅所欲言，治疗者在倾听和释问中解释患者的潜意识、情绪或幼年的特殊生活事件的方法”称为
A. 梦的分析
B. 自由联想
C. 系统脱敏法
D. 厌恶疗法
E. 生物反馈

2. 不论进行何种心理治疗，治疗者均应遵守以下原则，但除外
A. 真诚原则
B. 保密原则
C. 耐心原则
D. 中立与回避原则
E. 标准化原则

3. 下列心理咨询的手段，正确的是
A. 宣泄
B. 领悟
C. 强化自我控制
D. 增强自信心
E. 以上均对

4. 以下不属于行为治疗方法的是
A. 系统脱敏法
B. 冲击疗法
C. 厌恶疗法
D. 放松训练
E. 自由联想

5. 为了戒除烟瘾，在每次吸烟后，应用某种引起恶心呕吐的药物。反复多次，就不再想吸烟了。这种戒烟方法是
A. 系统脱敏法
B. 生物反馈法
C. 放松训练法
D. 暴露疗法
E. 厌恶疗法

6. 行为主义治疗常用的方法有
A. 移情
B. 系统脱敏法
C. 宣泄
D. 自由联想
E. 询者中心疗法

7. 心理治疗医生是否成熟称职的重要条件及心理治疗成败的关键是
A. 医生的技术水平
B. 心理治疗实施的计划性
C. 建立良好的医患关系
D. 治疗方法的灵活性
E. 是否遵守保密原则

8. 精神分析治疗中，患者突然停止话题，或反复陈述要求终止治疗，表明患者处于
A. 移情
B. 阐释
C. 阻抗
D. 自由联想
E. 宣泄

9. 人本主义疗法有以下特点，但应除外
A. 以询者为中心
B. 放松训练
C. 把心理治疗看成一个转变过程
D. 非指令性治疗的技巧
E. 注意调动患者心理上的积极因素

10. 心理治疗自主性是指
A. 患者自觉主动寻求治疗
B. 患者自己选择治疗方法
C. 医生帮助患者自己改变自己
D. 心理治疗是自学过程
E. 患者要受到充分理解和尊重

【A_2 型题】

11. 患者，女性，40 岁。在心理

治疗过程中，医生让该患者打消顾虑，想到什么就说什么，按照原始的想法讲出来。这种方法属于

A. 支持疗法
B. 认知疗法
C. 行为主义
D. 精神分析
E. 人本主义

12. 某患儿，13 岁，在生活中养成不良的抽烟习惯，父母非常恼火，心理医生建议其采取的较有效的行为治疗是

A. 条件刺激和非条件刺激相结合
B. 环境因素和操作动作相结合
C. 厌恶刺激与不良行为相结合
D. 通过对不良行为的认识来矫正
E. 用转变注意力的方法来矫正

13. 某童，经常梦中哭醒，醒后恐惧、大汗。心理咨询人员经询问梦境，每次均为狗追咬恐惧所致。进一步询问其母，该儿在 3 岁时曾被狗咬伤。这种咨询的指导思想属于

A. 精神分析理论
B. 认知理论
C. 人本主义理论
D. 心理生理理论
E. 行为理论

【B_1 型题】

（14~16 题共用备选答案）

A. 自由联想
B. 森田疗法
C. 询者中心疗法
D. 系统脱敏法
E. 认知疗法

14. 以精神分析理论为基础的疗法是
15. 属于行为疗法的是
16. 属于人本主义疗法的是

参考答案

1. B　2. E　3. E　4. E　5. E　6. B　7. C　8. C　9. B　10. C
11. D　12. C　13. A　14. A　15. D　16. C

七、医患关系与医患沟通

【A_1 型题】

1. 良好医患关系的意义是

A. 有利于诊断和治疗
B. 有利于实施预防措施
C. 有利于患者的情绪
D. 有利于医务人员的健康
E. 以上都是

2. 应提倡的医患关系模式是

A. 主动-被动型
B. 指导-合作型
C. 共同参与型
D. 根据具体情况确定
E. 以上都不是

3. 共同参与型的医患关系模式最适合于

A. 急性病患者
B. 绝症患者
C. 慢性病患者
D. 重症患者
E. 精神病患者

4. 建立医患关系的原则是

A. 疾病性质和患者年龄
B. 疾病性质和患者人格特征
C. 病程和患者的经济状况
D. 患者的文化程度和情绪反应
E. 患者的社会地位和经济状况

5. 患者的依从性指

A. 患者执行医嘱率
B. 患者从众行为概率
C. 患者接受暗示程度
D. 患者对医生的信任程度
E. 患者出现意识障碍

【A_2 型题】

6. 患者，男性，55 岁。机关干部。患胃溃疡多年，本次因胃出血入院，手术治疗后，病情平稳。此时，医患关系模式为

A. 共同参与型
B. 指导-合作型
C. 被动-主动型
D. 主动-主动型
E. 主动-被动型

【B_1 型题】

（7~8 题共用备选答案）

A. 主动-被动型
B. 指导-合作型
C. 共同参与型
D. 强制-被动型
E. 指导-参与型

7. 一个昏迷患者被送到医院，医生对他进行处理，这种医患关系属
8. 医生劝告患者“你应该参加一些晨间锻炼”。这种医患关系属

参考答案

1. E 2. D 3. C 4. B 5. A 6. B 7. A 8. B

八、患者的心理问题

【A_1 型题】

1. 许多冠心病患者都具备相似的个性特征，其中不包括
   A. 情绪易冲动
   B. 时间紧迫感
   C. 办事较急躁
   D. 竞争意识强
   E. 过分依赖他人
2. 不属于患者权利的内容是
   A. 受到社会尊重和理解
   B. 遵守医疗部门规章制度
   C. 享受医疗服务
   D. 保守个人秘密
   E. 免除或部分免除健康时的社会责任
3. 根据求医的决定权，可将求医行为分为
   A. 主动型、参与型、强制型
   B. 主动型、指导型、合作型
   C. 主动型、被动型、强制型
   D. 参与型、指导型、合作型
   E. 参与型、被动型、强制型
4. 患者的心理需要中最为突出的是
   A. 安全感的需要
   B. 信息的需要
   C. 早日康复的需要
   D. 尊重的需要
   E. 理解的需要
5. 由患者的家长、家属或他人作出求医的决定属于
   A. 主动求医型
   B. 被动求医型
   C. 强制求医型
   D. 顾虑求医型
   E. 以上都不是

【B_1 型题】

（6~8 题共用备选答案）
   A. 角色行为缺如
   B. 角色行为冲突
   C. 角色行为减退
   D. 角色行为强化
   E. 角色行为异常
6. 期望继续享有患者角色所获得的利益是患者角色的
7. 否认自己有病，不及时就医是患者角色的
8. 不把自己当患者，仍坚持带病工作是患者角色的

（9~10 题共用备选答案）
   A. 主动型
   B. 被动型
   C. 强制型
   D. 参与型
   E. 合作型
9. 昏迷患者的求医行为属
10. 儿童患者的求医行为属

参考答案

1. E 2. B 3. C 4. A 5. B 6. D 7. A 8. C 9. B 10. B

第二章 医学伦理学

一、伦理学与医学伦理学

【A_1 型题】

1. 高科技应用在医学中所带来的医学难题是
   A. 布局不合理
   B.“植物人”的治疗决策
   C. 卫生资源浪费严重
   D. 其使用背离医学目的
   E. 影响医学人才全面发展
2. 世界上第一部《医学伦理学》发表在
   A. 1913 年
   B. 1903 年
   C. 1883 年
   D. 1813 年
   E. 1803 年
3. 关于生物-心理-社会医学模式，下列提法中错误的是
   A. 人们关于健康和疾病的基本观点
   B. 21 世纪建立起来的一种全新医学模式
   C. 临床实践活动和医学科学研究的指导思想
   D. 在更高层次上实现了对人的尊重
   E. 不仅重视人的生物生存状

态，而且更加重视人的社会生存状态

4. 医学伦理学的研究对象是
A. 医学道德难题
B. 医学道德理论
C. 医学道德原则
D. 医学道德实践
E. 医学道德关系

5. 生物-心理-社会医学模式建立在 20 世纪的
A. 50 年代
B. 60 年代
C. 70 年代
D. 80 年代
E. 90 年代

6.《希波克拉底誓言》的内容不涵盖以下哪一点
A. 为病家保密
B. 强调医生的品德修养
C. 尊重同道
D. 要有好的仪表和作用
E. 为病家谋利益

7. 在医学伦理学任务的提法中，错误的是
A. 为医学的发展导向
B. 反映社会对医学的需求
C. 为符合医学道德的行为辩护
D. 制定与预防、诊断、治疗相对应的伦理准则
E. 在医患关系中，只是竭力维护患者的权益

8. 医学伦理学的一个重要特征是
A. 灵活性
B. 统一性
C. 集体性
D. 实践性
E. 继承性

9. 在高科技时代强调医学伦理教育的必要性，最主要的原因在于医学高新技术
A. 给患者带来了福音
B. 促进了医学发展
C. 应用中的双重效应提出了新的医德要求
D. 在西方被严重滥用的教训
E. 应用中出现了许多医德两难选择问题

10. 高科技应用在医学中所产生的伦理负效应主要表现为下列现象，但应除外的是
A. 诊治依赖高科技手段
B. 高技术低情感
C. 高技术手段集中于“三级医院”中
D. 滥用高科技手段，造成看病贵
E. 医患关系的“物化”趋势

11. 能反映医学本质特征的是
A. 人才
B. 技术
C. 设备
D. 管理
E. 道德

12. 对医术与医德之间关系错误的理解是
A. “医乃仁术”
B. 有能力做的就应该去做
C. “大医精诚”
D. 临床医学决策同时也是伦理决策
E. 前沿医学技术应用于临床必须有医德参与

13. 医学模式转变对医师提出的根本性医学伦理学要求是
A. 学习伦理学
B. 学习生命价值论
C. 学习公益理论
D. 更加关注处于社会关系中的、作为一个整体的患者的人文方面
E. 注重改变传统的医学道德观念

14. 目前我国医学伦理学主要的研究方向是
A. 公民道德问题
B. 临床医学问题
C. 公共道德的学说和体系
D. 生命科学的发展
E. 医学实践中的道德问题

15. “医乃仁术”指医学伦理学是
A. 医学的本质特征
B. 医学活动中的一般现象
C. 医学的非本质要求
D. 医学的个别性质
E. 个别医务人员的追求

【A_2 型题】

16. 患者，女性，在一次车祸中受重伤，送到医院后被判定为脑死亡，后来的全面检查表明：当时该“患者”腹中 4 个月的胎儿完全正常，如果“患者”凭借现代医术使植物人状态长期维持下去，就可以保证胎儿发育成熟，直至出生；如果让“患者”体面地死去，就必须撤掉生命维持系统。这个难题，要求医学服务认真解决
A. 医学中能不能做与伦理上应不应做的矛盾
B. 临床诊断技术的问题
C. 临床治疗技术的问题
D. 服务态度的问题
E. 医药卫生资源宏观分配的矛盾

17. 某患者在打羽毛球时，自己用球拍把额头碰破了一块皮，到某医院就医。接诊医生查看后，问明患者属公费医疗，于是开出了 CT 检查单。查后结果为阴性。此类现象产生的根源是
A. 医生诊断水平不高
B. 医生对高新技术手段过度迷信
C. 市场经济对医学服务的负面影响
D. 生物医学模式对医生的负面影响
E. 医院管理不到位

18. 患者，女性，59 岁，因患肝硬化腹水，出现肝性脑病，多次昏迷，处于濒死状态。其子在得知母亲已治愈无望时，向主管医师提出书面请求：为其母实施“安乐死”，以尽快解除

患者濒死前的剧痛。在家属再三请求之下，主管医师下了医嘱，先后两次注射复方冬眠灵175mg，患者安静地死去。之后，主管医师及患者的儿子2人均以故意杀人罪被起诉立案，后经市人民法院多次公开审理及诉讼后，才宣告主管医师无罪释放。从医学伦理方面对该医师所作所为的正确评价是

A. 完全正确，其选择在医学上有充分依据
B. 完全错误，医师实行安乐死与杀人无异
C. 法律允许，但在伦理上是有问题的
D. 法律允许，在伦理上也是说得通的
E. 没有处理好医学决策与伦理判断之间的矛盾，是有着严重的伦理问题的

【A_3/A_4 型题】

（19~21题共用题干）

某高校一位副教授因高热住进职工医院，经B超、CT、抽血、抽骨髓化验等检查后，难以确诊。医生恐延误病情，于是给予高级抗生素治疗，但病情不好转。第16天，该院请某市医院会诊，仍依据上述检查结果而诊断为病毒性感冒，给予相应治疗后仍无济于事。患者在这两家医院里诊治达20多天，花费近万元，仍无明确诊断。后来，医院又请了其他医院的某教授会诊。该教授并未盲目用理化检验手段，而是仔细问诊、查体，当在患者身上发现了3个极易被忽视的小红点时，疾病很快得到确诊：原来是患者在不久前游览西双版纳时被蚊虫叮咬，导致斑疹伤寒。确诊后，患者家属遵医嘱到药店花1.2元钱买了20片四环素，患者口服后痊愈。

19. 前两家医院的医生出现误诊误治的原因是
A. 服务态度不好
B. 过分依赖技术手段
C. 患者病情太复杂
D. 诊断仪器不够档次
E. 医生学术水平太低

20. 某教授能为患者很快确诊的根本原因是
A. 对患者负责
B. 医术高明
C. 患者病情十分简单
D. 前两家医院为他提供了充分的检查结果数据
E. 正确看待诊疗仪器的作用，不盲目偏信仪器

21. 医疗仪器，尤其是高科技手段大量进入临床，要求临床医师注意防范的伦理问题应除外
A. 盲目购进，不能充分利用
B. 仪器检查代替医师问诊
C. 仪器检查代替医师查体
D. 仪器检查代替医德、责任心
E. 滥开检查单，不能合理利用

（22~24题共用题干）

患者，女性，患有严重的脑综合征、压疮、心脏病、糖尿病等，对环境没有感觉，只有原始的脑功能，有自主呼吸，没有认识、行为能力，且无改善的希望，住院不久即插入鼻饲管以维持生命。其监护人要求取走鼻饲管，被主管医师拒绝，监护人向法院起诉要求强迫取走，法院同意并下令取走；但受理上诉的法院否定了这个决定，认为中止喂饲就是杀人。3年后，患者死亡，其鼻饲管仍保留着。

22. 从医学伦理学角度说，此案例反映的突出问题应除外
A. 临床医学决策同时也是伦理判断
B. 医学上可能做的，不一定在伦理上是应该做的
C. 市场经济对医学实践的正、负效应并存
D. 生命神圣论与生命质量论的冲突
E. 传统医德规范与现代医德观念的矛盾

23. 主管医师拒绝患者监护人的请求，其理由是：医疗行为必须体现
A. 医乃仁术
B. 生命神圣
C. 不伤害原则
D. 尊重患者自主原则
E. 以上都是

24. 对主管医师行为的正确伦理评价是
A. 完全正确
B. 完全错误
C. 基本上错误，侵犯了患者家属自主权
D. 基本上正确，但应弄清患者本人意愿，彻底维护患者权益
E. 以上都不是

（25~26题共用题干）

凌晨，一位被汽车撞成重伤的青年被一位老工人用三轮车送到某市医院急诊室。该青年未带钱，且处于昏迷状态。由于该青年未带证件，值班医生未能搞清伤者身份，于是睡觉去了。到早晨交接班时，发现伤者已死于候诊室外长椅上。事后，某报记者走访了当事医生。当事医生认为，青年既没有钱，也无法核实其身份，有不交钱溜走的风险，且没有哪家医院会在不交钱的情况下先看病。

25. 该值班医师出现过错的根源在于
A. 没有正确处理好市场经济带来的负效应问题
B. 没有正确处理好能不能做与应该不应该做的矛盾
C. 没有正确适应医学模式转变的要求

D. 没有正确适应高科技应用于医学的要求
E. 以上都不是

26. 医师在接诊此类患者时的最佳伦理选择应该是
A. 恪守先交钱，然后给予检查、处置、收入院、抢救的规定
B. 先积极抢救，然后再恰当解决收费问题
C. 只管抢救，收费是别人的事
D. 把棘手患者推给上级医生
E. 以上都不对

【B_1 型题】

（27~29 题共用备选答案）
A. 不仅关心患者的躯体，而且关心患者的心理
B. 注意克服物化趋势
C. 维护和尊重患者的知情同意权
D. 正确处理同行关系
E. 不能以医谋私

27. 由生物医学模式转到生物心理社会医学模式，要求临床医师
28. 为克服市场经济对医学服务产生的负面效应，要求临床医师
29. 为克服高科技应用于医学服务所产生的负面影响，要求临床医师

参考答案

1. B	2. E	3. B	4. E	5. C	6. D	7. E	8. D	9. C	10. C
11. E	12. B	13. D	14. E	15. A	16. A	17. C	18. E	19. B	20. E
21. A	22. C	23. E	24. D	25. A	26. B	27. A	28. E	29. B	

二、医学伦理的原则与规范

【A_1 型题】

1. 医疗审慎的内容应除外
A. 医生在医疗各个环节始终做到慎言
B. 医生在医疗各个环节始终做到慎行
C. 医生在医疗各个环节始终做到自我保护
D. 医生在医疗各个环节始终做到精益求精
E. 医生在医疗各个环节始终做到认真负责

2. 公平合理分配卫生资源在微观方面的根据应除外
A. 预防与治疗的合理关系
B. 患者的年龄
C. 治疗成功的可能
D. 患者的潜在贡献
E. 科研价值

3. 为了切实做到尊重患者自主性或决定，医生向患者提供信息时要避免
A. 理解
B. 诱导
C. 适量
D. 适度
E. 开导

4. 在处理保守医密与讲真话二者关系时应该对
A. 慢性患者保密，不讲疾病实情
B. 传染病患者保密，不讲疾病实情
C. 妇科患者保密，不讲疾病实情
D. 晚期癌症患者保密，不讲疾病实情
E. 早期癌症患者保密，不讲疾病实情

5. 医疗机构从业人员的执业价值目标是
A. 廉洁行医
B. 人道行医
C. 对患者一视同仁
D. 为患者保守秘密
E. 为人民健康服务

6.《医疗机构从业人员行为规范》是哪一年颁布的
A. 2011 年
B. 2012 年
C. 2013 年
D. 2014 年
E. 2015 年

7. 患者的权利受到关注的社会背景是
A. 人的权利意识、参与意识增强和对人的本质的进一步认识
B. 医患间医学知识的差距逐渐缩小
C. 对人的本质有了进一步认识
D. 意识到医源性疾病的危害
E. 世界性的医患关系冷漠化

8. 关于医德规范，下列提法中错误的是
A. 调节医务人员人际关系的出发点和根本准则
B. 医务人员行为的具体医德标准
C. 社会对医务人员行为的基本要求
D. 医德原则的具体体现和补充

E. 把医德理想变成医德实践的中间环节

9. 治疗要获得患者的知情同意，其实质是
A. 尊重患者自主性
B. 尊重患者社会地位
C. 尊重患者人格尊严
D. 患者不会作出错误决定
E. 患者提出的要求总是合理的

10. 在医务人员的行为中，不符合有利原则的是
A. 与解除患者的疾苦有关
B. 可能解除患者的疾苦
C. 使患者受益且产生的副作用很小
D. 使患者受益，但却给别人造成了较大的伤害
E. 在人体实验中，可能使受试者暂不得益，但却使社会、后代受益很大

11. “健康所系，性命相托”这一提法出自
A. 1991年《中国医学生誓词》
B. 2000年《中国医学生誓词》
C. 1996年《临床医师公约》
D. 2002年《临床医师公约》
E. 1999年《中华人民共和国执业医师法》

12. 对待患者知情同意权的做法中，错误的是
A. 婴幼儿可以由监护人决定
B. 对某些特殊急诊抢救视为例外
C. 无家属承诺，即使患者本人知情同意也不能给予手术治疗
D. 做到充分知情
E. 做到有效同意

13. 反映医患之间权利关系的正确观点是：强调维护
A. 医生的权利
B. 医院院长的权利
C. 护士的权利
D. 患者的权利
E. 家属的权利

14. 关于医务人员的同情感，错误的是
A. 它是医务人员发自内心的情感
B. 它是促使医务人员为患者服务的原始动力
C. 它是医德情感内容中低层次的情感
D. 它是责任感的基础
E. 它比责任感具有较大的稳定性

15. 对医德良心的不正确理解是
A. 医德良心是医务人员对患者履行义务的道德责任感
B. 医德良心是医务人员对患者履行义务的自我评估能力
C. 医德良心是医务人员医德情感的深化
D. 医德良心是医务人员天生的对患者的行善之心
E. 医德良心是医务人员在医疗活动中养成的自律机制

16. 关于医务人员决策权的下述认识和做法中，正确的是
A. 需要根据患者的意见，开具诊断书
B. 需要用强制的方法干涉某些患者嗜酒的不良行为
C. 如何运用药物治疗可以不必考虑患者的意见
D. 是住院治疗还是门诊治疗，由医者最后决策
E. 拒绝为因酒精中毒而不听劝告者医治

17. 关于医患双方权利与义务的下述口号和做法中，不可取的是
A. 医者不是上帝
B. 患者是上帝
C. 把维护患者正当权利放在第一位
D. 医者的正当权益也必须得到保证
E. 患者的权利往往意味着医者的义务

18. 尊重患者自主性或决定，在患者坚持己见时，可能要求医生
A. 放弃自己的责任
B. 听命于患者
C. 无须具体分析
D. 必要时限制患者自主性
E. 不伤害患者

19. 医学伦理学最古老、最有生命力的医德范畴是
A. 医疗保密
B. 医疗公正
C. 医疗权利
D. 医疗荣誉
E. 医疗义务

20. 在保护患者隐私时应考虑除外
A. 患者不愿让他人知道的变态心理，要求绝对保密
B. 患者不愿让他人知道的个人行为，要求绝对保密
C. 患者不愿让他人知道的家庭生活，要求绝对保密
D. 患者不愿让他人知道的不良诊断，要求绝对保密
E. 患者不愿让他人知道的艾滋病病情，要求绝对保密

21. 对患者不会造成伤害的是
A. 医务人员的知识和技能低下
B. 医务人员的行为疏忽和粗枝大叶
C. 医务人员强迫患者接受检查和治疗
D. 医务人员对患者呼叫或提问置之不理
E. 医务人员为治疗疾病适当地限制或约束患者的自由

22. 在卫生资源分配上，形式公正是根据每个人
A. 都享有公平分配的权利
B. 实际的需要
C. 能力的大小
D. 社会贡献的多少
E. 在家庭中的角色地位

23. 不属于我国社会主义医学伦

理学基本原则内容的一项是
A. 中西医并重
B. 防病治病
C. 救死扶伤
D. 实行社会主义人道主义
E. 全心全意为人民身心健康服务

24. 对患者自主与医生做主之间关系的正确理解是
A. 患者自主与医生做主是对立的
B. 患者自主与医生做主不是对立的
C. 强调患者自主，也充分看到医生做主的存在价值
D. 强调医生决定，兼顾患者自主
E. 强调患者自主，目的在于减轻医生的责任

25. 患者义务应除外
A. 完全听从医师安排
B. 如实提供病情信息
C. 认真执行医嘱
D. 不将疾病传播他人
E. 尊重医师及其劳动

26. 我国社会主义医学伦理学基本原则提出的时间是
A. 1949 年
B. 1954 年
C. 1965 年
D. 1981 年
E. 1996 年

27. 保密的重要性可除外哪一项
A. 不引起医患矛盾
B. 不危害他人及社会
C. 不引起患者家庭纠纷
D. 不导致患者自残等后果
E. 不引起对患者的歧视

28. 关于医德情感，正确的说法是
A. 它与医德义务无关
B. 它以医务人员个人的需要为前提
C. 它应能满足患者的一切需要
D. 它是医务人员的盲目冲动
E. 它是医务人员内心体验的自然流露

29. 患者权利应除外
A. 基本医疗权
B. 自我决定权
C. 知情同意权
D. 要求保密权
E. 保管病志权

30. 医师义务和权利不包括
A. 承诺治疗效果
B. 保证患者平等医疗权
C. 保障患者医疗权利的实现
D. 促进患者身心健康
E. 履行自己的职责

31. 下列有关医疗保密的描述明显有误的是
A. 医疗保密在医疗实践中具有特殊重要的作用
B. 孙思邈《大医精诚》中曾明确提及
C. 医学伦理中最古老的医德范畴
D.《希波克拉底誓言》中曾明确提及
E. 若不保密可能造成对患者的歧视

32. 关于患者享有平等医疗权利的表述中，错误的是
A. 公民享有生命健康权
B. 对所有患者都应一视同仁
C. 患者的需求应得到完全满足
D. 患者享有的医疗保健权在实现时是受条件限制的
E. 应满足患者的合理需求

33. 保守医疗秘密之两方面的内容是指
A. 为患者保密与对患者保密
B. 为患者保密与对患者家属保密
C. 为患者家属保密与对患者保密
D. 为患者家属保密与对患者家属保密
E. 为医院保密与对同事保密

34. 治疗要获得患者的知情同意，其道德价值应除外
A. 维持社会公正
B. 保护患者自主权
C. 解脱医生责任
D. 协调医患关系
E. 保证医疗质量

35. 以下哪点不是患者的义务
A. 如实提供病情和有关信息
B. 避免将疾病传播他人
C. 尊重医师和他们的劳动
D. 不可以拒绝医学科研试验
E. 在医师指导下对治疗作出负责的决定并与医师合作执行

36. 某患者要做腰穿检查，有恐惧感。从医德要求考虑，临床医生应向患者做的主要工作是
A. 要得到患者知情同意
B. 告知做腰穿的必要性，嘱患者配合
C. 告知做腰穿时应注意的事项
D. 因诊断需要，先动员，后检查
E. 动员家属做患者思想工作

37. 最先提出“不伤害原则”的西方医学家是
A. 希波克拉底
B. 盖仑
C. 维萨里
D. 白求恩
E. 桑德斯

38. 公正不仅指形式上的类似，更强调公正的
A. 本质
B. 内容
C. 基础
D. 内涵
E. 意义

39. 关于医德良心，下述提法中错误的是
A. 医德良心是对道德情感的深化
B. 医德良心是对道德责任的自觉认识
C. 医德良心在行为前具有指导作用

D. 医德良心在行为中具有监督作用
E. 医德良心在行为后具有社会评价作用

40. 现代的医生义务强调的是
A. 对患者负责任
B. 对集体负责任
C. 对集体和社会负责任
D. 对患者和社会负责任
E. 对社会负责任

41. 患者不能拒绝
A. 治疗
B. 公开病情
C. 手术
D. 实验
E. 遵守医院制度

42. 按情感内容从低层次到高层次、理性成分从小到大排列的医德情感序列是
A. 责任感—同情感—事业感
B. 责任感—事业感—同情感
C. 同情感—责任感—事业感
D. 同情感—事业感—责任感
E. 事业感—同情感—责任感

43. 对尊重患者自主权的正确理解是
A. 必须听从有地位的患者的决定
B. 此准则适用于所有患者
C. 此准则适用于患者的所有自我决定
D. 医生的任何干预都是不道德的
E. 承认患者有权根据自身状况作出理性决定

44. 医学伦理学尊重原则应除外的内容是
A. 公平分配卫生资源
B. 尊重患者及家属的自主性或决定
C. 尊重患者的知情同意权
D. 保守患者的秘密
E. 保护患者的隐私

45. 一足部患有严重溃疡的糖尿病患者，经治疗病情未减轻，且有发生败血症的危险，此时为保证患者的生命而需要对患者截肢。这里包含的冲突是
A. 有利原则与公正原则的冲突
B. 有利原则与尊重原则的冲突
C. 不伤害原则与有利原则的冲突
D. 不伤害原则与公正原则的冲突
E. 不伤害原则与尊重原则的冲突

46. 医德规范的本质是指
A. 医疗卫生行政官员对医务人员提出的基本道德要求
B. 医务人员对自己提出的基本道德要求
C. 患者对医务人员提出的基本道德要求
D. 医务人员在医学活动中的道德行为和道德关系普遍规律的反应
E. 患者在医学活动中的道德行为和道德关系普遍规律的反应

47. 欧美医学伦理学（生命伦理学）四原则不包含
A. 不伤害
B. 有利
C. 尊重
D. 胆识
E. 公正

48. 医务人员在确定辅助检查项目后，必须做到
A. 只要检查目的明确，无须说服解释
B. 使患者知情同意，要告知患者（或家属），尊重被检者
C. 只要有益于治疗，医生可以作出决定
D. 向患者解释清楚检查的危险性
E. 因治病需要，无须向患者说明检查项目的经济负担

49. 下列做法中不违背医学伦理学无伤害（不伤害）原则的是
A. 因急于手术抢救患者，未由家属或患者签手术同意书
B. 发生故意伤害
C. 造成本可避免的残疾
D. 造成本可避免的患者自杀
E. 造成本可避免的人格伤害

50. 手术治疗中一般患者知情权不包括
A. 有权自主选择
B. 有同意的合法权利
C. 有明确决定的理解力
D. 有家属代为决定的权利
E. 有作出决定的认知力

51. 医师行使道德权利的特点之一是
A. 强制性
B. 自主性
C. 冲动性
D. 组织性
E. 集体性

52. 医师可以行使特殊的干涉权的是
A. 对需要隔离的传染病患者拒绝隔离的
B. 在教学医院内住院的患者拒绝接受医学生实习
C. 在有科研任务的医院内住院的患者拒绝作为受试者
D. 门诊就医的患者拒绝按医师开出的特殊检查项目进行检查
E. 门诊就医的患者拒绝向医师吐露与疾病有关的隐私

53. 保守患者的秘密，其实质是（或体现了什么原则）
A. 尊重患者自主
B. 不伤害患者自尊
C. 保护患者隐私
D. 医患双方平等
E. 人权高于一切

54.《中华人民共和国医师法》第二十三条规定的医师的法

律义务同时也是其基本的道德义务，这些义务应除外的是
A. 遵守法律、法规、技术操作规范
B. 树立敬业精神，遵守职业道德，履行医师职责，尽职尽责为患者服务
C. 维护医院形象，关心医院创收，积极推进公立医院营利性、市场化改革
D. 关心、爱护、尊重患者，保护患者的隐私
E. 努力钻研业务，更新知识，提高专业技术水平

55. 保密原则的具体要求在必要时可以除外
A. 保护患者隐私
B. 保护家庭隐私
C. 告知家属必要信息
D. 不公开患者提出保密的不良诊断
E. 不公开患者提出保密的预后判断

56. 医学伦理学原则中的最高层次是
A. 不伤害患者
B. 有利于患者
C. 全心全意为人民身心健康服务
D. 尊重患者的自主性
E. 公正地对待患者

57. 医疗审慎的积极作用的突出表现应该是
A. 有利于保护医生的利益
B. 有利于保护医院的利益
C. 有利于医疗质量的提高
D. 有利于保护医学的发展
E. 有利于保护医际的和谐

58. 关于患者的道德权利，下述提法中正确的是
A. 患者都享有稀有卫生资源分配的权利
B. 患者都有要求请假休息的权利
C. 医师在任何情况下都不能超越患者要求保密的权利
D. 患者被免除社会责任的权利是随意的
E. 知情同意是患者自主权的具体形式

【A_2 型题】

59. 患者，中年男性，因心脏病发作被送到急诊室，症状及检查结果均明确提示心肌梗死。患者很清醒，但拒绝住院，坚持要回家。此时医生应该
A. 尊重患者自主权，自己无任何责任，同意他回家
B. 尊重患者自主权，但应尽力劝导患者住院，无效时办好相关手续
C. 尊重患者自主权，但应尽力劝导患者住院，无效时行使干涉权
D. 行使医生自主权，为治救患者，强行把患者留在医院
E. 行使家长权，为治病救人，强行把患者留在医院

60. 一因车祸受重伤的男子被送去医院急救，因没带押金，医生拒绝为患者办理住院手续，当患者家属拿来钱时，已错过了抢救最佳时机，患者死亡。本案例违背了患者权利的哪一点
A. 享有自主权
B. 享有知情同意权
C. 享有保密和隐私权
D. 享有基本的医疗权
E. 享有参与治疗权

61. 某医师在为患者施行右侧乳房肿瘤摘除术时，发现左侧乳房也有肿瘤，当即进行活检，确诊为乳腺病变。医师判断将来可能癌变，未征求患者意见，同时切除了左侧乳房。医师的这种做法，违背了患者权利的哪一点
A. 平等的医疗权
B. 保密权
C. 隐私权
D. 知情同意权
E. 获得信息权

62. 某患者，因医生开药少而且便宜，所以对医生有意见，诊治医生在对患者作解释时，以下哪一点是不当的
A. 对症下药
B. 合理配伍
C. 节约费用
D. 医生权力有限
E. 遵守医疗报销制度

63. 患者，女性，40 岁，企图自杀，服用大量巴比妥致严重中毒，送来医院时，呼吸已经停止。马上对患者进行洗胃，无效。在没有其他对抗措施的条件下，采用了在当时还没有推广的人工肾透析治疗法进行抢救，收到了很好的疗效。为了抢救患者，采用了治疗性试验。对此做法，下面说法错误的是
A. 动机是好的，但得失结果一时难以下结论
B. 是符合医学道德的医学行为
C. 即使是抢救成功，也不合乎道德规范
D. 即使不幸造成死亡或伤残，也不能逆推动机不好
E. 本案例医生的选择是正确的

64. 患者，男性，50 多岁，患慢支、肺气肿多年。某日上午因用力咳嗽，突感胸痛、气促，立即被送到医院急诊科。体检发现：血压 100/70mmHg，呼吸 120 次/分，烦躁，唇、指发绀，气管明显偏左，右侧胸廓饱满，叩诊鼓音，呼吸音明显减弱。拟诊右侧气胸，未作相应处理，即送放射科做胸透。透视完后患者出现潮式呼吸，未及

抢救就死亡了。为防止类似现象，应该
A. 充分检查，明确诊断，不伤害患者
B. 依据症状，请相关医生会诊做决策，不伤害患者
C. 当机立断，审慎地作出诊断并给予处置性穿刺，有利患者
D. 迅速判断并确定恰当目标，作出恰当的医疗决策，有利患者
E. 先行观察，再作处理，有利患者

65. 患儿，3岁，因急性菌痢住院治疗，经治疗本已好转，行将出院。其父母觉得小儿虚弱，要求输血。碍于情面，医生同意了。可护士为了快点交班，提议给予静脉推注输血。当时患儿哭闹，医护齐动手给他输血过程中，患儿突发心搏骤停死亡。此案例中医护人员的伦理过错是
A. 无知，无原则，违背了有利患者的原则
B. 无知，无原则，违背了人道主义原则
C. 曲解家属自主权，违反操作规程，违背了有利患者的原则
D. 曲解家属自主权，违反操作规程，违背了不伤害患者的原则
E. 曲解家属自主权，违反操作规程，违背了人道主义原则

66. 某肝癌患者病情已到晚期，处于极度痛苦之中，自认为是肝硬化，寄希望于治疗。病情进展和疼痛发作时，多次要求医生给以明确说法和治疗措施。此时，医生最佳的伦理选择应该是
A. 正确对待保密与讲真话的关系，经家属同意后告知实情，重点减轻病痛
B. 恪守保密原则，继续隐瞒病情，直至患者病死
C. 遵循患者自主原则，全面满足患者要求
D. 依据知情同意原则，应该告知患者所有信息
E. 依据有利原则，劝导患者试用一些民间土方

67. 患者，女性，因患左侧乳腺癌住院行根治术。术中同时为右侧乳房一个不明显硬结也做了常规的冷冻病理切片，结果提示：右侧乳房小肿块部分癌变。此时，医生的最佳伦理选择是
A. 依人道原则，立即行右乳大部分切除术
B. 依救死扶伤原则，立即行右乳大部分切除术
C. 依有利原则，立即行右乳根治术
D. 依知情同意原则，立即行右乳根治术
E. 依知情同意原则，立即行右乳大部分切除术

68. 一位妇产科病房的患者，手术后腹胀，哭闹着要找科主任给她看看。主任来后，经仔细查看，发现患者只是心理上有些问题，于是说了一些安慰她的话，患者便安静下来了。有同事见了不以为然地说，这也值得主任来管？主任说："难道当主任的就非得看什么大病吗？""有些劳动是平凡的，好像无须一顾，但是，它的精神是神圣的，一个人没有这种神圣的感觉，他就不会每件事都那么仔细、耐心地去做。"这充分体现了
A. 传统医学观、不伤害原则、同情美德
B. 现代医学观、不伤害原则、同情美德
C. 现代医学观、公正原则、正直美德
D. 传统医学观、公正原则、正直美德
E. 以上都不是

69. 某心理咨询师，在某超级市场遇见一位他的患者正与其熟人在一起购物，这位治疗师故意未理睬他的患者，因为他遵循的一个心理治疗的原则是
A. 真诚原则
B. 保密原则
C. 中立原则
D. 回避原则
E. 灵活原则

70. 患者，女性，55岁。20年来因丈夫有外遇，夫妻感情不佳，总想离婚，但舍不得孩子，又怕丢面子，来到心理咨询门诊，想咨询离婚还是不离婚好。此时心理咨询师应注意采用的原则是
A. 回避原则
B. 中立原则
C. 耐心原则
D. 综合原则
E. 灵活原则

71. 据报道，现在有些医院已采取了一些隔离措施，使体格检查置于一个相对封闭的环境中，以免受检患者曝光于众人面前。更确切地说这些措施反映了医院和医生哪一种医德意识
A. 服务意识
B. 管理意识
C. 保护患者隐私意识
D. 有利于患者的意识
E. 热爱医学事业的意识

【A_3/A_4型题】

（72～74题共用题干）

某患者夜间突发急腹症被送到某医院急诊，初诊为急性胆囊炎。负责医生因自己年轻，怕担风险，未做任何处理，即让家属把患者送到20里外的中心医院就诊，延误了治疗时间，致使患者

胆囊穿孔、中毒性休克。后虽经抢救挽救了生命，但医药费用了2万多元。

72. 对该医生的正确伦理评价是
    A. 没有什么问题，不想接诊的患者就可以让他转诊
    B. 没有什么问题，风险太大时首先要保护好自己
    C. 没有什么问题，当时情况可以转诊
    D. 错误，违反首诊负责制要求，给患者造成严重伤害
    E. 错误，没有把这件事报告给院长，擅自决定转诊
73. 对该医生的行为进行伦理评价时，应该主要考虑的是：是否做到了
    A. 有利原则中的努力使患者受益的要求
    B. 有利原则中的努力预防难以避免的伤害
    C. 有利原则中的对利害全面权衡，选择受益最大、伤害最小的行动方案
    D. 不伤害原则中的不应发生有意的伤害
    E. 不伤害原则中的不给患者造成本可避免的各种损害
74. 当事医生在为自己的作为作伦理反思和辩护时，下列看法中不能成立的是
    A. 过分审慎，胆识不足
    B. 疑难杂症，难以应付
    C. 对病情凶险估计不够，缺乏急救意识
    D. 习惯做法，转诊是向患者负责
    E. 以上都不是

（75~77 题共用题干）

患者，男性，65 岁。患胃癌4年，属胃癌晚期，已失去手术治疗价值，生命垂危。家属再三恳求医生，希望能满足患者心理上的渴求，收他入院。医生出于“人道”，将他破格地收入院。究竟该不该收治这个患者。

75. 按医院的职能和任务要求，下列哪点是不对的
    A. 医院担负治病救人的任务，应该收治这个患者
    B. 医院对所有患者都应一视同仁
    C. 治愈率、床位周转率是考核医院效益的指标，因而不能收治晚期癌症患者
    D. 患者家属已同意支付医药费，对医院经济利益无影响
    E. 在医院内，患者有安全感，心理状态好
76. 从患者的权利分析，应该收治的理由是
    A. 解除疾病痛苦是患者的基本需要
    B. 患者有权享有必要的、合理的、基本的诊治护理权利
    C. 人类的生存权利是平等的，因而医疗保健的享有权也是平等的
    D. 对待各种疾病的患者，应一视同仁
    E. 以上都是
77. 从医务人员的义务出发，下列除外哪点都是应该收治的
    A. 医务人员有诊治患者的责任
    B. 医务人员有解除患者痛苦的责任
    C. 医务人员应无条件忠实于患者利益的责任
    D. 晚期癌症，治好无望，不收也是符合医德要求的
    E. 对治疗无望的临危患者，应收入医院进行治疗，目的是尊重人的生命价值

（78~79 题共用题干）

有一年轻男患者，在得知自己患了黄疸型肝炎以后，很恐惧，怕女朋友离开他，怕同车间的伙伴疏远他，所以十分恳切地请求医师替他保密。医师看他很值得同情，就决定替他保守这个秘密，但要求他抓紧治疗，不要耽误了病情。

78. 医师的这种做法
    A. 基本是对的
    B. 全部是对的
    C. 是错误的
    D. 应该得到表扬，因为他很好地处理了矛盾
    E. 以上答案均不对
79. 医师的正确做法是
    A. 完全替患者保密，把他留在医院治疗
    B. 完全替患者保密，给他开一些对症的药，让他在家治疗，以免别人知道
    C. 应该拒绝保密，拒绝给他治疗，以免被传染
    D. 介绍他去别的医院
    E. 适当保密，让他住院隔离治疗

（80~81 题共用题干）

一11 岁患者，女。患甲状腺癌，并有颈淋巴结转移。医生告诉患儿母亲，女孩需做甲状腺癌根治术，按常规手术后要造成颈部塌陷变形、肩下垂，身体的外观和功能都要受到一定损害。当患儿母亲听到要造成这些后遗症后，断然拒绝治疗，带孩子出院。过了不久，患儿家属考虑到癌症将危及患者的生命，故再次来到医院，要求给予治疗，并请求医生尽可能不给孩子留下终身伤残的痛苦。医生经过再三考虑，决定打破常规，采用一种新的术式，既收到治疗效果，又使女孩子保留外形美观，功能不受破坏。患者及家属同意做此手术，尽管这种术式的治疗效果当时尚不能肯定。手术进行得很顺利，随访远期疗效也很好。

80. 在该事例中，涉及了患者权利的哪一项

A. 享有基本的医疗权
B. 享有自我决定权
C. 享有自我选择权
D. 享有知情同意权
E. 以上都是

81. 下面说法，哪一点是错误的
A. 患者应该在医师指导下对治疗作出负责的决定并与医师合作执行
B. 既要为患者考虑眼前疗效，又考虑远期疗效
C. 医生不可以强求患者做不同意做的手术
D. 医生打破常规，采用治疗效果不肯定的术式的做法是不可取的
E. 医生为患者着想、勇担风险是值得赞扬的

（82~83 题共用题干）

某男患者，23 岁，被确诊为再生障碍性贫血而住入某院。患者认为“再障”是不治之症而拒绝一切治疗措施，甚至摔碎注射器。医务人员始终保持积极、耐心、和蔼的态度，一方面反复开导，讲解有关知识，陈述利害关系，一方面精心治疗，获得患者信任。在患者主动配合下，通过中西医结合治疗，使患者好转出院。这个患者出院至今已生存 20 余年，并建立了幸福的家庭。

82. 在这个患者的治疗中，哪一点最能体现医师的美德
A. 重人贵于重病
B. 推动自己，促进和维护患者利益
C. 医师的工作是崇高、繁重、有风险的工作
D. “仁者爱人”包括利人、关怀人
E. 以上各点都符合医师的美德

83. 在这个患者的治愈过程中，以下哪点说法不够准确
A. 患者不仅有受动的一面，更有能动的一面
B. 医务人员通过教育和疏导，变患者的顽固拒医行为为积极求医行为，变患者消极悲观态度为积极乐观态度，是诊治成功的关键
C. 打动患者心灵，改变患者态度，是医务人员的道德责任
D. 医务人员的权威性是至高无上的
E. 把患者的思想工作放在首位是正确的

【B_1 型题】

（84~86 题共用备选答案）
A. 医师检查患者时，由于消毒观念不强，造成交叉感染
B. 医师满足患者的一切保密要求
C. 妊娠危及母亲的生命时，医师给予引产
D. 医师对患者的呼叫或提问给予应答
E. 医师的行为使某个患者受益，但却损害了别的患者的利益

84. 属于医师违背不伤害原则的是
85. 属于医师违背有利原则的是
86. 属于医师违背尊重原则的是

（87~89 题共用备选答案）
A. 医生为患者选用疗效相当但价格低廉的药物
B. 医生为患者提供完全、真实的信息，供其选择表态
C. 医生使用艾滋病患者病情资料时，应作隐去姓名等处理
D. 医生诊断时应考虑患者的各方面因素
E. 医生治疗时应努力使患者受益

87. 最能体现不伤害原则的是
88. 最能体现保护患者隐私准则的是
89. 最能体现知情同意准则的是

（90~91 题共用备选答案）
A. 患者的权利
B. 患者的义务
C. 医生的权利
D. 医生的义务
E. 患者和医生共同的义务

90. 详细向患者讲清配合治疗的必要性，以获得患者与医师的合作是
91. 患者对经治医生不满意时，可以重新选择医生属于

（92~94 题共用备选答案）
A. 有利、公正
B. 权利、义务
C. 廉洁奉公
D. 医乃仁术
E. 等价交换

92. 属于医学伦理学基本范畴的是
93. 属于医学伦理学基本原则的是
94. 属于医学伦理学基本规范的是

（95~97 题共用备选答案）
A. 具有独立作出诊断和治疗的权利以及特殊干涉权
B. 对患者义务和对社会义务的统一
C. 绝对干涉权
D. 保持和恢复健康，积极配合医疗，支持医学科学研究
E. 支持医学科学研究

95. 医生的权利是
96. 医务人员的道德义务是
97. 患者的道德义务是

参考答案

1. C	2. A	3. B	4. D	5. E	6. B	7. A	8. A	9. A	10. D
11. A	12. C	13. D	14. E	15. D	16. D	17. B	18. D	19. A	20. E
21. E	22. A	23. A	24. C	25. A	26. D	27. B	28. E	29. E	30. A
31. B	32. C	33. A	34. C	35. D	36. A	37. A	38. B	39. C	40. D
41. E	42. C	43. E	44. A	45. C	46. D	47. D	48. B	49. A	50. D
51. B	52. A	53. A	54. C	55. C	56. C	57. C	58. E	59. C	60. D
61. D	62. D	63. C	64. C	65. D	66. A	67. E	68. C	69. B	70. B
71. C	72. D	73. C	74. D	75. C	76. E	77. D	78. C	79. E	80. E
81. D	82. E	83. D	84. A	85. E	86. B	87. A	88. C	89. B	90. D
91. A	92. B	93. A	94. C	95. A	96. B	97. D			

三、医疗人际关系伦理

【A_1 型题】

1. 医患之间的契约关系取决于
   A. 双方是陌生人
   B. 双方是熟人
   C. 双方地位有差别
   D. 双方都有独立人格
   E. 双方构成供求关系
2. 患者家属加入医患关系中带来的负面效应是
   A. 加重了医务人员的责任
   B. 增加了对医务人员的监督
   C. 有时会损害患者正当权益
   D. 出现了从属关系
   E. 加大了社会意义
3. 不利于医院整体效应发挥的是群体间的
   A. 互补
   B. 师承
   C. 控制
   D. 离心
   E. 合作
4. 医患双方都具有独立人格，要求医师做到
   A. 不伤害患者
   B. 从各方面关心患者
   C. “患者是上帝”
   D. 平等对待患者
   E. 关心患者心理需求
5. 患者的自主性取决于
   A. 医患之间的契约关系
   B. 医患之间的经济关系
   C. 医患之间的政治关系
   D. 医患之间的亲疏关系
   E. 医患之间的工作关系
6. 医患之间信托关系的非陌生人关系特征，要求医师特别注意
   A. 使用文明语言
   B. 平等对待患者
   C. 保守患者秘密
   D. 遵守规章制度
   E. 恪守医德职责
7. 在医患交往中，强调维护患者权益取决于
   A. 患者在信托关系中居于弱势地位
   B. 患者在信托关系中有明确要求
   C. 患者在信托关系中居于强者地位
   D. 医师对患者的承诺
   E. 医师对患者的关心
8. 体现医患之间契约关系的有下列做法，但应除外
   A. 患者挂号看病
   B. 医生向患者作出应有承诺
   C. 先收费用然后给予检查处置
   D. 先签写手术协议书然后实施手术
   E. 患者被迫送红包时保证不给医生宣扬
9. 构成医患信托关系的根本前提是
   A. 患者求医行为中包含对医师的信任
   B. 患者在医患交往中处于被动地位
   C. 医师是“仁者”
   D. 现代医学服务是完全可以信赖的
   E. 医患交往中加入一些特殊因素
10. 对医患之间信托关系的正确理解是
   A. 陌生人关系
   B. 不同于一般陌生人关系
   C. 类似于陌生人关系
   D. “父子关系”
   E. 主动-被动关系
11. 医务人员共同的首要义务和天职是

A. 维护患者的利益和社会公益
B. 维护医务人员和医院的声誉
C. 维护医务人员和医院的经济效益
D. 维护医务人员和医院的自身利益
E. 维护医务人员之间、医院间的和谐

12. 互相尊重、密切合作、互相学习是
A. 处理医患关系的原则
B. 处理医际关系的原则
C. 处理医师与医师关系的原则
D. 处理医师与护士关系的原则
E. 处理医师与医技人员关系的原则

13. 正确处理医务人员之间关系的意义应除外
A. 有利于医学事业发展
B. 有利于医院集体力量发挥
C. 有利于医务人员成才
D. 有利于建立和谐医患关系
E. 有利于内部共同创收

14. 最能反映医患关系性质的是医务人员与患者之间的
A. 信托关系
B. 陌生人之间的关系
C. 主动-被动关系
D. 类似父（母）子间的关系
E. 商品关系

15. 医务人员应共同遵守的道德原则以及建立良好医际关系的思想基础是
A. 患者利益至上
B. 医生利益至上
C. 医院利益至上
D. 社会利益至上
E. 以上都不是

16. 维护医患之间相互信任的关系，应除外
A. 主动赢得患者信任
B. 珍惜患者的信任
C. 对患者所提要求言听计从
D. 努力消除误解
E. 对患者出现的疑虑尽量澄清

17. 医务人员相互合作的基础和前提是
A. 医务人员彼此独立
B. 医务人员彼此信任
C. 医务人员彼此照顾
D. 医务人员服从院长
E. 护士高度尊重医生

18. 对于长期慢性患者，宜采取的医患关系模式是
A. 主动-被动型
B. 被动-主动型
C. 指导-合作型
D. 共同参与型
E. 合作-指导型

19. 最应具备公正廉洁医德素质的是
A. 医院后勤保障人员
B. 医疗资源的管理和分配者
C. 妇产科医师
D. 内科医师
E. 临床护士

20. 不属于医疗资源管理和分配道德准则的是
A. 平等交往，患者利益中心
B. 医患利益兼顾，患者群体利益第一
C. 防治结合，预防为主
D. 经济效益与社会效益统一，社会效益第一
E. 投入与效益并重，提高效率优先

【A_2型题】

21. 某女患头痛数月，遇上感和月经来潮时疼痛加重，于是出于彻底检查的目的来院坚决要求做CT检查，被医师拒绝。医师开出脑电图检查单和请耳鼻喉科会诊单。患者大为不满。为形成正常医患关系，该医师应该
A. 维持契约关系，完全按患者要求办，开单做CT检查
B. 维持契约关系，坚决按医生意见办，脑电图检查后再定
C. 维持契约信托关系，说服患者先行体格检查再定
D. 维持信托关系，对不信赖者拒绝接诊
E. 维持信托关系，先查CT和脑电图、进行会诊，然后体检

【A_3/A_4型题】

（22～23题共用题干）

某地一位司机在车祸中受重伤，被同行的人送到附近一家医院抢救。经查：患者多发性骨折，多脏器破裂，如不及时手术，就会使患者死亡。手术需要亲属签协议书。可患者的同行者谁也不敢代替家属签名。这时，主刀医师的上级医生签了协议书，表示承担责任。经过医务人员的全力抢救，患者脱险。

22. 对该上级医生的做法作出的正确伦理评价应该是
A. 正确，医生在医患关系中居主导地位，最有权力决策
B. 正确，权威医生在任何时候都可以代替患者做主
C. 正确，医生既已受到患者信托，必要时必须承担责任
D. 错误，未经家属委托
E. 错误，医生本人和医院承担的风险太大

23. 该上级医生作出自己的选择的伦理依据是
A. 医患之间契约关系中医师有独立人格
B. 医患之间契约关系中患者自愿进入
C. 医患之间信托关系中患者处于弱势地位

D. 医患之间信托关系中双方不是陌生人关系
E. 医患之间信托关系中患者对医师信任无疑

【B_1 型题】

（24~26 题共用备选答案）
A. 双方冲突型
B. 患者主导型
C. 主动-被动型
D. 指导-合作型
E. 共同参与型

24. 一般来说，医患之间信托-契约关系所倡导的医患交往模式是
25. 一般来说，使医患之间信托-契约关系能够得到理想体现的是
26. 对婴幼儿、处于休克状态需要急救等患者适用的模式是

（27~29 题共用备选答案）
A. 全面系统，认真细致
B. 综合分析，切忌片面
C. 全神贯注，语言得当
D. 合理配伍，细致观察
E. 精诚团结，密切协作

27. 手术中的道德要求最主要的是
28. 询问病史的道德要求最主要的是
29. 体格检查的道德要求最主要的是

参考答案

1. D	2. C	3. D	4. D	5. A	6. E	7. A	8. E	9. A	10. B
11. A	12. B	13. E	14. A	15. A	16. C	17. B	18. D	19. B	20. A
21. C	22. C	23. D	24. D	25. E	26. C	27. E	28. C	29. A	

四、临床诊疗伦理

【A_1 型题】

1. 以下哪项符合检验科和病理科人员的道德要求
   A. 要有严谨的科学作风
   B. 要有实事求是的态度
   C. 不能涂改、谎报结果
   D. 要有急患者所急的态度
   E. 以上都对
2. 抢救危重患者工作的特殊性，不包括
   A. 病情变化急骤，带有突发性
   B. 病情严重，救治难度大
   C. 病情复杂，工作量大
   D. 家属焦躁情绪易发，易造成医患关系紧张
   E. 情况变化多端，难以预测
3. 手术治疗后的道德要求，错误的表述是
   A. 认真书写手术记录
   B. 加强术后观察
   C. 客观地介绍手术和非手术治疗的各种可能性
   D. 防止各种并发症的发生
   E. 若有异常情况发生，及时处理
4. 临床医生在药物治疗中应遵循的道德要求是
   A. 对症下药，剂量尽可能大
   B. 尽量开价格较高、质量较好药物
   C. 严守法规，接受监督
   D. 为满足部分患者要求，可开大处方药
   E. 合理配伍，以“多头堵”“大包围”为原则
5. 既要维护患者利益，又要兼顾社会公益的具体表现
   A. 尊重患者的知情同意权，但要控制患者选择的权利
   B. 一视同仁地对待各种患者
   C. 对特殊的精神病和意识模糊的患者，服务可以滞后一般患者
   D. 敢于批评有损患者利益的现象，但不宜采取行动抵制，要用温和的方式保护患者的生命与健康
   E. 对因病态心理支配有过激行为的患者，应尽快联系公安人员处理，使之远离医院
6. 急危重患者在抢救中的道德要求不包括
   A. 要争分夺秒，积极抢救患者
   B. 要满腔热忱，重视心理治疗
   C. 不承担风险，凡事必须患者或患者家属知情同意
   D. 全面考虑，维护社会公益
   E. 要加强业务学习，提高抢救成功率
7. 临床术前准备的道德要求不包括
   A. 严密观察、提前处理
   B. 认真操作、一丝不苟
   C. 手术过程告知患者进展情况
   D. 以主刀医生为主导，协作人员不得发表意见
   E. 麻醉医生只须做好麻醉工作，术中不得与手术人员交谈
8. 医生在询问病史时应遵循的道德要求是
   A. 举止热情、态度亲如兄弟

B. 全神贯注、语言得当
C. 医生在询问病史过程中，不能发出惊叹、惋惜等语言
D. 主导谈话，引导患者说出自己想听的内容
E. 反复提问，尽量使用专业性术语

9. 心理治疗应遵循的道德要求
A. 掌握和运用心理治疗的知识、技巧去开导患者
B. 要用焦虑、热切的心态去影响患者
C. 医务人员必须把自己的情感加在解决患者问题中
D. 医疗情况下患者的秘密和隐私权无须保护
E. 无须回答患者问题

10. 临床诊治工作的基本道德原则不包括的内容
A. 及时原则
B. 准确原则
C. 主体诱导原则
D. 自主择优原则
E. 有效原则

11. 临床手术与麻醉的特点不包括
A. 损伤的必然性
B. 技术的复杂性
C. 患者的被动性及术前的焦虑心理
D. 患者或家属的多项要求
E. 过程中的风险性

12. 以下哪项不是在诊疗过程中，医务人员对患者的自主权主要体现
A. 为患者自主选择提供充分条件
B. 医生的诊疗措施与患者自主选择发生矛盾时，应遵循医生选择的对策
C. 正确对待患者的拒绝
D. 耐心说服患者不合理的要求
E. 患者拒绝诊疗措施时，要对患者自主选择能力进行判断，确定患者拒绝是否有效

13. 以下不是对急危重患者抢救工作中的道德要求的是
A. 树立时间就是生命的诊疗观
B. 在诊疗一般患者时，不能立即放弃去抢救生命危机的患者
C. 在诊疗行为上作出迅速快捷的反应，采取各项措施
D. 对患者的要求，耐心作出应答
E. 勤奋主动地做好治疗工作

14. 医技工作的特点不包括
A. 科室的专业性
B. 服务的广泛性
C. 与临床科室的协同性
D. 设备的使用与管理的一体性
E. 自身防护与社会防护的独立性

15. 药剂科人员的道德要求不包括
A. 廉洁奉公，忠于职守
B. 执行各项规定和规程
C. 如处方有误，可以由药剂科人员更改处方
D. 态度和蔼，认真负责
E. 正确地向患者交待服药的方法和剂量

16. 临床诊疗工作中的有效原则，要求医务人员应做到
A. 学习和掌握偏方等诊疗手段
B. 认真实施有效治疗
C. 治疗中若出现偏差，自己知道就行了
D. 根据患者自我判断诊断治疗效果
E. 医疗操作常规根据患者情况不同可以进行修改

17. 临床工作的道德特点
A. 发挥医务人员主导性的同时，关注疾病，注意与患者沟通，调动患者的主体性
B. 与患者的沟通比关注疾病本身更重要
C. 注重患者的主诉是诊断疾病的主要条件
D. 维护患者利益，但患者利益要先服从社会效益
E. 开展躯体疾病服务的同时，还要注重经济效益和社会效益

参考答案

1. E　2. D　3. C　4. C　5. B　6. C　7. E　8. B　9. A　10. C
11. D　12. B　13. B　14. E　15. C　16. B　17. A

五、安宁疗护与死亡伦理

【A_1 型题】

1. 脑死亡标准由美国哈佛大学医学院特设委员会首先提出的时间是
A. 1958 年
B. 1968 年
C. 1978 年
D. 1988 年

E. 1998年

2. 在美国，有40个州通过了《死亡权利法案》的时间是
   A. 1947年
   B. 1957年
   C. 1967年
   D. 1977年
   E. 1987年

3. 关于脑死亡的哈佛标准有4个具体基本标准。下列中不属于这四个具体基本标准的是
   A. 大脑皮质功能不可逆丧失
   B. 对外部刺激和内部需要无接受性和反应性
   C. 自主的肌肉运动和自主的呼吸消失
   D. 诱导反射消失
   E. 脑电图示脑电波平直

4. 现代意义上的安宁疗护的目的不包括
   A. 使临终患者的生存质量得到提高
   B. 为医护人员提供心理咨询
   C. 帮助患者在舒适和安宁中走完人生的最后旅程
   D. 使家属得到慰藉
   E. 为家属提供居丧照护

5. 安宁疗护的根本目的是
   A. 节约卫生资源
   B. 减轻家庭的经济负担
   C. 提高临终患者的生存质量
   D. 缩短患者的生存时间
   E. 防止患者自杀

6. 安宁疗护的伦理意义表现在
   A. 它有利于建立和谐社会
   B. 它体现生命神圣、质量和价值的统一
   C. 它理解临终患者的需求
   D. 它维护临终患者的生命尊严
   E. 它同情和关心临终患者的家属

7. 下述安宁疗护的特点中，正确的是
   A. 安宁疗护的主要对象为临床患者
   B. 安宁疗护应积极治疗，不惜一切代价挽救生命
   C. 安宁疗护应积极治疗，努力延长患者生存时间
   D. 安宁疗护应提供家庭式的爱抚与关怀
   E. 安宁疗护由临床医务人员实施，不应吸纳非专业人员参与

【A_2 型题】

8. 李某（殁年73岁）与邓某是母子关系。20年来邓某赡养母亲一贯孝顺。2011年，长期卧病在床、不堪病痛折磨的李某请求邓某为其购买农药服食以结束自己生命，后被告人邓某同意，到一农药店购得农药两瓶，将农药勾兑后给李某饮用。李某喝下农药后即中毒身亡。法院判决认为，被告人明知农药具有毒性，仍帮助母亲饮用导致其死亡，构成故意杀人罪，依法应予惩处。但考虑到被告人的犯罪行为发生于家庭直系亲属之间，且是被害人在患病情况下请求而造成，念及被告人20年来赡养母亲的一贯孝顺表现，其犯罪动机有值得宽宥之处，决定对被告人从轻处罚，判处有期徒刑三年，缓刑四年。法院的“缓刑四年”的判决可能主要基于以下考虑：
   A. 邓某的行为是变相杀人
   B. 人有生的权利，任何情况下都不能主动促其死亡
   C. 只有法律部门才能依法结束一个人的生命
   D. 邓某的行为可能使李某错过继续治疗得以恢复的机会
   E. 李某的行为在某种程度上有利于邓某的自身利益

【B_1 型题】

（9~10题共用备选答案）
   A. 有利于科学地确定死亡，真正维护人的生命
   B. 有利于医生对患者积极抢救还是放弃治疗进行正确抉择
   C. 有利于节约医疗卫生资源
   D. 有利于公正分配卫生资源
   E. 有利于器官移植的开展

9. 上述关于执行脑死亡标准的伦理意义的提法中，最具有说服力的是

10. 上述关于执行脑死亡标准的伦理意义的提法中，最易引发争执的是

参考答案

1. B 2. D 3. A 4. B 5. C 6. B 7. D 8. E 9. A 10. E

六、公共卫生伦理与健康伦理

【A_1型题】

1. 不属于公共卫生伦理要求的是
   A. 爱岗敬业，宣传大卫生观，言传身教
   B. 改善工作和学习环境，严把防疫和食品卫生观
   C. 严格监管，控制污染，保护生态环境，促进社会文明，科学严谨，实事求是，信息透明公开
   D. 防疫工作者有权在疫区切断传染病传播途径的各种措施
   E. 提高社区服务水平，保障妇女儿童和老年人权益
2. 公共卫生是研究
   A. 疾病发生发展转归过程和专门规律的科学
   B. 预防疾病性质、任务、方法和规律的专门科学
   C. 疾病在人群的流行和采取有效措施
   D. 疾病发生和消除疾病直接或间接因素
   E. 对已发生的疾病的治疗和控制的科学
3. 落实初级卫生保健，以下不是政府的伦理责任的是
   A. 加强健康教育
   B. 创建公众健康良好的生存环境
   C. 公正、合理地分配卫生资源
   D. 实施初级卫生保健的各项政策和具体措施
   E. 促进人人维护健康
4. 关于大卫生观的基本思想正确的是
   A. 着眼于大卫生系统的动态性与开放性和科学协调管理
   B. 强调政府主导和全权管理
   C. 以“健康为人人，人人为健康”和实现高级卫生保健、重点在城市为主要内容
   D. 实现初级卫生保健，先城镇，后农村，逐步实现
   E. 实现人人享有绝对健康的目标
5. 医务人员在环境保护中，道德责任的表现
   A. 自觉遵守刑事、民事法规
   B. 加强对社会性污染的监测、管理的道德责任
   C. 坚持眼前利益服从长远利益，物质与精神同步建设的道德责任
   D. 适当允许先生产后污染治理、实现环境与经济同步发展的道德责任
   E. 少数服从多数利益，认真履行环境道德的社会责任
6. 以下健康教育的主要任务正确的是
   A. 建立或促进个人和社会对预防疾病和促进健康的大局观和全局责任感
   B. 促进个体和社会做出决策，选择自己最喜欢的健康行为
   C. 有效地促进全社会都来关心健康以及疾病预防问题
   D. 对卫生专业人员及有关人员进行健康教育原则及实践方面的培训
   E. 对老年人进行急救培训，减少突发疾病死亡率
7. 以下不是公共卫生工作的主要特点的是
   A. 价值导向的超前性，服务对象的整体性，研究方法的独特性
   B. 工作效率的紧迫性、时效性，工作过程的长期性和艰巨性
   C. 工作效果评价的滞后性、效益影像的深远性
   D. 社会效益、经济效益的可观性
   E. 以上均不是
8. 健康教育的意义不包括
   A. 提高全人类整体的身体素质
   B. 消除或降低危险因素，降低发病率、伤残率、死亡率
   C. 提高生活和生命质量，并对教育效果作出评价
   D. 改善、达到、维持和促进个体和社会健康的一种有效手段
   E. 帮助人们建立和选择健康的生活方式
9. 大卫生观包括的主要内容
   A. 卫生事业结构简单，是一种刚起步的社会性事业
   B. 生物、心理、社会医学模式的确立给人类健康事业带来全方位的影响
   C. 重点是社会环境的完美化
   D. 基础医学、临床医学、预防医学三大学科的基本内容
   E. 保障人类健康仅取决于医学发展
10. 基层工作者的行为规范不包括
    A. 尊重患者人格，开展人性化服务和连续性服务
    B. 言传身教，以身作则，做好宣传工作，落实各项公共卫生措施；做到分工协作，认真履行自己职责
    C. 勤俭节约卫生资源
    D. 树立新的卫生管理道德理念，完善为基层群众服务的三级医疗预防体系
    E. 把维护所有人群的健康权

益放在首位道德观

11. 以下不属于公共卫生应遵守的行为准则的是
A. 尊重社会个人权利的方式，促进社会人群健康
B. 对公共卫生政策、方案、优先性提出评价，并把社会各种取向整合起来
C. 制定方案和政策，有效促进自然和社会环境的改善和实施
D. 公共卫生机构应当保护那些给个人和社会带来伤害的信息
E. 所有纳税的公民才有权取得健康资源

12. 关于提高社区服务水平不正确的是
A. 努力实现发展社区卫生服务，应对老龄化、城市化的战略举措
B. 承担医疗任务，负责预防保健工作
C. 改善社区的医疗卫生条件，为老、弱、病、残、少儿妇女的保健尽职尽责
D. 改革城市卫生服务体系，积极发展高端医疗卫生服务决策
E. 加强城市社区卫生人才队伍建设

13. 预防医学控制疾病发生两大关口
A. 防疫和食品卫生
B. 管理与监督
C. 卫生知识的宣传与检查
D. 对传染病、地方病、流行病进行调查与隔离
E. 及时上报与及时隔离传染病

14. 人类生态环境的危机主要表现
A. 社会环境的污染
B. 自然资源和生态环境的破坏
C. 人类生存环境的破坏，引发经济危机
D. 生态环境的危机，影响农业的发展
E. 自然资源的破坏性开采，引发经济危机

15. 保护生态环境的道德规范不包括
A. 热爱大自然，与自然为友
B. 优化生产方式，防止环境污染
C. 对保护有关生态环境的各种设施人人有责
D. 发展科学技术，合理利用自然资源，节约资源消费，生活方式实现生态化
E. 爱惜动植物，保护生态平衡

16. 世界卫生组织提出的初级卫生保健的基本内容不包括
A. 对重要保健问题进行宣传教育；开展包括计划生育在内的妇幼工作
B. 促进食品合理营养，保障安全用水供应；保障基本药物
C. 对传染病开展预防接种，预防和治疗地方病、常见病和外伤
D. 初级卫生保健的伦理审查工作
E. 采取基本公共卫生措施，保护精神健康

17. 公共卫生工作中存在的主要问题不包括
A. 医学教育体制原因，使防和治产生“裂痕”
B. 医学工作的分工，有部分预防工作者，没有向其他专业方向延伸
C. 受科学发展所限制，使公共卫生、预防医学伦理原则、环境污染、食品研究、健康教育等伦理研究滞后
D. 我国人口众多，东西部经济发展不平衡，预防工作人员及经费不足，影响预防工作有效开展
E. 环境污染、食品安全和健康教育中的伦理问题越来越突出

18. 以下哪项不是人类生态环境保护的道德原则
A. 尊重自然的道德原则
B. 合理利用资源的道德原则
C. 系统综合和同步效应的道德原则
D. 本系统本单位制定运筹规划、落实措施的道德原则
E. 面向未来的道德原则

参考答案

1. D	2. B	3. D	4. A	5. C	6. C	7. D	8. A	9. B	10. E
11. E	12. D	13. A	14. B	15. C	16. D	17. D	18. D		

七、医务人员的医学伦理素质的养成

【A_1 型题】

1. 医德评价的标准不包含
   A. 有利
   B. 自主
   C. 公正
   D. 互助
   E. 奉献
2. 医德修养的根本途径和方法是
   A. 学习医德理论知识
   B. 在医疗卫生保健实践中修养
   C. 有的放矢
   D. 持之以恒
   E. 追求慎独
3. 在医德评价中，自我评价方式及主观评价力量是指
   A. 社会舆论
   B. 传统习俗
   C. 内心信念
   D. 患者评议
   E. 院内评价
4. 医德修养的主要内容是指
   A. 卫生部长提出的要求
   B. 医院院长提出的要求
   C. 患者提出的要求
   D. 新闻媒体提出的要求
   E. 医德原则、规范提出的要求
5. 医德评价的意义应除外
   A. 医务人员满足自我心理需求的手段
   B. 医务人员行为的监视器和调节器
   C. 维护医德原则的重要保障
   D. 维护医德规范的重要保障
   E. 使医德原则、规范转化为医德行为的中介和桥梁
6. 以下哪一点不是社会舆论的特点
   A. 传播具有广泛性
   B. 对行为具有约束性
   C. 具有一定的群众性
   D. 具有自发性
   E. 具有深刻性
7. 对医德修养的意义的正确表述是
   A. 使医务人员养成良好的医德品质和人格，使医疗卫生单位形成良好形象，在医疗竞争中立于不败之地
   B. 使医务人员养成良好的医德品质和人格，使医疗卫生单位形成良好的医德医风，从而促进社会精神文明
   C. 使医务人员和医疗卫生单位树立良好的形象，从而促进社会精神文明
   D. 使医务人员和医疗卫生单位树立良好的形象，在医疗竞争中立于不败之地
   E. 使医务人员养成良好的医德品质和人格，使医疗卫生单位形成良好的医德医风，在医疗竞争中立于不败之地
8. 依评价主体的不同，医德评价可分为两种，它们是
   A. 患者评价和家属评价
   B. 院长评价和同事评价
   C. 社会评价和自我评价
   D. 外在评价和自我评价
   E. 社会评价和内在评价
9. 以下哪一点是属于最优化原则的内容
   A. 时间最早
   B. 痛苦最少
   C. 没有副作用
   D. 知情同意
   E. 保守秘密
10. 医学道德评价的方式包括
    A. 医德原则、医德规范、医德范畴
    B. 医德原则、医德规范、内心信念
    C. 社会舆论、传统习俗、医德范畴
    D. 社会舆论、传统习俗、内心信念
    E. 社会舆论、医德原则、内心信念
11. 医德评价应坚持依据的辩证统一是指
    A. 动机与目的、效果与手段的统一
    B. 动机与效果、目的与手段的统一
    C. 动机与手段、目的与效果的统一
    D. 目的与效果、目的与手段的统一
    E. 目的与动机、动机与效果的统一
12. 在进行医德评价时，应防止的“四种片面依据论”不是指
    A. 唯意志论
    B. 唯动机论
    C. 唯效果论
    D. 唯目的论
    E. 唯手段论
13. 依据医学目的所选择的医疗手段，必须遵循一些原则，以下哪一点是不对的
    A. 社会性原则
    B. 一致性原则
    C. 突发性原则
    D. 优化性原则
    E. 有效性原则
14. 医德修养要坚持
    A. 集体性
    B. 组织性
    C. 实践性
    D. 强制性
    E. 机动性
15. 对三种医德评价方式相互关系的正确理解是
    A. 相辅相成、互相补充
    B. 完全一致、可以替代
    C. 互相冲突、都不可信
    D. 比较混乱、说不清楚
    E. 以上都不是

参考答案

1. E　2. B　3. C　4. E　5. A　6. E　7. B　8. C　9. B　10. D
11. B　12. A　13. C　14. C　15. A

第三章　卫生法规

一、卫生法基础知识

【A_1 型题】

1. 以下关于卫生法的分类，正确的是
   A. 公共卫生法
   B. 医疗法和药事法
   C. 中医药法
   D. 医疗保障法
   E. 以上均正确
2. 我国卫生法的立法依据是
   A.《中华人民共和国宪法》
   B.《中华人民共和国刑法》
   C.《中华人民共和国传染病防治法》（《传染病防治法》）
   D.《中华人民共和国食品卫生法》
   E.《中华人民共和国医师法》
3. 卫生法律文件的效力范围为
   A. 只包括时间效力
   B. 只包括空间效力
   C. 只包括对人的效力
   D. 不包括空间效力
   E. 包括时间效力、空间效力和对人的效力
4. 以下我国卫生法的表现形式，错误的是
   A. 宪法
   B. 卫生法律、法规、规章
   C. 卫生标准
   D. 政府红头文件
   E. 卫生国际条约
5. 卫生法的执法范围包括
   A. 行政许可
   B. 行政强制
   C. 行政处罚
   D. 行政复议
   E. 以上均是

参考答案

1. E　2. A　3. E　4. D　5. E

二、《中华人民共和国基本医疗卫生与健康促进法》

【A_1 型题】

1. 国家对医疗卫生机构实行的管理是
   A. 分级
   B. 分类
   C. 严格
   D. 分级分类
   E. 监督
2. 国家推进基本医疗服务实行分级诊疗制度，引导非急诊患者首先到基层医疗卫生机构就诊，实行首诊负责制和转诊审核责任制，下列哪项不是其逐步建立的机制
   A. 基层首诊
   B. 双向转诊
   C. 专科首诊
   D. 上下联动
   E. 急慢分治
3. 医疗卫生服务体系坚持
   A. 以非营利性医疗卫生机构为主体、营利性医疗卫生机构为补充
   B. 以营利性医疗卫生机构为主体、非营利性医疗卫生机构为补充
   C. 全部为非营利性医疗卫生机构
   D. 全部为营利性医疗卫生机构
   E. 非营利性医疗卫生机构与营利性医疗卫生机构并存

参考答案

1. B　　2. C　　3. A

三、《中华人民共和国传染病防治法》

【A_1 型题】

1. 教育部所属综合大学的附属医院发现脊髓灰质炎疫情，应当报告的部门是
   A. 国家教育行政部门
   B. 国家卫生行政部门
   C. 国家疾病预防控制机构
   D. 所在地的政府卫生行政部门
   E. 所在地的疾病预防控制机构
2. 对传染病患者或疑似传染病患者污染的场所和物品，医疗保健机构应当及时采取
   A. 封闭场所并销毁物品
   B. 强制隔离治疗
   C. 必要的卫生处理
   D. 报告上级卫生行政机关处理
   E. 提请卫生防疫部门处理
3. 医疗机构发现发生或者可能发生传染病暴发流行时，应当
   A. 在1小时内向所在地县级人民政府卫生行政主管部门报告
   B. 在2小时内向所在地县级人民政府卫生行政主管部门报告
   C. 在4小时内向所在地县级人民政府卫生行政主管部门报告
   D. 在6小时内向所在地县级人民政府卫生行政主管部门报告
   E. 在8小时内向所在地县级人民政府卫生行政主管部门报告
4. 对疑似甲类传染病患者在明确诊断前，应在指定的场所进行
   A. 医学观察
   B. 留验
   C. 隔离
   D. 访视
   E. 就地诊验
5. 发生传染病流行时，县级以上地方政府有权在本行政区域内
   A. 调集各级各类医疗、防疫人员参加疫情控制工作
   B. 停工、停业、停课
   C. 封锁甲类或按甲类传染病管理的传染病疫区
   D. 封锁跨省、直辖市的疫区
   E. 宣布疫区
6. 对流动人口中的严重急性呼吸综合征（SARS）患者、疑似患者处理的原则是
   A. 就地控制、就地治疗、就地康复
   B. 就地隔离、就地治疗、就地康复
   C. 就地控制、就地观察、就地治疗
   D. 就地隔离、就地观察、就地治疗
   E. 就地观察、就地治疗、就地康复
7. 医疗机构对其医疗废物暂时贮存的时间不得超过
   A. 1天
   B. 2天
   C. 3天
   D. 4天
   E. 5天
8. 《突发公共卫生事件应急条例》规定，医疗卫生机构应当对传染病做到
   A. 早发现、早观察、早隔离、早治疗
   B. 早发现、早观察、早治疗、早康复
   C. 早发现、早报告、早隔离、早治疗
   D. 早发现、早报告、早隔离、早康复
   E. 早预防、早发现、早治疗、早康复
9. 《中华人民共和国传染病防治法》规定，国家对传染病实行的方针与管理办法是
   A. 预防为主，防治结合，统一管理
   B. 预防为主，防治结合，分类管理
   C. 预防为主，防治结合，划区管理
   D. 预防为主，防治结合，分片管理
   E. 预防为主，防治结合，层级管理
10. 在自然疫源地和可能是自然疫源地的地区兴办的大型建设项目开工前，建设单位应当申请当地卫生防疫机构对施工环境进行
   A. 环保调查
   B. 卫生调查
   C. 卫生资源调查
   D. 环境资源调查
   E. 危害因素调查
11. 法定传染病以外的其他传染病，根据其暴发、流行情况和危害程度，需要列入乙类、丙类传染病的，应当由下列哪个部门决定
   A. 国务院
   B. 国务院卫生行政部门

C. 省级以上人民政府
D. 省级以上人民政府卫生行政部门
E. 国家疾病控制中心

12.《中华人民共和国传染病防治法》规定，传染病暴发、流行时，当地政府应当
A. 立即组织力量进行防治制，切断传染病的传播途径
B. 限制或停止集市、集会
C. 停业、停工、停课
D. 临时征用房屋、交通工具
E. 宣布疫区

13. 在突发性公共卫生事件应急处理工作中，有关单位和个人不配合有关专业技术人员调查、采样、技术分析和检验的，对有关责任人给予
A. 警告
B. 吊销执照
C. 降级或者撤职的纪律处分
D. 行政处分或纪律处分
E. 追究刑事责任

14. 甲类传染病是指
A. SARS，狂犬病
B. 黑热病，炭疽
C. 高致病性禽流感，天花
D. 鼠疫，霍乱
E. 伤寒，流行性出血热

15. 依据《中华人民共和国传染病防治法》的规定，各级各类医疗保健机构在传染病防治方面的职责是
A. 对传染病防治工作实施统一监督管理
B. 按照专业分工承担责任范围内的传染病监测管理工作
C. 承担责任范围内的传染病防治工作
D. 领导所辖区域传染病防治工作
E. 设立专人负责各施工区域的卫生防疫工作

16. 对从事传染病预防、医疗、科研的人员以及现场处理疫情的人员，为了保障其健康，他们所在单位应当根据国家规定采取
A. 防治措施和强制治疗措施
B. 防治措施和强制隔离措施
C. 防治措施和医疗保健措施
D. 防治措施和紧急控制措施
E. 防治措施和追踪调查措施

17. 依据《中华人民共和国传染病防治法》，我国法定的传染病共有
A. 甲、乙、丙三类 32 种
B. 甲、乙、丙三类 34 种
C. 甲、乙、丙三类 35 种
D. 甲、乙、丙三类 36 种
E. 甲、乙、丙三类 41 种

18. 不属于医疗机构发现甲类传染病应采取的措施的是
A. 对患者予以隔离治疗
B. 对疑似患者，确诊前在指定场所单独隔离治疗
C. 对医疗机构内的患者的密切接触者，在指定场所进行医学观察和采取其他必要的预防措施
D. 拒绝隔离治疗的，可以由公安机关协助采取强制隔离治疗措施
E. 采取紧急措施并予以公告

19. 属于《中华人民共和国传染病防治法》规定的乙类传染病的是
A. 鼠疫
B. 流行性感冒
C. 新型冠状病毒感染
D. 黑热病
E. 霍乱

【A_2 型题】

20. 一职工从沿海某城市归来，腹泻 1 天，10 余次，水样便，到市医院求治，疑为肠炎，后便培养出 E1-Tor 型细菌。诊断后 11 小时医师上报疫情，国家要求上报此类传染病最迟不超过
A. 6 小时
B. 2 小时
C. 18 小时
D. 24 小时
E. 48 小时

21. 患者于某因发热 3 日到县医院就诊，接诊医师林某检查后拟诊为流行性出血热。因县医院不具备隔离治疗条件，林某遂嘱患儿的家长带于某去市传染病医院就诊。按照《中华人民共和国传染病防治法》的规定，林某应当
A. 请上级医师会诊，确诊后再转诊
B. 请上级医师会诊，确诊后隔离治疗
C. 向医院领导报告，确诊后对于某就地进行隔离
D. 向当地疾病控制机构报告，并复印病历资料转诊
E. 向当地疾病控制机构报告，由疾病控制机构转诊

22. A 县张某系霍乱患者，在 B 市传染病医院隔离治疗期间，擅自逃出医院回到 A 县，脱离隔离治疗。为防止霍乱传播，可以协助传染病医院追回张某采取强制隔离治疗措施的机构是
A. 卫生行政部门
B. 疾病控制中心
C. 民政部门
D. 司法机关
E. 公安机关

23. 张某，在某医疗机构进行身体检查时被查出患有血吸虫病，依据《中华人民共和国传染病防治法》的规定，对于张某该医疗机构应当
A. 强制隔离治疗
B. 在指定的场所进行医学观察
C. 采取必要的治疗和控制措施
D. 采取必要的预防和控制措施
E. 在指定场所进行隔离治疗

24. 李某因患炭疽死亡，依据

《中华人民共和国传染病防治法》的规定，对其尸体应
A. 立即进行卫生处理，就近火化
B. 必要时可将尸体卫生处理后火化
C. 立即进行消毒处理后火化
D. 必要时可将尸体消毒处理后火化
E. 在指定场所卫生处理后火化

【A_3 型题】

（25～26题共用题干）

某校住校生郑某感到不适，几天后确诊为病毒性肝炎。校保健室初步诊治，便安排其去市医院住院治疗，并未引起注意。过了几天后，又有郑某的同学、班主任教师、军训的军官相继发病。保健室的负责人及班主任老师为此受到学校的严厉批评。

25. 对于郑某的发病必须按照卫健委规定的时限向当地卫生防疫部门报告的是
A. 郑某
B. 校保健室
C. 班主任老师
D. 军训教官
E. 学校

26. 对于郑某应当
A. 强制隔离治疗
B. 在指定的场所进行医学观察
C. 采取必要的治疗和控制措施
D. 采取必要的预防和控制措施
E. 在指定场所进行隔离治疗

【B_1 型题】

（27～28题共用备选答案）
A. 市容监督管理部门
B. 城市规划行政主管部门
C. 卫生行政主管部门
D. 检验检疫行政主管部门
E. 环境保护行政主管部门

27. 对医疗废物收集、运送、贮存、处置活动中的疾病污染防治工作实施统一监督管理的是
28. 对医疗废物收集、运送、贮存、处置活动中的环境污染防治工作实施统一监督管理的是

（29～30题共用备选答案）
A. 严重急性呼吸综合征
B. 麻疹
C. 霍乱
D. 艾滋病
E. 新型冠状病毒感染

29. 属于甲类传染病的是
30. 属于乙类传染病，但是采取甲类传染病的预防、控制措施的是

参考答案

1. E	2. C	3. D	4. A	5. A	6. D	7. B	8. C	9. B	10. B
11. B	12. A	13. D	14. D	15. C	16. C	17. E	18. E	19. C	20. B
21. D	22. E	23. C	24. A	25. B	26. C	27. C	28. E	29. C	30. A

四、《中华人民共和国职业病防治法》

【A_1 型题】

1. 职业病是指
A. 劳动者在职业活动中，因接触粉尘、放射性物质和其他有毒、有害物质等因素而引起的疾病
B. 用人单位的劳动者，因接触粉尘、放射性物质和其他有毒、有害物质等因素而引起的疾病
C. 用人单位的劳动者在职业活动中，因接触粉尘、放射性物质和其他有毒、有害物质等因素而引起的疾病
D. 劳动者从事特定职业或者接触特定职业危害因素而引起的疾病
E. 用人单位的劳动者从事特定职业或者接触特定职业危害因素而引起的疾病

2. 职业病防治工作应坚持以下方针
A. 预防为主、防治结合
B. 分类管理、综合治理
C. 预防为主、综合治理
D. 防治结合、综合治理
E. 预防为主、分类管理

3. 职业病诊断证明书的有效条件是
A. 由医师签署并盖章
B. 由参与诊断的医师签署并盖章
C. 由参与诊断的医师共同签署，并经医疗卫生机构盖章
D. 由参与诊断的医师签署，并经承担职业病诊断的医疗卫生机构审核盖章
E. 由参与诊断的医师共同签署，并经承担职业病诊断

的医疗卫生机构审核盖章

4. 发生职业病危害事故或者有证据证明危害状态可能导致职业病危害事故发生时，卫生行政部门可以采取下列临时控制措施，但不包括
   A. 责令暂停导致职业病危害事故的作业
   B. 封存造成职业病危害事故的材料和设备
   C. 封存可能导致职业病危害事故发生的材料和设备
   D. 组织，控制职业病危害事故现场
   E. 责令用人单位人停业整顿
5. 职业病诊断鉴定费用由谁来承担
   A. 用人单位
   B. 政府
   C. 申请鉴定人
   D. 用人单位和职业病患者共同
   E. 职业病患者
6. 国家实行以下下列哪项制度
   A. 职业卫生监督制度
   B. 职业卫生监督管理制度
   C. 职业病危害项目申报制度
   D. 职业病防治责任制度
   E. 职业病危害预评价报告制度
7. 劳动者可以在以下机构进行职业病诊断
   A. 用人单位所在地的医疗卫生机构
   B. 本人居住地的医疗卫生机构
   C. 用人单位所在地或者本人居住地依法承担职业病诊断的医疗卫生机构
   D. 用人单位所在地或者本人居住地依法承担职业病诊断的医疗卫生防疫机构
   E. 用人单位所在地依法承担职业病诊断的疾病防治机构
8. 设立产生职业病危害的用人单位，其工作场所还应当符合下列职业卫生要求，但除外
   A. 职业病危害因素的强度或者浓度符合国家职业卫生标准
   B. 有与职业病危害防护相适应的设施
   C. 生产布局合理，符合有害与无害作业分开的原则
   D. 制定职业病防治计划和实施方案
   E. 设备、工具、用具等设施符合保护劳动者生理，心理健康的要求
9. 医疗卫生机构未经批准擅自从事职业病诊断的，由卫生行政部门责令立即停止违法行为，没收违法所得。违法所得不足五千元的，并处多少罚款
   A. 违法所得的二倍以上十倍以下
   B. 五千元以上五万元以下
   C. 二倍以上五倍以下
   D. 五千元以上二万元以下
   E. 三千元以上五万元以下
10. 用人单位和医疗卫生机构发现职业病患者或者疑似职业病患者时，应当及时向哪部门报告
   A. 卫生行政部门
   B. 劳动保障行政部门
   C. 所在地卫生行政部门
   D. 所在地劳动保障行政部门
   E. 省级以上卫生行政部门
11. 职业病诊断应当综合分析下列因素，但除外
   A. 患者的职业史
   B. 职业病危害接触史
   C. 职业病现场危害调查与评价
   D. 临床表现以及辅助检查结果
   E. 患者的家族遗传病史
12. 职业病诊断应当由以下哪类机构承担
   A. 省级以上人民政府卫生行政部门批准的医疗卫生机构
   B. 县级以上人民政府卫生行政部门批准的医疗卫生机构
   C. 省级以上人民政府卫生行政部门指定的医疗卫生机构
   D. 县级以上人民政府卫生行政部门指定的医疗卫生机构
   E. 省级以上人民政府卫生行政部门批准的卫生防疫机构
13. 用人单位应当履行下列责任，但除外
   A. 在疑似职业病患者诊断或者医学观察期间，不得解除或者终止与其订立的劳动合同
   B. 承担疑似职业病患者在诊断，医学观察期间的费用
   C. 对不适宜连续从事原工作的职业病患者，应当调离原岗位，并妥善安置
   D. 应当按照国家有关规定，安排职业病患者进行治疗、康复和定期检查
   E. 组织控制职业病危害事故现场
14. 职业卫生监督执法人员履行职责时，不得有下列行为，但除外
   A. 泄露用人单位和秘密
   B. 出示监督执法证件
   C. 对不符合法定条件的，发给建设项目有关证明文件资质证明文件或者予以批准
   D. 对已经取得有关证明文件的，不履行监督检查职责
   E. 发现用人单位存在职业病危害的，可能造成职业病危害事故，不及时依法采取控制措施
15. 承担职业病诊断的机构进行

职业病诊断时，应当组织几名取得职业病诊断资格的执业医师集体诊断
A. 2名
B. 3名
C. 2名以上
D. 3名以上
E. 4名以上

16. 建设单位有下列违法行为之一的，应承担相应法律责任，但不包括
A. 未按照规定进行职业病危害预评价或者未提交职业病危害预评价报告，或者职业病危害预评价未经卫生行政部门审核同意，擅自开工的
B. 建设项目的职业病防护设施未按照规定与主体工程同时投入生产和使用的
C. 职业病危害严重的建设项目，其职业病防护设施设计不符合国家职业卫生标准如卫生要求施工的
D. 未按照规定对职业病防护施进行职业病危害控制效果评价，未经卫生行政部门验收或者验收不合格，擅自投入使用的
E. 未按照规定公布有关职业病防治的规章制度，操作规程，职业病危害事故应急救援措施的

17. 当事人对职业病诊断有异议的，可以向哪个机构申请鉴定
A. 所在地地方人民政府卫生行政部门
B. 所在地地方人民政府劳动保障行政部门
C. 作出诊断的医疗卫生机构所在地地方人民政府卫生行政部门
D. 作出诊断的医疗卫生机构所在地地方人民政府劳动保障行政部门
E. 作出诊断的医疗卫生机构所在地的县级以上地方人民政府

18. 卫生行政部门履行监督检查职责时，有权采取下列措施，但不包括
A. 进入被检查单位了解情况，调查取证
B. 进入职业病危害现场，了解情况，调查取证
C. 查阅或者复制与违反职业病防治法律、法规的行为有关的资料
D. 责令违反职业病防治法律，法规的单位和个人停止违法所为
E. 责令暂停导致职业病危害事故的作业

19. 用人单位有下列哪种情节严重的行为，卫生行政部门可以责令停止产业职业病危害的作业
A. 订立或者变更劳动合同时，未告知劳动者职业病危害真实情况的
B. 未按照规定及时，如实向卫生行政部门申报产生职业病危害的项目的
C. 工作场所职业病危害因素的强度或者浓度超过国家职业卫生标准
D. 未按照规定报告职业病，疑似职业病的
E. 拒不承担疑似职业病患者在诊断、医学观察期间的费用的

20. 职业病诊断鉴定委员会组成人员应当遵守以下要求，但除外
A. 客观、公正地进行诊断鉴定
B. 不得私下接触当事人
C. 不得收取当事人的财物或者其他好处
D. 与当事人有利害关系的，应当回避
E. 应当实行封闭式诊断鉴定

【B_1 型题】

（21～23题共用备选答案）
A. 发现疑似职业病患者时，应当告知劳动者本人并及时通知用人单位
B. 承担疑似职业病患者在诊断，医学观察期间的费用
C. 客观、公正地进行诊断鉴定
D. 签署职业病诊断证明书
E. 依法享受国家规定的职业病待遇

21. 医疗卫生机构
22. 用人单位
23. 职业病患者

（24～26题共用备选答案）
A. 指用人单位的劳动者在职业活动中，因接触粉尘，放射性物质和其他有毒、有害物质等因素而引起的疾病
B. 指对从事职业活动的劳动者可能导致职业病的各种危害
C. 职业活动中存在的各种有害的化学、物理、生物因素以及在作业过程中产生的其他职业有害因素
D. 指劳动者从事特定职业或者接触特定职业病危害因素时，比一般职业人群更易于遭受职业病危害和罹患职业病或者可能导致原有自身疾病病情加重，或者在从事作业中过程中诱发可能导致对他人生命健康构成危险的疾病的个人特殊生理或者病理状态
E. 统一负责全国职业病防治的监督管理工作

24. 职业病
25. 职业病危害
26. 职业禁忌

参考答案

1. C	2. A	3. E	4. E	5. A	6. A	7. C	8. D	9. B	10. C
11. E	12. A	13. E	14. B	15. D	16. E	17. C	18. E	19. C	20. E
21. A	22. B	23. E	24. A	25. B	26. D				

五、《中华人民共和国食品安全法》及《中华人民共和国食品卫生法实施条例》

【A_1 型题】

1. 食品生产经营过程必须符合下列卫生要求，但除外
   A. 直接入口的食品应当有小包装或者使用无毒清洁的包装材料
   B. 应当有相当的消毒，更衣、采光、通风、照明、防尘、洗涤、污水排放等设施
   C. 保持内外环境整洁，采取消除苍蝇、老鼠、蟑螂和其他有害昆虫及其滋生条件的措施，与有毒、有害场所保持规定的距离
   D. 食品生产经营企业取得卫生许可证
   E. 食品生产经营企业应当有与产品品种数量相适应的食品原料处理、加工、包装、贮存等厂房或者场所

2. 下列单位或个人只有取得卫生许可证，才能从事食品生产经营活动，但不包括
   A. 食品厂
   B. 方便面厂
   C. 职工食品
   D. 食品个体摊贩
   E. 药房

3. 下列表述不正确的是
   A. 本法适用于一切食品
   B. 本法适用于一切食品添加剂
   C. 本法适用于一切食品容器和包装材料
   D. 本法适用于一切食品用工具、设备、洗涤剂、消毒剂
   E. 本法不适用于食品的生产经营场所、设施和有关环境

4. 食品生产经营人员必须进行健康检查的期限是
   A. 2 年
   B. 1 年
   C. 6 个月
   D. 3 个月
   E. 18 个月

5. 食品必须符合以下要求，但除外
   A. 应当无毒、无害
   B. 符合应当有的营养要求
   C. 具有相应的色、香、味等感官性状
   D. 专供婴幼儿的主、辅食品，必须符合国务院卫生行政部门制定的营养，卫生标准
   E. 具有特定保健功能

6. 表明具有特定保健功能的食品必须符合下列要求，但是除外
   A. 其产品及说明书必须报国务院卫生行政部门审查批准
   B. 其产品及说明书必须报国务院卫生行政部门审查备案
   C. 不得有害于人体健康
   D. 其产品说明书内容必须真实
   E. 经产品的功能和成分必须与说明书相一致，不得有虚假

7. 对已造成食物中毒事故或者有证据证明可能导致食物中毒事故的，可以对该食品生产经营者采取临时控制措施的部门是
   A. 县级以上地方人民政府卫生行政部门
   B. 省级地方人民政府卫生行政部门
   C. 县级以上地方人民政府
   D. 省级地方人民政府
   E. 国务院卫生行政主管部门

8. 下列哪一项不属于食品卫生监督职责
   A. 对食品生产经营企业的新建、扩建、改建工程的选址和设计进行卫生审查，并参加工程验收
   B. 对食物中毒和食品传染事故进行调查，并采取控制措施
   C. 对违反食品卫生法的行为追查责任，依法进行行政处罚
   D. 进行食品卫生监测，检验和技术指导
   E. 对发生食物中毒的患者进行抢救治疗

9. 食品不得加入药物，但是下列哪一类除外
   A. 符合食品卫生标准和卫生要求而加入的
   B. 为防病等特殊需要加入的
   C. 为具有特定保健功能而加

入的

D. 利用新资源生产的食品新品种

E. 按照传统既是食品又是药品的作为原料、调料或者营养强化剂加入的

10. 禁止生产经营下列食品，但不包括

A. 超过保质期限的

B. 加入药物的

C. 掺假、掺杂、伪造，影响营养卫生的

D. 病死、毒死或者死因不明的禽、畜、兽，水产动物等及其制品

E. 未经兽医卫生检验或者检验不合格的肉类及其制品

11. 接收食物中毒患者进行治疗的单位，除采取抢救措施外，应当根据国家有关规定，及时向哪个部门报告

A. 卫生行政部门

B. 卫生防疫机构

C. 所在地卫生行政部门

D. 所在地疾病控制机构

E. 所在地人民政府主管部门

12. 食品生产经营人员有下列情形之一的，不得参加接触直接入口食品的工作。但除外

A. 患有痢疾

B. 患有伤寒

C. 患有病毒性肝炎

D. 渗出性皮肤病

E. 牙周炎

13. 食品卫生监督员执行以下任务，但除外

A. 可以向食品生产经营者了解情况

B. 可以向食品生产经营者索取必要的资料

C. 进入生产经营场所检查

D. 按照规定无偿采样

E. 办理食品卫生许可证

【B_1 型题】

（14~16 题共用备选答案）

A. 应当无毒、无害，符合应当有的营养要求

B. 应当有与产品品种，数量相适应的食品原料处理、加工、包装、贮存等厂房或者场所

C. 直接入口的食品应当有小包装或者使用无毒清洁的包装材料

D. 超过保质期限的食品

E. 必须进行健康检查

14. 食品生产经营人员

15. 食品

16. 食品生产经营企业

（17~19 题共用备选答案）

A. 使用的洗涤剂，消毒剂应当对人体安全、无害

B. 对生产经营者提供的技术资料有保密的义务

C. 进行食品卫生检验并出具检验报告

D. 封存造成食物中毒或者可能导致食品中毒的食品及其原料

E. 对发生食物中毒的患者采取抢救措施

17. 食品卫生监督员

18. 食品卫生检验单位

19. 县级以上地方人民政府卫生行政部门

（20~22 题共用备选答案）

A. 不得伪造、涂改、出借卫生许可证

B. 负责城乡集市贸易的食品卫生管理工作

C. 主管全国食品卫生监督管理工作

D. 实行食品卫生监督制度

E. 负责各类食品市场内的食品卫生管理工作

20. 食品生产经营者

21. 工商行政管理部门

22. 国务院卫生行政部

参考答案

1. D	2. E	3. E	4. B	5. E	6. B	7. A	8. E	9. E	10. B
11. C	12. E	13. E	14. E	15. A	16. B	17. B	18. C	19. D	20. A
21. B	22. C								

六、《中华人民共和国疫苗管理法》

【A_1 型题】

1. 用于人体预防接种的疫苗分为几类

A. 2 类

B. 3 类

C. 4 类

D. 5 类

E. 1 类

2. 下列描述正确的是

A. 接种单位接种第一类疫苗不得收取任何费用

B. 接种单位接种第一类疫苗只收取接种耗材费

C. 接种单位接种第一类疫苗只收服务费

D. 接种单位接种疫苗不得收取任何费用

E. 接种单位接种第二类疫苗只可以收取接种耗材费

3. 下列哪种情形属于预防接种异常反应
   A. 因疫苗本身特性引起的接种后一般反应
   B. 合格的疫苗在实施规范接种后造成受种者功能损害，相关各方均无过错的药品不良反应
   C. 因疫苗质量不合格给受种者造成的损害
   D. 受种者在接种时正处于某种疾病的潜伏期，接种后偶合发病
   E. 因心理因素发生的个体或者群体的心因性反应

4. 国家对儿童实行预防接种证制度。在儿童出生及多长时间内，其监护人应为其办理预防接种证
   A. 24 小时内
   B. 48 小时内
   C. 20 天内
   D. 1 个月内
   E. 2 个月内

5. 接种单位承担预防接种工作的区域是
   A. 县级人民政府卫生主管部门指定的责任区域
   B. 省级人民政府卫生主管部门指定的责任区域
   C. 所在地的疾病预防控制机构指定的责任区域
   D. 省级人民政府疾病预防控制主管部门指定的责任区域
   E. 医疗机构执业许可证指定的责任区域

6. 哪类疫苗由政府免费向公民提供
   A. 第一类
   B. 第二类
   C. 第三类
   D. 第四类
   E. 全部

7. 医疗卫生人员在实施接种前，应当履行下列职责，但除外
   A. 告知受种者或者监护人所接种疫苗的品种、作用、禁忌、不良反应以及注意事项
   B. 询问受种者的健康状况
   C. 询问受种者是否有接种禁忌
   D. 询问受种者家庭生活环境状况
   E. 如实记录告知和询问情况

8. 承担预防接种工作的机构是
   A. 经国务院卫生主管部门指定的医疗卫生机构
   B. 经省级人民政府卫生主管部门指定的医疗卫生机构
   C. 经县级人民政府卫生主管部门指定的医疗卫生机构
   D. 经县级人民政府卫生主管部门指定的卫生防疫机构
   E. 经省级人民政府卫生主管部门指定的卫生防疫机构

9. 国家免疫规划的制定部门是
   A. 国务院卫生主管部门
   B. 国务院财政主管部门
   C. 省级人民政府卫生主管部门
   D. 县级以上地方人民政府卫生主管部门
   E. 国务院卫生主管部门会同国务院财政主管部门

10. 接种单位接种疫苗，应当遵守以下规定，但不包括
   A. 预防接种工作规范
   B. 预防接种免疫程序
   C. 疫苗使用指导原则和接种方案
   D. 公示第一类疫苗的品种和接种方法
   E. 公示所有疫苗的品种和接种方法

11. 下列描述最为完整的是
   A. 国家实行有计划的预防接种制度
   B. 国家实行预防接种制度，推行免疫规划
   C. 国家实行有计划的预防接种制度，推行免疫规划
   D. 国家实行预防接种制度，推行扩大免疫规划
   E. 国家实行有计划的预防接种制度，推行扩大免疫规划

12. 接种单位及其医疗卫生人员发现预防接种异常反应，疑似预防接种异常反应或者接到相关报告的，应当依照预防接种工作规范及时处理，并
   A. 立即报告所在地的县级人民政府卫生主管部门
   B. 在 1 小时内报告所在地的县级人民政府卫生主管部门
   C. 立即报告所在地的县级人民政府卫生主管部门和药品监督管理部门
   D. 在 2 小时内报告所在地的县级人民政府卫生主管部门和药品监督主管部门
   E. 在 1 小时内报告所在地的县级人民政府卫生主管部门和药品监督主管部门

13. 接种单位应当具备下列条件，但除外
   A. 具有医疗机构执业许可证件
   B. 具有经过县级人民政府卫生主管部门组织的预防接种专业培训并考核合格的执业医师、执业助理医师、护士或者乡村医生
   C. 具有符合疫苗储存、运输管理规范的冷藏设施和设备
   D. 具有符合疫苗储存、运输管理规范的冷藏保管制度
   E. 应当设立预防接种门诊

【B_1 型题】

（14~16 题共用备选答案）

A. 依照药品管理法的有关规

定处理
B. 依照医疗事故处理条例的有关规定处理
C. 参照《中华人民共和国传染病防治法》执行
D. 参照《医疗事故处理条例》执行
E. 依照医疗机构管理条例的有关规定处理
14. 因疫苗质量不合格给受种者造成损害的
15. 因接种单位违反预防接种工作规范、免疫程序、疫苗指导原则、接种方案给受种者造成损害的
16. 预防接种异常反应的鉴定

参考答案

1. A　2. A　3. B　4. D　5. A　6. A　7. D　8. C　9. A　10. E
11. E　12. C　13. E　14. A　15. B　16. D

七、《公共场所卫生管理条例》及《公共场所卫生管理条例实施细则》

【A_1 型题】

1. 公共场所的主管部门应当履行以下职责，但除外
A. 建立卫生管理制度
B. 配备专职或者兼职卫生管理人员
C. 对所属经营单位的卫生状况进行经常性检查
D. 对所属经营单位的卫生状况进行经常性检查，并提出必要的条件
E. 建立卫生责任制度
2. 公共场所直接为顾客服务的人员，患有下列疾病治愈前不得从事直接为顾客服务的工作，但除外
A. 痢疾
B. 伤寒
C. 病毒性肝炎
D. 活动期肺结核
E. 关节炎
3. 国家对下列场所实行卫生许可证制度，但除外
A. 公共场所本身
B. 新建公共场所的选地和设计
C. 改建公共场所的选地和设计
D. 扩建公共场所的选地和设计
E. 公共场所的从业人员
4. 卫生防疫机构对公共场所的卫生监督职责不包括下面哪一项
A. 对公共场所进行卫生监督和卫生技术指导
B. 监督从业人员健康检查
C. 指导有关部门对从业人员进行卫生知识的教育和培训
D. 指导有关单位开展爱国卫生运动
E. 对新建、扩建、改建的公共场所的选址和设计进行卫生审查，并参加竣工验收
5. 本条例不适用于下面哪个场所
A. 宾馆
B. 公园
C. 影剧院
D. 候诊室
E. 家庭客厅
6. 下列描述不正确的是
A. 各级卫生防疫机构，负责管辖范围内的公共场所卫生监督工作
B. 公共场所卫生监督员执行卫生防疫机构交给的任务
C. 公共场所卫生监督员由同级人民政府发给证书
D. 铁路卫生防疫机构的公共场所卫生监督员，由其上级主管部门发给证书
E. 卫生许可证由省级以上卫生行政部门签发
7. 公共场所的下列项目符合国家卫生标准和要求，但不包括
A. 空气、微小气候
B. 水质、噪声
C. 采光、照明
D. 建筑的抗震性能
E. 顾客用具和卫生设施
8. 公共场所“卫生许可证”多长时间复核一次
A. 1年
B. 2年
C. 3年
D. 6个月
E. 3个月

参考答案

1. E　2. E　3. E　4. D　5. E　6. E　7. D　8. B

八、《学校卫生工作条例》

【A_1 型题】

1. 学校卫生工作的主要任务不包括下面哪一点
   A. 监测学生健康状况
   B. 对学生进行健康，培养学生良好的卫生习惯
   C. 改善学校卫生环境和教学卫生条件
   D. 加强对传染病，学生常见病的预防和治疗
   E. 加强对教师的卫生知识培训和健康体检工作
2. 下列区域性的中小学生卫生保健机构的主要任务，不包括
   A. 调查研究本地区中小学生体质健康状况
   B. 开展中小学生常见疾病的预防与矫治
   C. 指导本地区中小学校，开展爱国卫生运动
   D. 开展中小学生卫生技术人员的技术培训
   E. 开展中小学生卫生技术人员的任务指导
3. 各级卫生防疫站，对学校卫生工作承担下列任务，但不包括
   A. 实施学校、卫生监测，掌握本地区学生生长发育和健康状况，掌握学生常见病、传染病、地方病动态
   B. 制定学生常见病、传染病、地方病的防治计划
   C. 对本地区学校，卫生工作进行技术指导
   D. 开展学校卫生服务
   E. 指导学校开展爱国卫生运动
4. 县以上卫生行政部门对学校卫生工作行使监督职权，其职责不包括
   A. 对新建、改建、扩建校舍的选址、设计实行卫生监督
   B. 对学校内影响学生健康的学习、生活、劳动、环境、食品等方面的卫生和传染病防治工作实行卫生监督
   C. 对学校内的生活饮用水的卫生实行卫生监督
   D. 对学生使用的文具实行卫生监督
   E. 对学生使用的娱乐器具，保健用品实行卫生监督

参考答案

1. E　2. C　3. E　4. C

九、《突发公共卫生事件应急条例》

【A_1 型题】

1. 突发公共卫生事件是指
   A. 突然发生的严重影响公共健康的事件
   B. 突然发生，造成社会公众健康严重损害的重大传染病疫情
   C. 突然发生，造成社会公众健康严重损害的群体性不明原因疾病
   D. 突然发生，造成社会公众健康严重损害的重大食物和职业中毒事件
   E. 突然发生，造成或者可能造成社会公众健康严重损害的重大传染病疫情、群体性不明原因疾病、重大食物中毒和职业中毒以及其他严重影响公众健康的事件
2. 突发公共卫生事件应急工作，应当遵循的方针是
   A. 预防为主，常备不懈
   B. 统一领导，分级负责
   C. 预防为主，常备不懈，反应及时，措施果断，依靠科学
   D. 统一领导，分级负责，依靠科学，加强合作
   E. 统一领导，分级负责，反应及时，措施果断，依靠科学，加强合作
3. 国务院卫生行政主管部门对可能造成重大社会影响的突发公共卫生事件，应当向国务院报告的时限是
   A. 1 小时
   B. 立即
   C. 2 小时
   D. 12 小时
   E. 24 小时
4. 发生传染病菌种、毒种丢失情形，省、自治区、直辖市人民政府应当向国务院卫生行政主管部门报告的时限是
   A. 接到报告 1 小时内
   B. 接到报告 2 小时内
   C. 接到报告后立即
   D. 1 小时内
   E. 2 小时内
5. 国家建立突发公共卫生事件的信息发布制度。负责向社会发布突发公共卫生事件信息的部门是
   A. 国务院卫生行政主管部门

B. 外交部
C. 信息产业部
D. 国务院
E. 中国疾病预防控制中心

6. 医疗卫生机构发现不明原因的群体性疾病，应当在2小时内向哪个机构报告
A. 所在地县级人民政府
B. 所在地县级人民政府卫生行政主管部门
C. 所在地县级以上人民政府卫生行政部门
D. 设区的市级人民政府
E. 所在地省级卫生行政主管部门

参考答案

1. E　2. A　3. B　4. A　5. A　6. B

十、《医疗废物管理条例》

【A₁型题】

1. 国务院于什么时间最新修订了《医疗废物管理条例》
A. 2003年6月16日
B. 2005年8月15日
C. 2008年11月2日
D. 2011年1月8日
E. 2013年6月29日

2. 以下关于医疗卫生机构对医疗废物的管理说法错误的是
A.《医疗废物管理条例》规定，医疗机构应当及时收集本单位产生的医疗废物，并按照类别分置于防渗漏、防锐器穿透的专用包装物或者密闭的容器内
B.《医疗废物管理条例》规定，医疗废物暂时贮存的时间不得超过3天
C.《医疗废物管理条例》规定，运送医疗废物的工具使用后应当在医疗卫生机构内指定的地点及时消毒和清洁
D.《医疗废物管理条例》规定，医疗卫生机构应当根据就近集中处置的原则，及时将医疗废物集中处置单位处置
E.《医疗废物管理条例》规定，医疗卫生机构产生的污水，应该按照国家规定严格消毒

3. 医疗机构贮存设备或者设施不符合环境保护、卫生要求的
A. 由县级以上地方人民政府卫生行政主管部门责令限期改正，给予警告，可以并处5000元以下的罚款
B. 由省（自治区）级以上人民政府责令限期改正，给予警告，可以并处5000元以下的罚款
C. 由县级以上地方人民政府卫生行政主管部门责令限期改正，给予警告，可以并处10 000元以下的罚款
D. 由县级以上地方人民政府卫生行政主管部门责令限期改正，给予警告，暂不予罚款处理
E. 由省（自治区）级以上人民政府卫生行政部门责令限期改正，给予警告，可以并处5000元以下的罚款

参考答案

1. D　2. B　3. A

十一、《病原微生物实验室生物安全管理条例》

【A₁型题】

1. 下列哪个部门负责承担建立健全安全管理制度，检查、维护实验设施，设备，控制实验室感染的职责
A. 实验室的建设单位及其主管部门
B. 实验室的设立单位及其主管部门
C. 实验室的管理单位
D. 实验室的监管部门
E. 县级以上地方人民政府主管部门

2. 本条例所称实验活动包括以下内容，但除外
A. 实验室从事与病原微生物菌（毒）种，样本有关的研究
B. 实验室从事与病原微生物菌（毒）种，样本有关的教学
C. 实验室从事与病原微生物菌（毒）种，样本有关的

检测

D. 实验室从事与病原微生物菌（毒）种，样本有关的诊断

E. 实验室从事与病原微生物菌（毒）种，样本有关的治疗

3. 病原微生物分为几类

A. 2

B. 3

C. 5

D. 4

E. 6

4. 卫生系统有关单位发生高致病性病原微生物（毒）种或者样本被盗、被抢、丢失、泄漏情况的，省级人民政府应当在接到报告后多长时间内向国务院卫生主管部门报告

A. 1 小时内

B. 2 小时内

C. 立即

D. 3 小时内

E. 4 小时内

5. 高致病性病原微生物菌（毒）种或者样本在储存中被盗或者泄漏的，保藏机构应当向主管部门报告的时限为

A. 1 小时内

B. 2 小时内

C. 立即

D. 3 小时内

E. 4 小时内

6. 运输高致病性病原微生物菌（毒）种或者样本，应当由不小于几人的专人护送

A. 2 人

B. 3 人

C. 4 人

D. 5 人

E. 1 人

7. 下列描述正确的是

A. 国家对病原微生物实行分级管理，对实验室实行分类管理

B. 国家对病原微生物实行分类管理，对实验室实行分级管理

C. 国家对病原微生物和实验室实行分类管理

D. 国家对病原微生物和实验室实行分级管理

E. 国家对病原微生物和实验室实行集中统一管理

8. 国家对病原微生物进行分类的根据之一是病原微生物的

A. 传播风险

B. 传染性

C. 严重程度

D. 危害程度

E. 高致病性

9. 根据不同情况，有关单位可以分别采取以下方式运输病原微生物菌（毒）种或者样本，但不包括

A. 公路

B. 水路

C. 民用的航空

D. 铁路

E. 公共汽车

10. 与病原微生物菌（毒）种保藏中心有关的描述，下列哪个不正确

A. 承担集中储存病原微生物菌（毒）种和样本的任务

B. 向实验室提供病原微生物菌（毒）种和样本

C. 对高致病性病原微生物菌（毒）种和样本应当设专库或者专柜单独储存

D. 储存、提供病原微生物菌（毒）种和样本，按规定收取费用

E. 作好病原微生物菌（毒）种和样本进出未储存的记录，建立档案制度

11. 采集病原微生物样本应当具备下列条件，但不包括

A. 具有与采集病原微生物样本所需要的生物安全防护水平相适应的设备

B. 具有掌握相关专业知识和操作技能的工作人员

C. 具有有效地防止病原微生物扩散和感染的措施

D. 具有保证病原微生物样本质量的技术方法和手段

E. 具有保证病原微生物样本安全储存的设备和措施

12. 本条例适用于下列实验室及其从事实验活动的生物安全管理，但不包括

A. 中国境内的

B. 中国境外的

C. 中国人民解放军的

D. 农业农村部所属的

E. 卫健委所属的

【B_1 型题】

（13～15 题共用备选答案）

A. 应当密封

B. 主管与人体健康有关的实验室及其实验活动的生物安全监督工作

C. 主管与人体健康有关的实验室及其实验活动的生物安全管理工作

D. 应当印有生物危险标识和警告用语

E. 应当经国务院卫生主管部门批准

13. 高致病性病原微生物菌（毒）种或者样本的容器

14. 国务院卫生主管部门

15. 高致病性病原微生物菌（毒）种或者样本的包装材料

参考答案

1. B　2. E　3. D　4. A　5. B　6. A　7. B　8. B　9. E　10. D
11. E　12. B　13. A　14. B　15. D

十二、《艾滋病防治条例》

【A_1型题】

1. 我国艾滋病防治工作坚持的方针是
　A. 预防为主，防治结合
　B. 政府领导，全社会共同参与
　C. 宣传教育，行为干预
　D. 行为干预，关怀救助
　E. 统一协调，综合防治
2. 医疗卫生机构违反条例规定，公开艾滋病患者信息的，应依照哪项法规予以处罚
　A. 中华人民共和国医师法
　B. 艾滋病防治条例
　C. 医疗机构管理条例
　D. 中华人民共和国传染病防治法
　E. 中华人民共和国保守国家秘密法
3. 下列单位违反法律、行政法规的规定，造成他人感染艾滋病病毒的，应当依法承担民事赔偿责任，但不包括
　A. 血站
　B. 单采血浆站
　C. 医疗卫生机构
　D. 血液制品生产单位
　E. 卫生行政部门
4. 下面哪个机构负责对艾滋病发生、流行以及影响其发生、流行的因素开展检测活动
　A. 卫生行政主管部门
　B. 医疗卫生机构
　C. 疾病预防控制机构
　D. 出入境检验检疫机构
　E. 艾滋病监测机构
5. 下面关于艾滋病防治及其监督管理工作的表述，正确的是
　A. 县级以上人民政府统一负责艾滋病防治及其监督管理工作
　B. 县级以上卫生行政部门统一负责艾滋病防治及其监督管理工作
　C. 县级以上疾病预防控制机构负责艾滋病防治及其监督管理工作
　D. 县级以上人民政府有关部门按照职责分工负责艾滋病防治及其监督管理工作
　E. 省级卫生行政部门按照职责分工负责艾滋病防治及其监督管理工作
6. 进口下列，应当经国务院卫生主管部门批准，但不包括
　A. 人体血液
　B. 人体血浆
　C. 人体组织
　D. 人体细胞
　E. 人体血液制品
7. 县级以上人民政府教育主管部门应当指导、督促有关学校将艾滋病防治知识纳入有关课程，开展有关课外教育活动，但不包括以下哪类学校
　A. 高等院校
　B. 中等职业学校
　C. 普通中学
　D. 小学
　E. 高等医药院校
8. 国家对艾滋病实行以下哪项制度
　A. 自愿咨询制度
　B. 自愿检测制度
　C. 自愿治疗制度
　D. 自愿咨询和自愿检测制度
　E. 自愿检测和自愿治疗制度

【B_1型题】

（9~11题共用备选答案）
　A. 应当接受疾病预防控制机构或者出入境检验检疫机构的流行病学调查和指导
　B. 应当为艾滋病患者提供艾滋病防治咨询、诊断和治疗服务
　C. 向接受艾滋病咨询、检测的人员免费提供咨询和初筛检测
　D. 应当按照属地管理的原则，对艾滋病患者进行医学随访
　E. 应当对采集的人体血浆进行艾滋病检测
9. 艾滋病患者
10. 医疗机构
11. 县级以上地方人民政府

参考答案

1. A　2. D　3. E　4. C　5. D　6. E　7. D　8. D　9. A　10. B
11. C

十三、《生活饮用水卫生监督管理办法》

【A_1 型题】

1. 直接从事供、管水的人员不包括下面哪类人员
   A. 从事净水人员
   B. 从事取样人员
   C. 从事化验人员
   D. 二次供水卫生管理及水池，水箱清洗人员
   E. 从事供水管道维修人员
2. 供水单位卫生许可证的有效期为
   A. 1年
   B. 2年
   C. 3年
   D. 4年
   E. 5年
3. 城市自来水供水企业和自建设施对外供水的企业，其生产管理制度的建立和执行，人员上岗的资格和水质日常检测工作由哪个部门负责管理
   A. 卫生行政主管部门
   B. 建设行政主管部门
   C. 城市建设主管部门
   D. 城市卫生行政主管部门
   E. 企业的上级主管部门

【B_1 型题】

（4~6题共用备选答案）
   A. 主管全国饮用水卫生管理工作
   B. 主管全国饮用水卫生监督工作
   C. 必须取得县级以上地方人民政府卫生行政部门签发的卫生许可证
   D. 除必须取得卫生许可证外，还必须取得《城市供水企业资质证书》
   E. 必须取得体检合格证后方可上岗工作
4. 卫生行政部门
5. 集中式供水单位
6. 城市自来水供水企业

（7~9题共用备选答案）
   A. 指由水源集中取水，经统一净化处理和清毒后，由输水管网送至用户的供水方式
   B. 将来自集中式供水的管理水另行加压、贮存，再送至水站或用户的供水设施
   C. 在饮用水生产和供水过程中与饮用水接触的塑料及有机合成管材，管件属于
   D. 指从事净水，取样，化验，二次供水卫生管理及水池，水箱清洗人员
   E. 负责本行政区域内饮用水污染事故对人体健康影响的调查
7. 集中式供水
8. 二次供水
9. 直接从事供、管水的人员

参考答案

1. E　2. D　3. C　4. B　5. C　6. D　7. A　8. B　9. D

十四、《中华人民共和国母婴保健法》及《中华人民共和国母婴保健法实施办法》

1.《中华人民共和国母婴保健法》规定，对于依法接受终止妊娠或者结扎手术的，应当给予
   A. 有偿服务
   B. 免费服务
   C. 酌情收费服务
   D. 酌情减半收费服务
   E. 酌情免费服务
2. 医疗保健机构依法开展产前诊断的，必须符合卫健委规定的条件和技术标准，并经县级以上地方人民政府卫生行政部门
   A. 审查
   B. 审核
   C. 认可
   D. 许可
   E. 确认
3. 属于《中华人民共和国母婴保健法》规定可以申请医学技术鉴定的是
   A. 对孕妇、产妇保健服务有异议的
   B. 对婚前医学检查结果有异议的
   C. 对婚前卫生咨询有异议的
   D. 对孕产期保健服务有异议的

E. 对医学指导意见有异议的

4. 按照《中华人民共和国母婴保健法》规定，属于婚前医学检查的疾病有
   A. 严重传染病
   B. 法定传染病
   C. 指定传染病
   D. 重性精神病
   E. 肿瘤

5. 婚前医学检查服务的内容是指
   A. 进行性卫生知识、生育知识的教育
   B. 进行遗传病知识的教育
   C. 对有关婚配问题提供医学意见
   D. 对有关生育健康问题提供医学意见
   E. 对严重遗传疾病、指定传染病和有关精神病的检查

参考答案

1. B　2. D　3. B　4. C　5. E

十五、《中华人民共和国医师法》

【A_1 型题】

1.《中华人民共和国医师法》适用于
   A. 依法取得执业医师资格的人
   B. 依法取得执业医师资格或者执业助理医师资格的专业医务人员
   C. 依法取得执业医师资格或者执业助理医师资格，在医疗机构中执业的专业医务人员
   D. 依法取得执业医师资格或者执业助理医师资格，经注册在医疗机构中执业的专业医务人员
   E. 依法取得执业医师资格或者执业助理医师资格，经注册在医疗、预防、保健机构中执业的专业医务人员

2. 经国家执业医师资格考试，取得执业医师资格的，可以申请注册，受理机构是
   A. 县级以上人民政府卫生行政部门
   B. 县级以上人民政府
   C. 省（自治区）级以上人民政府卫生行政部门
   D. 国务院卫生行政部门
   E. 县级以上卫生防疫机构

3. 卫生行政部门决定不予医师执业注册的，申请人有异议时
   A. 只能申请复议
   B. 只能向人民法院起诉
   C. 可随时申请复议或向人民法院起诉
   D. 可自收到通知之日起10日内申请复议或向人民法院起诉
   E. 可自收到不予注册通知之日起15日内，申请复议或向人民法院起诉

4. 医师在执业活动中不属于应当履行的义务是
   A. 宣传普及卫生保健知识
   B. 尊重患者隐私权
   C. 人格尊严、人身安全不受侵犯
   D. 努力钻研业务，及时更新知识
   E. 爱岗敬业，努力工作

5. 以下情形中，可以参加执业医师资格考试的是
   A. 有医学专业本科以上学历，在医疗机构中工作满1年
   B. 有医学专业本科以上学历，在医疗机构中试用期满1年
   C. 有医学专业本科以上学历，在医疗机构中试用期满2年
   D. 有医学专业专科学历，在医疗机构中试用期满1年
   E. 有医学专业专科学历，在医疗机构中工作满1年

6. 医师中止执业活动的情形消失后，需要恢复执业活动的，应当经所在地的县级以上卫生行政部门委托的机构或者组织考核合格，并依法申请办理
   A. 准予注册手续
   B. 中止注册手续
   C. 注销注册手续
   D. 变更注册手续
   E. 重新注册手续

7. 定期考核不合格的医师暂停执业活动期满，再次考核仍不合格的
   A. 试用3年
   B. 再次接受培训
   C. 在执业医师指导下从事执业活动
   D. 暂停执业活动3年
   E. 注销注册，收回医师执业证书

8. 医师考核不合格者，县级以上人民政府卫生行政部门可以责令其暂停执业活动
   A. 1~2个月
   B. 1~3个月
   C. 3~6个月
   D. 6~12个月
   E. 12个月以上

9. 医师在执业活动中享有的权利

之一是
A. 宣传普及卫生保健知识
B. 尊重患者隐私权
C. 人格尊严、人身安全不受侵犯
D. 努力钻研业务，及时更新知识
E. 爱岗敬业，努力工作

10. 申请个体行医的，须经执业医师注册后在医疗、预防、保健机构中执业满
A. 1 年
B. 2 年
C. 3 年
D. 4 年
E. 5 年

11. 医师注册后应当由卫生行政部门注销注册的情形之一是
A. 受罚款行政处罚
B. 受警告行政处罚
C. 受责令暂停 6 个月执业活动的行政处罚
D. 中止医师执业活动满 1 年的
E. 受吊销执业证书行政处罚的

12. 可以参加执业医师资格考试的条件中，不包括
A. 高等学校医学专业本科以上学历
B. 在执业医师指导下，在医疗机构试用期满 1 年
C. 在执业医师指导下，在预防机构试用期满 1 年
D. 在执业医师指导下，在保健机构试用期满 1 年
E. 在执业医师指导下，在卫生行政管理机构试用期满 1 年

13. 受理执业医师注册申请的卫生行政部门，对应当准予注册的，准予注册期限是自收到申请之日起
A. 7 日内
B. 10 日内
C. 15 日内
D. 30 日内
E. 60 日内

14. 下述情形中，不属于国家、集体医疗机构中的医师在执业活动中享有的权利的是
A. 出具相应的医学证明文件
B. 人格尊严、人身安全不受侵犯
C. 获取工资报酬和津贴
D. 私人营利性医疗服务
E. 享受国家规定的福利待遇

15. 受理医师执业注册申请的卫生行政部门对不符合条件不予注册的，书面通知申请人并说明理由的期限是应当自收到申请之日起
A. 10 日内
B. 15 日内
C. 30 日内
D. 60 日内
E. 90 日内

16. 管理本行政区域医师工作的机构是
A. 县级以上人民政府劳动人事部门
B. 县级以上人民政府工商行政部门
C. 县级以上人民政府卫生行政部门
D. 各级医师协会
E. 各级政府

17. 具备下列条件的可以参加执业助理医师资格考试：具有高等学校医学专科学历，在医疗、预防、保健机构中试用期满
A. 6 个月
B. 18 个月
C. 1 年
D. 2 年
E. 3 年

18. 下述机构中的医师不适用《中华人民共和国医师法》的是
A. 计划生育技术服务机构
B. 药品生产经营机构
C. 医疗机构
D. 预防机构
E. 保健机构

19. 未经医师注册取得执业证书的
A. 不得从事医师执业活动
B. 可在预防机构从事医师执业活动
C. 可在保健机构从事医师执业活动
D. 可在执业医师指导下，在预防、保健机构，从事医师执业活动
E. 可在执业医师指导下从事医师执业活动

20. 医师执业变更以下注册事项的，应当到准予注册的卫生行政部门依法办理变更注册手续
A. 执业地点，执业类别，执业范围等
B. 执业地点，执业类别
C. 执业地点，执业类别，执业范围，医疗机构
D. 执业地点，执业类别，执业范围，服务单位
E. 执业地点，执业类别，执业范围，服务单位，专业类别

21. 被注销注册，收回医师执业证书的当事人有异议的，依法申请复议或者起诉的期限是自收到注销注册通知之日起
A. 7 日内
B. 10 日内
C. 15 日内
D. 20 日内
E. 30 日内

22. 医师注册后有下列情形之一的应当注销注册，除了
A. 死亡的
B. 被宣告失踪的
C. 受民事处罚的
D. 受吊销医师执业证书行政处罚的
E. 中止医师执业活动满 2 年的

23. 以下情形中不予医师执业注册的是
A. 受过刑事处罚的

B. 受刑事处罚，自刑罚执行完毕之日起至申请注册之日止不满3年的
C. 不具有完全民事行为能力的
D. 受过吊销医师执业证书行政处罚的
E. 受吊销医师执业证书行政处罚，自处罚之日起至申请注册之日止不满3年的

24. 对医师的业务水平、工作成绩和职业道德状况，依法享有定期考核权的单位是
A. 县级以上人民政府
B. 县级以上人民政府卫生行政部门
C. 县级以上人民政府卫生行政部门委托的机构或组织
D. 医师所在地的医学会或者医师学会
E. 医师所在的医疗、预防、保健机构

25. 医师经注册后，应当按照以下注册的内容执业
A. 执业范围
B. 执业地点
C. 执业范围，执业类别
D. 执业范围，执业类别，医疗机构
E. 执业范围，执业类别，执业地点

【B_1 型题】

（26~28题共用备选答案）
A. 从事医师执业活动
B. 中止医师执业活动
C. 申请执业医师注册
D. 不予医师执业注册
E. 注销执业医师注册

26. 取得医师资格的可以
27. 受吊销医师执业证书行政处罚，自处罚之日起不满2年的
28. 医师注册后受吊销医师执业证书行政处罚的

（29~31题共用备选答案）
A. 医师可以对所在机构的医疗、预防、保健工作和卫生行政部门的工作提出意见和建议，依法参加所在机构的民主管理
B. 对医学专业技术有重大突破，做出显著贡献的医师，应当给予表彰或者奖励
C. 对急危患者，医师应当采取紧急措施及时进行诊治；不得拒绝急救处置
D. 医师应当关心、爱护、尊重患者，保护患者的隐私
E. 对考核不合格的医师，可以责令其接受培训和继续医学教育

29. 属于医师执业权利的是
30. 属于医师执业义务的是
31. 属于医师执业规则的是

参考答案

1. E	2. A	3. E	4. C	5. B	6. E	7. E	8. C	9. C	10. E
11. E	12. E	13. D	14. D	15. C	16. C	17. C	18. B	19. A	20. A
21. C	22. C	23. C	24. C	25. E	26. C	27. D	28. E	29. A	30. D
31. C									

十六、《中华人民共和国精神卫生法》

【A_1 型题】

1. 医疗机构擅自从事精神障碍诊断、治疗的法律责任说法有误的是
A. 不符合本法规定条件的医疗机构擅自从事精神障碍诊断、治疗的，由县级以上人民政府卫生行政部门责令停止相关诊疗活动
B. 不符合本法规定条件的医疗机构擅自从事精神障碍诊断、治疗的，由县级以上人民政府卫生行政部门给予警告，并处五千元以上一万元以下罚款
C. 不符合本法规定条件的医疗机构擅自从事精神障碍诊断、治疗，有违法所得的没收违法所得
D. 对直接负责的主管人员和其他直接责任人员依法给予或者责令给予降低岗位等级或者吊销其执业证书
E. 对有关医务人员，吊销其执业证书

2. 精神卫生工作的方针、原则和管理机制说法有误的是
A. 精神卫生工作实行预防为主的方针
B. 坚持预防和治疗相结合的原则
C. 实行政府组织领导、部门各负其责
D. 实行家庭和单位尽力尽责、全社会共同参与
E. 实行综合管理机制

3. 精神障碍诊断、治疗的原则说法有误的是

A. 应当遵循维护患者合法权益的原则
B. 应当遵循尊重患者人格尊严的原则
C. 保障患者在现有条件下获得良好的精神卫生服务
D. 精神障碍分类、诊断标准和治疗规范，由国务院卫生行政部门组织制定
E. 精神障碍分类、诊断标准和治疗规范，由省级以上卫生行政部门组织制定

4. 开展精神障碍诊断、治疗活动应当具备的条件说法有误的是
A. 有与从事精神障碍诊断、治疗相适应的主任医师
B. 有与从事精神障碍诊断、治疗相适应的护士
C. 有满足开展精神障碍诊断、治疗需要的设施和设备
D. 有完善的精神障碍诊断、治疗管理制度和质量监控制度
E. 从事精神障碍诊断、治疗的专科医疗机构还应当配备从事心理治疗的人员

5. 精神障碍患者的病例资料及保管说法有误的是
A. 医疗机构及其医务人员应当在病历资料中如实记录精神障碍患者的病情、治疗措施、用药情况、实施约束、隔离措施等内容
B. 医疗机构及其医务人员应当如实告知患者或者其监护人
C. 患者及其监护人可以查阅、复制病历资料
D. 患者查阅、复制可能对其治疗产生不利影响的不得查阅复制病历资料
E. 病历资料保存期限不得少于二十年

6. 医疗机构及其工作人员实行某些行为，由县级以上人民政府卫生行政部门责令改正，对直接负责的主管人员和其他直接责任人员依法给予或者责令给予降低岗位等级或者撤职的处分；对有关医务人员，暂停六个月以上一年以下执业活动；情节严重的，给予或者责令给予开除的处分，并吊销有关医务人员的执业证书，不属于规定行为的是
A. 违反本法规定实施约束、隔离等保护性医疗措施的
B. 违反本法规定，强迫精神障碍患者劳动的
C. 违反本法规定对精神障碍患者实施外科手术或者实验性临床医疗的
D. 违反本法规定，侵害精神障碍患者的通讯和会见探访者等权利的
E. 违反本法规定，错误诊断精神障碍患者的

7. 精神障碍患者合法权益保护说法有误的是
A. 精神障碍患者的人格尊严、人身和财产安全不受侵犯
B. 精神障碍患者的教育、劳动、医疗以及从国家和社会获得物质帮助等方面的合法权益受法律保护
C. 有关单位和个人应当对精神障碍患者的姓名、肖像、住址、工作单位、病历资料以及其他可能推断出其身份的信息完全保密，不得泄露
D. 全社会应当尊重、理解、关爱精神障碍患者
E. 精神障碍患者的监护人应当履行监护职责，维护精神障碍患者的合法权益

8. 精神障碍的诊断说法有误的是
A. 诊断应当以精神健康状况为依据。除法律另有规定外，不得违背本人意志进行确定其是否患有精神障碍的医学检查
B. 除个人自行到医疗机构进行精神障碍诊断外，疑似精神障碍患者的近亲属可以将其送往医疗机构进行精神障碍诊断。对查找不到近亲属的流浪乞讨疑似精神障碍患者，由当地人民政府按照职责分工，帮助送往医疗机构进行精神障碍诊断
C. 疑似精神障碍患者发生伤害自身、危害他人安全的行为，或者有伤害自身、危害他人安全的危险的，其近亲属、所在单位、当地公安机关应当立即采取措施予以制止，并将其送往医疗机构进行精神障碍诊断
D. 医疗机构接到送诊的疑似精神障碍患者，不得拒绝为其作出诊断
E. 精神障碍的诊断应当由精神科执业医师作出

参考答案

1. D　2. B　3. E　4. A　5. E　6. E　7. C　8. B

十七、《医疗机构管理条例》及《医疗机构管理条例实施细则》

【A1 型题】

1. 未经医师（士）亲自诊查患者或亲自接产，医疗机构不得出具以下证明文件，除了
   A. 疾病诊断书
   B. 健康证明书
   C. 死产报告书
   D. 死亡证明书
   E. 医疗纠纷分析证言
2. 任何单位或个人开展医疗活动，必须依法取得
   A. 设置医疗机构批准书
   B. 设置医疗机构备案回执
   C. 医疗机构执业许可证
   D. 医疗机构校验申请书
   E. 医疗机构申请变更登记注册书
3. 医疗机构的执业登记
   A. 医疗机构的执业登记，由批准其设置的省、自治区、直辖市人民政府卫生行政部门办理
   B. 按照国家统一规划的医疗机构设置的医疗机构的执业登记，由所在地的省、自治区、直辖市人民政府卫生行政部门办理
   C. 机关、企业和事业单位设置的为内部职工服务的门诊部、诊所、卫生所（室）的执业登记，由所在地的市级人民政府卫生行政部门办理
   D. 医疗机构的执业登记，由市级人民政府卫生行政部门办理
   E. 国家统一规划的医疗机构设置的医疗机构的执业登记，由批准其设置的人民政府卫生行政部门办理
4. 床位不满 100 张的医疗机构，其“医疗机构许可证”多长时间校验一次
   A. 1 年
   B. 2 年
   C. 3 年
   D. 4 年
   E. 5 年
5. 未经批准擅自开办医疗机构行医的，承担以下法律责任，除了
   A. 警告
   B. 没收其违法所得及其药品器械，并处 10 万元以下罚款
   C. 对医师吊销执业证书
   D. 给患者造成损害的，承担赔偿责任
   E. 构成犯罪的，追究刑事责任
6. 关于医师的职业规则，以下说法错误的是
   A. 应当使用经国家有关部门批准使用的药品、消毒药剂和医疗器械
   B. 发现患者非正常死亡时，应按有关规定向有关部门报告
   C. 医师不得进行实验性临床医疗
   D. 不得出具与自己执业范围无关的医学证明文件
   E. 医师不得隐匿、伪造或销毁医学文书及有关资料
7. 医疗机构服务宗旨是
   A. 救死扶伤，积极完成基本公共卫生服务工作
   B. 促进医疗卫生事业的发展，保障公民健康
   C. 以人为本，尽职敬业，服务于社会大众
   D. 医疗机构以救死扶伤，防病治病，为公民的健康服务为宗旨
   E. 提供公共卫生、基本医疗服务、基本医疗保障
8. 床位在 100 张以上的医疗机构，其“医疗机构许可证”多长时间校验一次
   A. 1 年
   B. 2 年
   C. 3 年
   D. 4 年
   E. 5 年
9. 按诊疗同意制度，无法取得患者意见又无家属或者关系人在场，或者遇到其他特殊情况时，处理措施是
   A. 可以由经治医师决定施行
   B. 可以由经治医师与其他医生商量后决定施行
   C. 经治医师提出处置方案后，由无利害关系的人 2 人以上在场见证情况下施行
   D. 经治医师提出处置方案，取得医疗机构负责人批准后施行
   E. 经治医师决定，其他医护人员在场见证情况下施行
10. 不属于卫生行政部门对医疗机构诊疗活动超出登记范围的处罚
    A. 没收非法所得
    B. 警告
    C. 责令其改正
    D. 情节严重的，吊销其《医疗机构执业许可证》
    E. 可以根据情节处以 3000 元以下的罚款
11. 医疗机构应当于校验期满前几个月向登记机关申请办理校验手续
    A. 1
    B. 2
    C. 3
    D. 4
    E. 5

参考答案

1. E　2. C　3. B　4. A　5. A　6. C　7. D　8. C　9. D　10. A
11. C

十八、放射诊疗管理规定

【A_1 型题】

1. 医疗机构未取得放射诊疗许可从事放射诊疗工作的，由县级以上卫生行政部门给予警告、责令限期改正，并可以根据情节处以多少元以下的罚款；情节严重的，吊销其《医疗机构执业许可证》
   A. 2000 元
   B. 3000 元
   C. 5000 元
   D. 10 000元
   E. 20 000元
2. 放射诊疗工作按照诊疗风险和技术难易程度管理分为四类，不属于的是
   A. 放射治疗
   B. 医学影像学
   C. 核医学
   D. 介入放射学
   E. X 射线影像诊断
3. 放射诊疗设备和检测仪表，定期进行稳定性检测、校正和维护保养，由省级以上卫生行政部门资质认证的检测机构每年至少进行几次状态检测
   A. 1
   B. 2
   C. 3
   D. 4
   E. 6

参考答案

1. B　2. B　3. A

十九、《中华人民共和国药品管理法》及《中华人民共和国药品管理法实施条例》

【A_1 型题】

1. 医疗机构必须配备药学技术人员，配备的这类人员应是依法经过
   A. 学历认定
   B. 资历认定
   C. 资格认定
   D. 资质认定
   E. 执业认定
2. 医疗机构的负责人在药品购销中暗中收受回扣或者其他利益，依法对其给予处分的机关是
   A. 卫生行政部门
   B. 药品监督管理部门
   C. 工商行政管理部门
   D. 劳动保障行政部门
   E. 中医药管理部门
3. 医疗机构从事药剂技术工作必须配备
   A. 保证制剂质量的设施
   B. 管理制度
   C. 检验仪器
   D. 相应的卫生条件
   E. 依法经过资格认定的药学技术人员

参考答案

1. C　2. A　3. E

第四章　医学人文素养

【A_2 型题】

1. 男，65 岁。医师确诊为肺癌，但尚未告诉患者和家属，而患者告诉医师自己无儿无女，仅与老伴相依为命，如果是肺癌，不要将病情告诉他的老伴，以免她冠心病发作。如果手术，可以自己签字。医师此

时怎样告知病情在医学伦理道德上最佳
  A. 告知患者家属
  B. 告知患者本人
  C. 对患者和家属都告知
  D. 对患者和家属都不告知
  E. 由上级领导决定
2. 某患者，三次腹痛来就诊不能缓解，第四次来门诊就诊，情绪激动，下列不正确的操作是
  A. 需要进一步检查寻找证据
  B. 态度和蔼，耐心解释疾病的诊断要一个过程
  C. 担心处理不好，告其转诊
  D. 告知下一步要做的诊疗措施，让患者心中有数
  E. 使用易于被患者理解的语言解释病情

参考答案

1. B 2. C

第二部分

基础医学综合

第五章　生物化学

一、蛋白质的化学

【A_1 型题】

1. 蛋白质二级结构中，α-螺旋一圈相当于氨基酸残基的数目是
   A. 2.5 个
   B. 3 个
   C. 3.6 个
   D. 4 个
   E. 5 个
2. 下列有关蛋白质的叙述哪项不正确
   A. 蛋白质分子都具有一级结构
   B. 蛋白质的二级结构是指多肽链的局部构象
   C. 蛋白质的三级结构是整条肽链的空间结构
   D. 蛋白质分子都具有四级结构
   E. 蛋白质四级结构中亚基的种类和数量均不固定
3. 对蛋白质变性的描述正确的是
   A. 变性蛋白质的溶液黏度下降
   B. 变性的蛋白质不易被消化
   C. 蛋白质沉淀不一定就是变性
   D. 蛋白质变性后容易形成结晶
   E. 蛋白质变性不涉及二硫键破坏
4. 关于蛋白质二级结构的叙述，正确的是
   A. 氨基酸的排列顺序
   B. 每一氨基酸侧链的空间构象
   C. 局部主链的空间构象
   D. 亚基间相对的空间位置
   E. 每一原子的相对空间位置
5. 属于亚氨基酸的是
   A. 脯氨酸
   B. 组氨酸
   C. 甘氨酸
   D. 色氨酸
   E. 赖氨酸
6. 多肽链主链骨架的组成是
   A. —NCCNNCCNNCCN—
   B. —CHNOCHNOCHNO—
   C. —CONHCONHCONH—
   D. —CNOHCNOHCNOH—
   E. —CHNOCNHOCNHO—
7. 具有蛋白质四级结构的蛋白质分子，在一级结构分析时发现
   A. 具有一个以上 N 端和 C 端
   B. 只有一个 N 端和 C 端
   C. 具有一个 N 端和几个 C 端
   D. 具有一个 C 端和几个 N 端
   E. 一定有二硫键存在
8. 维系蛋白质一级结构的主要化学键是
   A. 范德华力
   B. 二硫键
   C. 氢键
   D. 离子键
   E. 肽键
9. 蛋白质分子中不存在的氨基酸是
   A. 半胱氨酸
   B. 赖氨酸
   C. 鸟氨酸
   D. 脯氨酸
   E. 组氨酸
10. 不属于蛋白质的二级结构的是
   A. α-螺旋
   B. 右手螺旋
   C. β-折叠
   D. 无规则卷曲
   E. β-螺旋
11. 维系蛋白质二级结构稳定的主要化学键是
   A. 离子键
   B. 氢键
   C. 疏水键
   D. 肽键
   E. 二硫键
12. 亚基解聚时
   A. 一级结构破坏
   B. 二级结构破坏
   C. 三级结构破坏
   D. 四级结构破坏
   E. 空间结构破坏
13. 关于肽的叙述，错误的是
   A. 2 个以上氨基酸借肽键连接而成的化合物
   B. 组成肽的氨基酸分子都不完整
   C. 多肽与蛋白质分子之间无明确的分界线
   D. 肽没有氨基末端和羧基末端
   E. 肽分为寡肽和多肽
14. 在下列氨基酸中，疏水性氨基

酸是
A. 组氨酸
B. 赖氨酸
C. 谷氨酸
D. 半胱氨酸
E. 丙氨酸

15. 关于蛋白质 α-螺旋的叙述，错误的是
A. 链内氢键稳定其结构
B. 有些侧链 R 基团不利于 α-螺旋的形成
C. 是二级结构的形式之一
D. 一般蛋白质分子结构中都含有 α-螺旋
E. 链内疏水作用稳定其结构

16. 具有四级结构的蛋白质的特征是
A. 分子中含有辅基
B. 胰岛素具有四级结构
C. 每条多肽链都具有独立的生物学活性
D. 依赖肽键维系四级结构的稳定性
E. 由两条或两条以上具有三级结构的多肽链组成

【B_1 型题】

（17~20 题共用备选答案）
A. β-折叠
B. 氨基酸侧链基团
C. 亚基
D. 氨基酸排列顺序
E. 氢键

17. 蛋白质主链构象之一是
18. 蛋白质一级结构是
19. 蛋白质二级结构是
20. 别构蛋白质常具有

参考答案

1. C	2. D	3. C	4. C	5. A	6. C	7. A	8. E	9. C	10. E
11. B	12. D	13. D	14. E	15. E	16. E	17. A	18. D	19. A	20. C

二、维 生 素

【A_1 型题】

1. 维生素 E 中生物活性最强的是
A. α-生育酚
B. β-生育酚
C. γ-生育酚
D. δ-生育酚
E. 以上均是

2. 维生素 C 缺乏时可患
A. 坏血病
B. 败血症
C. 白血病
D. 痛风
E. 贫血

3. 下列中哪种维生素是重要的天然抗氧化剂
A. 核黄素
B. 维生素 D
C. 维生素 E
D. 硫胺素
E. 维生素 K

4. 维生素 D 的主要生化作用是
A. 促进 Ca^{2+}、P 的吸收
B. 促进 K^+、Na^+的排泄
C. 促进 Ca^{2+}、P 的排泄
D. 降低血钙、磷浓度
E. 促进胃对 Ca^{2+}、P 的吸收

5. 维生素 A 缺乏时可能发生
A. 夜盲症
B. 色盲
C. 白内障
D. 软骨病
E. 白化病

6. 维生素 B_1 缺乏时出现的消化道蠕动慢、消化液分泌少、食欲缺乏等症状，是因为维生素 B_1能够
A. 抑制胆碱酯酶的活性
B. 抑制乙酸胆碱的活性
C. 提高胃蛋白酶的活性
D. 提高胰蛋白酶的活性
E. 促进胃蛋白酶原的激活

7. 维生素 K 缺乏时发生
A. 贫血
B. 溶血
C. 红细胞增多症
D. 血友病
E. 维生素 K 依赖性凝血因子缺乏

8. 维生素 D 缺乏时可能发生
A. 佝偻病
B. 呆小症
C. 痛风
D. 夜盲症
E. 肾结石

9. 维生素 B_2 的活性形式是
A. FMN 和 FAD
B. NAD^+
C. 核黄素
D. $NADH+H^+$
E. $FMNH_2$ 和 $FADH_2$

10. 维生素 A 存在于自然界黄、红色植物中，最主要的是
A. α 胡萝卜素
B. 视黄醇
C. 视黄酸
D. β 胡萝卜素
E. γ 胡萝卜素

【B_1 型题】

（11~15 题共用备选答案）
A. 维生素 B_1

B. 维生素 K
C. 维生素 C
D. 维生素 D
E. 维生素 E

11. 有抗不孕作用的是
12. 在体内可促进凝血酶原合成的是
13. 在肝内参与胆固醇转变为胆汁酸的是
14. 谷氨酸残基 γ-羧化酶的辅酶是
15. 类固醇的衍生物是

参考答案

1. A 2. A 3. C 4. A 5. A 6. A 7. E 8. A 9. A 10. D
11. E 12. B 13. C 14. B 15. D

三、酶

【A_1 型题】

1. 酶的催化高效性是因为酶
   A. 启动热力学不能发生的反应
   B. 能降低反应的活化能
   C. 能升高反应的活化能
   D. 可改变反应的平衡点
   E. 对作用物（底物）的选择性
2. 关于共价修饰调节的叙述正确的是
   A. 代谢物作用于酶的别位，引起酶构象改变
   B. 该酶在细胞内合成或初分泌时，没有酶活性
   C. 该酶是在其他酶作用下，某些特殊基团进行可逆共价修饰
   D. 调节过程无逐级放大作用
   E. 共价修饰消耗 ATP 多，不是经济有效方式
3. 有关变构调节（或变构酶）的叙述，哪项不正确
   A. 催化部位与别构部位位于同一亚基
   B. 都含有一个以上的亚基
   C. 动力学曲线呈 S 形曲线
   D. 变构调节可有效地和及时地适应环境的变化
   E. 该调节可调节整个代谢通路
4. 关于酶的正确叙述是
   A. 不能在胞外发挥作用
   B. 大多数酶的化学本质是核酸
   C. 能改变反应的平衡点
   D. 能大大降低反应的活化能
   E. 与底物结合都具有绝对特异性
5. 下列有关 V_{max} 的叙述中，哪项正确
   A. V_{max} 是酶完全被底物饱和时的反应速度
   B. 竞争性抑制时 V_{max} 减少
   C. 非竞争抑制时 V_{max} 增加
   D. 反竞争抑制时 V_{max} 增加
   E. V_{max} 与底物浓度无关
6. 下列有关 K_m 值的叙述，哪项错误
   A. K_m 值是酶的特征性常数
   B. K_m 值是达到最大反应速度一半时的底物浓度
   C. 它与酶对底物的亲和力有关
   D. K_m 值最大的底物，是酶的最适底物
   E. 同一酶作用于不同底物，则有不同的 K_m 值
7. 有关酶竞争性抑制剂特点的叙述，错误的是
   A. 抑制剂与底物结构相似
   B. 抑制剂与底物竞争酶分子中的底物结合
   C. 当抑制剂存在时，K_m 值变大
   D. 抑制剂恒定时，增加底物浓度，能达到最大反应速度
   E. 抑制剂与酶分子共价结合
8. 关于关键酶的叙述正确的是
   A. 其催化活性在酶体系中最低
   B. 常为酶体系中间反应的酶
   C. 多催化可逆反应
   D. 该酶活性调节不改变整个反应体系的反应速度
   E. 反应体系起始物常可调节关键酶
9. 有关酶原激活的概念，正确的是
   A. 初分泌的酶原即有酶活性
   B. 酶原转变为酶是可逆反应过程
   C. 无活性酶原转变为有活性酶
   D. 酶原激活无重要生理意义
   E. 酶原激活是酶原蛋白质变性
10. 常见酶催化基团有
    A. 羧基、羰基、醛基、酮基
    B. 羧基、羟基、氨基、巯基
    C. 羧基、羰基、酮基、酰基
    D. 亚氨基、羧基、巯基、羟基
    E. 羟基、羰基、羧基、醛基
11. 酶促反应中决定酶专一性的部分是

A. 酶蛋白
B. 辅基或辅酶
C. 金属离子
D. 底物
E. 催化基因

12. 当 K_m 等于0.5[S]时，反应速度为最大速度的
A. 1/3
B. 1/2
C. 2/3
D. 3/5
E. 3/4

【B_1 型题】

（13～14题共用备选答案）
A. K_m 减小，V_{max} 减小
B. K_m 增大，V_{max} 增大
C. K_m 减小，V_{max} 增大
D. K_m 增大，V_{max} 不变
E. K_m 不变，V_{max} 减小

13. 竞争性抑制作用的特点是
14. 非竞争性抑制作用的特点是

（15～18题共用备选答案）
A. 底物浓度
B. 酶浓度
C. 激活剂
D. pH
E. 抑制剂

15. 影响酶与底物解离的是
16. 能使酶活性增加的是
17. 酶被底物饱和时，反应速度与之成正比的是
18. 可与酶的必需基团结合，影响酶活性的是

参考答案

1. B　2. C　3. A　4. D　5. A　6. D　7. E　8. A　9. C　10. B
11. A　12. C　13. D　14. E　15. D　16. C　17. B　18. E

四、糖　代　谢

【A_1 型题】

1. 糖酵解的关键酶是
A. 丙酮酸羧化酶
B. 己糖激酶
C. 果糖二磷酸酶
D. 葡萄糖-6-磷酸酶
E. 磷酸化酶

2. 短期饥饿时，血糖浓度的维持主要靠
A. 肌糖原分解
B. 肝糖原分解
C. 酮体转变成糖
D. 糖异生作用
E. 组织中葡萄糖的利用

3. 1分子葡萄糖彻底氧化分解能生成多少ATP
A. 22或20
B. 26或24
C. 32或30
D. 34或32
E. 38或36

4. 参与三羧酸循环的酶的正确叙述是
A. 主要位于线粒体外膜
B. Ca^{2+}可抑制其活性
C. 当 $NADH/NAD^+$ 比值增高时活性较高
D. 氧化磷酸化的速率可调节其活性
E. 当血糖较低时，活性较低

5. 下述有关糖异生途径关键酶的叙述中，错误的是
A. 丙酮酸羧化酶
B. 丙酮酸激酶
C. PEP羧激酶
D. 果糖双磷酸酶-1
E. 葡萄糖-6-磷酸酶

6. 属于糖酵解途径关键酶的是
A. 6-磷酸葡萄糖酶
B. 丙酮酸激酶
C. 柠檬酸合酶
D. 苹果酸脱氢酶
E. 6-磷酸葡萄糖脱氢酶

7. 关于糖异生的生理意义的叙述，错误的是
A. 防止乳酸中毒
B. 促进氨基酸转变成糖
C. 促进肌肉中糖的消耗
D. 补充血液葡萄糖
E. 促进甘油的代谢

8. 磷酸戊糖途径的生理意义是生成
A. 5-磷酸核糖和 $NADH+H^+$
B. 6-磷酸果糖和 $NADPH+H^+$
C. 3-磷酸甘油醛和 $NADH+H^+$
D. 5-磷酸核糖和 $NADPH+H^+$
E. 6-磷酸葡萄糖酸和 $NADH+H^+$

9. 能降低血糖水平的激素是
A. 胰岛素
B. 胰高血糖素
C. 糖皮质激素
D. 肾上腺素
E. 生长激素

10. 进行底物水平磷酸化的反应是
A. 葡萄糖→6-磷酸葡萄糖
B. 6-磷酸果糖→1,6-二磷酸果糖
C. 3-磷酸甘油醛→1,3-二磷酸甘油酸
D. 琥珀酰CoA→琥珀酸
E. 丙酮酸→乙酰CoA

11. 肝糖原合成中葡萄糖载体是

A. CDP
B. ADP
C. UDP
D. TDP
E. GDP

12. 含有高能磷酸键的糖代谢中间产物是
A. 6-磷酸果糖
B. 磷酸烯醇式丙酮酸
C. 3-磷酸甘油醛
D. 磷酸二羟丙酮
E. 6-磷酸葡萄糖

13. 线粒体中丙酮酸彻底氧化发生
A. 3 次脱羧，5 次脱氢
B. 2 次脱羧，5 次脱氢
C. 4 次脱羧，6 次脱氢
D. 3 次脱羧，7 次脱氢
E. 4 次脱羧，6 次脱氢

14. 下述糖异生的生理意义中哪项错误
A. 维持血糖浓度恒定
B. 补充肝糖原
C. 调节酸碱平衡
D. 防止乳酸酸中毒
E. 蛋白质合成加强

15. 糖原分子中 1 个葡萄糖单位经糖酵解途径分解成乳酸时能产生多少 ATP
A. 1
B. 2
C. 3
D. 4
E. 5

16. 不参与三羧酸循环的化合物是
A. 柠檬酸
B. 草酰乙酸
C. 丙二酸
D. α-酮戊二酸
E. 琥珀酸

17. 不能作为糖异生原料的是
A. 乳酸
B. 生糖氨基酸
C. 乙酰 CoA
D. α-酮戊二酸
E. 甘油

18. 三羧酸循环的生理意义是
A. 合成胆汁酸
B. 提供能量
C. 提供 NADPH
D. 参与酮体
E. 参与蛋白代谢

19. 有关糖酵解途径的生理意义叙述中，错误的是
A. 成熟红细胞 ATP 是由糖酵解提供
B. 缺氧性疾病，由于酵解减少，易产生代谢性碱中毒
C. 神经细胞、骨髓等糖酵解旺盛
D. 糖酵解可迅速提供 ATP
E. 肌肉剧烈运动时，其能量由糖酵解供给

【B_1 型题】

（20~23 题共用备选答案）
A. 磷酸果糖激酶-2
B. 3-磷酸甘油醛脱氢酶
C. 丙酮酸激酶
D. 6-磷酸葡萄糖脱氢酶
E. 果糖双磷酸酶-1

20. 糖酵解糖异生共同需要
21. 仅糖异生需要的是
22. 仅糖酵解需要的是
23. 仅磷酸戊糖途径需要的是

（24~27 题共用备选答案）
A. 葡萄糖-6-磷酸酶
B. 磷酸烯醇式丙酮酸羧激酶
C. 异柠檬酸脱氢酶
D. 苹果酸脱氢酶
E. 己糖激酶

24. 糖酵解中催化不可逆反应的酶有
25. 糖异生途径的限速酶是
26. 调节三羧酸循环的最重要的酶是
27. 肝糖原可以补充血糖的原因是肝脏有

参考答案

1. B	2. D	3. C	4. D	5. B	6. B	7. C	8. D	9. A	10. D
11. C	12. B	13. A	14. E	15. C	16. C	17. C	18. B	19. B	20. B
21. E	22. C	23. D	24. E	25. B	26. C	27. A			

五、脂质代谢

【A_1 型题】

1. 胆固醇在体内的主要生理功能是
A. 影响基因表达
B. 合成磷脂的前体
C. 控制胆汁分泌
D. 影响胆汁分泌
E. 构成细胞膜

2. 组成卵磷脂分子的成分有
A. 乙醇胺
B. 胆碱
C. 肌醇
D. 丝氨酸
E. 甘氨酸

3. 酮体不能在肝中氧化是因为肝中缺乏下列哪种酶
A. HMG-CoA 合成酶

B. HMG-CoA 还原酶
C. HMG-CoA 裂解酶
D. 琥珀酰 CoA 转硫酶
E. 琥珀酸脱氢酶

4. 胆固醇体内合成的原料是
A. 胆汁酸盐和磷脂酰胆碱
B. 17-羟类固醇和 17-酮类固醇
C. 胆汁酸和维生素 D 等
D. 乙酰 CoA 和 NADPH
E. 胆汁酸

5. 肝中乙酰 CoA 不能来自下列哪些物质
A. 脂肪酸
B. α-磷酸甘油
C. 葡萄糖
D. 甘油
E. 酮体

6. 脑组织在正常情况下主要利用葡萄糖供能，只有在下述哪种情况下脑组织主要利用酮体供能
A. 剧烈运动
B. 空腹
C. 短期饥饿
D. 长期饥饿
E. 轻型糖尿病

7. 脂肪酸合成的原料乙酰 CoA 从线粒体转移至胞液的途径是
A. 三羧酸循环
B. 乳酸循环
C. 糖醛酸循环
D. 柠檬酸-丙酮酸循环
E. 丙氨酸-葡萄糖循环

8. 关于脂肪酸 β-氧化的叙述，错误的是
A. 酶系存在于线粒体中
B. 不发生脱水反应
C. 需要 FAD 及 NAD^+ 为受氢体
D. 脂肪酸的活化是必要的步骤
E. 每进行一次 β-氧化产生 2 分子乙酰 CoA

9. 肝脏在脂肪代谢中产生过多酮体主要由于
A. 肝功能差
B. 肝中脂肪代谢障碍
C. 脂肪转运障碍
D. 脂肪摄食过多
E. 糖的供应不足或利用障碍

10. 胆固醇合成的主要场所是
A. 肾
B. 肝
C. 小肠
D. 脑
E. 胆

11. 哪种情况下机体由脂肪提供能量
A. 长期饥饿
B. 空腹
C. 进餐后
D. 剧烈运动
E. 安静状态

12. FA 由血液中何种物质运输
A. CM
B. LDL
C. HDL
D. 清蛋白
E. 球蛋白

13. 胆固醇不能转化成
A. 胆汁酸
B. 维生素 D_3
C. 睾酮
D. 雌二醇
E. 胆红素

14. 不参与甘油三酯合成的化合物是
A. 磷脂酸
B. DG
C. 脂酰 CoA
D. α-磷酸甘油
E. CDPDG

15. 胆固醇体内代谢的主要去路是在肝中转化为
A. 乙酰 CoA
B. NADPH
C. 维生素 D
D. 类固醇
E. 胆汁酸

16. 有关柠檬酸-丙酮酸循环的叙述，哪项不正确
A. 提供 NADH
B. 提供 NADPH
C. 使乙酰 CoA 进入胞液
D. 参与 TAC 的部分反应
E. 消耗 ATP

17. 脂酰 CoA 经 β-氧化的酶促反应顺序为
A. 加水、脱氢、再脱氢、硫解
B. 脱氢、加水、再脱氢、硫解
C. 脱氢、硫解、再脱氢、加水
D. 硫解、脱氢、加水、再脱氢
E. 加水、硫解、再脱氢、脱氢

18. 酮体包括
A. 草酰乙酸、β-羟丁酸、丙酮
B. 乙酰乙酸、β-羟丁酸、丙酮酸
C. 乙酰乙酸、γ-羟丁酸、丙酮
D. 乙酰乙酸、β-羟丁酸、丙酮
E. 乙酰丙酸、β-羟丁酸、丙酮

19. 合成脂肪酸的乙酰 CoA 主要来自
A. 糖的分解代谢
B. 脂肪酸的分解代谢
C. 胆固醇的分解代谢
D. 生糖氨基酸的分解代谢
E. 生酮氨基酸的分解代谢

20. 脂肪酸的 β-氧化发生的部位是
A. 胞液
B. 线粒体
C. 内质网
D. 胞液和线粒体
E. 胞液和内质网

21. 下列物质中参加胆固醇酯化成胆固醇酯过程的是
A. LCAT
B. LDL
C. LPL

D. LDH
E. HMG-CoA 还原酶
22. 合成胆固醇的限速酶是
A. HMG-CoA 合成酶
B. HMG-CoA 裂解酶
C. HMG-CoA 还原酶
D. 鲨烯环氧酶
E. 甲羟戊酸激酶
23. 脂肪酸合成过程中，脂酰基的载体是
A. CoA
B. 肉碱
C. ACP
D. 丙二酰 CoA
E. 草酰乙酸
24. 食物脂肪消化吸收后进入血液的主要方式是
A. 甘油及 FA
B. DG 及 FA
C. MG 及 FA
D. CM
E. TG
25. 体内脂肪酸合成的主要原料是
A. NADPH 和乙酰 CoA
B. NADH 和乙酰 CoA
C. NADPH 和丙二酰 CoA
D. NADPH 和乙酰乙酸
E. NADH 和丙二酰 CoA
26. 下列激素可直接激活甘油三酯脂肪酶，除外的是
A. 肾上腺素
B. 胰高血糖素
C. 胰岛素
D. 去甲肾上腺素
E. 促肾上腺皮质激素
27. 合成 VLDL 的主要场所是
A. 脂肪组织
B. 肾
C. 肝
D. 小肠黏膜
E. 血浆
28. 甘油磷脂合成最活跃的组织是
A. 肺
B. 脑
C. 骨
D. 肝
E. 肌肉
29. 不能利用脂肪酸的组织是
A. 肝
B. 肾
C. 肌肉
D. 脑
E. 心肌

【B_1 型题】

（30～32 题共用备选答案）
A. HMG-CoA 合成酶
B. HMG-CoA 还原酶
C. 琥珀酰 CoA 转硫酶
D. 乙酰 CoA 羧化酶
E. 己糖激酶
30. 合成酮体的关键酶是
31. 酮体利用的关键酶是
32. 合成 FA 的关键酶是
（33～37 题共用备选答案）
A. 贮能和供能
B. 磷脂、胆固醇和不饱和脂肪酸
C. 前列腺素、血栓素及白三烯
D. 胆汁酸盐、辅脂酶与胰脂酶
E. 小肠
33. 生物膜组成成分是
34. 脂肪的主要生理功能是
35. 多不饱和脂肪酸的重要衍生物是
36. 脂肪乳化主要物质是
37. 乳糜微粒生成部位是
（38～40 题共用备选答案）
A. β-羟丁酸
B. β-羟脂酰 CoA
C. HMG-CoA
D. 磷酸二羟丙酮
E. 琥珀酰 CoA
38. 胆固醇和酮体合成的中间产物是
39. 酮体氧化和三羧酸循环中共需的物质是
40. 甘油和糖分解代谢的共同中间产物是
（41～43 题共用备选答案）
A. TG、C、CE、磷脂和游离脂肪酸
B. A、B、C、D 与 E
C. Ⅰ、Ⅱ A、Ⅲ B、Ⅲ、Ⅳ和Ⅴ
D. CM、HDL、LDL、VLDL
E. 乙酰 CoA
41. 高脂蛋白血症分型
42. 载脂蛋白分类
43. 血脂包括

参考答案

1. E	2. B	3. D	4. D	5. E	6. D	7. D	8. E	9. E	10. B
11. A	12. D	13. E	14. E	15. E	16. A	17. B	18. D	19. A	20. D
21. A	22. C	23. C	24. D	25. A	26. C	27. C	28. D	29. D	30. A
31. C	32. D	33. B	34. A	35. C	36. D	37. E	38. C	39. E	40. D
41. C	42. B	43. A							

六、生物氧化

【A_1型题】

1. 苹果酸穿梭作用的生理意义是
   A. 将草酰乙酸带入线粒体彻底氧化
   B. 维持线粒体内外有机酸的平衡
   C. 将胞液中 $NADH^{+}H^{+}$ 的 2H 带入线粒体内
   D. 为三羧酸循环提供足够的草酰乙酸
   E. 进行谷氨酸草酰乙酸转氨基作用
2. 电子传递的递氢体有五种类型，它们按一定顺序进行电子传递，正确的是
   A. 辅酶Ⅰ→黄素蛋白→铁硫蛋白→泛醌→细胞色素
   B. 黄素蛋白→辅酶Ⅰ→铁硫蛋白→泛醌→细胞色素
   C. 辅酶→泛醌→黄素蛋白→铁硫蛋白→细胞色素
   D. 辅酶Ⅰ→泛醌→铁硫蛋白→黄素蛋白→细胞色素
   E. 铁硫蛋白→黄素蛋白→辅酶Ⅰ→泛醌→细胞色素
3. 1克分子琥珀酸脱氢生成延胡索酸时，脱下的一对氢原子经过呼吸链氧化生成水，同时生成多少克分子 ATP
   A. 1.5
   B. 2
   C. 2.5
   D. 3
   E. 5
4. 线粒体内膜两侧形成质子梯度的能量来源是
   A. 磷酸肌酸水解
   B. ATP 水解
   C. 磷酸烯醇式丙酮酸
   D. 电子传递链在传递电子时所释放的能量
   E. 各种三磷酸核苷酸
5. 有关还原当量的穿梭，叙述错误的是
   A. 2H 经苹果酸穿梭在线粒体内生成 3 分子 ATP
   B. 2H 经 α 磷酸甘油穿梭在线粒体内生成 2 分子 ATP
   C. 胞液生成的 NADH 只能进线粒体才能氧化成水
   D. 2H 经穿梭作用进入线粒体需消耗 ATP
   E. NADH 不能自由通过线粒体内膜
6. 下列有关氧化磷酸化的叙述，错误的是
   A. 物质在氧化时伴有 ADP 磷酸化生成 ATP
   B. 氧化磷酸化过程存在于线粒体内
   C. 氧化与磷酸化过程有 3 个偶联部位
   D. 氧化磷酸化过程涉及 2 种呼吸链
   E. 两种呼吸链均产生 3 分子 ATP
7. 能够作为解偶联剂的物质是
   A. CO
   B. CN
   C. H_2S
   D. 二硝基苯酚
   E. 抗霉素 A
8. 细胞色素氧化酶（aa3）中除含铁卟啉外还含有
   A. Mn
   B. Zn
   C. Co
   D. Mg
   E. Cu
9. NADH 呼吸链组分的排列顺序为
   A. NAD^+—FAD—CoQ—Cyt—O_2
   B. NAD^+—FMN—CoQ—Cyt—O_2
   C. NAD^+—CoQ—FMN—Cyt—O_2
   D. FAD—NAD^+—CoQ—Cyt—O_2
   E. CoQ—NAD^+—FMN—Cyt—O_2
10. 体育运动消耗大量 ATP 时
    A. ADP 减少，ATP/ADP 比值增大，呼吸加快
    B. ADP 磷酸化，维持 ATP/ADP 比值不变
    C. ADP 增加，ATP/ADP 比值下降，呼吸加快
    D. ADP 减少，ATP/ADP 比值恢复
    E. 以上都不对
11. 细胞色素在呼吸链中传递电子的顺序是
    A. a→a3→b→c→c1
    B. a3→b→c→c1→a
    C. b→c→c1→aa3
    D. b→c1→c→aa3
    E. c1→c→aa3→b
12. 体内常见的高能磷酸化合物是因为其磷酸酯键水解时释放能量（kJ/mol）为
    A. >11
    B. >16
    C. >21
    D. >26
    E. >31
13. 体内肌肉能量的储存形式是
    A. CTP
    B. ATP
    C. 磷酸肌酸
    D. 磷酸烯醇或丙酮酸
    E. 所有的三磷酸核苷酸
14. 有关 ATP 合成机制的叙述正确的是
    A. 除 α、β 亚基外，其他亚

基有 ATP 结合部位
B. 在 ATP 合酶 F1 部分进行
C. F0 部分仅起固定 F1 部分作用
D. F1α、β 亚基构成质子通道
E. H^+自由透过线粒体内膜

【B_1 型题】

（15~18 题共用备选答案）
A. 线粒体外膜
B. 线粒体内膜
C. 线粒体膜间腔
D. 线粒体基质
E. 线粒体内膜 F_1、F_0 复合体
15. 三羧酸循环的酶位于
16. 呼吸链多数成分位于
17. ATP 合成部位在
18. 脂肪酸的 β 氧化在

（19~20 题共用备选答案）
A. 含有寡霉素敏感蛋白
B. 具有 ATP 合酶活性
C. 结合 GDP 后发生构象改变
D. 存在单加氧酶
E. 存在 H^+通道
19. 线粒体内膜复合物 V 的 F_1
20. 线粒体内膜复合物 V 的 F_0

（21~23 题共用备选答案）
A. 异柠檬酸脱氢酶、α 酮戊二酸脱氢酶
B. 柠檬酸合成酶、琥珀酸脱氢酶
C. 柠檬酸合成酶
D. 琥珀酸合成酶
E. 苹果酸脱氢酶
21. 在三羧酸循环中既是催化不可逆反应的酶，又是调节点的是
22. 在三羧酸循环中是催化不可逆反应的酶，但不是调节点的是
23. 催化三羧酸循环第一步反应的酶是

（24~27 题共用备选答案）
A. 1.5 分子 ATP
B. 2.5 分子 ATP
C. 2 分子 ATP
D. 3 分子 ATP
E. 5 分子 ATP
24. 还原当量经琥珀酸氧化呼吸链可得
25. 还原当量经 NAD 氧化呼吸链可得
26. 胞液 NADH 经苹果酸穿梭机制可得
27. 胞液 NADH 经 α-磷酸甘油穿梭机制可得

参考答案

1. C	2. A	3. A	4. D	5. D	6. E	7. D	8. E	9. B	10. C
11. D	12. C	13. C	14. B	15. D	16. B	17. E	18. D	19. B	20. E
21. A	22. C	23. C	24. A	25. B	26. B	27. A			

七、氨基酸代谢

【A_1 型题】

1. 下述哪种酶缺乏可致白化病
A. 酪氨酸转氨酶
B. 苯丙氨酸转氨酶
C. 苯丙酮酸羟化酶
D. 酪氨酸羟化酶
E. 酪氨酸酶
2. 蛋白质生理价值大小主要取决于
A. 氨基酸种类
B. 氨基酸数量
C. 必需氨基酸数量
D. 必需氨基酸种类
E. 必需氨基酸数量、种类及比例
3. 下列哪种氨基酸是生酮氨基酸
A. 谷氨酸
B. 酪氨酸
C. 亮氨酸
D. 甘氨酸
E. 蛋氨酸
4. 体内 NH_3 的主要来源是
A. 肠道吸收
B. 肾产氨
C. 氨基酸脱氨基
D. 胺分解
E. 碱基分解
5. 下述有关糖、脂肪、蛋白质互变的叙述中，哪项错误
A. 蛋白质可转变为糖
B. 脂肪可转变为蛋白质
C. 糖可转变为脂肪
D. 葡萄糖可转变为非必需氨基酸的碳架部分
E. 脂肪中甘油可转变为糖
6. 体内某些胺类在生长旺盛组织（胚胎、肿瘤）中含量较高，它是调节细胞生长的重要物质，该胺是
A. 牛磺酸
B. 多胺
C. 组胺
D. γ-氨基丁酸
E. 5-羟色胺
7. 体内氨的主要去路是
A. 合成谷氨酰胺
B. 合成尿素
C. 生成铵盐
D. 生成非必需氨基酸
E. 参与嘌呤、嘧啶合成
8. 人体内合成尿素的主要脏器是

A. 脑
B. 肌肉
C. 肾
D. 肝
E. 心

9. NH_3 生成尿素是通过
A. 柠檬酸循环
B. 嘌呤循环
C. 鸟氨酸循环
D. 丙酮酸循环
E. 核苷酸循环

10. 肌肉中最主要的脱氨基方式是
A. 嘌呤核苷酸循环
B. 加水脱氨基作用
C. 氨基移换作用
D. D-氨基酸氧化脱氨基作用
E. L-谷氨酸氧化脱氨基作用

11. 代谢中产生黑色素的氨基酸是
A. 组氨酸
B. 色氨酸
C. 丝氨酸
D. 酪氨酸
E. 赖氨酸

12. 肌酸的合成原料是
A. 精氨酸和瓜氨酸
B. 精氨酸、甘氨酸和蛋氨酸
C. 精氨酸和鸟氨酸
D. 鸟氨酸和甘氨酸
E. 鸟氨酸和瓜氨酸

13. 蛋白质合成后经化学修饰的氨基酸是
A. 半胱氨酸
B. 羟脯氨酸
C. 蛋氨酸
D. 丝氨酸
E. 酪氨酸

14. 巨幼细胞贫血患者，用维生素 B_{12} 治疗常疗效良好，其原因可能是维生素 B_{12} 促进下述哪种 FH_4 的重新利用
A. N_5N_{10}-CH-FH_4 中的 FH_4
B. N_5N_{10}-CH_2-FH_4 中的 FH_4
C. N_5-CH_3-FH_4 中的 FH_4
D. N_{10}-CHO-FH_4 中的 FH_4
E. N_5-CHNH-FH_4 中的 FH_4

15. 下列哪种氨基酸中能转化生成儿茶酚胺
A. 天冬氨酸
B. 色氨酸
C. 酪氨酸
D. 脯氨酸
E. 蛋氨酸

16. CPS Ⅰ和 CPS Ⅱ均催化氨基甲酰磷酸的合成，而生成的氨基甲酰磷酸可参与尿素和嘧啶核苷酸合成，下述有关其叙述中哪项正确
A. CPS Ⅰ参与嘧啶核苷酸合成
B. CPS Ⅱ参与尿素的合成
C. N 乙酰谷氨酸是 CPS Ⅰ的别构激活剂
D. N 乙酰谷氨酸是 CPS Ⅱ的别构抑制剂
E. CPS Ⅰ可作为细胞增生的指标，CPS Ⅱ可作为肝细胞分化指标

17. 关于鸟氨酸循环的叙述，正确的是
A. 鸟氨酸循环直接从鸟氨酸与氨结合生成瓜氨酸开始
B. 鸟氨酸循环从氨基甲酰磷酸合成开始
C. 每经历 1 次鸟氨酸循环消耗 1 分子氨
D. 每经历 1 次鸟氨酸循环消耗 2 分子 ATP
E. 鸟氨酸循环主要在肝内进行

【B_1 型题】

（18~19 题共用备选答案）
A. 丙氨酸和谷氨酰胺
B. 谷氨酸和丙氨酸
C. 瓜氨酸和精氨酸
D. 半胱氨酸和瓜氨酸
E. 组氨酸和赖氨酸

18. 氨在血液中的主要运输形式是
19. 氨在肝中合成尿素的主要中间物质是

（20~23 题共用备选答案）
A. 鸟氨酸
B. 谷氨酸
C. 组氨酸
D. 色氨酸
E. 苏氨酸

20. 组胺的前体是
21. γ-氨基丁酸的前体是
22. 精脒、精胺的前体是
23. 5-羟色胺的前体是

（24~27 题共用备选答案）
A. 甲硫氨酸循环
B. 嘌呤核苷酸循环
C. γ-谷氨酰基循环
D. 鸟氨酸循环
E. 丙氨酸-葡萄糖循环

24. SAM 生成过程是
25. 氨基酸的吸收通过
26. NH_3 由肌肉向肝中运输是通过
27. 骨骼与心肌细胞中的脱氨基方式是

（28~31 题共用备选答案）
A. 维生素 B_1（硫胺素）
B. 维生素 B_6
C. 维生素 PP
D. 叶酸
E. 泛酸

28. 参与一碳单位代谢的维生素是
29. 参与氧化脱氨的维生素是
30. 参与转氨基的维生素是
31. 参与辅酶 A 组成的维生素是

参考答案

1. E	2. E	3. C	4. C	5. B	6. B	7. B	8. D	9. C	10. A
11. D	12. B	13. B	14. C	15. C	16. C	17. E	18. A	19. C	20. C
21. B	22. A	23. D	24. A	25. C	26. E	27. B	28. D	29. C	30. B
31. E									

八、核酸的结构、功能与核苷酸代谢

【A_1 型题】

1. DNA 变性时其结构变化表现为
   A. 磷酸二酯键断裂
   B. N-C 糖苷键断裂
   C. 戊糖内 C-C 键断裂
   D. 碱基内 C-C 键断裂
   E. 对应碱基间氢键断裂
2. RNA 是
   A. 脱氧核糖核苷
   B. 脱氧核糖核酸
   C. 核糖核酸
   D. 脱氧核糖核苷酸
   E. 核糖核苷酸
3. 在 DNA 双螺旋中，两链间碱基配对形成氢键，其配对关系是
   A. T=A C≡G
   B. G≡A C≡T
   C. U=A C≡G
   D. U=T T=A
   E. C=U G≡A
4. 下列哪种脱氧核苷酸不是 DNA 的组分
   A. dTMP
   B. dCMP
   C. dGMP
   D. dUMP
   E. dAMP
5. 有关 RNA 的叙述，错误的是
   A. tRNA 是氨基酸的载体
   B. hnRNA 主要存在于胞质
   C. rRNA 参与核蛋白体组成
   D. mRNA 具有多聚 A 尾结构
   E. mRNA 分子中含有遗传密码
6. 嘌呤碱在体内分解的终产物是
   A. 次黄嘌呤
   B. 黄嘌呤
   C. 别嘌呤醇
   D. 氨、CO_2 和有机酸
   E. 尿酸
7. 在 DNA 和 RNA 分子中
   A. 核糖和碱基都相同
   B. 核糖和碱基都不同
   C. 核糖不同而碱基相同
   D. 核糖相同而碱基不相同
   E. 核糖不同而部分碱基不同
8. 核酸中含量相对恒定的元素是
   A. 氧
   B. 氮
   C. 氢
   D. 碳
   E. 磷
9. 组成核酸的基本结构单位是
   A. 碱基和核糖
   B. 核糖和磷酸
   C. 核苷酸
   D. 脱氧核苷和碱基
   E. 核苷和碱基
10. 人类嘌呤核苷酸代谢的最终产物是
   A. 酮体
   B. β-氨基羟丁酸
   C. 尿酸
   D. 尿素
   E. β-丙氨酸
11. 关于 DNA 碱基组成的叙述，正确的是
   A. DNA 分子中 A 与 T 的含量不同
   B. 同一个体成年期与少儿期碱基组成不同
   C. 同一个体在不同营养状态下碱基组成不同
   D. 同一个体不同组织碱基组成不同
   E. 不同生物来源的 DNA 碱基组成不同
12. 真核细胞染色质的基本组成单位是核小体。在核小体中
   A. rRNA 与组蛋白八聚体相结合
   B. rRNA 与蛋白因子结合成核糖体
   C. 组蛋白 H1、H2、H3 和 H4 各两分子形成八聚体
   D. 组蛋白 H2A、H2B、H3 和 H4 各两分子形成八聚体
   E. 非组蛋白 H2A、H2B、H3 和 H4 各两分子形成八聚体
13. 核酸对紫外线的最大吸收峰是
   A. 220nm
   B. 230nm
   C. 240nm
   D. 250nm
   E. 260nm
14. 细胞内含量较多的核苷酸是
   A. 5′-ATP
   B. 3′-ATP
   C. 3′-dATP
   D. 5′-UTP
   E. 5′-dUTP
15. tRNA 含有
   A. 3′-CCA-OH

B. 帽子 m^7 Gppp
C. 密码子
D. 3′-末端的多聚腺苷酸结构
E. 大、小两个亚基

16. 嘌呤核苷酸从头合成途径首先合成的是
A. XMP
B. IMP
C. GMP
D. AMP
E. CMP

17. 有关DNA双螺旋结构的叙述，错误的是
A. DNA双螺旋是核酸二级结构的重要形式
B. DNA双螺旋由两条以脱氧核糖、磷酸作骨架的双链组成
C. DNA双螺旋以右手螺旋的方式围绕同一轴有规律地盘旋
D. 两股单链从5′至3′端走向在空间排列相同
E. 两碱基之间的氢键是维持双螺旋横向稳定的主要化学键

18. 不属于嘌呤核苷酸从头合成直接原料的是
A. CO_2
B. 甘氨酸
C. 谷氨酸
D. 天冬氨酸
E. 一碳单位

19. 嘧啶核苷酸补救途径的主要酶是
A. 尿苷激酶
B. 嘧啶磷酸核糖转移酶
C. 胸苷激酶
D. 胞苷激酶
E. 氨基甲酰磷酸合成酶

20. 嘌呤核苷酸从头合成的原料不包括
A. R-5′-P
B. 一碳单位
C. 天冬氨酸、甘氨酸
D. Gln、CO_2
E. S腺苷蛋氨酸

21. 5-FU是哪种碱基的类似物
A. A
B. U
C. C
D. G
E. T

22. 痛风是因为血中某种物质在关节、软组织处沉积，其成分为
A. 尿酸
B. 尿素
C. 胆固醇
D. 黄嘌呤
E. 次黄嘌呤

23. 体内嘧啶核苷酸合成的原料是
A. 甘氨酸+氨基甲酰磷酸+PRPP
B. 谷氨酸+氨基甲酰磷酸+PRPP
C. 谷氨酰胺+氨基甲酰磷酸+PRPP
D. 天冬氨酸+氨基甲酰磷酸+PRPP
E. 精氨酸+氨基甲酰磷酸+PRPP

24. 动物体内嘧啶代谢的终产物不包括
A. NH_3
B. CO_2
C. 尿酸
D. β-丙氨酸
E. β-氨基异丁酸

25. 体内dTMP合成的直接前体是
A. dUMP
B. TMP
C. UDP
D. UMP
E. dCMP

26. 嘧啶从头合成途径首先合成的核苷酸为
A. UDP
B. CDP
C. TMP
D. UMP
E. CMP

【B_1 型题】

（27~31题共用备选答案）
A. 不同的核酸链经变性处理，它们之间形成局部的双链
B. 一小段核苷酸聚合体的单链，用放射性核素或生物素来标记其末端或全链
C. 运输氨基酸
D. 单股DNA恢复成双股DNA
E. 50%双链DNA变性时的温度

27. tRNA功能是
28. T_m 值是指
29. DNA复性是指
30. 核酸杂交是指
31. 核酸探针是指

（32~34题共用备选答案）
A. 核苷酸在核酸长链上的排列顺序
B. tRNA的三叶草结构
C. DNA的双螺旋结构
D. DNA的超螺旋结构
E. DNA的核小体结构

32. 属于核酸一级结构的描述是
33. 属于核糖核酸二级结构的描述是
34. 属真核生物染色质结构单位的是

（35~37题共用备选答案）
A. 8-氮杂鸟嘌呤
B. 甲氨蝶呤
C. 阿糖胞苷
D. 5-氟尿嘧啶
E. 别嘌呤醇

35. 叶酸类似物抗代谢药物是
36. 抑制CDP还原成dCDP的药物是
37. 为次黄嘌呤类似物的药物是

（38~40题共用备选答案）
A. 尿酸
B. 尿囊素
C. 尿囊酸
D. 尿素
E. β-氨基异丁酸

38. 精氨酸可分解产生

39. 黄嘌呤氧化酶的产物为

40. 嘧啶分解可产生

参考答案

1. E　2. C　3. A　4. D　5. B　6. E　7. E　8. E　9. C　10. C
11. E　12. D　13. E　14. A　15. A　16. B　17. D　18. C　19. B　20. E
21. E　22. A　23. D　24. C　25. A　26. D　27. C　28. E　29. D　30. A
31. B　32. A　33. B　34. E　35. B　36. C　37. E　38. D　39. A　40. E

九、肝生物化学

【A_1 型题】

1. 在下列哪种情况下，尿中胆素原族排泄量会减少
   A. 肝功能轻度损伤
   B. 肠道阻塞
   C. 溶血
   D. 碱中毒
   E. 胆道阻塞
2. 下列哪一种物质的合成过程仅在肝中进行
   A. 尿素
   B. 糖原
   C. 血浆蛋白
   D. 脂肪酸
   E. 胆固醇
3. 溶血性黄疸时，下列哪项不存在
   A. 血中游离胆红素增加
   B. 粪胆素原增加
   C. 尿胆素原增加
   D. 尿中出现胆红素
   E. 粪便颜色加深
4. 下列化合物哪一个不是胆色素
   A. 血红素
   B. 胆绿素
   C. 胆红素
   D. 胆素原族
   E. 胆素族
5. 在生物转化中最常见的一种结合物是
   A. 乙酰基
   B. 甲基
   C. 谷胱甘肽
   D. 葡糖醛酸
   E. 硫酸
6. 生物转化过程最重要的方式是
   A. 使毒物的毒性降低
   B. 使药物失效
   C. 使生物活性物质灭活
   D. 使某些药物药效更强或毒性增加
   E. 使非营养物质极性增强，利于排泄
7. 血中哪一种胆红素增加会导致尿中出现胆红素
   A. 非结合胆红素
   B. 结合胆红素
   C. 肝前胆红素
   D. 间接反应胆红素
   E. 与白蛋白结合的胆红素
8. 发生在肝生化转化第二阶段的是
   A. 葡糖醛酸结合反应
   B. 氧化反应
   C. 还原反应
   D. 水解反应
   E. 脂化反应
9. 食用新鲜蚕豆发生溶血性黄疸时，患者缺陷的酶是
   A. 3-磷酸甘油醛脱氢酶
   B. 异柠檬酸脱氢酶
   C. 琥珀酸脱氢酶
   D. 葡萄糖-6-磷酸脱氢酶
   E. 葡萄糖酸-6-磷酸脱氢酶

【B_1 型题】

（10～13题共用备选答案）
A. 硫酸胆红素
B. 胆红素白蛋白
C. 胆红素配体蛋白
D. 胆红素葡糖醛酸酯
E. 胆素原族

10. 胆红素在血内运输形式是
11. 胆红素在肝细胞内存在形式是
12. 胆红素自肝脏排出主要形式是
13. 肠道重吸收的胆色素是

参考答案

1. E　2. A　3. D　4. A　5. D　6. E　7. B　8. A　9. D　10. B
11. C　12. D　13. E

十、钙磷代谢

【A_1 型题】

缺钙会出现下列哪种情况
A. 异食癖
B. 佝偻病
C. 侏儒症
D. 贫血
E. 夜盲症

参考答案

B

第六章 生 理 学

一、绪 论

【A_1 型题】

1. 正常成年人体液总量约占体重的
   A. 30%
   B. 40%
   C. 50%
   D. 60%
   E. 70%
2. 下列参与体液调节过程的化学物质来源，正确的是
   A. 胰岛素
   B. 肾上腺素
   C. 5-羟色胺
   D. 腺苷
   E. 以上均正确
3. 下列属于负反馈的是
   A. 排尿反射
   B. 体温调节
   C. 血液凝固
   D. 排便反射
   E. 分娩

参考答案

1. D 2. E 3. B

二、细胞的基本功能

【A_1 型题】

1. 主动转运是人体最重要的转运形式。下列哪项不是主动转运的特点
   A. 逆浓度梯度进行
   B. 消耗 ATP
   C. 需要载体蛋白帮助
   D. 主要转运离子
   E. 逆电位梯度进行
2. 兴奋性是机体或组织对刺激
   A. 发生应激的特性
   B. 发生反应的特性
   C. 产生适应的特性
   D. 引起反射的特性
   E. 引起内环境稳态的特性
3. 关于骨骼肌兴奋-收缩偶联，哪项错误
   A. 电兴奋通过横管系统传向肌细胞深部
   B. 横管膜产生动作电位
   C. 终末池中 Ca^{2+} 逆浓度差进入肌质中
   D. 纵管终末池对 Ca^{2+} 通透性升高
   E. Ca^{2+} 到达肌丝区，触发肌丝滑行
4. 当低温、缺氧或代谢障碍等因素影响 Na^+-K^+活动时，可使细胞的
   A. 静息电位增大，动作电位幅度减小
   B. 静息电位减小，动作电位幅度增大
   C. 静息电位增大，动作电位幅度增大
   D. 静息电位减小，动作电位幅度减小
   E. 静息电位和动作电位幅度均不变
5. 组织兴奋性的周期性变化中，哪期的兴奋性最低
   A. 绝对不应期
   B. 相对不应期
   C. 超常期
   D. 低常期

E. 静息期

6. 影响神经纤维动作电位幅度的主要因素是
A. 刺激强度
B. 刺激持续时间
C. 阈电位水平
D. 细胞内外 Na^+浓度
E. 神经纤维直径

7. 神经-骨骼肌接头处的兴奋传递物质是
A. 肾上腺素
B. 去甲肾上腺素
C. GABA
D. 乙酰胆碱
E. 5-羟色胺

8. 兴奋-收缩偶联的结构基础是
A. 肌质网
B. 终末池
C. 纵管
D. 横管
E. 三联管

9. 静息电位接近于
A. 钠平衡电位
B. 钾平衡电位
C. 钠平衡电位与钾平衡电位之和
D. 钠平衡电位与钾平衡电位之差
E. 锋电位与超射之差

10. 神经纤维动作电位的幅度接近于
A. 钾平衡电位
B. 钠平衡电位
C. 静息电位绝对值与局部电位之和
D. 静息电位绝对值与钠平衡电位之差
E. 静息电位绝对值与钠平衡电位之和

11. 关于 Na^+泵生理作用的描述，不正确的是
A. Na^+泵活动使膜内外 Na^+、K^+呈均匀分布
B. 将 Na^+移出膜外，将 K^+移入膜内
C. 建立势能储备，为某些营养物质吸收创造条件
D. 细胞外高 Na^+可维持细胞内外正常渗透压
E. 细胞内高 K^+保证许多细胞代谢反应进行

12. 衡量组织兴奋性高低的指标是
A. 动作电位的幅度
B. 静息电位
C. 刺激强度变化率
D. 反应的快慢
E. 阈值

13. 在神经-肌接头化学传递中，消除乙酰胆碱的酶是
A. 磷酸二酯酶
B. 腺苷酸环化酶
C. 胆碱酯酶
D. ATP 酶
E. 单胺氧化酶

14. 兴奋性突触后电位是指突触后膜出现
A. 极化
B. 去极化
C. 超极化
D. 反极化
E. 复极化

15. 阈电位是
A. 造成膜对 K^+通透性突然增大的临界膜电位
B. 造成膜对 K^+通透性突然减小的临界膜电位
C. 造成膜对 Na^+通透性突然增大的临界膜电位
D. 造成膜对 Na^+通透性突然减小的临界膜电位
E. 超极化到刚引起动作电位时的临界膜电位

16. 神经纤维的跨膜电位从+30mV 变为-70mV 的过程是
A. 极化
B. 去极化
C. 超极化
D. 反极化
E. 复极化

17. 动作电位沿神经纤维到达神经肌接头时，使终板膜产生终板电位，然后在什么部位引发动作电位
A. 肌细胞膜
B. 接头后膜
C. 横管膜
D. 三联管膜
E. 终板膜

18. 神经、肌肉和腺体受到阈刺激时产生反应的共同表现是
A. 收缩
B. 神经冲动
C. 动作电位
D. 感受器电位
E. 突触后电位

19. 在神经纤维动作电位的去极相，哪种离子通透性最大
A. Na^+
B. K^+
C. Ca^{2+}
D. Mg^{2+}
E. Cl^-

20. 葡萄糖顺浓度梯度跨膜转运依赖于细胞膜上的
A. 脂质双分子
B. 紧密连接
C. 通道蛋白
D. 载体蛋白
E. 钠泵

21. 肠上皮细胞由肠腔吸收葡萄糖的过程属于
A. 单纯扩散
B. 易化扩散
C. 主动转运
D. 出胞
E. 入胞

22. 在骨骼肌兴奋-收缩偶联中起关键作用的离子是
A. Na^+
B. K^+
C. Ca^{2+}
D. Mg^{2+}
E. Cl^-

【B_1 型题】

（23~25 题共用备选答案）
A. K^+内流
B. Cl^-内流

C. Na^+内流
D. K^+外流
E. Ca^{2+}内流
23. 神经细胞动作电位上升支是由于
24. 骨骼肌细胞动作电位下降支是由于
25. 动作电位到达运动神经末梢时引起
（26~30题共用备选答案）
A. 极化
B. 去极化
C. 复极化
D. 超极化
E. 反极化
26. 细胞受刺激兴奋时，膜内电位负值减小称为
27. 膜内电位负值增大称为
28. 安静时细胞两侧存在着电位差的状态称为
29. 动作电位产生过程中，K^+外流增多，出现
30. 动作电位产生过程中，膜内电位由负变正称为

参考答案

1. D	2. B	3. C	4. D	5. A	6. D	7. D	8. E	9. B	10. E
11. A	12. E	13. C	14. B	15. C	16. E	17. A	18. C	19. A	20. E
21. C	22. C	23. C	24. D	25. E	26. B	27. D	28. A	29. C	30. B

三、血　　液

【A_1型题】

1. O型血的红细胞膜上含有
A. A抗原
B. B抗原
C. O抗原
D. H抗原
E. D抗原
2. 血浆中含量最多、缓冲能力最强的缓冲体系是
A. Na^+-Pr/H-Pr
B. Na_2HPO_4/NaH_2PO_4
C. $NaHCO_3/H_2CO_3$
D. K_2HPO_4/KH_2PO_4
E. $KHCO_3/H_2CO_3$
3. 血小板的止血功能，错误的是
A. 黏附
B. 释放
C. 凝集
D. 收缩
E. 吸附
4. 形成血浆胶体渗透压的主要物质是
A. NaCl
B. 清蛋白
C. 球蛋白
D. 纤维蛋白
E. 血红蛋白
5. 正常人的血浆pH为
A. 6.8~7.0
B. 7.0±0.05
C. 7.2±0.05
D. 7.0~7.4
E. 7.4±0.05
6. 当血浆蛋白含量显著减少时，可引起
A. 血浆渗透压明显降低
B. 组织液生成减少
C. 组织水肿
D. 组织液回流增多
E. 淋巴液回流增多
7. 最能反映血液中红细胞和血浆相对数量变化的是
A. 血液黏滞性
B. 血细胞比容
C. 血浆渗透压
D. 血液比重
E. 血红蛋白量
8. 正常人的血浆渗透压约为
A. 200mmol/L
B. 250mmol/L
C. 300mmol/L
D. 350mmol/L
E. 400mmol/L
9. 中性粒细胞的主要功能是
A. 产生抗体
B. 参与止血
C. 释放细胞毒素
D. 吞噬异物
E. 释放组胺
10. 红细胞生成的基本原料是
A. 铁和维生素B_{12}
B. 叶酸和维生素B_{12}
C. 叶酸和蛋白质
D. 维生素B_{12}和蛋白质
E. 铁和蛋白质
11. 若将红细胞沉降率增快患者的红细胞置于正常人血浆中，其红细胞沉降的速度将
A. 增快
B. 下降
C. 正常
D. 无变化
E. 以上都不是
12. 60kg体重的正常成年人的血量为
A. 2.8~4.0L
B. 4.2~4.8L
C. 5.0~7.0L
D. 7.0~8.0L
E. 10.0~20.0L
13. 血浆晶体渗透压降低时可引起
A. 红细胞膨胀和破裂
B. 红细胞萎缩

C. 组织液增多
D. 组织液减少
E. 尿少
14. 输血时主要考虑
A. 给血者红细胞不被受血者细胞所凝集
B. 给血者红细胞不被受血者血清所凝集
C. 给血者血浆不使受血者血浆发生凝集
D. 给血者血浆不使受血者红细胞凝集
E. 受血者红细胞不与其血浆发生凝集
15. 通常所说的血型指
A. 红细胞膜上的受体类型
B. 红细胞表面特异凝集原的类型
C. 红细胞表面特异凝集素的类型
D. 血浆中特异凝集素的类型
E. 血浆中特异凝集原的类型
16. 组织液与血浆成分的主要区别在于
A. Na^+
B. K^+
C. Cl^-
D. 蛋白质
E. 无机酸
17. 产生促红细胞生成素的主要部位是
A. 骨髓
B. 肝
C. 脾
D. 肾
E. 垂体
18. 血清与血浆的主要不同点是前者不含
A. 钙离子
B. 球蛋白
C. 清蛋白
D. 凝集素
E. 纤维蛋白原和凝血因子
19. 血清与血浆的最主要区别在于血清缺乏
A. 纤维蛋白
B. 纤维蛋白原
C. 血小板
D. Ca^{2+}
E. 凝血因子

【A_2 型题】

20. 已知受血者为 A 型血，在交叉配血试验中，主侧不凝集，次侧凝集，给血者血型应该是
A. A 型
B. B 型
C. O 型
D. AB 型
E. O 型、B 型都可能
21. 某人红细胞与 B 型血的血清发生凝集，其血清与 B 型血的红细胞不凝集，此人的血型可能是
A. A_1型
B. B 型
C. AB 型
D. O 型
E. A_2型
22. 某人血浆中含有抗 A、抗 B 凝集素，则此人的血型可能是
A. A_1 型
B. B 型
C. AB 型
D. A_2B 型
E. O 型

【B_1 型题】

（23～24 题共用备选答案）
A. 细胞外液
B. 细胞内液
C. 细胞内液和细胞外液
D. 血浆
E. 组织液
23. 体液是指
24. 内环境是指
（25～26 题共用备选答案）
A. 葡萄糖
B. Na^+
C. 纤维蛋白
D. 球蛋白
E. 清蛋白
25. 血浆胶体渗透压主要来自血浆的
26. 血浆晶体渗透压主要来自血浆的
（27～28 题共用备选答案）
A. $(4\sim10)\times10^9/L$
B. $(100\sim300)\times10^9/L$
C. $(1.0\sim3.0)\times10^{12}/L$
D. $(3.8\sim4.6)\times10^{12}/L$
E. $(4.5\sim5.5)\times10^{12}/L$
27. 正常人安静时血液中的白细胞计数是
28. 正常成年女性红细胞计数是
（29～30 题共用备选答案）
A. 20%～35%
B. 37%～48%
C. 40%～50%
D. 50%～60%
E. 60%～70%
29. 正常成年男性血细胞比容是
30. 正常成年女性血细胞比容是
（31～33 题共用备选答案）
A. 红细胞膜上含 A 凝集原、血清中含抗 A 凝集素
B. 红细胞膜上含 B 凝集原、血清中含抗 B 凝集素
C. 红细胞膜上含 A 凝集原、血清中含抗 B 凝集素
D. 红细胞膜上含 B 凝集原、血清中含抗 A 凝集素
E. 红细胞膜上同时含有 A 和 B 两种凝集原，血清中无凝集素
31. A 型血
32. B 型血
33. AB 型血

参考答案

1. D	2. C	3. C	4. B	5. E	6. C	7. B	8. C	9. D	10. E
11. C	12. B	13. A	14. B	15. B	16. D	17. D	18. E	19. B	20. C
21. D	22. E	23. C	24. A	25. E	26. B	27. A	28. D	29. C	30. B
31. C	32. D	33. E							

四、血液循环

【A_1 型题】

1. 窦房结是心脏正常起搏点的原因是
   A. 静息电位仅-70mV
   B. 阈电位为-40mV
   C. 0期去极速度快
   D. 没有明显的平台期
   E. 4期去极速率快
2. 心室肌细胞有效不应期相当于
   A. 收缩期
   B. 舒张期
   C. 收缩期+舒张早期
   D. 收缩期+舒张期
   E. 舒张晚期
3. 心脏收缩力增强时，静脉回心血量增加的主要原因是
   A. 收缩期室内压增高
   B. 舒张期室内压低
   C. 动脉血压升高
   D. 收缩期室内压高
   E. 静脉压增高
4. 心脏正常起搏点位于
   A. 窦房结
   B. 房室交界区
   C. 心房
   D. 心室末梢浦肯野纤维网
   E. 心室
5. 心迷走神经末梢释放的递质是
   A. 肾上腺素
   B. 去甲肾上腺素
   C. 胆碱
   D. 乙酰胆碱
   E. 组胺
6. 心室肌细胞动作电位的主要特征是
   A. 0期除极迅速
   B. 1期复极化快
   C. 有缓慢的2期平台
   D. 有快速的3期复极化
   E. 有4期自动除极
7. 心肌不产生完全强直收缩的原因是心肌
   A. 为功能合胞体
   B. 有自律性
   C. 肌质网不发达
   D. 呈全或无收缩
   E. 有效不应期特别长
8. 动脉血压升高时能引起
   A. 窦神经传入冲动增加
   B. 主动脉神经传入冲动减少
   C. 心迷走中枢兴奋
   D. 交感缩血管中枢兴奋
   E. 心交感中枢兴奋
9. 窦房结细胞动作电位0期去极的离子基础是
   A. Ca^{2+}内流
   B. Na^{+}内流
   C. K^{+}内流
   D. Ca^{+}外流
   E. K^{+}外流
10. 衡量自律性高低的指标是
    A. 阈强度
    B. 兴奋性
    C. 不应期
    D. 4期自动去极速度
    E. 绝对不应期
11. 心室肌细胞不具有哪种生理特性
    A. 兴奋性
    B. 自律性
    C. 传导性
    D. 收缩性
    E. 有效不应期长
12. 静脉注射去甲肾上腺素后出现血压升高，心率减慢。心率减慢出现的主要原因是
    A. 去甲肾上腺素对心脏的抑制作用
    B. 去甲肾上腺素对血管的抑制作用
    C. 减压反射活动减弱
    D. 减压反射活动增强
    E. 大脑皮质心血管活动中枢活动减弱
13. 心动周期中左心室容积最大的时期是
    A. 快速射血期末
    B. 快速充盈期末
    C. 减慢充盈期末
    D. 减慢射血期末
    E. 心房收缩期末
14. 心迷走神经末梢释放的递质作用于心肌细胞膜上的受体是
    A. N受体
    B. M受体
    C. α受体
    D. β_1受体
    E. β_2受体
15. 一般情况下，影响舒张压最主要的因素是
    A. 每搏输出量
    B. 心率
    C. 大动脉管壁弹性
    D. 外周阻力

E. 循环血量

16. 体循环中血流阻力主要来自
A. 小动脉
B. 微动脉
C. 小动脉和微动脉
D. 微静脉
E. 静脉

17. 减压反射的生理意义是
A. 减弱心血管的活动
B. 降低动脉血压
C. 动脉血压的负反馈调节
D. 动脉血压的自身调节
E. 维持动脉血压相对稳定

18. 关于心排出量的叙述错误的是
A. 左心室大于右心室
B. 等于每搏输出量乘以心率
C. 动脉血压可影响心排出量
D. 随机体代谢需要而增加
E. 与静脉回心血量保持动态平衡

19. 心排出量是
A. 心脏每搏动一次所泵出的血量
B. 左、右心室输出的总血液量
C. 每分钟左心室所泵出的血量
D. 心房进入心室的血量
E. 每分钟两心房进入心室的血量

20. 心室肌细胞动作电位1期复极主要是由于
A. K^+外流
B. Cl^-内流
C. Na^+内流
D. Ca^{2+}内流
E. K^+内流

21. 心室期前收缩后出现代偿间歇的原因是
A. 期前兴奋有自己的有效不应期
B. 窦房结少产生一次兴奋
C. 期前收缩的舒张期长
D. 心肌细胞需要充分恢复
E. 期前兴奋落于有效不应期内

22. 心室肌有效不应期的长短主要取决于
A. 动作电位0期去极的速度
B. 动作电位1期的长短
C. 动作电位2期的长短
D. 动作电位3期的长短
E. 阈电位水平的高低

23. 决定和影响传导性的主要因素是
A. 0期去极速度和幅度
B. 4期自动去极速度
C. 阈电位水平
D. 最大复极电位水平
E. 平台期时程

24. 当正常人心率超过180次/分时，心排出量减少的原因主要是以下哪一时相缩短
A. 心房收缩期
B. 等容收缩期
C. 减慢射血相
D. 快速充盈相
E. 减慢充盈相

25. 心室肌的初长可用下列何者来间接表示
A. 等容收缩期容积或压力
B. 等容舒张期容积或压力
C. 舒张末期容积或压力
D. 舒张末期主动脉压
E. 快速充盈期容积或压力

26. 心动周期的等容收缩期时
A. 心房压<心室压
B. 心房压>心室压
C. 主动脉压<心室压
D. 心房压>主动脉压
E. 主动脉压=心室压

27. 儿茶酚胺对心肌细胞的作用主要是
A. 增加K^+通道的通透性
B. 增加Na^+通道的通透性
C. 增加Ca^{2+}和K^+的通透性
D. 降低K^+通道的通透性
E. 增加Ca^{2+}通道的通透性

28. 在心动周期中，占时间最长的是
A. 心房收缩期
B. 等容收缩期
C. 等容舒张期
D. 充盈期
E. 射血期

29. 主动脉瓣关闭主要由于
A. 乳头肌收缩
B. 瓣膜肌收缩
C. 心房肌收缩
D. 心室肌收缩
E. 心室舒张引起室内压下降

30. 用于分析比较不同个体心功能的常用指标是
A. 每分输出量
B. 心指数
C. 射血分数
D. 心脏做功量
E. 心力贮备

31. 自律细胞与非自律细胞的区别是
A. 1期去极的快慢
B. 1期复极的快慢
C. 2期复极的快慢
D. 3期复极的快慢
E. 4期自动去极的有无

32. 心室肌细胞动作电位各时期的跨膜电位变化不包括
A. 0期去极
B. 1期复极
C. 2期平台期
D. 3期复极
E. 4期自动去极

33. 在等容舒张期，心脏各瓣膜的功能状态是
A. 房室瓣关闭，动脉瓣开放
B. 房室瓣开放，动脉瓣关闭
C. 房室瓣关闭，动脉瓣关闭
D. 房室瓣开放，动脉瓣开放
E. 二尖瓣关闭，三尖瓣开放

34. 心室肌细胞动作电位2期复极的离子基础是
A. Na^+内流、K^+外流
B. K^+外流、Cl^-内流
C. K^+外流、Ca^{2+}内流
D. Na^+外流、K^+内流
E. K^+内流、Ca^{2+}内流

35. 影响冠脉血流量的主要因素是
A. 脉压大小

B. 平均动脉压高低
C. 心脏搏出量多少
D. 舒张压的高低和心舒期的长短
E. 收缩压的高低和射血期的长短

36. 心肌兴奋性变化的特点是
A. 绝对不应期短
B. 有效不应期特别长
C. 相对不应期短
D. 超常期特别长
E. 低常期特别长

37. 心肌细胞可分为快反应细胞和慢反应细胞，主要是根据动作电位的
A. 0期去极速度
B. 1期复极速度
C. 平台期复极速度
D. 3期复极速度
E. 4期自动去极速度

38. 下列哪种情况，可使心排出量增加
A. 心迷走神经兴奋时
B. 颈动脉窦压力升高时
C. 动脉血压升高时
D. 使用去甲肾上腺素时
E. 使用肾上腺素时

39. 肾上腺素不具有下列哪种作用
A. 增强心肌收缩力
B. 加快心率
C. 收缩内脏、皮肤血管
D. 舒张骨骼肌血管
E. 减少组织液生成

40. 心室肌细胞动作电位复极期内，只有强刺激才能引起兴奋的那段时间称作
A. 有效不应期
B. 相对不应期
C. 超常期
D. 低常期
E. 绝对不应期

41. 一般情况下，收缩压的高低主要反映
A. 每搏输出量
B. 外周阻力
C. 心率
D. 主动脉管壁弹性
E. 循环血量

42. 引起心室肌细胞动作电位0期除极的主要离子是
A. Na^+
B. Cl^-
C. Ca^{2+}
D. K^+
E. Mg^{2+}

43. 房室瓣关闭主要是由于
A. 心房收缩
B. 心室收缩
C. 乳头肌收缩
D. 房-室压差下降
E. 心房压力下降

44. 心室肌细胞动作电位的锋电位由哪部分形成
A. 0期去极和4期自动去极
B. 1期复极和2期复极
C. 0期去极和1期复极
D. 2期复极和3期复极
E. 0期去极至3期复极

45. 心室肌的后负荷指
A. 舒张末期容积
B. 射血期心室内压
C. 等容收缩期心室内压
D. 大动脉血压
E. 右心房压力

46. 在影响动脉血压的诸因素中，搏出量增多而其他因素不变时，脉压增大的主要原因是
A. 收缩压、舒张压均降低
B. 收缩压、舒张压均升高
C. 收缩压升高，舒张压降低
D. 收缩压降低，舒张压变化不大
E. 收缩压升高，舒张压变化不大

47. 主动脉瓣关闭发生于
A. 快速射血期开始时
B. 快速充盈期开始时
C. 等容舒张期开始时
D. 等容收缩期开始时
E. 减慢充盈期开始时

【B_1 型题】

（48～50题共用备选答案）
A. 窦房结
B. 心房肌
C. 房室交界
D. 心室肌
E. 浦肯野纤维

48. 传导速度最快的是
49. 传导速度最慢的是
50. 自律性最高的是

（51～52题共用备选答案）
A. 等容收缩期
B. 快速射血期
C. 减慢射血期
D. 等容舒张期
E. 快速充盈期

51. 左心室压上升速率最快是在
52. 左心室压下降速率最快是在

（53～56题共用备选答案）
A. Na^+内流
B. K^+外流
C. Cl^-内流
D. Ca^{2+}内流
E. Ca^{2+}外流

53. 心室肌细胞静息电位的形成是由于
54. 心肌快反应细胞动作电位0期去极化的形成是由于
55. 心肌慢反应细胞动作电位0期去极化的形成是由于
56. 心肌细胞动作电位1期复极的形成是由于

（57～58题共用备选答案）
A. 快反应自律细胞
B. 慢反应自律细胞
C. 快反应非自律细胞
D. 慢反应非自律细胞
E. 过渡细胞

57. 心室肌细胞属于
58. 窦房结P细胞属于

（59～62题共用备选答案）
A. 收缩压
B. 舒张压
C. 脉压
D. 平均动脉压

E. 循环系统平均充盈压

59. 在一个心动周期中，主动脉血压达到的最高值称为

60. 在一个心动周期中，主动脉血压达到的最低值称为

61. 一个心动周期中的血压波动范围称为

62. 血液循环停止后，血液对血管壁的侧压称为

（63~65 题共用备选答案）

A. 收缩压升高

B. 舒张压升高

C. 收缩压和舒张压升高幅度相同

D. 收缩压降低，舒张压升高

E. 收缩压升高，舒张压降低

63. 外周阻力和心率不变而每搏输出量增大时

64. 每搏输出量和外周阻力不变而心率加快时

65. 老年人动脉硬化时

（66~68 题共用备选答案）

A. Ca^{2+}内流

B. Cl^-内流

C. Na^+泵离子流

D. Na^+内流

E. K^+外流

66. 心室肌细胞 1 期动作电位的主要离子流是

67. 心室肌细胞 3 期动作电位的主要离子流是

68. 心室肌细胞 4 期动作电位的主要离子流是

参考答案

1. E	2. C	3. B	4. A	5. D	6. C	7. E	8. C	9. A	10. D
11. B	12. D	13. E	14. B	15. D	16. C	17. E	18. A	19. C	20. A
21. A	22. C	23. A	24. D	25. C	26. A	27. E	28. D	29. E	30. B
31. E	32. E	33. C	34. C	35. D	36. B	37. A	38. E	39. E	40. B
41. A	42. A	43. B	44. C	45. D	46. E	47. C	48. E	49. C	50. A
51. A	52. D	53. B	54. A	55. D	56. B	57. C	58. B	59. A	60. B
61. C	62. E	63. A	64. B	65. E	66. E	67. E	68. C		

五、呼 吸

【A_1 型题】

1. $PaCO_2$ 升高时引起呼吸加深加快，接受刺激的主要部位是

A. 主动脉体和颈动脉体

B. 颈动脉体和主动脉弓

C. 颈动脉窦和主动脉体

D. 主动脉弓和颈动脉窦

E. 中枢化学感受器

2. 正常成人时间肺活量第 1 秒末呼出气量占肺活量的百分比是

A. 60%

B. 63%

C. 80%

D. 96%

E. 99%

3. 维持胸膜腔内负压的必要条件是

A. 呼吸道存在阻力

B. 胸膜腔密闭

C. 胸膜腔内有少量浆液

D. 肺内压低于大气压

E. 吸气肌收缩

4. 缺氧引起呼吸加深加快的原因是

A. 直接刺激呼吸中枢

B. 刺激中枢化学感受器

C. 刺激外周化学感受器

D. 刺激呼吸肌

E. 通过肺牵张反射

5. 每分钟肺泡通气量等于

A. 潮气量×呼吸频率

B. 肺通气量的 1/2

C.（潮气量－生理无效腔）×呼吸频率

D. 功能余气量

E.（肺通气量－生理无效腔）×呼吸频率

6. 让受试者先用力做深吸气，然后以最快的速度尽力呼出气体，分别测量第 1、2、3 秒末的呼出气量，计算其占肺活量的百分数，分别称为第 1、2、3 秒的

A. 肺活量

B. 用力肺活量

C. 用力呼气量

D. 深吸气量

E. 最大通气量

7. 肺的通气/血流比值反映肺部气体交换时气泵和血泵的匹配情况。如果通气/血流比值增大，说明出现

A. 肺内气体交换障碍

B. 解剖无效腔增大

C. 肺泡无效腔增大

D. 解剖动静脉短路

E. 功能性动静脉短路

8. 决定每分钟肺泡通气量的因素是

A. 呼吸频率与无效腔的大小
B. 余气量的多少
C. 肺活量
D. 潮气量的大小
E. 呼吸频率，潮气量与无效腔的大小

9. 反映肺通气功能潜力的指标是
A. 每分通气量
B. 肺泡通气量
C. 最大通气量
D. 肺活量
E. 时间肺活量

10. 体内 CO_2分压最高的部位是
A. 动脉血
B. 静脉血
C. 毛细血管血液
D. 组织液
E. 细胞内液

11. 测定肺换气效率较好的指标是
A. 潮气量
B. 肺活量
C. 时间肺活量
D. 通气/血流比值
E. 肺扩散容量

12. O_2在血液中主要是和哪种蛋白结合来运输的
A. 血浆蛋白
B. 清蛋白
C. 肌红蛋白
D. 血红蛋白
E. 纤维蛋白

13. CO_2在血液中运输的主要形式是
A. 和水结合形成碳酸
B. 形成碳酸氢盐
C. 形成一氧化碳血红蛋白
D. 形成氨基甲酸血红蛋白
E. 物理溶解

14. 肺通气的原动力是
A. 呼吸运动
B. 胸膜腔内压的变化
C. 肋间内肌与肋间外肌的收缩
D. 胸膜腔内压与肺内压之差
E. 肺内压与大气压之差

15. 肺泡内压在下列哪一呼吸时相中与大气压相等
A. 呼气初与呼气末
B. 吸气初与吸气末
C. 吸气初与呼气末
D. 吸气末与呼气末
E. 吸气初与呼气初

16. 决定肺部气体交换方向的最主要因素是
A. 气体溶解度
B. 气体分压差
C. 气体分子量大小
D. 呼吸膜通透性
E. 气体和血红蛋白的亲和力

17. 假设某人的肺通气量为7500ml/min，呼吸频率为20次/分，无效腔容量为125ml，每分肺血流量为5L，其通气/血流比值应是
A. 0.7
B. 0.8
C. 0.9
D. 1.0
E. 1.1

18. 下列有关肺泡表面活性物质生理作用的叙述，错误的是
A. 降低肺泡表面张力
B. 稳定肺泡内压
C. 维持肺泡于适当的扩张状态
D. 维持肺的回缩力
E. 阻止血管内水分滤入肺泡

19. 最大吸气后，从肺内所能呼出的最大气量称为
A. 肺总量
B. 深吸气量
C. 补呼气量
D. 时间肺活量
E. 肺活量

20. 外呼吸指
A. 肺与血液的气体交换
B. 外界环境与气道间气体交换
C. 肺毛细血管血液与外界环境间气体交换
D. 外界 O_2进入肺的过程
E. 体内 CO_2出肺的过程

21. 正常成年人安静时的肺通气/血流比值为
A. 0.048
B. 0.084
C. 0.24
D. 0.48
E. 0.84

22. 有关胸膜腔内压的叙述，错误的是
A. 一般情况下是负压
B. 胸膜腔内压 = 肺内压 - 肺回缩力
C. 胸内负压有利于静脉回流
D. 使肺维持一定的扩张程度
E. 产生气胸时负压增大

23. 关于胸膜腔负压生理意义的叙述，错误的是
A. 保持肺的扩张状态
B. 有利于静脉回流
C. 维持正常肺通气
D. 使中心静脉压升高
E. 胸膜腔负压消失可导致肺塌陷

【B_1 型题】

（24~26 题共用备选答案）
A. 肺泡表面活性物质
B. 肺泡表面液体薄层
C. 肺泡上皮细胞
D. 间质
E. 毛细血管基膜和内皮细胞

24. 肺泡表面张力来自
25. 肺泡Ⅱ型上皮细胞分泌
26. 气体交换时肺泡内氧首先通过

（27~28 题共用备选答案）
A. 余气量
B. 肺活量
C. 功能余气量
D. 用力肺活量
E. 肺泡通气量

27. 每分钟吸入肺泡的新鲜空气量是
28. 用力最大吸气，尽力、快速呼气所能呼出的气体量

参考答案

1. E　2. C　3. B　4. C　5. C　6. C　7. C　8. E　9. E　10. E
11. D　12. D　13. B　14. A　15. D　16. B　17. D　18. D　19. E　20. C
21. E　22. E　23. D　24. B　25. A　26. B　27. E　28. D

六、消化和吸收

【A_1 型题】

1. 小肠特有的、以环行肌舒缩为主的节律性运动形式是
   A. 蠕动
   B. 蠕动冲
   C. 紧张性收缩
   D. 分节运动
   E. 容受性舒张
2. 调节胰液分泌的神经体液因素不包括
   A. 迷走神经兴奋
   B. 促胃液素
   C. 促胰液素
   D. 支配胰的内脏大神经
   E. 血管活性肠肽
3. 促进胃排空的主要因素是
   A. 大量食物入胃的机械和化学刺激
   B. 十二指肠内的酸性刺激
   C. 十二指肠内的脂肪增加
   D. 十二指肠内的渗透压增高
   E. 食糜进入十二指肠的机械和化学刺激
4. 下列食物在胃中排空速度由快到慢依次是
   A. 蛋白质、脂肪、糖
   B. 脂肪、糖、蛋白质
   C. 糖、蛋白质、脂肪
   D. 蛋白质、糖、脂肪
   E. 糖、脂肪、蛋白质
5. 关于胃液分泌的描述错误的是
   A. 壁细胞分泌盐酸
   B. 主细胞分泌胃蛋白酶原
   C. 黏液细胞分泌糖蛋白
   D. 幽门腺分泌糖蛋白
   E. 内因子是壁细胞分泌的
6. 胆汁中与消化有关最重要的物质是
   A. 消化酶
   B. 胆盐
   C. 卵磷脂
   D. 胆色素
   E. 脂肪酸
7. 支配消化道的副交感神经兴奋时，下述哪一种活动不增强
   A. 胃液分泌
   B. 胰液分泌
   C. 胃运动
   D. 小肠运动
   E. 支配消化道的交感神经活动
8. 胃液中激活胃蛋白酶原、促进铁的吸收的成分是
   A. HCl
   B. 内因子
   C. 黏液
   D. 碳酸氢盐
   E. 维生素 B_{12}
9. 胃大部切除患者出现贫血，其主要原因是
   A. HCl 减少
   B. 黏液减少
   C. 内因子减少
   D. HCO_3^-减少
   E. 胃蛋白酶活性减弱
10. 对于保护胃黏膜具有重要作用的物质基础是
    A. 胃蛋白酶
    B. 内因子
    C. 水分
    D. 黏液-碳酸氢盐屏障
    E. 无机离子
11. 以下哪一项不是促胃液素的主要生理功能
    A. 促进胃酸分泌
    B. 刺激消化道黏膜生长
    C. 促进胃肠运动
    D. 抑制食管-胃括约肌
    E. 提高幽门泵的活动
12. 小肠是吸收的最主要部位。这主要与小肠的哪项特点有关
    A. 长度长
    B. 肠壁厚
    C. 通透性高
    D. 面积大
    E. 消化酶多
13. 关于胃酸的生理作用，下列哪项错误
    A. 激活胃蛋白酶原，提供酸性环境
    B. 使食物中的蛋白变性，易于分解
    C. 杀菌
    D. 促进维生素 B_{12}吸收
    E. 盐酸进入小肠，促进胰液、胆汁等的分泌
14. 胆汁中不含有的物质是
    A. 消化酶
    B. 胆盐
    C. 卵磷脂
    D. 胆色素
    E. 胆固醇
15. 消化吸收最主要的部位是
    A. 胃
    B. 十二指肠
    C. 小肠
    D. 大肠

E. 食管

16. 泌酸腺壁细胞可分泌

A. 内因子

B. 胃蛋白酶

C. 促胃液素

D. 缩胆囊素

E. 抑胃肽

17. 引起胃容受性舒张的感受器是

A. 口腔

B. 咽、食管

C. 胃底

D. 胃幽门部

E. 十二指肠

18. 能正反馈激活自身分泌的胃液成分是

A. 碳酸氢盐

B. 内因子

C. 盐酸

D. 胃蛋白酶

E. 黏液

19. 交感神经对胃肠运动与分泌的作用是

A. 胃肠运动增强，分泌抑制

B. 胃肠运动及分泌均抑制

C. 胃肠运动及分泌均增强

D. 胃肠运动抑制，分泌增强

E. 胃肠内的括约肌抑制

20. 能促进维生素 B_{12} 吸收的物质是

A. 胃蛋白酶

B. HCl

C. 碳酸氢盐

D. 内因子

E. 黏液

【B_1 型题】

（21~22 题共用备选答案）

A. 胃

B. 十二指肠

C. 空肠

D. 回肠

E. 结肠

21. 胆盐的主要吸收部位是

22. 维生素 B_{12} 的主要吸收部位是

（23~25 题共用备选答案）

A. 壁细胞分泌

B. 主细胞分泌

C. S 细胞分泌

D. I 细胞分泌

E. G 细胞分泌

23. 内因子由

24. 盐酸由

25. 胃蛋白酶原由

（26~28 题共用备选答案）

A. 水少，盐和酶多

B. 水多，盐和酶少

C. 水少，酶少，盐多

D. 水多，盐多，酶少

E. 水少，盐少，酶多

26. 迷走神经兴奋引起胰液分泌特点是

27. 促胰液素引起胰液分泌特点是

28. 缩胆囊素引起胰液分泌特点是

（29~30 题共用备选答案）

A. 唾液

B. 胃液

C. 胆汁

D. 胰液

E. 小肠液

29. 含消化酶种类最多的消化液是

30. 对脂肪消化力最强的是

参考答案

1. D	2. D	3. A	4. C	5. B	6. B	7. E	8. A	9. C	10. D
11. D	12. D	13. D	14. A	15. C	16. A	17. B	18. D	19. B	20. D
21. D	22. D	23. A	24. A	25. B	26. E	27. D	28. E	29. D	30. D

七、能量代谢和体温

【A_1 型题】

1. 在常温下，机体散热的主要机制是

A. 辐射

B. 蒸发

C. 出汗

D. 不感蒸发

E. 传导

2. 剧烈运动状态，产热量最多的组织是

A. 脑和脊髓

B. 内脏

C. 骨骼肌

D. 甲状腺

E. 肾上腺

3. 体温昼夜变化的特点是

A. 昼夜间呈现周期性波动

B. 清晨及午后体温均较高

C. 傍晚体温最低

D. 波动幅度在 2℃ 以上

E. 体温波动与生物钟无关

4. 炎热环境中（30℃ 以上），机体维持体热平衡是通过

A. 增加有效辐射面积

B. 增加皮肤与环境之间的温度差

C. 交感神经紧张性增加

D. 发汗及增加皮肤血流量

E. 发汗及减少皮肤血流量

5. 某患者突起畏寒、寒战，体温 39℃，这种体温升高是由于

A. 产热中枢抑制

B. 散热中枢兴奋

C. 皮肤血管收缩

D. 调定点上调

E. 体温调节功能障碍

6. 在测定基础代谢率时，错误的是
   A. 在清晨、卧床、醒来前进行
   B. 无肌肉活动
   C. 无精神紧张
   D. 室温 20~25℃
   E. 测定前至少禁食 12 小时

7. 基础代谢率的正常范围是不超过正常平均值的
   A. ±5%~±10%
   B. 0~±5%
   C. ±10%~±15%
   D. ±20%~±30%
   E. ±30%~±40%

8. 临床上测定基础代谢率，主要用来判断哪个器官的功能
   A. 甲状腺
   B. 肾上腺
   C. 胰腺
   D. 心脏
   E. 肝脏

9. 正常人的腋窝温、口腔温和直肠温按温度由高至低排列顺序为
   A. 口腔温，腋窝温，直肠温
   B. 腋窝温，口腔温，直肠温
   C. 口腔温，直肠温，腋窝温
   D. 直肠温，腋窝温，口腔温
   E. 直肠温，口腔温，腋窝温

10. 下列哪种激素不增加机体产热
   A. 甲状腺激素
   B. 孕激素
   C. 雌激素
   D. 肾上腺素
   E. 去甲肾上腺素

11. 发挥体温调定点作用的中枢部位在
   A. 脑干网状结构
   B. 下丘脑弓状核
   C. 丘脑特异感觉接替核
   D. 视前区-下丘脑前部
   E. 延髓下部薄、楔束核

12. 体温调节中枢主要位于
   A. 脊髓
   B. 延髓
   C. 丘脑下部
   D. 小脑
   E. 大脑皮质

13. 食物特殊动力作用效应最大的食物是
   A. 糖
   B. 脂肪
   C. 蛋白质
   D. 维生素
   E. 混合食物

14. 人体的主要散热部位是
   A. 皮肤
   B. 呼吸道
   C. 消化道
   D. 肺循环
   E. 泌尿道

15. 影响皮肤辐射散热的主要因素是
   A. 环境温度
   B. 皮肤温度
   C. 机体与环境之间的温差
   D. 风速
   E. 环境的湿度

16. 寒冷时，机体增加产热量的主要方式是
   A. 寒战
   B. 甲状腺素释放量增加
   C. 肾上腺素释放量增加
   D. 去甲肾上腺素释放量增加
   E. 球管平衡

【B_1 型题】

（17~19 题共用备选答案）
   A. 辐射散热
   B. 对流散热
   C. 传导散热
   D. 蒸发散热
   E. 传导和蒸发散热

17. 给高热患者使用冰帽的散热方式属于
18. 用酒精给高热患者擦浴的散热方式属于
19. 通过游泳使机体散热的方式属于

（20~21 题共用备选答案）
   A. 身高
   B. 体重
   C. 体表面积
   D. 心排出量
   E. 年龄

20. 与基础代谢率成正比的是
21. 与基础代谢率几乎成反比的是

参考答案

1. A	2. C	3. A	4. D	5. D	6. A	7. C	8. A	9. E	10. C
11. D	12. C	13. C	14. A	15. C	16. A	17. C	18. D	19. C	20. C
21. E									

八、肾脏的排泄功能

【A_1 型题】

1. 葡萄糖重吸收的部位主要在
   A. 近球小管
   B. 髓袢细段
   C. 远曲小管和集合管
   D. 髓袢降支粗段
   E. 髓袢升支粗段

2. 下列情况中，能引起肾小球滤

过率减少的是
A. 血浆胶体渗透压减低
B. 血浆胶体渗透压升高
C. 血浆晶体渗透压降低
D. 血浆晶体渗透压升高
E. 肾小球毛细血管血压升高

3. 水重吸收量最多的部位是
A. 肾小囊
B. 近球小管
C. 髓袢
D. 远曲小管
E. 集合管

4. 滤过分数指
A. 肾小球滤过率/肾血浆流量
B. 肾血浆流量/肾血流量
C. 肾血流量/肾血浆流量
D. 肾小球滤过率/肾血流量
E. 肾血流量/心排出量

5. 大量饮水引起尿量增多，主要是由于
A. ADH 分泌减少
B. 滤过率增加
C. 醛固酮分泌减少
D. 肾素分泌减少
E. 肾血流量下降

6. 决定尿量多少最关键的部位是
A. 肾小囊
B. 近曲小管
C. 髓袢升支
D. 髓袢降支
E. 远曲小管和集合管

7. 与肾小球滤过作用无关的因素是
A. 肾血浆流量
B. 有效滤过压
C. 滤过膜面积
D. 滤过通透性
E. 肾髓质渗透压梯度

8. 原尿的成分
A. 和终尿近似
B. 比终尿多葡萄糖
C. 比终尿多 Na^+、K^+
D. 比血浆少葡萄糖
E. 比血浆少蛋白质

9. 下列哪项与尿的生成过程无关
A. 肾小球的滤过
B. 肾小管与集合管的重吸收
C. 肾小管与集合管的排泄
D. 肾小管与集合管的分泌
E. 输尿管的蠕动

10. 正常成年人的肾小球滤过率约为
A. 100ml/min
B. 125ml/min
C. 250ml/min
D. 1L/min
E. 180L/min

11. 动脉血压在多大范围内变动时，肾小球毛细血管压和肾血流量保持相对恒定
A. 40～100mmHg
B. 50～140mmHg
C. 60～120mmHg
D. 80～180mmHg
E. 180～220mmHg

12. 正常终尿约占肾小球超滤液量的
A. 1%
B. 5%
C. 10%
D. 15%
E. 20%

13. 各段肾小管比较，重吸收量居首位的是
A. 近球小管
B. 髓袢降支细段
C. 髓袢升支细段
D. 远曲小管
E. 集合管

14. 大量饮清水后引起尿量增多的主要原因是
A. 血管升压素分泌减少
B. 肾小球滤过率增大
C. 醛固酮分泌减少
D. 血浆胶体渗透压下降
E. 血浆晶体渗透压下降

15. 肾小球有效滤过压等于
A. 肾小球毛细血管血压－血浆晶体渗透压－肾小囊内压
B. 肾小球毛细血管血压－血浆晶体渗透压＋肾小囊内压
C. 肾小球毛细血管血压＋血浆胶体渗透压＋肾小囊内压
D. 肾小球毛细血管血压＋血浆胶体渗透压－肾小囊内压
E. 肾小球毛细血管血压－血浆胶体渗透压－肾小囊内压

16. 机体保钠的主要激素是
A. 抗利尿激素
B. 生长激素
C. 氢化可的松
D. 醛固酮
E. 雌激素

17. 肾小球滤过率指
A. 每分钟每侧肾生成的原尿量
B. 每分钟两肾生成的超滤液量
C. 每分钟两肾生成的尿的总量
D. 每分钟每侧肾通过的血浆量
E. 每分钟每侧肾的血浆滤过量

18. ADH 释放的有效刺激主要是
A. 血浆晶体渗透压降低
B. 血浆晶体渗透压升高
C. 血浆胶体渗透压升高
D. 血浆胶体渗透压降低
E. 循环血量增加

19. 肾功能的重要生理意义是
A. 排泄代谢终产物
B. 调节水、盐代谢
C. 维持酸碱平衡
D. 产生生物活性物质
E. 维持机体内环境相对稳定

20. ADH 主要由何处合成
A. 腺垂体
B. 神经垂体
C. 下丘脑视上核
D. 下丘脑室旁核
E. 肾

21. ADH 可以调节
A. 近曲小管对水的重吸收

B. 髓袢降支粗段对水的重吸收
C. 髓袢细段对水的重吸收
D. 髓袢升支粗段对水的重吸收
E. 远曲小管和集合管对水的重吸收

【B_1 型题】

（22~25 题共用备选答案）
A. 100ml/24h 以下
B. 100~500ml/24h
C. 1000~2000ml/24h
D. 2000~2500ml/24h
E. 2500ml/24h 以上

22. 正常人尿量为
23. 多尿指尿量长期保持在
24. 少尿指尿量为
25. 无尿指尿量为

（26~28 题共用备选答案）
A. 水利尿
B. 渗透性利尿
C. 尿崩症
D. 尿失禁
E. 尿潴留

26. 一次饮大量清水导致尿量增多称
27. 静脉滴注甘露醇引起
28. 糖尿病患者多尿属于

（29~30 题共用备选答案）
A. 近端小管
B. 髓袢降支细段
C. 髓袢升支细段
D. 髓袢升支粗段
E. 远曲小管和集合管

29. 小管液重吸收率与肾小球滤过率具有等比关系的部位是
30. 水的重吸收量不多但可被调节的部位是

（31~35 题共用备选答案）
A. 主动重吸收
B. 被动重吸收
C. 两者都有
D. 两者都无

31. 肾小管对水的重吸收属于
32. 肾小管对 Cl^- 的重吸收属于
33. 肾小管对 Na^+ 的重吸收属于
34. 肾小管对 K^+ 的重吸收属于
35. 肾小管对葡萄糖和氨基酸的重吸收属于

参考答案

1. A	2. B	3. B	4. A	5. A	6. E	7. E	8. E	9. E	10. B
11. D	12. A	13. A	14. A	15. E	16. D	17. B	18. B	19. E	20. C
21. E	22. C	23. E	24. B	25. A	26. A	27. B	28. B	29. A	30. E
31. B	32. C	33. C	34. C	35. A					

九、神经系统的功能

【A_1 型题】

1. 人类左侧大脑皮质在语言功能上占优势的现象是
A. 完全由遗传因素决定的
B. 2 岁前就已建立的
C. 与后天生活实践无关的
D. 出生前就已建立的
E. 与习惯用右手劳动有关的

2. 反射弧中，哪个环节最易疲劳
A. 中枢
B. 感受器
C. 效应器
D. 传入神经纤维
E. 传出神经纤维

3. 优势半球是指
A. 体积较大的一侧半球
B. 运动发达的一侧半球
C. 与语言功能相关的一侧半球
D. 右侧半球
E. 与思维逻辑相关的一侧半球

4. 突触前抑制的特点是
A. 突触前膜超极化
B. 潜伏期长，持续时间长
C. 突触前轴突末梢释放抑制性递质
D. 突触后膜的兴奋性降低
E. 通过轴突-树突突触结构的活动来实现

5. 突触后膜对哪些离子通透性增加引起抑制性突触后电位
A. K^+、Cl^-，尤其是 K^+
B. Na^+、Cl^-，尤其是 Na^+
C. K^+、Cl^-，尤其是 Cl^-
D. Ca^{2+}、Cl^-，尤其是 Ca^{2+}
E. Na^+、Cl^-，尤其是 Cl^-

6. 去甲肾上腺素对心血管的作用主要是
A. 舒张血管
B. 升高血压
C. 心率加快
D. 强心
E. 增大脉压

7. 人类小脑后叶中间带区受损时所特有的症状是
A. 肌张力降低
B. 腱反射增强
C. 静止性震颤
D. 意向性震颤
E. 眼震颤

8. 交感神经节后纤维释放的递质是

A. ACh
B. NE
C. 5-HT
D. DA
E. 多数为NE，少数为ACh

9. 支配心脏的交感神经所释放的递质是
A. 肾上腺素
B. 去甲肾上腺素
C. 多巴胺
D. GABA
E. 乙酰胆碱

10. 有关突触传递特征的描述，错误的是
A. 单向传递
B. 突触延搁
C. 总和
D. 不易疲劳
E. 后发放

11. 人类区别于动物的最主要特征是
A. 能形成条件反射
B. 有学习和记忆能力
C. 有第一信号系统
D. 有第一和第二信号系统
E. 对环境适应能力强

12. 快速牵拉肌肉时发生的牵张反射是使
A. 受牵拉的肌肉发生收缩
B. 同一关节的协同肌抑制
C. 同一关节的拮抗肌兴奋
D. 其他关节的肌肉也收缩
E. 伸肌和屈肌同时收缩

13. 条件反射的特点是
A. 先天遗传而获得
B. 一种初级的神经活动
C. 种族共有的反射
D. 后天训练而建立
E. 反射弧固定不变

14. 儿茶酚胺类递质包括
A. 肾上腺素和去甲肾上腺素
B. 肾上腺素、去甲肾上腺素和5-羟色胺
C. 肾上腺素、去甲肾上腺素和多巴胺
D. 肾上腺素和多巴胺
E. 多巴胺和5-羟色胺

15. 关于儿茶酚胺与α受体结合后产生的效应，下列哪项错误
A. 血管收缩
B. 妊娠子宫收缩
C. 扩瞳肌收缩
D. 小肠平滑肌收缩
E. 竖毛肌收缩

16. 脊髓突然被横断后，断面以下脊髓所支配的骨骼肌的紧张度
A. 增强，但能恢复正常
B. 降低，能恢复但与正常不同
C. 降低，但能恢复正常
D. 增强，但不能恢复正常
E. 基本不变

17. 谈论梅子时引起唾液分泌是
A. 交感神经兴奋所致
B. 副交感神经兴奋所致
C. 第一信号系统的活动
D. 第二信号系统的活动
E. 非条件反射

18. 在突触传递过程中，引起递质释放的关键因素是
A. 兴奋传到神经末梢
B. 突触前膜发生去极化
C. Ca^{2+}进入突触前末梢
D. 前膜内轴浆黏度的高低
E. 前膜内侧负电位的大小

19. 下列哪项不属于小脑的功能
A. 调节内脏活动
B. 维持身体平衡
C. 维持姿势
D. 协调随意运动
E. 调节肌紧张

20. 突触后电位包括兴奋性突触后电位和抑制性突触后电位。关于突触后电位的特征，下列哪项是错误的
A. 电位大小随刺激的强度改变
B. 有时间总和
C. 有空间总和
D. 是“全或无”的
E. 以电紧张方式扩布

21. 神经系统实现其调节功能的基本方式是
A. 正反馈与负反馈
B. 兴奋和抑制
C. 感受和处理信息
D. 条件反射与非条件反射
E. 记忆和思维

22. 躯体运动神经末梢释放的递质是
A. 乙酰胆碱
B. 多巴胺
C. 去甲肾上腺素
D. 甘氨酸
E. 肾上腺素

23. 下列哪项属于副交感神经的作用
A. 瞳孔扩大
B. 糖原分解增加
C. 逼尿肌收缩
D. 骨骼肌血管舒张
E. 消化道括约肌收缩

24. 兴奋性突触后电位是由于突触后膜提高了对下列哪些离子的通透性而引起的
A. Cl^-、Na^+，尤其是Cl^-
B. Na^+、K^+，尤其是Na^+
C. K^+、Na^+，尤其是K^+
D. Ca^{2+}、Na^+，尤其是Ca^{2+}
E. Ca^{2+}、Na^+，尤其是Na^+

25. 在完整的动物机体中，建立条件反射的关键步骤是
A. 存在无关刺激
B. 没有干扰刺激
C. 存在非条件刺激
D. 无关刺激与非条件刺激在时间上多次结合
E. 非条件刺激出现在无关刺激之前

26. 屈肌反射和腱反射
A. 感受器相同
B. 引起反射的刺激的性质相同
C. 前者的效应器为屈肌，后者主要为伸肌
D. 都是短暂的反射活动
E. 都能引起肢体的位相性

运动

27. 突触前抑制的产生是由于
A. 突触前轴突末梢超极化
B. 突触前轴突末梢去极化
C. 突触后膜的兴奋性发生改变
D. 突触前轴突末梢释放抑制性递质
E. 突触后神经元超极化

28. 特异性投射系统的特点是
A. 弥散投射到大脑皮质广泛区域
B. 点对点投射到大脑皮质特定区域
C. 上行激活系统是其主要结构
D. 改变大脑皮质兴奋状态是其主要功能
E. 对催眠药和麻醉药敏感

29. 下列哪项属于胆碱能受体
A. M、α
B. M、β
C. M、α_1和β_1
D. M、α_2、β_2
E. M、N_1和N_2

30. 脊休克产生的原因是
A. 损伤性刺激对脊髓的抑制作用
B. 脊髓中的反射中枢被破坏
C. 脊髓失去了高位中枢的调节作用
D. 血压下降使脊髓缺血
E. 躯体感觉传入冲动受阻

31. 中枢神经系统内，兴奋的化学传递特征中，下列错误的是
A. 单向传递
B. 中枢延搁
C. 总和
D. 兴奋节律不变
E. 易受内环境条件改变的影响

32. 维持躯体姿势的最基本方式是
A. 屈肌反射
B. 对侧伸肌反射
C. 腱反射
D. 肌紧张反射
E. 翻正反射

33. 丘脑的非特异性投射系统的主要作用是
A. 引起触觉
B. 调节内脏活动
C. 引起牵涉痛
D. 维持睡眠状态
E. 维持大脑皮质的兴奋状态

【B_1型题】

（34～39题共用备选答案）
A. α受体
B. β受体
C. β_2受体
D. M受体
E. N_1受体

34. 副交感神经节细胞膜上的受体为
35. 导致内脏血管收缩的肾上腺素能受体为
36. 导致支气管平滑肌舒张的肾上腺素能受体为
37. 导致冠状血管收缩的肾上腺素能受体为
38. 受交感神经支配的汗腺上的受体为
39. 导致心肌收缩加强的肾上腺素能受体为

（40～42题共用备选答案）
A. 与身体平衡功能有关
B. 与调节肌紧张有关
C. 与调节随意运动有关
D. 与内脏运动有关
E. 与内脏感觉有关

40. 新小脑（皮质小脑）主要
41. 古小脑（前庭小脑）主要
42. 旧小脑（脊髓小脑）主要

（43～45题共用备选答案）
A. 翻正反射
B. 防御反射
C. 牵张反射
D. 状态反射
E. 对侧伸肌反射

43. 腱反射是
44. 肌紧张是
45. 屈肌反射是

（46～48题共用备选答案）
A. 去甲肾上腺素
B. 肾上腺素
C. 乙酰胆碱
D. 多巴胺
E. GABA

46. 心迷走神经末梢释放的递质是
47. 心交感神经末梢释放的递质是
48. 躯体运动神经释放的是

参考答案

1. E	2. A	3. C	4. B	5. C	6. B	7. D	8. B	9. B	10. D
11. D	12. A	13. D	14. C	15. D	16. B	17. D	18. C	19. A	20. D
21. D	22. A	23. C	24. B	25. D	26. D	27. B	28. B	29. E	30. C
31. D	32. D	33. E	34. E	35. A	36. C	37. A	38. D	39. B	40. C
41. A	42. B	43. C	44. C	45. B	46. C	47. A	48. C		

十、内 分 泌

【A_1型题】

1. 关于糖皮质激素的作用，下列哪项错误
   A. 不参与应激
   B. 促进肝外组织蛋白分解
   C. 促进糖异生
   D. 促进肾保钠、保水
   E. 减少外周组织对葡萄糖的利用
2. 刺激胰岛素分泌的最主要因素是
   A. 迷走神经兴奋
   B. 促胃液素释放
   C. 胰升糖素释放
   D. 血糖浓度升高
   E. 血糖浓度降低
3. 对脑和长骨的发育最为重要的激素是
   A. 生长激素
   B. 性激素
   C. 促甲状腺激素
   D. 甲状腺激素
   E. 维生素 D_3
4. 应激反应时血中明显增多的激素是
   A. 皮质醇
   B. 醛固酮
   C. 胰岛素
   D. 抗利尿激素
   E. 雄激素
5. 长期大量使用糖皮质激素时会出现
   A. 血中 ACTH 含量升高
   B. 血中 ACTH 含量降低
   C. 血中 ACTH 含量不变
   D. 血中 ACTH 含量先降低后升高
   E. 血中 ACTH 含量时高时低
6. 影响神经系统发育最重要的激素
   A. 生长激素
   B. 甲状腺激素
   C. 糖皮质激素
   D. 胰岛素
   E. 性激素
7. 机体受刺激而发生应激反应的系统是
   A. 交感-肾上腺髓质系统
   B. 迷走-胰岛素系统
   C. 下丘脑-神经垂体系统
   D. 下丘脑腺垂体-甲状腺轴
   E. 下丘脑-腺垂体-肾上腺皮质轴
8. 人幼年时缺乏哪种激素可导致侏儒症
   A. 甲状腺激素
   B. 生长激素
   C. 胰岛素
   D. 催乳素
   E. 维生素 D_3
9. 肾上腺皮质功能不足的患者，需要补充哪种激素以缓解症状
   A. 胰岛素
   B. 胰高血糖素
   C. 醛固酮
   D. 肾上腺素
   E. 糖皮质激素
10. 下列哪种激素不是由腺垂体合成、分泌的
    A. 促甲状腺激素
    B. 生长激素
    C. 缩宫素
    D. 促肾上腺皮质激素
    E. 黄体生成素
11. 检测血液中哪种物质的浓度最能反映甲状腺功能
    A. 促甲状腺激素
    B. 结合型甲状腺激素
    C. 游离型甲状腺激素
    D. 甲状腺结合球蛋白
    E. 甲状腺球蛋白
12. 下列关于甲状腺激素的作用，哪项错误
    A. 增加组织耗氧量，促进产热
    B. 促进婴幼儿脑和骨的发育
    C. 引起黏液水肿
    D. 增加糖原分解和糖异生
    E. 提高神经系统的兴奋性
13. 不属于垂体靶腺的是
    A. 甲状腺
    B. 睾丸
    C. 胰腺
    D. 肾上腺
    E. 卵巢
14. 下列哪项不是生长素对机体的作用
    A. 促进骨骼和肌肉生长
    B. 促进蛋白质合成
    C. 抑制糖利用，升高血糖
    D. 加速脂肪氧化
    E. 促进神经系统发育
15. 下列含碘酪氨酸衍生物中哪种生物活性最强
    A. T_4
    B. γT_3
    C. T_3
    D. MIT
    E. DIT
16. 使血糖含量降低的激素是
    A. 甲状腺激素
    B. 胰高血糖素
    C. 肾上腺素
    D. 糖皮质激素
    E. 胰岛素

【B_1型题】

（17~21 题共用备选答案）
A. 呆小症
B. 巨人症
C. 侏儒症
D. 库欣（Cushing）综合征
E. 艾迪生（Addison）病

17. 幼年期生长激素过多会出现
18. 幼年期生长激素过少会出现
19. 幼年期甲状腺激素不足会出现
20. 肾上腺皮质功能低下会出现
21. 肾上腺皮质功能亢进会出现

参考答案

1. A 2. D 3. D 4. A 5. B 6. B 7. E 8. B 9. E 10. C
11. C 12. C 13. C 14. E 15. C 16. E 17. B 18. C 19. A 20. E
21. D

十一、生　殖

【A_1 型题】

1. 血中哪种激素出现高峰可作为排卵的标志
   A. 催乳素
   B. 卵泡刺激素
   C. 黄体生成素
   D. 催乳素释放因子
   E. 催乳素释放抑制因子
2. 女性的基础体温在排卵后可升高。这种基础体温的升高与哪种激素有关
   A. 孕激素
   B. 雌激素
   C. 甲状腺素
   D. 黄体生成素
   E. 卵泡刺激素
3. 在月经周期中，引起排卵主要的直接作用激素是
   A. 卵泡刺激素
   B. 黄体生成素
   C. 孕激素
   D. 雌激素
   E. 人绒毛膜促性腺激素（hCG）
4. 月经的发生是由于
   A. 雌激素急剧减少
   B. 孕激素急剧减少
   C. 雌激素与孕激素都急剧减少
   D. 前列腺素 $F_{2\alpha}$减少
   E. 缩宫素急剧减少
5. 睾丸间质细胞的主要生理功能是
   A. 营养和支持生殖细胞
   B. 产生精子
   C. 分泌雄激素
   D. 促进精子成熟
   E. 起血睾屏障作用
6. 关于雌激素的生理作用，错误的是
   A. 促进子宫发育
   B. 促进水和钠的排泄
   C. 促进输卵管发育
   D. 促进骨钙沉积
   E. 促进阴道上皮细胞增生
7. 关于孕激素作用的叙述下列哪项错误
   A. 刺激子宫内膜呈增生期变化
   B. 使子宫肌活动减弱
   C. 降低母体免疫排斥反应
   D. 刺激乳腺腺泡的发育
   E. 促进能量代谢，有产热作用
8. 人绒毛膜促性腺激素的作用是
   A. 在妊娠 8～10 周内维持妊娠
   B. 在妊娠 10 周后继续维持妊娠
   C. 增加淋巴细胞的活动达到“安胎”效应
   D. 抑制黄体分泌孕酮
   E. 降低母体利用糖，将葡萄糖转给胎儿

【B_1 型题】

（9～10 题共用备选答案）
A. 睾丸
B. 肾上腺皮质
C. 卵巢
D. 胎盘
E. 垂体

9. 月经期妇女血中雌激素、孕激素主要来源于
10. 人绒毛膜促性腺激素来源于

参考答案

1. C 2. A 3. B 4. C 5. C 6. B 7. A 8. A 9. C 10. D

第七章 药 理 学

一、总 论

【A_1 型题】

1. 按一级动力学消除的药物的特点是
   A. 药物的半衰期随剂量而改变
   B. 不是大多数药物的消除方式
   C. 单位时间内实际消除的药量递减
   D. 酶学中的米-曼公式与动力学公式相似
   E. 以固定的间隔给药，体内血药浓度难以达到稳态
2. 影响生物利用度较大的因素是
   A. 给药次数
   B. 给药时间
   C. 给药剂量
   D. 给药途径
   E. 年龄
3. 易透过血脑屏障的药物具有的特点为
   A. 与血浆蛋白结合率高
   B. 相对分子质量大
   C. 极性大
   D. 脂溶性高
   E. 脂溶性低
4. 首过消除最显著的给药途径是
   A. 舌下给药
   B. 吸入给药
   C. 静脉给药
   D. 皮下给药
   E. 口服给药
5. 某药的消除符合一级动力学，其 $t_{1/2}$ 为 4 小时，在定时定量给药后，需经多少小时才能达到稳态血药浓度
   A. 约 10 小时
   B. 约 20 小时
   C. 约 30 小时
   D. 约 40 小时
   E. 约 50 小时
6. 用药的间隔时间主要取决于
   A. 药物与血浆蛋白的结合率
   B. 药物的吸收速度
   C. 药物的排泄速度
   D. 药物的消除速度
   E. 药物的分布速度
7. 影响药物转运的因素不包括
   A. 药物的脂溶性
   B. 药物的解离度
   C. 体液的 pH
   D. 胎盘屏障
   E. 血脑屏障
8. 药物的生物利用度是指
   A. 药物经胃肠道进入门脉的分量
   B. 药物能吸收进入体循环的分量
   C. 药物吸收后达到作用点的分量
   D. 药物吸收后进入体内的相对速度
   E. 药物吸收进入体循环的相对分量和速度
9. 药物不良反应
   A. 一般都很严重
   B. 发生在大剂量情况下
   C. 产生原因与药物作用的选择性高有关
   D. 可发生在治疗剂量
   E. 只是一种变态反应
10. 受体激动药的特点是
    A. 与受体有亲和力，有内在活性
    B. 与受体有亲和力，无内在活性
    C. 与受体无亲和力，有内在活性
    D. 与受体有亲和力，有弱的内在活性
    E. 与受体有弱亲和力，有强的内在活性
11. 药物的副作用是
    A. 药物本身固有的
    B. 较严重的药物不良反应
    C. 剂量过大时产生的不良反应
    D. 药物作用选择性
    E. 与药物治疗目的有关的效应
12. 受体阻断药的特点是
    A. 与受体有亲和力，有内在活性
    B. 与受体有亲和力，无内在活性
    C. 与受体无亲和力，有内在活性
    D. 与受体有亲和力，有弱的内在活性
    E. 与受体有弱亲和力，有强的内在活性
13. 硝酸甘油口服，经门静脉进入肝，进入体循环的药量约 10%，这说明该药
    A. 活性低
    B. 效能低
    C. 首过消除显著
    D. 排泄快
    E. 首过消除不显著，排泄慢
14. 下列哪个参数最能表示药物的安全性
    A. 最小有效量
    B. 极量
    C. 半数致死量
    D. 半数有效量
    E. 治疗指数

【B_1 型题】

（15~19 题共用备选答案）
A. 在剂量过大或药物在体内蓄积过多时发生的不良反应
B. 停药后血药浓度已降至阈浓度以下时残存的药理效应
C. 突然停药后原有疾病加剧
D. 反应性质与药物原有效应无关，用药理拮抗药解救无效
E. 一类先天遗传异常所致的反应
15. 停药反应是指
16. 变态反应是指
17. 毒性反应是指
18. 后遗效应是指
19. 特异质反应是指

（20~22 题共用备选答案）
A. 半衰期
B. 清除率
C. 消除速率常数
D. 零级动力学消除
E. 一级动力学消除
20. 单位时间内消除恒定的量是
21. $t_{1/2}$恒定的是
22. 单位时间内药物按一定比率消除是

参考答案

1. C	2. D	3. D	4. E	5. B	6. D	7. D	8. E	9. D	10. A
11. A	12. B	13. C	14. E	15. C	16. D	17. A	18. B	19. E	20. D
21. E	22. E								

二、传出神经系统药

【A_1 型题】

1. 有机磷酸酯类中毒症状中，不属于 M 样症状的是
   A. 瞳孔缩小
   B. 流涎流泪
   C. 腹痛腹泻
   D. 小便失禁
   E. 肌肉震颤
2. 美曲膦酯（敌百虫）口服中毒时，不能用下列哪种溶液洗胃
   A. 高锰酸钾溶液
   B. 生理盐水
   C. 饮用水
   D. 碳酸氢钠溶液
   E. 醋酸溶液
3. 阿托品用于治疗
   A. 心源性休克
   B. 变应性休克
   C. 失血性休克
   D. 感染中毒性休克
   E. 神经源性休克
4. 有机磷酸酯类急性中毒表现为
   A. 腺体分泌减少、胃肠平滑肌兴奋
   B. 膀胱逼尿肌松弛、呼吸肌麻痹
   C. 支气管平滑肌松弛、唾液腺分泌增加
   D. 神经节兴奋、心血管作用复杂
   E. 脑内乙酰胆碱水平下降、瞳孔扩大
5. 多巴胺药理作用不包括
   A. 减少肾血流量，使尿量减少
   B. 对血管平滑肌 β_2受体作用很弱
   C. 直接激动心脏 β_1受体
   D. 激动血管平滑肌多巴胺能受体
   E. 间接促进去甲肾上腺素释放
6. 为了延长局部麻醉药的局部麻醉作用和减少不良反应，可加用
   A. 肾上腺素
   B. 异丙肾上腺素
   C. 多巴胺
   D. 去甲肾上腺素
   E. 麻黄碱
7. 有机磷农药中毒的机制是
   A. 抑制磷酸二酯酶
   B. 抑制单胺氧化酶
   C. 抑制胆碱酯酶
   D. 抑制腺苷酸环化酶
   E. 直接激动胆碱受体
8. 下列哪种 β 受体阻断药兼有 α 受体阻断作用
   A. 普萘洛尔
   B. 美托洛尔
   C. 拉贝洛尔
   D. 噻吗洛尔
   E. 吲哚洛尔
9. 支配虹膜环形肌的是
   A. N 受体
   B. M 受体
   C. α 受体
   D. β 受体
   E. 多巴胺能受体
10. 阿托品不能引起
   A. 心率加快
   B. 眼内压下降
   C. 口干
   D. 视物模糊
   E. 扩瞳
11. 阿托品禁用于
   A. 胃痉挛
   B. 虹膜睫状体炎

C. 青光眼
D. 胆绞痛
E. 缓慢型心律失常

12. 明显舒张肾血管，增加肾血流的药是
A. 肾上腺素
B. 异丙肾上腺素
C. 麻黄碱
D. 多巴胺
E. 去甲肾上腺素

13. 肾上腺素与异丙肾上腺素共同的适应证是
A. 变应性休克
B. 房室传导阻滞
C. 与局部麻醉药配伍，延长局部麻醉药的作用时间
D. 支气管哮喘
E. 局部止血

14. 解救中度有机磷酸酯类中毒可用
A. 阿托品和毛果芸香碱合用
B. 氯解磷定和毛果芸香碱合用
C. 阿托品和毒扁豆碱合用
D. 氯解磷定和毒扁豆碱合用
E. 氯解磷定和阿托品合用

15. 外周血管痉挛性疾病可选用
A. 山莨菪碱
B. 异丙肾上腺素
C. 酚妥拉明
D. 普萘洛尔
E. 间羟胺

16. 下面哪种情况禁用β受体阻断药
A. 心绞痛
B. 快速型心律失常
C. 高血压
D. 房室传导阻滞
E. 甲状腺功能亢进症

17. 阿托品抗休克的主要机制是
A. 加快心率，增加心排出量
B. 扩张支气管，改善缺氧状态
C. 扩张血管，改善微循环
D. 兴奋中枢，改善呼吸
E. 收缩血管，升高血压

18. 毛果芸香碱临床上主要用于治疗
A. 重症肌无力
B. 青光眼
C. 术后腹胀气
D. 房室传导阻滞
E. 有机磷农药中毒

19. 多巴胺舒张肾血管是由于
A. 激动β受体
B. 阻断α受体
C. 激动M胆碱受体
D. 激动多巴胺受体
E. 使组胺释放

20. 毛果芸香碱对眼的调节作用是
A. 睫状肌松弛，悬韧带拉紧，晶状体变扁平
B. 睫状肌松弛，悬韧带放松，晶状体变凸
C. 睫状肌收缩，悬韧带拉紧，晶状体变凸
D. 睫状肌收缩，悬韧带拉紧，晶状体变扁平
E. 睫状肌收缩，悬韧带放松，晶状体变凸

21. 治疗心搏骤停宜首选
A. 静脉滴注去甲肾上腺素
B. 舌下含异丙肾上腺素
C. 静脉滴注地高辛
D. 肌内注射尼可刹米
E. 心内注射肾上腺素

22. 阿托品中毒时可用下列何药治疗
A. 毛果芸香碱
B. 酚妥拉明
C. 东莨菪碱
D. 后马托品
E. 山莨菪碱

23. 青霉素类引起的变应性休克首选
A. 去甲肾上腺素
B. 异丙肾上腺素
C. 肾上腺素
D. 多巴胺
E. 麻黄碱

24. 急性肾衰竭时，可用何药与利尿药配伍来增加尿量
A. 多巴胺
B. 麻黄碱
C. 去甲肾上腺素
D. 异丙肾上腺素
E. 肾上腺素

25. 阿托品对哪种平滑肌的松弛作用最强
A. 胃肠道
B. 胆管
C. 支气管
D. 输尿管
E. 幽门括约肌

26. 下列哪项不是β受体阻断药的适应证
A. 高血压
B. 甲状腺功能亢进症
C. 窦性心动过速
D. 心绞痛
E. 支气管哮喘

27. 下列哪个药物属于胆碱酯酶复活药
A. 新斯的明
B. 碘解磷定
C. 毒扁豆碱
D. 安贝氯铵
E. 阿托品

28. 下列哪项不是普萘洛尔的作用
A. 内在拟交感活性
B. 抗血小板聚集作用
C. 降低眼内压作用
D. 减少肾素释放
E. 抑制脂肪分解

29. β受体阻断药
A. 可使心率加快、心排出量增加
B. 有时可诱发或加重哮喘发作
C. 促进脂肪分解
D. 促进肾素分泌
E. 升高眼压

30. 普萘洛尔没有下列哪种作用
A. 减弱心肌收缩力
B. 松弛支气管平滑肌
C. 收缩血管
D. 降低心肌耗氧量
E. 减少肾素释放

31. 毛果芸香碱对眼的作用表现为
A. 降低眼压、扩瞳、调节痉挛
B. 降低眼压、缩瞳、调节麻痹
C. 降低眼压、缩瞳、调节痉挛
D. 升高眼压、扩瞳、调节痉挛
E. 升高眼压、缩瞳、调节痉挛

32. 下列哪个药物能诱发支气管哮喘
A. 酚妥拉明
B. 普萘洛尔
C. 酚苄明
D. 洛贝林
E. 阿托品

33. 普萘洛尔阻断突触前膜上的β受体，可引起
A. 去甲肾上腺素释放减少
B. 去甲肾上腺素释放增加
C. 去甲肾上腺素释放无变化
D. 心率增加
E. 外周血管收缩

34. 治疗严重房室传导阻滞宜选用
A. 肾上腺素
B. 去甲肾上腺素
C. 异丙肾上腺素
D. 阿托品
E. 氨茶碱

35. 关于普萘洛尔的叙述，哪项正确
A. 口服难吸收，生物利用度低
B. 选择性阻断 β_1 受体
C. 有内在拟交感活性
D. 可用于哮喘病患者
E. 对 β_1、β_2 受体无选择性

36. 休克和急性肾衰竭最好选用
A. 多巴胺
B. 多巴酚丁胺
C. 肾上腺素
D. 间羟胺
E. 阿托品

37. 下列哪个药物不宜做肌内注射
A. 肾上腺素
B. 去甲肾上腺素
C. 异丙肾上腺素
D. 间羟胺
E. 麻黄碱

38. 能翻转肾上腺素升压作用的药物是
A. M 受体阻断药
B. N 受体阻断药
C. β 受体阻断药
D. α 受体阻断药
E. H_1 受体阻断药

【A_2 型题】

39. 患者，女性，25 岁。行心脏手术时，因术中麻醉药过量，患者出现呼吸心搏骤停，此时除进行人工呼吸及心脏按压外，应采取哪项急救措施
A. 静脉注射毛花苷 C
B. 静脉滴注去甲肾上腺素
C. 心内注射阿托品
D. 心内注射肾上腺素
E. 静脉注射异丙肾上腺素

40. 患者，男性，18 岁。因寒战、发热、咽痛来诊。经检查：体温 39℃，双侧扁桃体肿大 Ⅱ 度，诊断为急性扁桃体炎，决定用青霉素。青霉素皮试阴性。但注射青霉素后，患者突感头晕、恶心、呕吐，全身湿冷，面色苍白，血压已测不到。此时该用何药抢救
A. 去甲肾上腺素
B. 多巴胺
C. 肾上腺素
D. 间羟胺
E. 山莨菪碱

41. 患者，男性，37 岁。在心脏手术过程中，患者心电图表明突然发生三度房室传导阻滞。此时该用何药做紧急处置
A. 静脉注射阿托品
B. 静脉滴注异丙肾上腺素
C. 静脉注射肾上腺素
D. 静脉滴注山莨菪碱
E. 静脉滴注去甲肾上腺素

42. 患者，女性，15 岁。因突发寒战、高热、呕吐入院。经检查：血压 79/45mmHg，脑膜刺激征阳性，WBC 25×10^9/L，中性粒细胞 0.90，脑脊液涂片发现革兰阴性双球菌。患者四肢厥冷、口唇发绀、面色苍白。确诊后，立即给青霉素抗感染。此外还应给哪种药治疗
A. 肾上腺素
B. 多巴胺
C. 去甲肾上腺素
D. 阿托品
E. 东莨菪碱

【B_1 型题】

（43～45 题共用备选答案）
A. α 受体
B. β_1 受体
C. β_2 受体
D. M 受体
E. N_2 受体

43. 激动时引起支气管平滑肌松弛的是
44. 激动时使血管平滑肌收缩的是
45. 激动时使骨骼肌收缩的是

（46～48 题共用备选答案）
A. 普萘洛尔
B. 拉贝洛尔
C. 阿托品
D. 酚妥拉明
E. 美托洛尔

46. 选择性阻断 β_1 受体的是
47. 既阻断 β_1 受体又阻断 β_2 受体的是
48. 既阻断 β 受体又阻断 α 受体的是

参考答案

1. E　2. D　3. D　4. D　5. A　6. A　7. C　8. C　9. B　10. B
11. C　12. D　13. D　14. E　15. C　16. D　17. C　18. B　19. D　20. E
21. E　22. A　23. C　24. A　25. A　26. E　27. B　28. A　29. B　30. B
31. C　32. B　33. A　34. C　35. E　36. A　37. B　38. D　39. D　40. C
41. B　42. D　43. C　44. A　45. E　46. E　47. A　48. B

三、局部麻醉药

【A_1型题】

1. 局部麻醉药引起局部麻醉作用的电生理学机制是
   A. 促进Na^+内流
   B. 阻止Na^+内流
   C. 促进Ca^{2+}内流
   D. 阻止Ca^{2+}内流
   E. 阻止K^+外流
2. 毒性最大的局部麻醉药是
   A. 普鲁卡因
   B. 利多卡因
   C. 丁卡因
   D. 布比卡因
   E. 依替卡因
3. 局部麻醉作用起效快、作用强、维持时间长且安全范围大的药物是
   A. 普鲁卡因
   B. 利多卡因
   C. 丁卡因
   D. 布比卡因
   E. 依替卡因
4. 普鲁卡因不宜用于哪种麻醉
   A. 表面麻醉
   B. 浸润麻醉
   C. 传导麻醉
   D. 硬膜外麻醉
   E. 蛛网膜下隙麻醉

参考答案

1. B　2. C　3. B　4. A

四、中枢神经系统药

【A_1型题】

1. 吗啡镇痛作用机制是
   A. 阻断脑室、导水管周围灰质的阿片受体
   B. 激动脑室、导水管周围灰质的阿片受体
   C. 抑制前列腺素合成，降低对致痛物质的敏感性
   D. 阻断大脑边缘系统的阿片受体
   E. 激动中脑盖前核的阿片受体
2. 对氯丙嗪叙述错误的是
   A. 对刺激前庭引起的呕吐有效
   B. 可使正常人体温下降
   C. 可加强苯二氮䓬类药物的催眠作用
   D. 可阻断脑内多巴胺受体
   E. 可抑制糖皮质激素的分泌
3. 三叉神经痛首选
   A. 氯硝西泮
   B. 苯妥英钠
   C. 卡马西平
   D. 氯丙嗪
   E. 丙米嗪
4. 吗啡对中枢神经系统的作用是
   A. 镇痛，镇静，催眠，呼吸抑制，镇吐
   B. 镇痛，镇静，镇咳，缩瞳，致吐
   C. 镇痛，镇静，镇咳，呼吸兴奋
   D. 镇痛，镇静，镇吐，呼吸抑制
   E. 镇痛，镇静，扩瞳，呼吸抑制
5. 成瘾性最小的镇痛药是
   A. 吗啡
   B. 芬太尼
   C. 哌替啶
   D. 喷他佐辛
   E. 美沙酮
6. 氯丙嗪引起锥体外系反应是由于阻断
   A. 结节漏斗通路中的D_2受体
   B. 黑质-纹状体通路中的D_2受体
   C. 中脑边缘系中的D_2受体
   D. 中脑皮质通路中的D_2受体
   E. 中枢M胆碱受体
7. 对解热镇痛抗炎药的正确叙述是

A. 对各种疼痛都有效
B. 镇痛的作用部位主要在中枢
C. 对各种炎症都有效
D. 解热、镇痛和抗炎作用与抑制 PG 合成有关
E. 抑制缓激肽的生物合成

8. 氯丙嗪引起的血压下降不能用哪种药纠正
A. 甲氧明
B. 肾上腺素
C. 去氧肾上腺素
D. 去甲肾上腺素
E. 间羟胺

9. 丙米嗪抗抑郁症的机制是
A. 促进脑内 NA 和 5-HT 释放
B. 抑制脑内 NA 和 5-HT 释放
C. 促进脑内 NA 和 5-HT 再摄取
D. 抑制脑内 NA 和 5-HT 再摄取
E. 激活脑内 D_2受体

10. 氯丙嗪抗精神病的作用机制是阻断
A. 中枢 α 受体
B. 中枢 β 受体
C. 中脑边缘系和中脑皮质通路 D_2受体
D. 黑质-纹状体通路中的 $5\text{-}HT_1$受体
E. 结节漏斗通路的 D_2受体

11. 可引起水杨酸反应的药物是
A. 阿司匹林
B. 非那西丁
C. 保泰松
D. 对乙酰氨基酚
E. 羟基保泰松

12. 阿司匹林没有哪种作用
A. 抑制环加氧酶
B. 抗炎抗风湿
C. 抑制 PG 合成，易造成胃黏膜损伤
D. 高剂量时才能抑制血小板聚集
E. 高剂量时也能抑制 PGI_2的合成

13. 解热镇痛作用强而抗炎作用很弱的药物是
A. 吲哚美辛
B. 吡罗昔康
C. 布洛芬
D. 双氯芬酸
E. 对乙酰氨基酚

14. 下列叙述中，错误的是
A. 可待因的镇咳作用比吗啡强
B. 纳洛酮是阿片受体阻滞剂
C. 喷他佐辛久用不易成瘾
D. 吗啡是阿片受体的激动剂
E. 吗啡和哌替啶都能用于心源性哮喘

15. 长期应用氯丙嗪的患者停药后可出现
A. 帕金森综合征
B. 静坐不能
C. 迟发性运动障碍
D. 急性肌张力障碍
E. 直立性低血压

16. 小剂量阿司匹林预防血栓形成的机制是
A. 抑制磷脂酶
B. 抑制 TXA_2的合成
C. 减少 PGI_2的合成
D. 抑制凝血酶原
E. 减少花生四烯酸的合成

17. 哪一项不是阿司匹林的不良反应
A. 胃黏膜糜烂及出血
B. 出血时间延长
C. 溶血性贫血
D. 诱发哮喘
E. 血管神经性水肿

18. 不用于治疗风湿性关节炎的药物是
A. 阿司匹林
B. 对乙酰氨基酚
C. 羟基保泰松
D. 吲哚美辛
E. 舒林酸

19. 解热镇痛抗炎药的作用机制是
A. 直接抑制中枢神经系统
B. 直接抑制 PG 的生物效应
C. 抑制 PG 的生物合成
D. 减少 PG 的分解代谢
E. 减少缓激肽分解代谢

20. 氯丙嗪引起的低血压状态应选用
A. 多巴胺
B. 肾上腺素
C. 麻黄碱
D. 异丙肾上腺素
E. 去甲肾上腺素

21. 吗啡的适应证为
A. 颅脑外伤疼痛
B. 诊断未明急腹症疼痛
C. 哺乳期妇女镇痛
D. 分娩镇痛
E. 急性严重创伤、烧伤所致疼痛

22. 地西泮抗焦虑的主要作用部位是
A. 边缘系统
B. 大脑皮质
C. 黑质-纹状体
D. 下丘脑
E. 脑干网状结构

23. 治疗癫痫持续状态的首选药物是
A. 苯妥英钠
B. 苯巴比妥钠
C. 硫喷妥钠
D. 地西泮
E. 水合氯醛

24. 吗啡禁用于分娩镇痛，是由于
A. 可致新生儿便秘
B. 易产生成瘾性
C. 易在新生儿体内蓄积
D. 镇痛效果差
E. 可抑制新生儿呼吸

25. 兼有镇静、催眠、抗惊厥、抗癫痫作用的药物是
A. 苯妥英钠
B. 地西泮
C. 水合氯醛
D. 扑米酮
E. 司可巴比妥

26. 吗啡禁用于
A. 分娩镇痛

B. 胃肠绞痛
C. 肾绞痛
D. 晚期癌痛
E. 心肌梗死剧痛

27. 苯二氮䓬类药物作用特点为
A. 对快动眼睡眠时相影响大
B. 没有抗惊厥作用
C. 没有抗焦虑作用
D. 无停药反跳
E. 可缩短睡眠诱导时间

28. 抑制PG合成酶作用最强的药物是
A. 阿司匹林
B. 吲哚美辛
C. 保泰松
D. 对乙酰氨基酚
E. 布洛芬

29. 关于苯妥英钠，哪项错误
A. 不宜肌内注射
B. 无镇静催眠作用
C. 抗癫痫作用与开放钠通道有关
D. 血药浓度过高则按零级动力学消除
E. 有诱导肝药酶的作用

30. 心源性哮喘宜选用
A. 肾上腺素
B. 去甲肾上腺素
C. 异丙肾上腺素
D. 哌替啶
E. 多巴胺

31. 不属于哌替啶适应证的是
A. 术后镇痛
B. 人工冬眠
C. 支气管哮喘
D. 麻醉前给药
E. 心源性哮喘

32. 不属于苯二氮䓬类药物作用特点的是
A. 具有抗焦虑作用
B. 具有外周性肌松作用
C. 具有镇静作用
D. 具有催眠作用
E. 用于癫痫持续状态

33. 哌替啶不能单独治疗胆绞痛的原因是
A. 对胆道平滑肌无作用
B. 引起胆道括约肌的痉挛
C. 易成瘾
D. 抑制呼吸
E. 镇痛强度不如吗啡

34. 对癫痫小发作疗效最好的药物是
A. 乙琥胺
B. 卡马西平
C. 丙戊酸钠
D. 地西泮
E. 扑米酮

35. 下列哪种药物属于广谱抗癫痫药物
A. 苯巴比妥
B. 苯妥英钠
C. 丙戊酸钠
D. 硝西泮
E. 乙琥胺

36. 关于地西泮的叙述，哪项错误
A. 肌内注射吸收慢而不规则
B. 口服治疗量对呼吸和循环影响小
C. 较大剂量易引起全身麻醉
D. 可用于治疗癫痫持续状态
E. 其代谢产物也有生物活性

37. 胃溃疡患者宜选用哪种解热镇痛药
A. 对乙酰氨基酚
B. 吲哚美辛
C. 保泰松
D. 吡罗昔康
E. 布洛芬

38. 广泛地应用于治疗海洛因成瘾的药物是
A. 吗啡
B. 美沙酮
C. 哌替啶
D. 纳曲酮
E. 曲马朵

39. 关于苯二氮䓬类药物的叙述，哪项错误
A. 是最常用的镇静催眠药
B. 抗焦虑有效
C. 可用于小儿高热惊厥
D. 可用于心脏电复律前给药
E. 长期用药不产生耐受性和依赖性

40. 关于氯丙嗪的应用，哪项错误
A. 人工冬眠疗法
B. 精神分裂症
C. 药物引起的呕吐
D. 晕动病引起的呕吐
E. 躁狂症

【A_2型题】

41. 患者，男性，56岁。曾患急性心肌梗死，经治疗好转后，停药月余。昨夜突发剧咳、憋醒，不能平卧，咳粉红泡沫样痰，烦躁不安。心率130次/分，血压160/95mmHg，两肺有小水泡音。诊断为急性左心衰竭、心源性哮喘。问用哪种药物治疗最适宜
A. 阿托品
B. 吗啡
C. 去甲肾上腺素
D. 卡托普利
E. 纳洛酮

42. 患者，女性，12岁。3周前患急性扁桃体炎。突然出现窦性心动过速，心搏微弱，心尖区有收缩期吹风样杂音。实验室检查有链球菌感染。确诊为急性风湿热，除用青霉素控制链球菌感染外，应选哪种药治疗
A. 阿司匹林
B. 布洛芬
C. 对乙酰氨基酚
D. 保泰松
E. 吲哚美辛

43. 患者，女性，32岁。因气候突变，感到头痛、鼻塞，体温37.2℃，自认为感冒，便服阿司匹林1片，30分钟后突感不适，呼吸困难、大汗。产生这些症状的原因是
A. 阿司匹林过量
B. 冷空气对呼吸道的刺激
C. 阿司匹林增加TXA_2生成
D. 阿司匹林抑制PGI_2的合成

E. 阿司匹林抑制PG合成，使白三烯增多

【B_1型题】

（44~45题共用备选答案）

A. 喷他佐辛

B. 罗通定

C. 曲马朵

D. 芬太尼

E. 纳洛酮

44. 阿片受体阻滞药是

45. 镇痛作用最强的是

（46~48题共用备选答案）

A. 乙琥胺

B. 苯妥英钠

C. 地西泮

D. 丙戊酸钠

E. 硫酸镁

46. 对各型癫痫都有效的药物是

47. 能诱导肝药酶加速自身代谢的药物是

48. 癫痫小发作最好选用

参考答案

1. B	2. A	3. C	4. B	5. D	6. B	7. D	8. B	9. D	10. C
11. A	12. D	13. E	14. A	15. C	16. B	17. C	18. B	19. C	20. E
21. E	22. A	23. D	24. E	25. B	26. A	27. E	28. B	29. C	30. D
31. C	32. B	33. B	34. A	35. C	36. C	37. A	38. B	39. E	40. D
41. B	42. A	43. E	44. E	45. D	46. D	47. B	48. A		

五、心血管系统药

【A_1型题】

1. 地高辛的 $t_{1/2}=33h$，每日给予治疗量，血药浓度何时达到稳态

A. 3天

B. 6天

C. 9天

D. 12天

E. 15天

2. 下列属于酰基辅酶A胆固醇酰基转移酶抑制药的是

A. 甲亚油酰胺

B. 烟酸

C. 考来替泊

D. 辛伐他汀

E. 维生素E

3. 关于利多卡因的抗心律失常作用，哪项错误

A. 是窄谱抗心律失常药

B. 能缩短浦肯野纤维的动作电位时程和有效不应期

C. 对传导速度的作用，受细胞外液 K^+ 浓度的影响

D. 对心肌的直接作用是抑 Na^+ 内流，促 K^+ 外流

E. 治疗剂量就能降低窦房结的自律性

4. 硝酸甘油为临床常用抗心绞痛药物，常与β受体阻断药合用，其重要理由为

A. 二者均可使心率减慢

B. 在心室压力改变方面可相互拮抗

C. 二者均可使心室容积减小

D. 二者均可使心肌收缩减弱

E. 二者均可使心肌氧耗量下降，有协同作用

5. 下列哪种药物能增加地高辛的血药浓度

A. 奎尼丁

B. 利多卡因

C. 苯妥英钠

D. 氯化钾

E. 呋塞米

6. 关于硝苯地平，哪项错误

A. 是二氢吡啶类钙通道阻滞药

B. 口服吸收迅速而完全

C. 主要的不良反应是低血压

D. 可用于治疗心律失常

E. 可用于治疗高血压和心绞痛

7. 地高辛治疗心房颤动的主要作用是

A. 缩短心房有效不应期

B. 抑制窦房结

C. 减慢房室传导

D. 降低浦肯野纤维的自律性

E. 直接降低心房的兴奋性

8. 强心苷对下列哪种原因所致的慢性心功能不全疗效较好

A. 甲状腺功能亢进

B. 维生素 B_1 缺乏

C. 肺源性心脏病

D. 心力衰竭伴房颤

E. 缩窄性心包炎

9. 抗心律失常谱广而 $t_{1/2}$ 长的药物是

A. 奎尼丁

B. 普萘洛尔

C. 胺碘酮

D. 普罗帕酮

E. 普鲁卡因胺

10. HMG-CoA还原酶抑制药的药

理作用是
A. 抑制体内胆固醇氧化酶
B. 阻断 HMG-CoA 转化为甲羟戊酸
C. 使肝 LDL 受体表达减弱
D. 具有促进细胞分裂作用
E. 具有增强细胞免疫作用

11. 能扩张小动脉、小静脉，作用强大而短暂，可用于治疗慢性心功不全急性发作的扩血管药是
A. 硝酸甘油
B. 肼屈嗪
C. 硝普钠
D. 硝苯地平
E. 哌唑嗪

12. 治疗阵发性室上性心动过速的首选药是
A. 奎尼丁
B. 苯妥英钠
C. 维拉帕米
D. 普萘洛尔
E. 利多卡因

13. 哪种药物对心房颤动无效
A. 奎尼丁
B. 地高辛
C. 普萘洛尔
D. 胺碘酮
E. 利多卡因

14. 胺碘酮
A. 延长 APD，阻滞 Na^+内流
B. 缩短 APD，阻滞 Na^+内流
C. 延长 ERP，促进 K^+外流
D. 缩短 APD，阻断 β 受体
E. 缩短 ERP，阻断 α 受体

15. 治疗地高辛引起的室性早搏（期前收缩）的首选药是
A. 奎尼丁
B. 苯妥英钠
C. 利多卡因
D. 胺碘酮
E. 普鲁卡因胺

16. ATⅡ受体抑制剂是
A. 尼群地平
B. 硝苯地平
C. 氨氯地平
D. 尼莫地平
E. 氯沙坦

17. 对心肌收缩力抑制作用最强的钙通道阻滞药是
A. 尼莫地平
B. 尼群地平
C. 硝苯地平
D. 地尔硫䓬
E. 维拉帕米

18. 降低肾素活性最明显的药物是
A. 氢氯噻嗪
B. 可乐定
C. 肼屈嗪
D. 普萘洛尔
E. 利舍平

19. 对地高辛引起的窦性心动过缓和轻度房室传导阻滞最好选用
A. 阿托品
B. 异丙肾上腺素
C. 苯妥英钠
D. 肾上腺素
E. 氯化钾

20. 阵发性室上性心动过速首选
A. 维拉帕米
B. 硝苯地平
C. 尼卡地平
D. 尼索地平
E. 地尔硫䓬

21. 变异型心绞痛患者首选药物是
A. 胺碘酮
B. 卡托普利
C. 利多卡因
D. 硝苯地平
E. 普萘洛尔

22. 利尿药初期降压机制可能是
A. 降低血管对缩血管剂的反应性
B. 增加血管对扩血管剂的反应性
C. 降低动脉壁细胞的 Na^+ 含量
D. 排钠利尿，降低胞外液及血容量
E. 诱导动脉壁产生扩血管物质

23. 关于普萘洛尔抗心律失常的机制，哪项错误
A. 阻断心肌 β 受体
B. 降低窦房结的自律性
C. 降低浦肯野纤维的自律性
D. 治疗量就延长浦肯野纤维的有效不应期
E. 延长房室结的有效不应期

24. 患隐性糖尿病的高血压患者，不宜选用
A. 利舍平
B. 氢氯噻嗪
C. 硝普钠
D. 卡托普利
E. 硝苯地平

25. 硝酸甘油舒张血管平滑肌的机制是
A. 激活腺苷酸环化酶，增加 cAMP
B. 直接作用于血管平滑肌
C. 激动 β_2受体
D. 体内代谢生成 NO
E. 阻断 Ca^{2+}通道

26. 维拉帕米对哪种心律失常疗效最好
A. 房室传导阻滞
B. 室性心动过速
C. 室性期前收缩
D. 阵发性室上性心动过速
E. 强心苷过量的心律失常

27. 关于普萘洛尔，哪项错误
A. 阻断突触前膜 β_2受体减少去甲肾上腺素释放
B. 减少肾素的释放
C. 长期用药时，一旦病情好转应立即停药
D. 生物利用度个体差异大
E. 能诱发支气管哮喘

28. 关于维拉帕米，哪项错误
A. 是治疗阵发性室上性心动过速的首选药
B. 对肥厚型心肌病无效
C. 能改善心室的舒张功能
D. 禁用于严重心衰的患者
E. 能增加缺血心肌的冠脉流量

29. 降低总胆固醇和低密度脂蛋白胆固醇最明显的药物是
A. 烟酸
B. 多烯脂肪酸
C. 普罗布考
D. 乐伐他汀
E. 非诺贝特

30. 对地高辛过量中毒引起的心动过速，哪一项是不应采取的措施
A. 用呋塞米加速排出
B. 停药
C. 给氯化钾
D. 给苯妥英钠
E. 给地高辛的特异性抗体

31. 血浆半衰期最长的钙通道阻滞药是
A. 硝苯地平
B. 尼卡地平
C. 氨氯地平
D. 尼索地平
E. 尼群地平

32. 对脑血管具有较强扩张作用的钙通道阻滞药是
A. 维拉帕米
B. 硝苯地平
C. 尼莫地平
D. 地尔硫䓬
E. 戈洛帕米

33. 能防止，甚至逆转血管壁增厚和心肌肥大的抗高血压药是
A. 利尿降压药
B. β受体阻断药
C. 钙通道阻滞药
D. 血管紧张素转换酶抑制药
E. α受体阻断药

34. 属于苯烷胺类选择性钙通道阻滞药的是
A. 硝苯地平
B. 维拉帕米
C. 普尼拉明
D. 哌克昔林
E. 氟桂利嗪

35. 关于普萘洛尔抗心绞痛方面，哪项错误
A. 对变异型心绞痛效果好
B. 与硝酸甘油合用效果好
C. 对兼有高血压的效果好
D. 久用后不宜突然停药
E. 对稳定型和不稳定型心绞痛都有效

36. 关于维拉帕米的叙述，哪项错误
A. 可用于治疗心绞痛
B. 可用于治疗高血压
C. 可用于治疗阵发性室上性心动过速
D. 禁用于房室传导阻滞者
E. 禁用于心房颤动者

37. 利多卡因对哪种心律失常无效
A. 心室颤动
B. 室性期前收缩
C. 室上性心动过速
D. 强心苷引起的室性心律失常
E. 心肌梗死所致的室性早搏

38. 哪类降压药兼有改善肾功能、心功能，逆转心脏肥大，并能明显降低病死率
A. 可乐定等中枢性降压药
B. 钙通道阻滞药
C. 血管紧张素转换酶抑制药
D. 利尿降压药
E. 神经节阻断药

39. 卡托普利的作用原理是
A. 降低肾素活性
B. 抑制血管紧张素转换酶
C. 减少血管紧张素Ⅰ的生成
D. 抑制β羟化酶
E. 阻断血管紧张素受体

40. 治疗急性心肌梗死引起的室性心动过速的首选药是
A. 奎尼丁
B. 普鲁卡因胺
C. 普萘洛尔
D. 利多卡因
E. 维拉帕米

41. 与胺碘酮延长心室肌 APD 作用机制有关的主要离子通道是
A. 钠通道
B. 钙通道
C. 镁通道
D. 氯通道
E. 钾通道

42. 关于卡托普利，下列哪种说法错误
A. 降低外周血管阻力
B. 可用于治疗心衰
C. 与利尿药合用可加强其作用
D. 可增加体内醛固酮水平
E. 双侧肾动脉狭窄的患者忌用

43. 奎尼丁最严重的不良反应是
A. 金鸡纳反应
B. 药物热，血小板减少
C. 奎尼丁晕厥
D. 胃肠道反应
E. 心室率加快

44. 使用利尿药后期的降压机制是
A. 排 Na^+ 利尿，降低血容量
B. 降低血浆肾素活性
C. 增加血浆肾素活性
D. 减少细胞内 Na^+，降低血管对缩血管物质的反应性
E. 抑制醛固酮的分泌

45. 关于强心苷，哪项错误
A. 有正性肌力作用
B. 有正性心肌传导功能
C. 有负性频率作用
D. 安全范围小
E. 用于治疗心衰，也可治疗室上性心动过速

46. 不属于硝酸甘油作用机制的是
A. 降低室壁肌张力
B. 降低心肌氧耗量
C. 扩张心外膜血管
D. 降低左心室舒张末压
E. 降低交感神经活性

47. 强心苷对哪种心衰的疗效最好
A. 肺源性心脏病引起的
B. 严重二尖瓣狭窄引起的
C. 甲状腺功能亢进引起的
D. 严重贫血引起的
E. 高血压或瓣膜病引起的

48. 糖尿病、高血压伴有肾功能不全者最好选用
A. 氢氯噻嗪
B. 利舍平
C. 卡托普利
D. 胍乙啶
E. 哌唑嗪

49. 哪种药物能防止和逆转慢性心功能不全的心室肥厚并能降低病死率
A. 地高辛
B. 米力农
C. 氢氯噻嗪
D. 硝普钠
E. 卡托普利

50. 阵发性室上性心动过速并发变异型心绞痛，宜采用下述何种药物治疗
A. 维拉帕米
B. 利多卡因
C. 普鲁卡因胺
D. 奎尼丁
E. 普萘洛尔

51. 强心苷心肌毒性的发生机制是
A. 激活心脏细胞膜 Na^+, K^+-ATP 酶
B. 抑制心肌细胞膜 Na^+, K^+-ATP 酶
C. 增加心肌细胞中的 K^+
D. 增加心肌细胞中的 Ca^{2+}
E. 增加心肌细胞中的 Na^+

52. 卡托普利常见的不良反应是
A. 直立性低血压
B. 刺激性干咳
C. 多毛
D. 阳痿
E. 反射性心率加快

53. 具有抗心律失常、抗高血压及抗心绞痛作用的药物是
A. 可乐定
B. 普萘洛尔
C. 利多卡因
D. 硝酸甘油
E. 氢氯噻嗪

54. 选择性钙通道阻滞药是
A. 氟桂利嗪
B. 普尼拉明
C. 哌克昔林
D. 硝苯地平
E. 桂利嗪

55. 强心苷引起的房室传导阻滞最好选用
A. 异丙肾上腺素
B. 氯化钾
C. 肾上腺素
D. 阿托品
E. 苯妥英钠

56. 便秘发生率最高的降压药是
A. 氢氯噻嗪
B. 维拉帕米
C. 氯沙坦
D. 普萘洛尔
E. 卡托普利

【A_2 型题】

57. 患者，男性，62 岁。因房颤入院，用地高辛后心室率得到控制，并以 0.5mg/d 地高辛维持。因患者有心绞痛病史，为预防心绞痛而用一种抗心绞痛的药物，用药期间患者出现房室传导阻滞。该患者最可能是合并应用了哪种药物
A. 硝酸甘油
B. 硝苯地平
C. 维拉帕米
D. 硝酸异山梨酯
E. 美托洛尔

58. 患者，女性，54 岁。有甲亢病史，近日因过劳和精神刺激而出现失眠、心悸、胸闷。体检见心率 160 次/分，心电图有明显的心肌缺血改变、窦性心律不齐。此时最好选用
A. 胺碘酮
B. 奎尼丁
C. 普鲁卡因胺
D. 普萘洛尔
E. 利多卡因

59. 患者，男性，59 岁。约有 10 年高血压病史，经强心、利尿治疗好转，但近日病情加重，出现心悸、气短、下肢水肿加重。诊断为原发性高血压、慢性心功能不全、心肌肥大。最好加用哪种药物继续治疗
A. 卡托普利
B. 硝苯地平
C. 肼屈嗪
D. 哌唑嗪
E. 氨茶碱

60. 患者，女性，54 岁。患风湿性二尖瓣关闭不全多年，用地高辛和氢氯噻嗪维持治疗。但近日呼吸困难加重，夜间频繁发作，心悸，两肺满肺野湿啰音。经检查左室舒张期充盈压明显升高。除上述药物外，该加用哪种药物进行治疗
A. 米力农
B. 多巴胺
C. 硝普钠
D. 氨力农
E. 卡托普利

61. 患者，女性，56 岁。因风湿性心脏病给予地高辛 0.5mg/d，连续治疗 1 个月后病情好转，但患者出现恶心、呕吐、黄视等症状。经检查：心电图示 PP 间期和 PR 间期延长，地高辛血药浓度为 3.2ng/ml。诊断为地高辛中毒。除立即停药外，还应采用什么药治疗
A. 苯妥英钠
B. 利多卡因
C. 普萘洛尔
D. 钾盐
E. 阿托品

62. 患者，男性，58 岁。患高血压性心脏病数年，有时因激动或过劳而发生心绞痛，最初经休息后尚可自行缓解，几天之后心绞痛加重并有心律失常。此时合理的治疗方案是

A. 硝酸甘油+硝酸异山梨酯
B. 普萘洛尔+维拉帕米
C. 地尔硫䓬+普萘洛尔
D. 硝酸甘油+普萘洛尔
E. 地尔硫䓬+维拉帕米

63. 患者，男性，60 岁。高血压病史近 20 年，经检查示心室肌肥厚，血压 170/100mmHg。最好选用哪种降压药
A. 氢氯噻嗪
B. 可乐定
C. 卡托普利
D. 维拉帕米
E. 普萘洛尔

64. 患者，男性，54 岁。有糖尿病，近几年因工作紧张患高血压，血压 160/100mmHg。最好选用哪种降压药
A. 氢氯噻嗪
B. 可乐定
C. 氯沙坦
D. 普萘洛尔
E. 利舍平

65. 患者，女性，56 岁。头痛、头晕 2 个月，并有时心悸。经检查：血压 180/110mmHg，并有窦性心动过速。最好选用哪种治疗方案
A. 氢氯噻嗪+普萘洛尔
B. 氢氯噻嗪+可乐定
C. 硝苯地平+肼屈嗪
D. 硝苯地平+哌唑嗪
E. 卡托普利+肼屈嗪

【B_1 型题】

（66~69 题共用备选答案）
A. 氟桂利嗪
B. 硝苯地平
C. 地尔硫䓬
D. 维拉帕米
E. 氨氯地平

66. 选择性舒张脑血管的药物是
67. $t_{1/2}$最长的药物是
68. 易引起反射性交感神经兴奋、心率加快的药物是
69. 非选择性的钙通道阻滞药是

（70~72 题共用备选答案）
A. 奎尼丁
B. 普鲁卡因胺
C. 利多卡因
D. 胺碘酮
E. 维拉帕米

70. 可影响甲状腺功能的药物是
71. 可引起肺纤维化的药物是
72. 长期用药可引起全身红斑狼疮样综合征的药物是

（73~75 题共用备选答案）
A. 地高辛
B. 氨茶碱
C. 卡托普利
D. 肼屈嗪
E. 硝普钠

73. 具有抑制磷酸二酯酶，扩张血管和正性肌力作用的药物是
74. 具有血管紧张素Ⅰ转换酶抑制作用，能防止和逆转心室肥厚的药物是
75. 扩张小动脉、小静脉，作用强大、快速短的扩血管药物是

（76~80 题共用备选答案）
A. 地高辛
B. 米力农
C. 卡维地洛
D. 硝普钠
E. 多巴酚丁胺

76. 抑制 Na^+, K^+-ATP 酶，使心肌细胞内 Ca^{2+}增加的药物是
77. 抑制磷酸二酯酶Ⅲ，提高细胞内 cAMP 含量，增加心肌细胞内 Ca^{2+}浓度的药物是
78. 扩张小动脉和小静脉，降低心脏的前、后负荷的药物是
79. 激动心脏 β 受体，增强心肌收缩力，增加心排出量的药物是
80. 阻断心脏的 β 受体，拮抗交感神经对心脏的作用的药物是

（81~82 题共用备选答案）
A. 硝酸甘油
B. 普萘洛尔
C. 地尔硫䓬
D. 硝苯地平
E. 维拉帕米

81. 连续应用最易产生耐受性的药物是
82. 不宜用于变异型心绞痛的药物是

（83~85 题共用备选答案）
A. 考来烯胺
B. 烟酸
C. 非诺贝特
D. 洛伐他汀
E. 普罗布考

83. HMG-CoA 还原酶抑制药是
84. 具有抗氧化作用的药物是
85. 抑制胆固醇合成的药物是

（86~87 题共用备选答案）
A. 利尿药
B. α 受体阻断药
C. β 受体阻断药
D. 二氢吡啶类钙通道阻滞药
E. 血管紧张素转换酶抑制药

86. 妊娠患者最不宜选用的降压药为
87. 哮喘患者最不宜选用的降压药为

参考答案

1. B	2. D	3. E	4. E	5. A	6. D	7. C	8. D	9. C	10. B
11. C	12. C	13. E	14. A	15. B	16. E	17. E	18. D	19. A	20. A

21. D	22. D	23. D	24. B	25. D	26. D	27. C	28. B	29. D	30. A
31. C	32. C	33. D	34. B	35. A	36. E	37. C	38. C	39. B	40. D
41. E	42. D	43. C	44. D	45. B	46. E	47. E	48. C	49. E	50. A
51. B	52. B	53. B	54. D	55. D	56. B	57. C	58. D	59. A	60. C
61. E	62. D	63. C	64. C	65. A	66. A	67. E	68. B	69. A	70. D
71. D	72. B	73. B	74. C	75. E	76. A	77. B	78. D	79. E	80. C
81. A	82. B	83. D	84. E	85. D	86. E	87. C			

六、利尿药与脱水药

【A_1 型题】

1. 静脉注入甘露醇后尿量增多的原因是
   A. 小管液渗透压升高，水和 KCl 的重吸收增加
   B. 小管液渗透压升高，水和 NaCl 的重吸收增加
   C. 小管液渗透压升高，水和 NaCl 的重吸收减少
   D. 小管液渗透压降低，水和 KCl 的重吸收减少
   E. 小管液渗透压降低，水和 NaCl 的重吸收增加
2. 下列关于甘露醇的叙述不正确的是
   A. 脱水需静脉给药
   B. 体内不被代谢
   C. 不易通过毛细血管
   D. 提高血浆渗透压
   E. 易被肾小管重吸收
3. 关于噻嗪类利尿药，哪项是错误的
   A. 有降血压作用
   B. 利尿作用不受肾小球滤过作用的影响
   C. 能升高血糖
   D. 能升高血浆尿酸浓度
   E. 能抑制碳酸酐酶
4. 伴有糖尿病的水肿患者，不宜选用
   A. 氢氯噻嗪
   B. 吲达帕胺
   C. 氨苯蝶啶
   D. 螺内酯
   E. 乙酰唑胺
5. 最易引起电解质紊乱的药物是
   A. 氢氯噻嗪
   B. 螺内酯
   C. 呋塞米
   D. 氨苯蝶啶
   E. 乙酰唑胺
6. 最适于治疗肺水肿的药物是
   A. 呋塞米
   B. 氢氯噻嗪
   C. 氨苯蝶啶
   D. 螺内酯
   E. 乙酰唑胺
7. 颅内压过高，为预防脑疝最好选用
   A. 呋塞米
   B. 阿米洛利
   C. 螺内酯
   D. 乙酰唑胺
   E. 甘露醇

【A_2 型题】

8. 患者，男性，34 岁。建筑工人。一次事故严重外伤，大量出血，血压下降、少尿。经抢救，低血压和血容量已纠正后，尿量仍很少。为避免肾衰竭的进展，应给哪种药物
   A. 氢氯噻嗪
   B. 呋塞米
   C. 螺内酯
   D. 氨苯蝶啶
   E. 卡托普利
9. 某心源性水肿患者，用地高辛和氢氯噻嗪治疗，2 周后患者出现多源性室性期前收缩。其主要原因是
   A. 低钾血症
   B. 低钙血症
   C. 低钠血症
   D. 高镁血症
   E. 低氯血症

【B_1 型题】

（10～11 题共用备选答案）
A. 氢氯噻嗪
B. 呋塞米
C. 氨苯蝶啶
D. 螺内酯
E. 阿米洛利

10. 对抗醛固酮作用的药物是
11. 基础降压药宜选

参考答案

1. C　2. E　3. B　4. A　5. C　6. A　7. E　8. B　9. A　10. D
11. A

七、抗过敏药

【A_1型题】

1. H_1受体阻断药对哪种病最有效
   A. 支气管哮喘
   B. 皮肤黏膜过敏症状
   C. 血清病高热
   D. 变应性休克
   E. 过敏性紫癜
2. 对苯海拉明，哪项错误
   A. 可用于失眠的患者
   B. 可用于治疗荨麻疹
   C. 是H_1受体阻断药
   D. 可治疗胃和十二指肠溃疡
   E. 可治疗过敏性鼻炎
3. 几乎无中枢神经抑制作用的H_1受体阻断药是
   A. 苯海拉明
   B. 异丙嗪
   C. 氯雷他定
   D. 氯苯那敏
   E. 以上都不是

参考答案

1. B　2. D　3. C

八、呼吸系统药

【A_1型题】

1. 关于平喘药物的作用，哪项错误
   A. 稳定肥大细胞膜
   B. 激动β_2受体
   C. 抑制磷酸二酯酶
   D. 阻断M受体
   E. 阻断H_2受体
2. 既能扩张支气管平滑肌，又能减轻支气管黏膜水肿的药物是
   A. 肾上腺素
   B. 吗啡
   C. 异丙肾上腺素
   D. 特布他林
   E. 氨茶碱
3. 关于平喘药的叙述哪项错误
   A. 肾上腺素也能收缩支气管黏膜的血管，有助于平喘
   B. 沙丁胺醇是β_2受体激动药
   C. 异丙肾上腺素主要缺点是加快心率
   D. 阿托品可用于哮喘发作
   E. 色甘酸钠只能预防哮喘发作
4. 急性哮喘发作首选
   A. 色甘酸钠吸入
   B. 氨茶碱口服
   C. 沙丁胺醇吸入
   D. 麻黄碱口服
   E. 倍氯米松口服
5. 氨茶碱的主要平喘机制为
   A. 直接舒张支气管
   B. 抑制磷酸二酯酶
   C. 激活鸟苷酸环化酶
   D. 抑制腺苷酸环化酶
   E. 促进肾上腺素的释放

参考答案

1. E　2. A　3. D　4. C　5. B

九、消化系统药

【A_1型题】

1. 抑制胃酸分泌作用最强的是
   A. 西咪替丁
   B. 雷尼替丁
   C. 奥美拉唑
   D. 哌仑西平
   E. 丙谷胺
2. 兼具抗幽门螺杆菌作用的抗酸

药是
A. 氢氧化铝
B. 米索前列醇
C. 西咪替丁
D. 哌仑西平
E. 奥美拉唑

3. 奥美拉唑抑制胃酸分泌的机制是
A. 阻断 H_2受体
B. 抑制胃壁细胞 H^+泵的功能
C. 阻断 M 受体
D. 阻断促胃液素（胃泌素）受体
E. 直接抑制胃酸分泌

4. 关于奥美拉唑，哪项错误
A. 是目前抑制胃酸分泌作用最强的药物
B. 抑制胃壁细胞 H^+泵作用
C. 增加促胃液素分泌
D. H_2受体阻断药
E. 对消化性溃疡和反流性食管炎效果好

5. 哪项不是奥美拉唑的不良反应
A. 口干、恶心
B. 头晕、失眠
C. 胃黏膜出血
D. 外周神经炎
E. 男性乳房女性化

参考答案

1. C　2. E　3. B　4. D　5. C

十、子宫平滑肌收缩药

【A_1 型题】

1. 不是缩宫素特点的是
A. 能直接兴奋子宫平滑肌
B. 对子宫体兴奋作用强
C. 对子宫颈有松弛作用
D. 对子宫作用敏感性不受女性激素的影响
E. 大剂量可引起子宫平滑肌强直性收缩

【B_1 型题】

（2~4 题共用备选答案）
A. 有中枢抑制作用和降压作用
B. 对早期或中期妊娠子宫均有强大收缩作用
C. 对子宫体和子宫颈的兴奋作用无明显差别
D. 使子宫体产生节律性收缩，子宫颈松弛
E. 收缩脑血管，减少动脉搏动幅度

2. 缩宫素
3. 麦角胺
4. 麦角新碱

参考答案

1. D　2. D　3. E　4. C

十一、血液和造血系统药

【A_1 型题】

1. 肝素抗凝作用的主要机制是
A. 直接灭活凝血因子
B. 激活血浆中的 ATⅢ
C. 与血浆中 Ca^{2+}结合
D. 激活纤溶酶原活性
E. 抑制肝脏合成凝血因子

2. 哪种药物对抗肝素过量的自发性出血最有效
A. 维生素 K
B. 维生素 C
C. 垂体后叶素
D. 鱼精蛋白
E. 右旋糖酐

3. 关于肝素，哪项错误
A. 肝素过量能引起骨质疏松
B. 肝素不能口服
C. 肝素是通过抗凝血酶Ⅲ起作用
D. 肝素用量越大，其抗凝活性 $t_{1/2}$越长
E. 肝素只在体外有抗凝血作用

4. 失血性休克扩充血容量宜选用
A. 硫酸亚铁
B. 叶酸
C. 维生素 B_{12}
D. 右旋糖酐
E. 红细胞生成素

5. 具有体内、外抗凝血作用的药物是
A. 肝素
B. 阿司匹林
C. 香豆素类
D. 链激酶
E. 右旋糖酐

【B_1 型题】

（6~9 题共用备选答案）
A. 铁剂
B. 叶酸
C. 维生素 B_{12}
D. 维生素 K
E. 肝素
6. 长期缓慢失血致贫血用
7. 预防新生儿出血用
8. 恶性贫血用
9. 巨幼细胞贫血用

参考答案

1. B　2. D　3. E　4. D　5. A　6. A　7. D　8. C　9. B

十二、激素类药及降血糖药

【A_1 型题】

1. 严重肝功能不全的患者不宜用
A. 氢化可的松
B. 甲泼尼龙
C. 泼尼松龙
D. 泼尼松
E. 地塞米松
2. 磺酰脲类药物药理作用为
A. 可使电压依赖性钾通道开放
B. 可促进胰岛素释放而降血糖
C. 不改变体内胰高血糖素水平
D. 可使电压依赖性钠通道开放
E. 能抑制抗利尿激素的分泌
3. 有严重肝病的糖尿病患者禁用哪种降血糖药
A. 氯磺丙脲
B. 甲苯磺丁脲
C. 苯乙双胍
D. 胰岛素
E. 二甲双胍
4. 长期大量应用糖皮质激素可引起哪种不良反应
A. 高钾血症
B. 低血压
C. 低血糖
D. 高钙血症
E. 水、钠潴留
5. 糖皮质激素类药物可用于治疗
A. 原发性血小板增多症
B. 急性淋巴细胞白血病
C. 慢性粒细胞白血病
D. 真性红细胞增多症
E. 骨质疏松
6. 有降血糖及抗利尿作用的药物是
A. 甲苯磺丁脲
B. 氯磺丙脲
C. 格列齐特
D. 二甲双胍
E. 苯乙双胍
7. 关于胰岛素的作用下列哪项错误
A. 促进脂肪合成，抑制脂肪分解
B. 抑制蛋白质合成，抑制氨基酸进入细胞
C. 促进葡萄糖利用，抑制糖原分解和产生
D. 促进钾进入细胞，降低血钾
E. 促进蛋白质合成及氨基酸转运
8. 不属于胰岛素不良反应的是
A. 低血糖症
B. 变态反应
C. 胰岛素抵抗
D. 脂肪萎缩
E. 溶血性贫血
9. 有关糖皮质激素的叙述正确的是
A. 小剂量抑制体液免疫，大剂量抑制细胞免疫
B. 可直接中和细菌内毒素和细菌外毒素
C. 抑制胃酸分泌，促进胃黏液分泌
D. 能兴奋中枢，出现欣快、激动等，甚至可诱发精神病
E. 能明显增加血液中性粒细胞数，增强其游走吞噬功能
10. 糖皮质激素不具有哪种药理作用
A. 快速强大的抗炎作用
B. 抑制细胞免疫和体液免疫
C. 提高机体对细菌内毒素的耐受力
D. 提高机体对细菌外毒素的耐受力
E. 增加血中白细胞数量，但却抑制其功能
11. 一般说来，下列哪项不是糖皮质激素的禁忌证
A. 急性粟粒性肺结核
B. 糖尿病
C. 水痘
D. 活动性消化性溃疡
E. 孕妇
12. 水、钠潴留作用最弱的糖皮质激素是
A. 泼尼松
B. 泼尼松龙
C. 甲泼尼龙
D. 地塞米松
E. 氢化可的松
13. 下述不良反应哪项是胰岛素不具有的
A. 过敏

B. 低血糖
C. 急性抵抗
D. 慢性抵抗
E. 肝损伤

14. 下列何种降糖药易引起高乳酸血症
A. 胰岛素
B. 阿卡波糖
C. 格列本脲
D. 甲苯磺丁脲
E. 苯乙双胍

15. 不促进胰岛素释放，不加重肥胖的降糖药为
A. 二甲双胍
B. 甲苯磺丁脲
C. 格列本脲
D. 格列吡嗪
E. 氯磺丙脲

16. 对切除胰腺或重度糖尿病患者无效的降糖药为
A. 阿卡波糖
B. 格列齐特
C. 二甲双胍
D. 苯乙双胍
E. 珠蛋白锌胰岛素

17. 引起胰岛素抵抗的诱因，哪项错误
A. 严重创伤
B. 酮症酸中毒
C. 并发感染
D. 手术
E. 暴饮暴食

18. 关于糖皮质激素的应用，下列哪项错误
A. 水痘和带状疱疹
B. 风湿性和类风湿关节炎
C. 血小板减少症和再生障碍性贫血
D. 变应性休克和心源性休克
E. 中毒性肺炎、重症伤寒和急性粟粒性肺结核

19. 长期应用糖皮质激素后，突然停药所产生的反跳现象是由于患者
A. 对糖皮质激素产生耐药性
B. 对糖皮质激素产生了依赖或病情未能完全控制
C. 肾上腺皮质功能亢进
D. 肾上腺皮质功能减退
E. ACTH 分泌减少

20. 关于糖皮质激素抗炎作用的正确叙述是
A. 对抗各种原因，如物理、生物等引起的炎症
B. 能提高机体的防御功能
C. 促进创口愈合
D. 抑制病原体生长
E. 直接杀灭病原体

【A_2 型题】

21. 患者，男性，60 岁。患风湿性关节炎，口服泼尼松和多种非甾体抗炎药 5 个月，近日突发自发性胫骨骨折。其原因可能与哪种药物有关
A. 阿司匹林
B. 吲哚美辛
C. 布洛芬
D. 泼尼松
E. 保泰松

22. 患者，女性，25 岁。平素易患咽炎、扁桃体炎，近来不规则低热 3 个月，膝、踝关节红肿、热、痛明显，小腿有散在红斑，心肺（-），白细胞计数升高，患慢性迁延性肝炎多年。不宜选用的药物是
A. 氢化可的松
B. 泼尼松
C. 泼尼松龙
D. 阿司匹林
E. 布洛芬

23. 患者，男性，53 岁。2 型糖尿病，控制饮食无效，体重超重，过度肥胖。选下列哪种降糖药为最佳
A. 格列齐特
B. 格列本脲
C. 甲苯磺丁脲
D. 格列吡嗪
E. 二甲双胍

【B_1 型题】

（24~25 题共用备选答案）
A. 米托坦
B. 地塞米松
C. 可的松
D. 氟轻松
E. 甲泼尼松

24. 全身用药抗炎作用最强，作用持续时间最长的糖皮质激素是
25. 不能全身应用，而只能外用的糖皮质激素是

参考答案

1. D	2. B	3. A	4. E	5. B	6. B	7. B	8. E	9. D	10. D
11. A	12. D	13. E	14. E	15. A	16. B	17. E	18. A	19. B	20. A
21. D	22. B	23. E	24. B	25. D					

十三、抗微生物药

【A_1 型题】

1. 对青霉素 G 最敏感的病原体是
   A. 立克次体
   B. 钩端螺旋体
   C. 衣原体
   D. 支原体
   E. 真菌
2. 磺胺药抗菌机制是
   A. 抑制 DNA 螺旋酶
   B. 抑制二氢叶酸还原酶
   C. 抑制二氢蝶酸合酶
   D. 改变膜通透性
   E. 抑制分枝菌酸合成
3. 大环内酯类抗生素对下述哪类细菌无效
   A. G^+菌
   B. G^-球菌
   C. 大肠埃希菌、变形杆菌
   D. 军团菌
   E. 衣原体、支原体
4. 哪项不是对 β 内酰胺类抗生素产生耐药的原因
   A. 细菌产生 β 内酰胺酶
   B. PBPs 与抗生素亲和力降低
   C. PBPs 数量减少
   D. 细菌细胞壁或外膜的通透性发生改变
   E. 细菌缺少自溶酶
5. 可以治疗军团菌、支原体、衣原体的药物是
   A. 人工合成类
   B. 氨基糖苷类抗生素
   C. 四环素类
   D. 大环内酯类
   E. 头孢菌素类
6. 哪种疾病用青霉素治疗可引起赫氏反应
   A. 流行性脑脊髓膜炎
   B. 甲型溶血性链球菌性心内膜炎
   C. 大叶性肺炎
   D. 气性坏疽
   E. 梅毒
7. 抗铜绿假单胞菌作用最强的头孢菌素是
   A. 头孢氨苄
   B. 头孢他啶
   C. 头孢孟多
   D. 头孢噻吩
   E. 头孢乙腈
8. 第三代头孢菌素的特点是
   A. 主要用于轻、中度呼吸道和尿路感染
   B. 对革兰阴性菌有较强的作用
   C. 对 β 内酰胺酶的稳定性较第一、第二代头孢菌素低
   D. 肾毒性较第一、第二代头孢菌素大
   E. 对组织穿透力弱
9. 肾功能不全的患者禁用
   A. 青霉素 G
   B. 耐酶青霉素类
   C. 广谱青霉素
   D. 第一代头孢菌素
   E. 第三代头孢菌素
10. 各类型的结核病首选药是
   A. 链霉素
   B. 利福平
   C. 异烟肼
   D. 乙胺丁醇
   E. 吡嗪酰胺
11. 青霉素 G 最适于治疗
   A. 伤寒、副伤寒
   B. 肺炎杆菌性肺炎
   C. 布鲁菌病
   D. 溶血性链球菌感染
   E. 细菌性痢疾
12. 影响胎儿和婴儿软骨发育，孕妇及哺乳妇女不宜用的药物是
   A. 四环素类
   B. 喹诺酮类
   C. 磺胺类
   D. 硝基呋喃类
   E. TMP
13. 适用于烧伤面铜绿假单胞菌感染的药物是
   A. 磺胺醋酰
   B. 磺胺嘧啶银盐
   C. 氯霉素
   D. 林可霉素
   E. 利福平
14. 红霉素最主要的临床用途是
   A. 耐青霉素的金葡菌感染
   B. 脑膜炎球菌引起的流行性脑脊髓膜炎（简称流脑）
   C. 淋病奈瑟球菌引起的淋病
   D. 梅毒螺旋体引起的梅毒
   E. 布鲁菌病
15. 喹诺酮类抗菌药抑制
   A. 细菌二氢叶酸合成酶
   B. 细菌二氢叶酸还原酶
   C. 细菌 RNA 多聚酶
   D. 细胞依赖于 DNA 的 RNA 多聚酶
   E. 细菌 DNA 回旋酶
16. 肺部支原体感染用
   A. 阿莫西林
   B. 红霉素
   C. 头孢曲松
   D. 林可霉素
   E. 万古霉素
17. 抗结核作用强，且对金黄色葡萄球菌有效的药物是
   A. 利福平
   B. 对氨基水杨酸
   C. 吡嗪酰胺
   D. 链霉素
   E. 乙胺丁醇
18. 氨基糖苷类药物在体内分布浓度较高的部位是
   A. 细胞内液
   B. 血液
   C. 耳蜗内淋巴液
   D. 脑脊液
   E. 结核病灶的空洞中

19. 关于β内酰类抗生素抗菌作用机制的描述哪项错误
A. 抑制细菌细胞壁黏肽合成酶
B. 触发细菌的自溶酶活性
C. 抑制细菌的自溶酶活性
D. 阻碍细菌细胞壁黏肽合成
E. 菌体膨胀变形

20. 服用磺胺类药物加服 $NaHCO_3$ 的目的是
A. 增强抗菌疗效
B. 加快药物吸收速度
C. 防止变态反应
D. 防止药物排泄过快而影响疗效
E. 使尿偏碱性，增加药物的溶解度

21. 链霉素最常见的不良反应
A. 胃肠道反应
B. 二重感染
C. 损害第Ⅷ对脑神经
D. 肾损伤
E. 变应性休克

22. 用异烟肼时合用维生素 B_6 的目的是
A. 增强疗效
B. 延缓耐药性
C. 中枢抑制
D. 降低对神经的毒性
E. 促进吸收

【A_2 型题】

23. 某糖尿病患者伴有浸润性肺结核，应用甲苯磺丁脲、利福平、链霉素，用抗结核药2个月后，尿糖加重并出现肝功能不良。其原因是
A. 甲苯磺丁脲有肝毒性
B. 患者又患了肝炎
C. 利福平诱导肝药酶且有肝损害
D. 链霉素的肾毒性
E. 以上都不是

24. 患儿，男，2岁。高热、呼吸困难，双肺散在小水泡音，诊断为支气管肺炎，青霉素过敏试验（+）。宜用
A. 氯霉素
B. 四环素
C. 头孢唑林
D. 磺胺嘧啶
E. 红霉素

【B_1 型题】

（25~26题共用备选答案）
A. 增加肾毒性
B. 增加耳毒性
C. 延缓耐药性产生
D. 增强抗菌范围
E. 增加神经-肌肉接头阻滞

25. 氨基糖苷类抗生素+呋塞米
26. 氨基糖苷类抗生素+骨骼肌松弛药

（27~30题共用备选答案）
A. 甲氧苄啶
B. 磺胺多辛
C. 呋喃唑酮
D. 磺胺嘧啶
E. 环丙沙星

27. 抗菌增效剂是
28. 口服难吸收，用于肠道感染的药物是
29. 预防流行性脑脊髓膜炎首选药是
30. 对铜绿假单胞菌有良好抗菌活性的药物是

（31~33题共用备选答案）
A. 可引起外周神经炎
B. 可引起视神经炎
C. 有流感样症状
D. 可引起耳鸣，耳聋
E. 可引起关节疼痛

31. 异烟肼
32. 利福平
33. 乙胺丁醇

参考答案

1. B	2. C	3. C	4. C	5. D	6. E	7. B	8. B	9. D	10. C
11. D	12. B	13. B	14. A	15. E	16. B	17. A	18. C	19. C	20. E
21. C	22. D	23. C	24. E	25. B	26. E	27. A	28. C	29. D	30. E
31. A	32. C	33. B							

十四、抗寄生虫药

【A_1 型题】

1. 关于抗疟药，下列哪项叙述正确
A. 氯喹对阿米巴痢疾有效
B. 氯喹可根治间日疟
C. 青蒿素治疗疟疾易复发
D. 伯氨喹可用作疟疾病因性预防
E. 乙胺嘧啶能引起急性溶血性贫血

2. 进入疟区时，作为病因性预防的常规用药是
A. 伯氨喹
B. 氯喹
C. 乙胺嘧啶
D. 磺胺多辛
E. 奎宁

【A_2 型题】

3. 某疟疾病患者突然出现昏迷，给予二盐酸奎宁静脉滴注抢救。抢救过程中，患者又出现寒战、高热、血红蛋白尿。应改下列哪种药物继续抢救
   A. 氯喹
   B. 甲氟喹
   C. 伯氨喹
   D. 乙胺嘧啶
   E. 青蒿素

【B_1 型题】

（4~7 题共用备选答案）
   A. 氯喹
   B. 奎宁
   C. 伯氨喹
   D. 乙胺嘧啶
   E. 甲氟喹

4. 疗效强、生效快、控制疟疾症状首选
5. 可根治间日疟和控制疟疾传播的药物是
6. 可用于治疗阿米巴肝脓肿的药物是
7. 可引起巨幼细胞贫血的药物是

参考答案

1. C　2. C　3. E　4. A　5. C　6. A　7. D

第三部分

临床医学综合

第八章 临床医学

【A_1型题】

1. 中等度热的口腔温度是
   A. 37.0~37.2℃
   B. 37.3~38.0℃
   C. 38.1~39.0℃
   D. 39.1~41.0℃
   E. 41℃以上
2. 胸骨后烧灼样痛可见于
   A. 胸膜炎
   B. 心脏官能症
   C. 肺梗死
   D. 自发性气胸
   E. 反流性食管炎
3. 下列可引起混合性呼吸困难的是
   A. 气管异物
   B. 喉痉挛
   C. 气胸
   D. 支气管哮喘
   E. 慢性阻塞性肺疾病
4. 紫癜的皮下出血面积直径为
   A. ≤2mm
   B. 1~3mm
   C. 2~5mm
   D. 5~6mm
   E. >6mm
5. 哪种疾病咳嗽并咳大量痰液
   A. 急性咽喉炎
   B. 支气管扩张
   C. 急性支气管炎
   D. 胸膜炎
   E. 肺结核
6. 下列不符合慢性支气管炎临床表现的是
   A. 慢性咳嗽
   B. 胸痛
   C. 咳痰
   D. 气短
   E. 发热
7. 对年老体弱、痰量较多且无力咳痰的慢性阻塞性肺疾病患者，不宜使用的药物为
   A. 氧氟沙星
   B. 溴己新
   C. 羧甲司坦
   D. 氨溴索
   E. 可待因
8. 慢性阻塞性肺疾病常见的并发症不包括
   A. 慢性肺源性心脏病
   B. 自发性气胸
   C. 右心功能不全
   D. 支气管扩张
   E. 慢性呼吸衰竭
9. 慢性阻塞性肺疾病与支气管哮喘最重要的区别是
   A. 治疗需应用支气管扩张剂
   B. 气流受限多为不完全可逆
   C. 胸部X线肺纹理增强
   D. 听诊双肺可闻及干啰音
   E. 多发生肺源性心脏病伴心力衰竭
10. 典型支气管哮喘发作时最主要的临床表现为
    A. 吸气性呼吸困难，双肺哮鸣音
    B. 呼气性呼吸困难，双肺哮鸣音
    C. 端坐呼吸，两肺密布中小水泡音
    D. 呼气性呼吸困难，两肺散在干湿啰音
    E. 进行性呼吸困难，肺部局限性哮鸣音
11. 支气管哮喘发作时禁用
    A. 麻黄素
    B. 肾上腺素
    C. 吗啡
    D. 氨茶碱
    E. 特布他林
12. 对放疗最敏感的肺癌是
    A. 小细胞未分化癌
    B. 鳞癌
    C. 腺癌
    D. 肺泡细胞癌
    E. 以上均不敏感
13. 下述哪项X线征象是周围型肺癌的特征
    A. 肺段或肺叶的局限性肺气肿
    B. 圆形或类圆形肿块呈分叶状，有脐样切迹或有毛刺
    C. 阻塞性肺炎
    D. 出现囊状空洞或斑片状浸润
    E. 可有“S”形的肺不张和密度较高的片状阴影
14. 肺结核痰菌阳性患者的短期化疗方案最好的是
    A. 异烟肼、链霉素加对氨水杨酸1年
    B. 异烟肼、对氨水杨酸加氨硫脲1年
    C. 利福平、异烟肼3~5个月，头2个月用链霉素或乙胺丁醇强化
    D. 利福平、乙胺丁醇加对氨水杨酸1年
    E. 利福平、异烟肼6~9个月，头2个月用乙胺丁醇

和吡嗪酰胺强化

15. 原发性肺结核自然演变过程中，最常见的是
   A. 自行吸收或钙化
   B. 发展为肺门淋巴结结核
   C. 发展为浸润型肺结核
   D. 凝成“结核球”
   E. 血行播散
16. 下列不属于冠状动脉粥样硬化性心脏病（冠心病）主要危险因素的是
   A. 吸烟
   B. 高血压
   C. 肥胖
   D. 左心室肥厚
   E. 高脂饮食
17. 成人高血压的诊断标准是
   A. BP≥140/90mmHg
   B. BP≥150/90mmHg
   C. BP≥160/90mmHg
   D. BP≥160/95mmHg
   E. BP≥165/95mmHg
18. 老年人高血压首选
   A. 阿替洛尔或卡托普利
   B. 美托洛尔或硝苯地平
   C. 硝苯地平或卡托普利
   D. 呋塞米或尼群地平
   E. 硝普钠或硝酸甘油
19. 高血压合并糖尿病患者，血压应控制在
   A. <130/80mmHg
   B. <130/85mmHg
   C. <135/85mmHg
   D. <140/90mmHg
   E. <150/90mmHg
20. 有关消化性溃疡的病史，下列哪项描述不确切
   A. 具有节律性周期性发作
   B. 肝浊音区消失，应疑及溃疡穿孔
   C. 45 岁以上，十二指肠溃疡患者，持续大便隐血阳性，考虑癌变可能
   D. 部分患者以上消化道出血为首发症状
   E. 出血后可使原有的溃疡症状减轻
21. 消化性溃疡的主要症状为
   A. 食欲缺乏、消瘦
   B. 恶心、呕吐
   C. 嗳气、反酸
   D. 呕血、黑便
   E. 上腹疼痛
22. 消化性溃疡患者发生夜间痛和背部痛最突出的是
   A. 十二指肠球后壁溃疡
   B. 幽门管溃疡
   C. 胃小弯溃疡
   D. 胃大弯溃疡
   E. 胃后壁溃疡
23. 上腹部疼痛同时有咽喉部及胸骨后疼痛的急性胃炎是
   A. 单纯性
   B. 腐蚀性
   C. 感染性
   D. 出血性
   E. 化脓性
24. 慢性胃炎最可靠的临床诊断手段是
   A. 胃镜检查和胃黏膜活检
   B. X 线钡餐检查
   C. 胃液分析
   D. 幽门螺杆菌检测
   E. 抗壁细胞抗体测定
25. 针对急性胃炎的治疗，错误的是
   A. 解痉镇痛药物对症处理
   B. 若为细菌感染所致，应给予抗感染治疗
   C. 可给予抑制胃酸分泌的 H_2 受体阻断药
   D. 可使用具有黏膜保护作用的药物
   E. 可食用一些刺激性的食物
26. 慢性胃炎，有胆汁反流，治疗上最好用
   A. 肾上腺糖皮质激素
   B. 甘珀酸
   C. 西咪替丁
   D. 硫糖铝
   E. 口服链霉素
27. 提高早期胃癌诊断率的三项关键性手段是
   A. 纤维胃镜检查，胃液细胞学检查，X 线钡餐检查
   B. 纤维胃镜检查，胃液酸碱度检查，X 线钡餐检查
   C. 胃液细胞学检查，粪便隐血试验，X 线钡餐检查
   D. 胃液细胞学检查，粪便隐血试验，纤维胃镜检查
   E. 纤维胃镜检查，粪便隐血试验，X 线钡餐检查
28. 原发性肝癌的临床特点不正确的是
   A. 肿块增长迅速，肝包膜被牵拉引起疼痛
   B. 门脉内癌栓可导致门静脉高压
   C. 门脉外癌栓可以产生血管杂音
   D. 癌块侵犯肝门胆管引起黄疸
   E. 肿瘤生长缓慢，可以无痛
29. 对肝癌的临床诊断最具特异性的是
   A. 肝区疼痛
   B. 进行性肝大，质硬
   C. 恶病质
   D. 梗阻性黄疸
   E. 肺部转移病灶
30. 下列哪项不是受精卵着床的必备条件
   A. 透明带消失
   B. 合体滋养细胞形成
   C. 子宫内膜蜕膜变
   D. 囊胚和子宫内膜的发育必须同步
   E. 有足量的孕酮支持
31. 早期妊娠的诊断，下列哪项最为准确
   A. 停经伴恶心、呕吐
   B. 阴道充血变软，呈紫蓝色
   C. 子宫增大
   D. B 超探及胎心管搏动
   E. 自觉胎动
32. 进入产程中的子宫收缩的特征，下列哪项是错误的

A. 是不自主的节律性收缩
B. 宫缩具有对称性
C. 宫缩的子宫底部为最强烈，子宫下段收缩最弱
D. 子宫肌纤维在宫缩时变短变宽，间歇时松弛恢复如旧
E. 子宫收缩间隔越来越短，持续时间越来越长

33. 妊娠足月胎儿，下列哪种胎位不可能经阴道分娩
A. 颏后位
B. 枕后位
C. 枕横位
D. 颏前位
E. 臀位

34. 妊娠期高血压疾病的诊断方面，下述哪项是正确的
A. 妊娠后期血压有一次在130/90mmHg以上
B. 高血压、水肿、蛋白尿三者具备，为中度妊娠高血压
C. 重度妊娠高血压血压必须在180/110mmHg以上
D. 子痫一般有前驱症状
E. 妊娠期高血压疾病大多有后遗症

35. 引起子痫抽搐的主要病理原因是
A. 颅内脑组织散在出血点
B. 颅内小动脉痉挛，脑水肿
C. 血钙低下
D. 代谢性酸中毒
E. 胎盘毒素

36. 关于重度妊娠高血压疾病的治疗，下列哪项不适宜
A. 解痉、镇静、防止抽搐
B. 在解痉的基础上，扩容利尿
C. 适时终止妊娠
D. 严格控制钠盐摄入量，防止水肿加重
E. 扩容剂的选择，胶体溶液优于晶体溶液

37. 妊娠近足月先兆子痫的孕妇，恰当的处理应是
A. 积极治疗，等待产程发动
B. 积极治疗24~48小时，症状无明显改善时应终止妊娠
C. 积极治疗1周后，予以引产
D. 立即引产
E. 立即行剖宫术

38. 胎儿娩出后4分钟，产妇出现大量阴道流血，最可能的原因是
A. 阴道静脉破裂
B. 宫颈裂伤
C. 子宫收缩乏力
D. 胎盘部分剥离
E. 凝血功能障碍

39. 胎儿娩出后，随即阴道大量出血，最佳的处理方法是
A. 立即人工剥离胎盘，并注射宫缩药
B. 抽血做交叉配血
C. 阴道检查有无软产道裂伤
D. 检查凝血功能
E. 立即静脉输入生理盐水

40. 反映产程进展最重要的指标是
A. 子宫收缩的强度
B. 子宫收缩的频度
C. 子宫收缩的节律性
D. 胎头下降的程度
E. 是否破膜

41. 有关产褥感染下列哪项是正确的
A. 指产后生殖器官感染，引起局部和全身的炎性变化
B. 多为单种细菌感染
C. 凡产褥期体温升高均为生殖器感染所致
D. 产后未发生产褥感染，宫腔内培养不出细菌
E. 以上都不是

42. 关于产褥感染的细菌及病源，哪项是错误的
A. 大肠埃希菌是外源性感染的主要菌种
B. 葡萄球菌中以金黄色葡萄球菌致病力最强
C. 支原体和衣原体不是产褥感染的病原体
D. 厌氧性链球菌与大肠埃希菌混合感染，有异常臭气味
E. B族链球菌产生外毒素与溶组织酶，使其致病力、毒力、播散能力较强，可引起严重感染

43. 子宫肌瘤的症状与下述何项关系密切
A. 肌瘤的大小
B. 肌瘤生长的部位（宫体、宫颈）
C. 发生年龄
D. 肌瘤与肌层的关系（黏膜下、浆膜下、壁间）
E. 肌瘤数目

44. 子宫肌瘤最常见的症状是
A. 排卵期出血
B. 月经期延长
C. 月经周期延长
D. 性交后出血
E. 经后淋漓不尽

45. 关于子宫肌瘤，下述哪项是错误的
A. 黏膜下肌瘤较常发生月经量过多与不规则出血
B. 浆膜下肌瘤较少出现月经过多
C. 膀胱充盈时，较大肌瘤可升至腹部，患者因此就医
D. 较大浆膜下肌瘤可发生蒂扭转
E. 浆膜下肌瘤最易引起不孕

46. 早期发现宫颈癌的最佳方法是
A. 阴道镜检查
B. 碘试验
C. 宫颈刮片细胞学检查
D. 宫颈活体组织检查
E. 宫颈锥形切除

47. 下述哪项是早期宫颈癌的症状
A. 阴道大量排液
B. 反复阴道出血

C. 接触性阴道出血
D. 大腿及腰骶部疼痛
E. 恶病质

48. 子宫颈癌的预后主要与哪项因素有关
A. 及时放疗
B. 早期诊断、早期治疗
C. 一般状态
D. 是否贫血、能否耐受化疗
E. 发热、白细胞计数增高

49. 根据国内标准，血红蛋白测定值符合下列哪项可诊断为贫血
A. 成年男生低于130g/L
B. 成年女性低于110g/L
C. 妊娠期低于105g/L
D. 哺乳期低于115g/L
E. 初生儿至3个月低于150g/L

50. 贫血最常见的临床表现是
A. 窦性心动过速
B. 心脏杂音
C. 皮肤和黏膜苍白
D. 口腔炎、舌炎
E. 毛发干燥无光泽、易脱落

51. 慢性铁缺乏发展的正确顺序为
A. 骨髓铁储存被动员和耗竭，血清铁降低，低血红蛋白，贫血
B. 血清铁降低，骨髓铁储存被动员和耗竭，贫血，低血红蛋白
C. 血清铁降低，贫血，骨髓铁储存被动员和耗竭，低血红蛋白
D. 骨髓铁储存被动员和耗竭，贫血，低血红蛋白，血清铁降低
E. 铁降低，低血红蛋白，贫血，骨髓铁储存被动员和耗竭

52. 霍奇金病分期可根据以下何条件而明确
A. 骨髓检查发现 Reed Stemberg 细胞
B. 异常的淋巴管造影
C. 胸腔积液
D. 脾大
E. 有全身症状

53. 缺铁性贫血的最常见病因是
A. 慢性胃炎
B. 慢性肝病
C. 慢性感染
D. 慢性溶血
E. 慢性失血

54. 再障最主要的诊断依据是
A. 全血细胞减少，有出血或感染表现
B. 网织红细胞减少
C. 骨髓增生不良
D. 肝、脾淋巴结不肿大
E. 铁剂叶酸治疗无效

55. 慢性再障的治疗首选
A. 丙酸睾酮肌内注射
B. 造血干细胞移植
C. 维生素 B_{12} 肌内注射
D. 抗胸腺球蛋白
E. 糖皮质激素口服

56. 最常见的早期输血不良反应是
A. 溶血反应
B. 发热反应
C. 细菌污染反应
D. 出血倾向
E. 酸中毒

57. 不属于输血适应证的是
A. 大量失血
B. 凝血异常
C. 贫血
D. 脓毒症
E. Hb>100g/L

58. 甲亢时最具有诊断意义的体征是
A. 心率加快，第一心音亢进
B. 弥漫性甲状腺肿伴血管杂音
C. 突眼
D. 脉压增大
E. 心脏增大

59. 下述甲状腺疾病中哪一种必须手术
A. 结节性甲状腺肿，并发甲亢
B. 轻度原发性甲状腺功能亢进
C. 青春期甲状腺肿
D. 妊娠早期甲状腺肿
E. 青少年甲亢

60. 甲状腺功能亢进症诊断主要依靠
A. 临床表现
B. 基础代谢率测定
C. 放射性碘摄取试验
D. 甲状腺扫描
E. PBI（血清蛋白结合碘）测定

61. 预防甲亢术后甲状腺危象的关键是
A. 防止术中副损伤，操作粗暴
B. 术后加强护理
C. 术时尽量选用全身麻醉
D. 术后应用镇静药
E. 术前使基础代谢率降至正常

62. 糖尿病的高危因素不包括
A. 共同生活者患有糖尿病
B. 巨大胎儿分娩者
C. 肥胖（BMI≥28kg/m^2）
D. 曾有糖调节受损
E. 年龄在45岁以上

63. 1型糖尿病的主要特点是
A. 多见于40岁以上的成年人
B. 易发生高渗性非酮症性糖尿病昏迷
C. 自身免疫介导的胰岛β细胞破坏
D. 早期常不需要胰岛素治疗
E. 大部分有体重超重或肥胖

64. 糖尿病的诊断是糖尿病症状加上随机血糖
A. ≥7.1mmol/L
B. ≥9.1mmol/L
C. ≥10.1mmol/L
D. ≥11.1mmol/L
E. ≥12.1mmol/L

65. 若诊断临床糖尿病，应首先选择下述哪项检查
A. 尿糖

B. 空腹血糖
C. 糖化血红蛋白
D. 口服糖耐量试验
E. 空腹胰岛素测定

66. 若该患者临床2型糖尿病已证实，其首选治疗方案是
A. 饮食管理
B. 体育锻炼
C. 药物减肥
D. 口服磺脲类降糖药
E. 胰岛素

67. 依据糖尿病诊断标准，确诊糖尿病选用
A. 全血血糖
B. 血浆血糖
C. 糖化血红蛋白
D. 尿糖定性
E. 24小时尿糖定量

68. 经治疗后，患者空腹及餐后血糖多次正常，之后最不合适的处理为
A. 停止药物治疗
B. 继续药物治疗，并随访血糖以调整剂量
C. 继续药物治疗，并根据糖化血红蛋白随访疗效
D. 加用二甲双胍并调整原来药物剂量
E. 血脂仍高，加用降脂药物

69. 缺血性脑卒中的常见危险因素不包括
A. 不良生活方式，如吸烟、酗酒
B. 高血压
C. 糖尿病
D. 缺乏运动
E. 低盐饮食

70. 脑出血最常见的病因为
A. 动静脉畸形
B. 先天性脑动脉瘤
C. 脑淀粉样血管病
D. 高血压
E. 脑动脉粥样硬化

71. 高血压脑出血最常见的诱因是
A. 劳累
B. 外伤
C. 情绪激动或活动过度
D. 感染
E. 寒冷

72. 脑血栓形成的最常见病因是
A. 高血压
B. 脑动脉粥样硬化
C. 各种脑动脉炎
D. 血压偏低
E. 红细胞增多症

73. 脑栓塞的常见病因为
A. 高血压
B. 脑动脉硬化
C. 脑动脉炎
D. 心脏病
E. 长骨骨折

74. 精神疾病是指在各种生物学、心理学以及社会环境因素影响下，造成下列哪种损害所致的
A. 大脑功能失调
B. 小脑功能失调
C. 锥体系失调
D. 锥体外系失调
E. 胼胝体功能失调

75. 社会心理因素对个体心身健康的影响最主要的是
A. 应激的强烈程度
B. 应激持续时间
C. 个体的心理状态
D. 社会支持
E. 对信息的主观评价

76. 精神症状主要通过以下哪些检查确定
A. 陪同就诊人员的叙述
B. 体格检查
C. 面谈及观察
D. 实验室检查
E. 智力测验

77. 精神科临床常见而重要的精神病性症状是
A. 错觉
B. 幻觉
C. 妄想
D. 思维奔逸
E. 痴呆

78. 幻觉是指
A. 对客观事物歪曲的知觉
B. 一种虚幻的知觉体验
C. 一种病理基础上产生的病态信念
D. 一种梦幻中的感觉
E. 对事物个别属性的感知障碍

79. 患者坚持不在床上睡，因为他感到床在运动，实际上床是静止的，此症状是
A. 妄想
B. 感觉倒错
C. 非真实感
D. 幻觉
E. 空间感知障碍

80. 妄想的描述正确的是
A. 大量涌现的不自主的观念
B. 不能被说服的病态信念
C. 无法摆脱的重复出现的观念
D. 抽象的概念荒谬地具体化
E. 思维联想连贯性障碍

81. 精神分裂症常见的注意障碍是
A. 注意增强
B. 妄想消退
C. 注意衰退
D. 注意涣散
E. 注意转移

82. 临床上判断病情好转程度的重要指标是
A. 幻觉消失
B. 妄想消退
C. 情感恢复正常
D. 无行为紊乱
E. 自知力恢复

83. 情感倒错是指
A. 情感波动增强、病态的喜悦
B. 对外界一切均不能引起兴趣
C. 患者情绪容易引起波动
D. 情感体验与思维内容、外界刺激不相协调
E. 对外界任何刺激均缺乏相应情感反应

84. 下列属于精神科急诊范畴的是

A. 幻觉妄想
B. 情感不稳
C. 伤人毁物
D. 意志缺乏
E. 无自知力

85. 对重度抑郁患者，尤其要注意的是
A. 防兴奋伤人毁物
B. 防自伤
C. 防藏药
D. 防外逸
E. 防过食

86. 压缩性骨折，最常发生于
A. 肱骨头
B. 股骨头
C. 脊椎骨
D. 腕舟状骨
E. 足舟状骨

87. 骨折的特有体征，是
A. 疼痛
B. 功能障碍
C. 异常活动
D. 肿胀
E. 瘀斑

88. 股骨闭合性骨折后，体温可能出现的情况是
A. 上午正常，下午高热
B. 通常不超过 38℃
C. 时高时低不规则
D. 常在 38.5℃以上
E. 一般低于正常

89. 骨折引起脂肪栓塞是由于
A. 患者肥胖
B. 脂肪肝
C. 骨筋膜室压力过高
D. 创伤的应激作用
E. 静脉压力增高

90. 最容易导致上肢缺血性肌挛缩的骨折是
A. 肱骨髁粉碎骨折
B. Colles 骨折
C. 尺骨鹰嘴骨折
D. 桡骨小头骨折
E. 肱骨髁上骨折

91. 属于骨折晚期并发症的是
A. 肝、脾破裂
B. 创伤性关节炎
C. 血管损伤
D. 脂肪栓塞
E. 神经损伤

92. 锁骨骨折常用的治疗方法是
A. 切开复位，内固定
B. 手法复位，横 8 字绷带固定
C. 牵引治疗
D. 手法复位，夹板固定
E. 手法复位，石膏外固定

93. Colles 骨折远端的典型移位是
A. 远侧端向尺侧移位
B. 近侧端向背侧移位
C. 远侧端向背侧移位
D. 近侧端向尺侧移位
E. 远侧端向桡侧移位

94. 反 Colles 骨折（Smith 骨折）的典型移位，是
A. 远侧端向掌侧移位
B. 远侧端向尺侧移位
C. 远侧端向桡侧移位
D. 近侧端向掌侧移位
E. 近侧端旋转移位

95. 双侧耻骨上下支骨折，无明显移位，哪种治疗方法最理想
A. 蛙式石膏固定
B. 仅卧床休养即可
C. 骨盆悬吊牵引
D. 切开复位
E. 手法复位，夹板固定

96. 典型麻疹首先出现皮疹的部位是
A. 面部、颈部
B. 耳后、颈部发际边缘
C. 躯干
D. 四肢
E. 手、足

97. 麻疹的出疹顺序为
A. 面部→躯干→四肢，1 日出齐
B. 颈部→四肢→躯干，1 日出齐
C. 耳后、颈部发际→面部、躯干、上肢→下肢足部，3 日出齐
D. 耳后、颈部发际→面部、躯干、上肢→下肢足部，1 日出齐
E. 面部→四肢→躯干，3 日出齐

98. 麻疹具有传染性的时间是
A. 潜伏期至出疹后 5 天
B. 潜伏期至出疹后 10 天
C. 出疹前 5 天至出疹后 5 天
D. 接触麻疹后 7 天至出疹后 10 天
E. 接触麻疹后 5 天至出疹后 5 天

99. 典型水痘皮疹的特点中，哪项是错误的
A. 初起于四肢
B. 分批出现的红色斑疹或斑丘疹，并迅速发展成为小水疱
C. 黏膜皮疹可出现在口腔、结膜、生殖器等处
D. 水痘从中心处开始干瘪，迅速结痂
E. 在病症高峰期可见到丘疹、新旧水疱和结痂同时存在

100. 风疹的典型临床表现是
A. 潜伏期 5~7 天
B. 高热
C. 热退后全身出疹
D. 颈后、枕后、耳后淋巴结肿痛
E. 出疹后脱皮

101. 猩红热是由产红疹毒素的何种病原菌引起
A. A 组 α 溶血性链球菌
B. 乙型溶血性链球菌
C. B 组 α 溶血性链球菌
D. B 组 β 溶血性链球菌
E. 金黄色葡萄球菌

102. 小儿时期患结核病最常见的类型为
A. 原发型肺结核
B. 结核性胸膜炎
C. 粟粒性肺结核

D. 结核性脑膜炎
E. 结核性腹膜炎

103. 抗结核病的首选药和必选药是
A. 异烟肼
B. 利福平
C. 乙胺丁醇
D. 吡嗪酰胺
E. 链霉素

104. 婴儿感染性腹泻的治疗原则不包括
A. 调整饮食
B. 加强护理
C. 控制感染
D. 用止泻剂
E. 纠正脱水

105. 婴幼儿秋冬季腹泻的最常见病原是
A. 腺病毒
B. 诺沃克病毒
C. 轮状病毒
D. 埃可病毒
E. 柯萨奇病毒

106. 婴儿腹泻重型与轻型的主要区别点是
A. 发热、呕吐
B. 每日大便超过 10 次
C. 有水、电解质紊乱
D. 大便含黏液、腥臭
E. 镜检有大量脂肪滴

107. 急性肺炎病程为
A. 1 个月内
B. 2 个月内
C. 3 个月内
D. 4 个月内
E. 5 个月内

108. 以下哪项为无分流型（无青紫型）先天性心脏病
A. 房间隔缺损
B. 室间隔缺损
C. 动脉导管未闭
D. 法洛四联症
E. 肺动脉狭窄

109. 近年来输血后肝炎主要由哪种病毒引起
A. 甲型肝炎病毒
B. 乙型肝炎病毒
C. 丙型肝炎病毒
D. 戊型肝炎病毒
E. 丁型肝炎病毒

110. 急性肝衰竭最有诊断意义的临床表现是
A. 黄疸加深
B. 肾功能障碍
C. 出血倾向明显
D. 腹腔积液出现
E. 2 周内出现肝性脑病

111. 妊娠期肝炎特点，下列哪项是不正确的
A. 消化道症状明显
B. 产后大出血多见
C. 重型肝炎比例高
D. 病死率高
E. 对胎儿无影响

112. 急性病毒性肝炎病程一般为
A. <2 个月
B. 2~4 个月
C. <5 个月
D. <半年
E. >半年

113. 肾综合征出血热属于
A. 蚊传性出血热
B. 蜱传性出血热
C. 自然疫源性疾病
D. 动物源性出血热
E. 传播途径不明的出血热

114. 肾综合征出血热的传染源主要是
A. 啮齿类
B. 猪
C. 病毒携带者
D. 犬
E. 急性期患者

115. 下列哪项不是肾综合征出血热早期外周血象改变
A. 白细胞计数增高
B. 类白血病样反应
C. 嗜酸性粒细胞减少以至消失
D. 异常淋巴细胞增多
E. 血小板减少

116. 患伤寒时最可能出现
A. 斑丘疹
B. 玫瑰疹
C. 红斑疹
D. 瘀斑
E. 疱疹

117. 鉴别细菌性痢疾和阿米巴痢疾最可靠的依据是
A. 潜伏期的长短
B. 毒血症状的轻重
C. 大便常规发现红细胞的多少，是否有吞噬细胞或夏-雷结晶
D. 大便检出病原体
E. 抗生素治疗是否有效

118. 中毒性菌痢的临床特征哪项除外
A. 急性高热，反复惊厥，昏迷
B. 大便常规检查发现大量炎性细胞
C. 迅速发生休克，呼吸衰竭
D. 腹痛、腹泻明显
E. 脑脊液化验正常

119. 下列哪项不是暴发型流脑（休克型）的典型表现
A. 高热，中毒症状重
B. 脑膜刺激征
C. 脑脊液“米汤样”，糖、氯减少
D. 迅速扩大的全身瘀点、瘀斑
E. 血培养脑膜炎球菌阳性

120. 下列哪个不是感染人类的疟原虫种类
A. 间日疟
B. 三日疟
C. 四日疟
D. 卵形疟
E. 恶性疟

121. 平原地区间日疟传播的主要媒介是
A. 淡色库蚊
B. 中华按蚊
C. 三带喙库蚊
D. 刺挠伊蚊
E. 微小按蚊

122. 间日疟的典型发作中，不存在
A. 前驱期
B. 寒战期
C. 高热期
D. 大汗期
E. 间歇期

123. 在疟疾的表现中（典型），下列哪项是错误的
A. 定时性，周期性寒热，大汗发作
B. 有完全缓解间歇
C. 脾大
D. 白细胞增多，中性粒细胞升高
E. 贫血

124. 孕妇和儿童宜服用哪种抗疟药预防疟疾
A. 氯喹
B. 甲氟喹
C. 乙胺嘧啶
D. 多西环素
E. 阿奇霉素

125. 确诊日本血吸虫病的依据为粪便检出活卵或孵出
A. 尾蚴
B. 雷蚴
C. 幼虫
D. 毛蚴
E. 成虫

126. 预防日本血吸虫病的关键是消灭
A. 猪
B. 牛
C. 鼠
D. 羊
E. 钉螺

127. 艾滋病的传染源是
A. 猪
B. 蚊
C. 鼠
D. 人
E. 螨

128. 关于艾滋病的艾滋病期表现，下列哪种是错的
A. 肺孢子菌肺炎
B. 神经系统症状
C. 消化系统症状
D. 免疫缺陷所致肿瘤
E. 顽固性休克

129. 急性淋病的治疗，首选药物是
A. 青霉
B. 大观霉素
C. 头孢曲松
D. 红霉素
E. 阿奇霉素

130. 妊娠期淋病的治疗哪种药物可应用
A. 四环素
B. 氟喹诺酮类
C. 青霉素
D. 环丙沙星
E. 干扰素

131. 引起梅毒的病原体是
A. 难辨梭菌
B. 苍白密螺旋体
C. 甲型溶血性链球菌
D. 人乳头瘤病毒
E. HIV

132. 以下哪一项不是梅毒的感染途径
A. 性接触
B. 血液传播
C. 垂直传播
D. 接吻
E. 蚊虫叮咬

133. 梅毒的分期不包括下列哪一项
A. 一期梅毒
B. 亚急性期梅毒
C. 三期梅毒
D. 早期先天性梅毒
E. 二期梅毒

134. 关于一期梅毒的叙述，错误的是
A. 可出现硬下疳
B. 梅毒血清学阴性
C. 有神经梅毒
D. 有不洁性交史
E. 外阴表面溃疡，有浆液性分泌物

135. 下列哪种药物不能治疗梅毒
A. 苄星青霉素 G
B. 四环素
C. 阿昔洛韦
D. 红霉素
E. 头孢曲松钠

136. 高压灭菌后的物品一般可保留
A. 4 天
B. 1 周
C. 2 周
D. 3 周
E. 1 个月

137. 手术区皮肤消毒的范围最少距手术切口
A. 5cm
B. 10cm
C. 15cm
D. 20cm
E. 30cm

138. 器械浸泡在 70% 酒精或 0.1%新洁尔灭溶液中需要多少时间方可使用
A. 15 分钟
B. 30 分钟
C. 60 分钟
D. 90 分钟
E. 120 分钟

139. 关于戴无菌手套，脱污染手套，下述描述哪项是错误的
A. 戴无菌手套时，注意勿触及手套外面
B. 脱污染手套时，手套外面不能触及皮肤
C. 常规洗手后，如用干手套，先穿手术衣后戴手套
D. 常规洗手后，如用温手套，先戴手套后穿手术衣
E. 常规洗手后，如用干手套，先戴手套后穿手术衣

140. 口服中毒者，最常用的吸附剂是
A. 牛奶
B. 树脂
C. 活性炭
D. 鸡蛋清

E. 食用油

141. 不明原因的中毒洗胃液宜选用
A. 生理盐水
B. 1∶5000高锰酸钾
C. 2%碳酸氢钠
D. 0.3%过氧化氢
E. 5%硫酸钠

142. 关于急性中毒的洗胃治疗，下列哪项不正确
A. 每次注入200～250ml洗胃液
B. 每次灌液后尽量排出
C. 洗胃液总量至少8L
D. 直至回收液清亮为止
E. 应注意预防吸入性肺炎，窒息

143. 中毒的一般处理方法不包括
A. 清除未吸收的毒物
B. 加速药物排泄，减少药物吸收
C. 对昏迷状态的患者催吐
D. 使用特殊解毒剂
E. 支持对症治疗

144. 确诊CO中毒最主要的依据是
A. 空气中CO的浓度
B. 与CO接触的时间
C. 血液中碳氧血红蛋白的有无
D. 昏迷的深度
E. 缺氧的程度

145. CO中毒时首选
A. 细胞色素C
B. 给氧
C. 甘露醇及利尿药
D. 中枢兴奋药
E. 抗生素

146. 解除有机磷农药中毒时烟碱样毒性作用首选
A. 阿托品
B. 解磷定
C. 贝美格
D. 尼可刹米
E. 甘露醇

147. 诊断有机磷农药中毒最重要的指标是
A. 接触史
B. 出现毒蕈碱和烟碱样症状
C. 血胆碱酯酶活力降低
D. 阿托品试验诊断阳性
E. 呕吐物和衣物有大蒜味

【A_2型题】

148. 患者，男性，65岁。慢性阻塞性肺疾病患者，因受凉后咳嗽、咳痰伴呼吸困难加重2天入院。查体：坐位，喘息貌，球结膜轻度水肿，口唇发绀，双肺可闻及散在哮鸣音，肺底少许湿啰音。动脉血气分析示pH 7.21，$PaCO_2$ 65mmHg，PaO_2 52mmHg。该患者宜采取的治疗措施为
A. 储氧面罩吸氧
B. 有创通气
C. 鼻导管吸氧
D. 普通面罩吸氧
E. 无创通气

149. 患者，男性，53岁。咳嗽、咳痰8年，肺功能测定为阻塞性通气功能障碍。下列哪项是错误的
A. 肺活量减低
B. 残气量增加
C. 第1秒用力呼气量减低
D. 残气容积占肺总量的百分比降低
E. 最大呼气中期流速减低

150. 患者，男性，54岁。慢性咳嗽、咳痰10年，气急3年，逐渐加重。X线胸片示肋间隙增宽，两肺透亮度增加，右上圆形透亮区，两下肺纹理增粗、紊乱。诊断应先考虑
A. 支气管哮喘
B. 自发性气胸
C. 支气管扩张
D. 慢性阻塞性肺疾病
E. 慢性支气管炎

151. 患者，男性，40岁。20年前患过肺结核外，平素健康，近3个月来有刺激性咳嗽，痰中偶有血丝，有时发热。X线片示右肺上叶前段有2.0cm×2.5cm的块状阴影，边缘不整呈分叶状，痰查脱落细胞3次均阴性，诊断首先考虑
A. 肺结核
B. 肺脓肿
C. 肺囊肿
D. 肺癌
E. 肺良性肿瘤

152. 患者，男性，35岁。刺激性咳嗽并痰中带血丝6个月。胸片示左肺中央型块影，左肺上叶不张，左胸腔中量积液，右纵隔阴影增宽，轮廓呈波浪形。右侧的病变应考虑是肺癌的
A. 交叉转移
B. 直接扩散
C. 细胞脱落种植
D. 经肺循环血行转移
E. 经体循环血行转移

153. 患者，男性，50岁。20年前咳嗽、低热，当时胸片示右上肺结核伴空洞，曾长期应用异烟肼、利福平效果不佳。目前右上肺有纤维空洞形成，未见广泛播散病变，痰结核菌阳性。采用哪种治疗方法为好
A. 异烟肼、利福平、乙胺丁醇
B. 卡那霉素、吡嗪酰胺
C. 异烟肼、利福平、吡嗪酰胺
D. 肺叶切除术
E. 异烟肼、氨硫脲

154. 患者，男性，28岁，有吸烟史。因低热、咳嗽2个月，痰中带血1周来院门诊。查体：体温37.5℃，双侧颈部可触及多个淋巴结，可活动，右上肺可闻及少许湿啰音，

胸片示右上肺云雾状阴影。最可能的诊断是
A. 原发型肺结核
B. 右肺炎
C. 继发型肺结核
D. 支气管肺癌
E. 颈淋巴结炎

155. 患者，男性，66岁。高血压心脏病、心功能不全，心电图示二度房室传导阻滞，两肺底闻及湿啰音。此时不宜选择下列哪一种降压药物
A. 卡托普利
B. 硝苯地平
C. β受体阻断药
D. 噻嗪类利尿药
E. 哌唑嗪

156. 患者，女性，55岁。高血压、冠心病，近日加班后出现心前区闷痛发作频繁，伴头痛，休息后不能缓解，测血压150/100mmHg，心电图示R波为主导联ST-T缺血性改变。应采用何种药物治疗最为适宜
A. 洋地黄
B. 利多卡因
C. 硝苯地平
D. 硝酸甘油
E. 硝酸异山梨酯

157. 患者，男性，60岁。患高血压病多年，1年来血压经常为（170～180）/（110～120）mmHg。胸部X线片示左室增大，肺淤血。眼底为高血压3级改变，尿常规正常。诊断为
A. 高血压病1级
B. 高血压病2级
C. 高血压病3级
D. 急性高血压
E. 高血压危象

158. 患者，女性，31岁。间断上腹隐痛4年。疼痛无规律，多餐后发生，无反酸、胃灼热、消瘦。查体：心肺无异常，腹部无压痛，未触及包块，肝脾肋下未触及。腹部B超未见异常。最有可能的诊断是
A. 慢性胆囊炎
B. 慢性阑尾炎
C. 慢性胃炎
D. 慢性胰腺炎
E. 胃食管反流病

159. 患者，男性，49岁。胃溃疡病史25年，反复发作，每于抑酸对症治疗好转。2个月来，又有疼痛发作，经内科治疗8周不见好转，且逐渐消瘦。最大可能是
A. 消化性溃疡复发
B. 消化性溃疡癌变
C. 药物抗药，不敏感
D. 复合溃疡
E. 多发溃疡

160. 患者，女性，42岁。间断性上腹痛2年，疼痛多在餐前，进食后缓解。查体：腹平软，剑下偏右压痛。钡透：十二指肠球部变形。此患者最可能是
A. 十二指肠球炎
B. 慢性胃炎
C. 十二指肠球后溃疡
D. 十二指肠球部溃疡
E. 非溃疡性消化不良

161. 患者，男性，60岁。近日出现上腹不适，疼痛，进食后加重，消瘦、贫血。应高度警惕
A. 消化性溃疡
B. 慢性胃炎
C. 胃癌
D. 肝癌
E. 胰腺炎

162. 患者，女性，25岁。既往月经5～6/28天，月经过期1周。结婚6个月从未用过避孕药，既往月经正常。宫颈软、着色，子宫正常大小，双附件（-）。下列哪项是诊断妊娠的最早方法
A. B超
B. 放射免疫测定β-hCG
C. 基础体温
D. 听胎心
E. 尿hCG测定

163. 患者，女性，35岁。月经周期规律，经期延长，经量增加半年，阴道流血10天。查体：贫血貌，妇科检查发现子宫增大如8周大小，质中，B超提示宫腔实性占位，直径4cm。最可能的诊断是
A. 子宫浆膜下肌瘤
B. 子宫黏膜下肌瘤
C. 子宫颈肌瘤
D. 子宫阔韧带肌瘤
E. 子宫肌壁间肌瘤

164. 患者，女性，30岁。孕1产0，宫内妊娠20周，合并子宫壁间肌瘤，主诉：下腹痛7天，合并低热，无阴道流血。WBC 9×10^9/L。最可能的诊断是
A. 子宫肌瘤合并感染
B. 子宫肌瘤红色变性
C. 子宫肌瘤囊性变
D. 子宫肌瘤蒂扭转
E. 妊娠合并阑尾炎

165. 患者，女性，40岁，孕5产1。阴道不规则流血达8个月。妇科检查：宫颈肥大，可见凹陷样溃疡，边缘硬。左侧宫颈旁组织厚而硬，双穹（-），宫颈活检为鳞状上皮癌。其分期
A. 子宫颈癌ⅡA期
B. 子宫颈癌ⅡB期
C. 子宫颈癌ⅢA期
D. 子宫颈癌ⅢB期
E. 子宫颈癌ⅣA期

166. 患者，女性，30岁。发热、寒战，轻度黄疸，脾肋下3cm，Hb 70g/L，网织红细胞0.09，血清铁1200μg/L，肝功正常，Ham试验阴性，Coombs试验

阳性。诊断应考虑为

A. 阵发性寒冷性血红蛋白尿症

B. 阵发性睡眠性血红蛋白尿症

C. 自身免疫性溶血性贫血

D. 肝炎后合并继发性贫血

E. Evans 综合征

167. 患者，男性，38 岁。畏寒、发热、寒战、头晕 3 天。查体：体温 38℃，巩膜黄染，肝肋下 2.5cm，尿胆原阳性，尿镜下无红细胞，尿隐血阳性，过去有肝炎史。诊断

A. 慢性肝炎急性发作

B. 胆石症

C. 急性黄疸型肝炎

D. 溶血性贫血

E. 以上全不是

168. 患者，男性，35 岁。半年来逐渐贫血，不发热，无出血症状，尿呈浓茶色，巩膜轻度黄染，肝、脾不大。化验：Hb82g/L，白细胞 5.6×10^9/L，血小板 93×10^9/L，网织红细胞 0.05，为确诊首选哪项检查

A. 骨髓穿刺

B. 血清铁

C. 尿含铁血黄素

D. 抗人球蛋白试验

E. 酸化血清溶血试验

169. 患者，男性，20 岁。乏力、发热、全身痛，皮肤瘀斑半月余。查体：贫血貌，体温 38℃，心肺（-），胸骨有压痛，肝肋下 1.5cm，脾肋下 1cm，血红蛋白 60g/L，白细胞总数 2×10^9/L，血小板 20×10^9/L，最可能的诊断是

A. 再生障碍性贫血

B. 溶血性贫血，缺铁性贫血

C. 巨幼细胞贫血

D. 血小板减少性紫癜

E. 急性白血病

170. 患者，男性，33 岁。咳嗽、发热 1 周，体温 38.5℃，皮肤有大块瘀斑，血红蛋白 85g/L，白细胞总数 3×10^9/L，中性粒细胞 0.32，淋巴细胞 0.64，未见幼稚细胞，血小板 3.2×10^9/L，凝血酶原时间 15 秒（对照 12 秒），3P 试验弱阳性。最可能诊断是

A. 再生障碍性贫血

B. 急性白血病

C. 肺炎并发 DIC

D. 原发性血小板减少性紫癜

E. 维生素 K 缺乏

171. 患者，女性，32 岁。心悸、烦躁、怕热伴消瘦 2 个月。查体：BP 120/60mmHg，心率 112 次/分。心尖部闻及收缩期柔和吹风样杂音。最可能的诊断是

A. 糖尿病

B. 心肌炎

C. 甲状腺功能亢进症

D. 心血管神经症

E. 风湿性心脏病

172. 患者女，18 岁。心慌、怕热、多汗，体重下降 3 个月。双手有细颤，突眼不明显，甲状腺Ⅱ度弥漫性肿大、质地软、有血管性杂音，心率 108 次/分，两肺呼吸音清，考虑为 Graves 病。为明确诊断，首先要检查

A. 甲状腺摄碘率

B. 血 TSH、FT3、FT4

C. 抗甲状腺抗体 TGA

D. 甲状腺 B 型超声

E. 甲状腺放射性核素扫描

173. 患者，女性，18 岁。甲状腺弥漫性肿大，无突眼。甲状腺摄碘试验：2 小时 25%，24 小时 50%。清晨空腹测定脉搏 70 次/分，血压 120/80mmHg，SPECT 检查甲状腺无结节。最可能的诊断是

A. 甲状腺功能减退

B. 甲状腺功能亢进

C. 甲状腺炎

D. 单纯性甲状腺肿

E. 结节性甲状腺肿

174. 患者，男性，50 岁。无“三多一少”症状，空腹血糖 6.5mmol/L，有糖尿病家族史，疑糖尿病就诊，下列哪项试验最具诊断意义

A. 尿糖定性

B. 24 小时尿糖定量

C. 餐后血糖

D. 葡萄糖耐量+胰岛素释放试验

E. 糖化血红蛋白

175. 患者，男性，45 岁。较肥胖，因面颈部反复疖肿 2 个月就诊，无明显“三多一少”症状，空腹血糖 7.6mmol/L，父母均为 2 型糖尿病患者。此时首选具有诊断意义的检查是

A. 100g 葡萄糖耐量+C 肽释放试验

B. 75g 葡萄糖耐量+胰岛素释放试验

C. 尿糖测定

D. 空腹血糖测定

E. 糖化血红蛋白测定

176. 患者，男性，45 岁。体胖，平素食欲佳。近 1 个月饮水量逐渐增多，每日 1500ml 左右，尿量多，空腹血糖 6.7mmol/L（120mg/dl），尿糖（+）。应做哪些检查来确诊糖尿病

A. 24 小时尿糖定量

B. 24 小时尿 C 肽测定

C. 皮质素葡萄糖耐量试验

D. 葡萄糖耐量试验

E. 24 小时尿糖定量

177. 患者，男性，65 岁。患糖尿病 15 年，长期应用苯乙双胍。检查结果：浅昏迷，呼吸深大，中度脱水，膝反射极弱，血压 80/65mmHg，血糖

15mmol/L，血钠 140mmol/L，血钾 5.6mmol/L，CO_2CP 12mmol/L，BUN 15mmol/L，尿糖（+++），尿酮体（+），尿蛋白（++）。最可能的诊断是
A. 糖尿病酮症酸中毒昏迷
B. 非酮症高渗性糖尿病昏迷
C. 乳酸酸中毒昏迷
D. 糖尿病肾病尿毒症昏迷
E. 脑血管意外所致昏迷

178. 某患者轻度肥胖，空腹血糖 5.6mmol/L，口服葡萄糖 75g 后 60 分钟血糖达高峰，为 11.1mmol/L，2 小时值为 8.7mmol/L，3 小时为 4.6mmol/L。其血浆胰岛素浓度及变化可能是
A. 空腹时 100μIU/ml（正常 5~24μIU/ml）
B. 空腹时<5μIU/ml
C. 空腹时正常或升高，口服葡萄糖后缓慢升高，达峰延迟，以后下降
D. 空腹时正常，口服葡萄糖后迅速升高，持续时间长，以后下降
E. 空腹时正常，口服葡萄糖后迅速升高，然后逐渐下降

179. 患者女，32 岁。表现为紧张恐惧，坐立不安，有大祸临头之感，惶惶不可终日，说不清具体原因，属于
A. 焦虑
B. 恐惧
C. 情感爆发
D. 易激惹
E. 情感不稳

180. 某患者意识清晰，有嗜酒史，智力相对良好，但有近事记忆障碍及言谈虚构倾向。该患者最可能的综合征是
A. 谵妄综合征
B. 酒中毒性幻觉症
C. 酒中毒性妄想症
D. 痴呆综合征
E. 遗忘综合征

181. 76 岁老人，平素健康，跌倒后，致股骨头下型骨折有移位。选择哪种治疗最合适
A. 皮牵引治疗
B. 髋人字石膏固定
C. 骨牵引治疗
D. 股骨粗隆间截骨术
E. 人工股骨头置换术

182. 患者，男性，35 岁。2 个月前由高处跌落，发生第 1 腰椎压缩性骨折，双下肢不全瘫，CT 片显示脊髓被向后突出的第 1 腰椎后缘骨嵴压迫。此时应采用
A. 自身功能复位
B. 双踝悬吊复位
C. 椎板切除减压术
D. 两桌法复位
E. 椎管侧后方减压术

183. 患者，男性，20 岁。夜间骑自行车，头朝下跌于壕沟，发生四肢不全瘫，X 线片显示齿状突骨折伴半脱位。此时在治疗上最先采取的措施是
A. 石膏领固定
B. 颅骨牵引固定
C. 吊带牵引
D. 环枕固定术
E. 切开复位内固定

184. 女孩，2 岁。高热 4 天，皮疹 1 天。伴咳嗽、流涕、流泪。T 39.5℃。P 120 次/分。睑结膜充血。耳后、发际、颌面及颈部散在红色斑丘疹，疹间皮肤正常。心肺无异常。最可能的诊断是
A. 猩红热
B. 水痘
C. 幼儿急诊
D. 风疹
E. 麻疹

185. 患儿，5 岁。平素体质较差，8 个月时曾接种麻疹疫苗，今在幼儿园中接触一麻疹患儿。该小儿应检疫观察多长时间
A. 5 天
B. 7 天
C. 10 天
D. 14 天
E. 21 天

186. 8 个月婴儿发热，体温高达 39℃，咽红，精神状态尚好，静脉滴注 3 日头孢唑啉及双黄连，第 4 天热退，但患儿皮肤出现红色斑丘疹，颈部及躯干明显，既往曾用过头孢唑林。诊断最可能为
A. 麻疹
B. 药疹
C. 风疹
D. 幼儿急疹
E. 荨麻疹

187. 男婴，3 个月。母乳喂养，腹泻 2 个月，大便 5~6 次/天，稀或糊便，无脓血，食欲好，面有湿疹，体重 5.6kg。最可能的诊断是
A. 迁延性腹泻
B. 慢性腹泻
C. 生理性腹泻
D. 饮食性腹泻
E. 感染性腹泻

188. 患儿，男，7 个月。因腹泻 1 天，体温 39℃，于 9 月 13 日入院。查体：精神可，无明显脱水征，咽红。粪便呈蛋花汤样，脂肪球（+）。其引起腹泻的最可能病因是
A. 细菌性痢疾
B. 进食过量或喂养不当
C. 病毒性肠炎
D. 生理性腹泻
E. 致病性大肠埃希菌肠炎

189. 男孩，1 岁。发热 2 天，咳嗽、气喘 1 日，已诊断为支气管肺炎。确诊最主要的体征是
A. 三凹征（+）

B. 双肺闻及细水泡音
C. 呼吸急促
D. 口唇发绀
E. 双肺闻及哮鸣音

190. 男孩，18个月。咳嗽5天，发热，气喘1天。查体：体温38℃，咽赤（+），呼吸急促，唇轻度发绀，诊断为急性支气管肺炎。对于诊断有利的体征是
A. 呼吸急促，口周发绀
B. 肺间不固定的水泡音及哮鸣音
C. 鼻翼扇动及三凹征阳性，肺部固定中小水泡音
D. 呼气性呼吸困难
E. 三凹征阳性

191. 患儿，女，8岁。近1周乏力、身体不适、咳嗽剧烈、微热，近3天胸痛及头痛、咳嗽加重，影响睡眠。肺部听诊仅在肺下部局限性呼吸音减低。X线示右肺下部呈云雾状，浸润影。此患儿最应考虑的诊断是
A. 急性支气管肺炎
B. 金黄色葡萄球菌肺炎
C. 病毒性肺炎
D. 支原体肺炎
E. 毛细支气管肺炎

192. 患者，男性，发现乙肝2年，出现乏力，腹胀，食欲缺乏，病情不稳定。查体：肝病面容，肝肋下触及1.0cm，质中等，脾界扩大，血清ALT 200U/L，清蛋白34g/L，球蛋白37g/L。应诊为
A. 慢性乙型肝炎，中度
B. 慢性乙型肝炎，重度
C. 慢性肝衰竭
D. 肝硬化
E. 慢性重症肝炎

193. 患者，男性，35岁。病程2个月，轻度乏力，腹胀，皮肤瘙痒，粪便颜色变浅，肝肋下触及2cm。化验结果：ALT、AKP、BIL均明显升高。肝胆B超未见肿瘤、结石，肝内胆管无扩张。应诊断为
A. 梗阻性黄疸
B. 胆汁性肝硬化
C. 慢性活动性肝炎
D. 淤胆型肝炎
E. 慢性胆囊炎急性发作

194. 患者，男性，17岁。发热38℃，伴乏力、食欲缺乏、恶心、呕吐，3天后体温正常并发现尿色加深，如深茶样，巩膜皮肤中度黄染。诊断应考虑最可能为
A. 急性黄疸型肝炎
B. 急性胆囊炎
C. 胆石症
D. 慢性肝炎活动
E. 淤胆型肝炎

195. 慢性乙肝患者，发热4天，体温38℃，伴恶心、呕吐，尿色加深。化验：ALT 800U/L，胆红素定量120μmoL/L，抗-HEV IgM（+）。诊断应考虑
A. 慢性乙型肝炎重叠戊型肝炎病毒感染
B. 慢性乙型肝炎重度
C. 慢性乙型肝炎，急性丁型肝炎
D. 慢加急性肝衰竭
E. 亚急性肝衰竭

196. 患者，男性，30岁。自10月30日起出现发热，头痛，皮肤、黏膜出血，3天后出现少尿，此时血白细胞 $35\times10^9/L$，尿蛋白（+++）。此时最可能诊断是
A. 肾小球肾炎
B. 尿毒症
C. 白血病
D. 肾综合征出血热
E. 重感冒

197. 肾综合征出血热，少尿期，并高血容量，脉搏洪大，心率增快，明显呼吸困难，继而咯血，其原因是
A. 肺感染
B. 肺水肿
C. 支气管扩张症
D. DIC
E. 尿毒症酸中毒

198. 某患者于1月3日起发病，3天来发热，恶心，呕吐，食欲缺乏，头痛，四肢酸痛，腰痛。查体：重病容，球结膜充血，无水肿，咽充血，腋下可见点状抓痕样出血点，肝脾未及。血常规：WBC $12\times10^9/L$、中性粒细胞0.72、淋巴细胞0.28，可见异型淋巴细胞。尿常规：尿蛋白（+++），RBC 2～5个/高倍视野，该患者首先考虑的诊断为
A. 钩端螺旋体病
B. 败血症
C. 肾综合征出血热
D. 流行性脑脊髓膜炎
E. 结核性脑膜炎

199. 女孩，6岁。发热1天，腹泻5～6次，为黏液性脓血便，腹痛伴里急后重，病前进食过夜食物，粪便常规检查：黏液便，红白细胞满视野，诊断为细菌性痢疾。其类型属于
A. 普通型
B. 轻型
C. 重型
D. 中毒型
E. 慢性型

200. 伤寒患者经治疗后体温渐降，但未降至正常，此后体温再次升高，血培养阳性，属于
A. 复发
B. 再感染
C. 复燃
D. 混合感染
E. 重复感染

201. 患者，男性，20岁。突发寒战、高热，伴腹痛、腹泻，腹泻10余次，粪便质少，为

黏液脓血便，便细菌培养痢疾杆菌阳性。便常规：脓液(++)，红细胞6个/高倍视野，白细胞满视野。该患者首选治疗

A. 氯霉素
B. 诺氟沙星
C. 头孢霉素
D. 红霉素
E. 利巴韦林

202. 患儿，3岁。发热3天，有头痛，呕吐。查体：皮肤有瘀点，瘀斑，脑膜刺激征(+)，腰穿脑脊压升高，外观浑浊，细胞数$2000 \times 10^6/L$，糖和氯化物明显降低，蛋白含量明显升高，脑脊液直接涂片检菌阳性。临床诊断

A. 结核性脑膜炎
B. 肺炎球菌性脑膜炎
C. 普通型流脑
D. 脑膜脑炎型流脑
E. 病毒性脑膜炎

203. 间日疟患者经奎宁治疗3天，临床症状消失，2个月后又出现疟疾，外周血可查到疟原虫，其间再无感染此种情况应考虑

A. 疟疾再感染
B. 疟疾复发
C. 疟疾再燃
D. 不同疟原虫混合感染
E. 疟原虫重复感染

204. 患者，男性，35岁，浙江人。1个月前因捕鱼着凉，近日发热，体温38.5℃，腹泻稀便。查体：无欲外观，周身可见荨麻疹，无黄染，肝肋下1.0cm，脾肋下2.0cm，脾轻压痛。化验：血WBC $15\times10^9/L$，嗜酸性粒细胞0.4。其最可能的诊断是

A. 伤寒
B. 副伤寒
C. 阿米巴肝脓肿
D. 急性血吸虫病
E. 粟粒性结核

205. 患者，男性，45岁。有不洁性交史5天，1天前尿道疼痛出脓。查体：尿道口可见大量黄色脓性分泌物。下列哪种检查即便捷又准确

A. 淋病奈瑟球菌涂片
B. 淋病奈瑟球菌培养
C. HIV分离
D. 血清抗-HIV
E. RPR

206. 患者，女性，60岁。清晨在家中被发现昏迷，急诊入院。查体：昏迷，皮肤潮红，口唇樱桃红色，双侧瞳孔大小正常。最可能的诊断是

A. 镇静催眠药中毒
B. 有机磷农药中毒
C. 乙醇中毒
D. 阿托品中毒
E. 一氧化碳中毒

【A_3/A_4型题】

(207~209题共用题干)

患者，男性，65岁，慢性咳嗽、咳痰20年。4天前受凉后咳嗽加重，痰量增多，咳黏脓痰

207. 诊断慢性支气管炎急性发作期的依据是

A. 年龄大于60岁
B. 咳嗽、咳痰
C. 痰呈黏脓性
D. 咳加重，痰量增多4天
E. 肺部有啰音

208. 体检最可能发现

A. 两肺呼吸音增强
B. 肺尖部湿啰音
C. 散在干湿啰音
D. 肺底部捻发音
E. 局限固定哮鸣音

209. 此时最合理的治疗

A. 免疫治疗
B. 中药治疗
C. 抗炎祛痰
D. 解痉平喘
E. 补充电解质

(210~216题共用题干)

患者，男性，50岁。咳嗽、咳白色泡沫痰10年，每年持续4个月。近3年出现活动后气短，时有哮喘。查体：两肺叩诊高清音，呼吸音低，呼气延长。

210. 患者应诊断为

A. 单纯型慢性支气管炎
B. 支气管哮喘、肺气肿
C. 喘息型慢性支气管炎
D. 喘息型慢性支气管炎、肺气肿
E. 单纯型慢性支气管炎、肺气肿

211. 为明确诊断应选择

A. 动脉血气分析
B. 心电图
C. 痰液检查
D. 呼吸功能测定
E. 血常规

212. 慢性肺源性心脏病形成肺动脉高压的主要机制

A. 支气管感染
B. 红细胞增多
C. 血液黏稠度增加
D. 肺小动脉痉挛
E. 肺毛细血管床减少

213. 最易导致肺气肿、肺源性心脏病的肺结核是

A. 原发型肺结核
B. 血行播散型肺结核
C. 浸润型肺结核
D. 慢性纤维空洞型肺结核
E. 结核性胸膜炎

214. 可引起视力减退、视野缩小的药物是

A. 异烟肼
B. 乙胺丁醇
C. 对氨基水杨酸
D. 吡嗪酰胺
E. 利福平

215. 即使结核分枝杆菌对其已产生耐药，但复治时仍可选用的药物是

A. 利福平

B. 异烟肼
C. 链霉素
D. 乙胺丁醇
E. 吡嗪酰胺

216. 患者，男性，55岁。慢性支气管炎史5年，近1年痰血3次，鉴别诊断时哪项疾病不需要鉴别
A. 肺结核
B. 肺炎
C. 支气管扩张
D. 支气管肺癌
E. 支气管哮喘

（217~219题共用题干）

患者，男性，60岁。吸烟史30年，咳嗽、咳痰20年，活动后气急5年，偶有下肢水肿。查体：桶状胸，两肺呼吸音低，少量湿啰音，肺动脉瓣区第二心音亢进。

217. 最可能的诊断是
A. 喘息型慢性支气管炎
B. 慢性支气管炎急性发作
C. 老年性肺气肿
D. 慢性支气管炎、肺气肿、肺源性心脏病
E. 肺源性心脏病失代偿期

218. 为明确诊断，下列哪项不作为首选
A. 胸部X线
B. 心电图
C. 肺功能
D. 血气分析
E. 超声心动图

219. 该患者X线表现一般不出现
A. 右下肺动脉干横径>15mm
B. 肺动脉段突出
C. 膈低平
D. 肺纹理紊乱
E. 心影明显增大

（220~221题共用题干）

患者，男性，60岁，突然呼吸困难伴咳嗽2小时，两肺闻及哮鸣音，心率126次/分，杂音听不清。

220. 应给予哪项治疗
A. 肾上腺素
B. 氨茶碱
C. 吗啡
D. 异丙肾上腺素
E. 哌替啶

221. 诊断支气管哮喘的主要依据
A. 血中嗜酸性粒细胞增多
B. 有阻塞性通气功能障碍
C. 血清IgE升高
D. 反复发作的呼吸困难伴哮鸣音
E. 气道激发试验阳性

（222~224题共用题干）

患者，男性，30岁。呼吸困难2天就诊，发作前有鼻痒，喷嚏。既往有类似病史。体检：呼吸26次/分，呼气末闻及哮鸣音，心率96次/分，律齐。

222. 最可能的诊断是
A. 上呼吸道感染
B. 心源性哮喘
C. 大叶性肺炎
D. 支气管哮喘
E. 喘息性支气管炎

223. 为判断病情程度，应做哪项检查
A. 血嗜酸性粒细胞计数
B. 呼气流速峰值
C. 血清IgE
D. 血气分析
E. 胸部X线

224. 治疗首选药物是
A. 酮替酚
B. 色苷酸二钠
C. 沙丁胺醇
D. 泼尼松
E. 特非那定

（225~226题共用题干）

患者，女性，25岁，午后发热3周，咳嗽，少量白色黏痰。体检：左肩胛区闻及少量湿啰音，红细胞沉降率40mm/h，白细胞10×10^9/L，中性粒细胞占比0.75，胸部X线片示左第二前肋斑片状浸润阴影。

225. 最可能的诊断
A. 肺炎球菌肺炎
B. 浸润型肺结核
C. 肿瘤肺内浸润
D. 支原体肺炎
E. 肺真菌病

226. 如不及时治疗，最易出现
A. 亚急性血行播散
B. 空洞形成
C. 结核性胸膜炎
D. 慢性纤维空洞
E. 病变硬结钙化

（227~229题共用题干）

患者，男性，45岁。经常头痛、头晕近10年，头痛加重2天，伴有恶心、呕吐送往急诊。查体：神志模糊，血压230/120mmHg，尿蛋白（++），尿糖（+）。

227. 最可能的诊断是
A. 糖尿病酮症酸中毒
B. 恶性高血压
C. 高血压危象
D. 肾性高血压
E. 高血压脑病

228. 诊断已成立，其发病机制是
A. 心房利钠因子减少
B. 肾素活性增高
C. 交感神经过度兴奋
D. 周围小动脉痉挛
E. 脑血管自身调节障碍

229. 入院治疗，神志清，但血压仍为202/120mmHg，且气急不能平卧。查体：心率10次/分，期前收缩3次/分，两肺底有湿啰音，此时正确治疗是
A. 毛花苷C
B. 硝普钠静脉滴注
C. 利多卡因静脉滴注
D. 普罗帕酮静脉注射
E. 快速利尿剂静脉注射

（230~231题共用题干）

患者，男性，56岁。患胃溃疡15年，近3个月复发，经8周内科药物治疗无效，便隐血试验持续阳性。

230. 该患者最可能的疾病是
A. 胃溃疡活动

B. 并十二指肠球溃疡
C. 胃溃疡癌变
D. 慢性胃体炎
E. 慢性胃窦炎
231. 该患者做哪项检查有助确诊
A. 胃镜+活检
B. 钡透
C. 腹部平片
D. 胸腹联透
（232~234 题共用题干）
患者男，40 岁。右上腹胀痛 2 个月，肝肋下 3cm，脾肋下 2cm，移动性浊音阳性，HBsAg 阳性，B 超检查见肝右叶有一直径 5cm 的占位病变。
232. 最可能的诊断
A. 肝硬化
B. 细菌性肝脓肿
C. 肝血管瘤
D. 肝癌
E. 肝包虫病
233. 最合适的实验室检查
A. AFP
B. γ-GT
C. 血培养
D. 包虫囊液皮试
E. 血清胆红素测定
234. 对该病最有确定诊断意义的检查
A. B 超
B. 腹部 CT
C. X 线检查
D. 肝功能检查
E. 肝穿刺针吸细胞学检查
（235~238 题共用题干）
患者，男性，30 岁。转移性右下腹痛 10 小时，伴恶心、呕吐，呕吐物为胃内容物、量少。体温约 38.2℃，脉搏 98 次/分，右下腹压痛、反跳痛、肌紧张。白细胞计数为 12×10^9/L，中性粒细胞 0.9，尿常规 WBC 8～10 个/高倍视野，RBC 2～3 个/高倍视野。
235. 该患者最可能诊断是
A. 急性胆囊炎
B. 消化性溃疡穿孔
C. 急性化脓性阑尾炎
D. 急性胰腺炎
E. 急性肠梗阻
236. 该患者最佳治疗方法为
A. 观察
B. 急诊行手术治疗
C. 抗炎补液
D. 中药治疗
E. 对症治疗
237. 该患者可能出现的最严重并发症为
A. 门静脉炎
B. 肠梗阻
C. 化脓性腹膜炎
D. 腹腔脓肿
E. 水、电解质紊乱
238. 该患者手术后最常出现的并发症为
A. 肠粘连梗阻
B. 肠瘘
C. 腹腔残余脓肿
D. 腹腔出血
E. 切口感染
（239~240 题共用题干）
患者，女性，40 岁。月经量增多 5 年，月经周期正常，经量多时如小便样外流。妇科检查：子宫如孕 3 个月妊娠大小，表面凹凸不平，子宫左侧可扪及鸭卵大小包块，质硬与子宫分不开，无压痛，血红蛋白 60g/L。
239. 该妇女患有何种疾病
A. 子宫内膜异位症
B. 卵巢实质性肿瘤
C. 多发性子宫肌瘤
D. 盆腔炎性包块
E. 巧克力囊肿
240. 该妇女应进行的治疗为
A. 药物保守治疗
B. 肌瘤挖除术
C. 单附件切除术
D. 子宫全切术
E. 广泛根治术
（241~242 题共用题干）
患者，女性，49 岁。少许接触性出血 3 个月。妇科检查：宫颈重度糜烂外观，宫体前位，大小正常，宫旁浸润达盆壁，活检报告为鳞癌。
241. 其临床分期为
A. ⅡA 期
B. ⅡB 期
C. ⅢA 期
D. ⅢB 期
E. Ⅳ期
242. 最恰当的治疗是
A. 子宫全切术
B. 扩大性子宫全切术
C. 广泛子宫全切术+盆腔淋巴结清扫术
D. 放射治疗
E. 扩大性子宫切除术+盆腔淋巴结清扫术
（243~245 题共用题干）
患者，男性，56 岁，食欲缺乏半年，巩膜轻度黄染，肝肋下及边。Hb 80g/L，RBC 3.1×10^{12}/L，网织红细胞 0.20。骨髓象示幼红细胞增生活跃，中、晚幼红细胞为主，幼红细胞体积小，胞质少、边缘不整，粒细胞系以及巨核细胞系正常。
243. 诊断
A. 巨幼细胞贫血
B. 缺铁性贫血
C. 溶血性贫血
D. 再生障碍性贫血
E. 肝病性贫血
244. 处理首选
A. 输血
B. 铁剂治疗
C. 胃肠道检查
D. 治疗胃病
E. 肝功能检查
245. 缺铁性贫血，正确的是
A. 目的是使血红细胞蛋白恢复正常
B. 维生素 B_{12} 可增强疗效
C. 多饮茶水
D. 小剂量开始，血红蛋白正常后再用药 2~3 个月

E. 禁用酸性药物

（246～247题共用题干）

患者，男性，29岁。低热、酱油色尿2个月。体检：巩膜黄染，贫血面容，肝、脾不大。化验：Hb73g/L，血小板 $105\times10^9/L$，白细胞 $4.4\times10^9/L$，网织红细胞计数0.15，尿隐血阴性。

246. 最可能的诊断是
   A. 急性早幼粒细胞白血病伴DIC
   B. 急性红白血病
   C. 阵发性睡眠性血红蛋白尿症
   D. 缺铁性贫血
   E. 慢性感染性贫血

247. 除以上治疗外还可进行的治疗为
   A. 同种异基因造血干细胞移植
   B. 化疗
   C. 放疗
   D. 放疗+化疗
   E. 放血疗法

（248～251题共用题干）

患者，女性，28岁，已婚。因消瘦、乏力、多食、心悸3个月就诊。近2年应用口服避孕药。

248. 下述哪项体征最有诊断意义
   A. 心动过速
   B. 双手震颤
   C. 双眼裂增宽
   D. 皮肤潮润
   E. 甲状腺Ⅱ度肿大，双上极可闻及血管杂音

249. 哪项检查对患者诊断最有意义
   A. TT_3、TT_4、TSH测定
   B. FT_3、FT_4、sTSH测定
   C. 甲状腺吸碘率测定
   D. TSH受体抗体测定
   E. TGAb，TPOAb测定

250. 当临床及实验室检查确诊为Graves病后，本例患者应选择哪项治疗
   A. 丙硫氧嘧啶治疗
   B. 甲巯咪唑治疗
   C. 丙硫氧嘧啶治疗+普萘洛尔治疗
   D. 过氯酸钾治疗
   E. 碳酸钾治疗

251. 患者于抗甲亢药物减药期发生妊娠，希望保胎，哪种治疗措施是正确的
   A. 立即行甲状腺手术
   B. 继续药物治疗，待妊娠中期行甲状腺手术
   C. 放射性核素治疗
   D. 加大药物治疗剂量，以防止甲亢加重影响胎儿发育
   E. 以上都不对

（252～254题共用题干）

患者，男性，70岁。软弱无力，进食减少，口渴、多尿2周，近2天嗜睡。急诊检查：血压70/50mmHg，呼吸28次/分，心率108次/分，意识不清，皮肤干燥失水，尿糖（++++），尿酮（±）。既往无糖尿病病史。

252. 最可能的诊断是
   A. 糖尿病肾病
   B. 糖尿病性神经病变
   C. 糖尿病酮症酸中毒
   D. 糖尿病乳酸性酸中毒
   E. 高渗高血糖综合征

253. 为明确诊断，除血糖测定外，首选的检查是
   A. 血电解质+BUN、Scr
   B. 糖基化血红蛋白+BUN、Scr
   C. 血气分析+BUN、Scr
   D. 血酮体+血气分析
   E. 血乳酸+血气分析

254. 最主要的治疗措施是
   A. 抗感染
   B. 肾上腺皮质激素
   C. 口服降血糖药
   D. 小剂量胰岛素及补液
   E. 补充碱性药物

（255～257题共用题干）

患儿，2岁。1周前无明显诱因发热，流泪、畏光，当地医院疑"上感"给予口服抗生素，4天后患儿病情加重，咳嗽，出现皮疹，今日来医院。体检见皮肤红色斑丘疹，双肺闻及湿啰音。诊断：麻疹合并肺炎。

255. 麻疹出疹的特点是
   A. 自耳后，颈部沿发际边缘出疹渐及躯干、四肢，3日出齐
   B. 自面部出疹渐及躯干、四肢，1日内遍及全身
   C. 红色斑丘疹，颈及躯干部多见，1日出齐，次日消退
   D. 皮疹见于颈、胸、腹部，1日内遍及全身，呈弥漫鲜红色
   E. 皮疹见于面部、躯干及四肢、形态多样

256. 此患儿应隔离至
   A. 出疹后5天
   B. 出疹后1周
   C. 出疹后10天
   D. 出疹后2周
   E. 出疹后3周

257. 其表弟未接种麻疹疫苗，与此患儿有接触史，应采取何措施
   A. 立即接种麻疹疫苗
   B. 立即注射丙种球蛋白
   C. 注射青霉素
   D. 口服复方新诺明
   E. 口服转移因子

（258～260题共用题干）

患者，男性，20岁。发热起病，体温38℃，3天后体温下降伴周身乏力，食欲缺乏，恶心、呕吐，近2天发现尿色深如豆油样。胆红素定量80μmol/L，抗-HBs（+），抗-HAV IgM（+），巩膜及皮肤中度黄染，肝区轻度叩痛，肝肋下1.0cm，质软，脾侧卧未及，胆囊区无压痛。

258. 此患者临床诊断应考虑
   A. 急性黄疸型肝炎
   B. 急性重型肝炎
   C. 亚急性重型肝炎

D. 淤胆型肝炎
E. 胆囊炎伴肝损害

259. 从病原学诊断应考虑
A. 急性乙型肝炎
B. 急性甲型肝炎
C. 急性戊型肝炎
D. 急性甲、乙型肝炎
E. 急性丁型肝炎

260. 此患者目前主要治疗措施
A. 保肝治疗
B. 卧床休息
C. 调节免疫功能治疗
D. 抗病毒治疗
E. 支持治疗

（261～263 题共用题干）
患者，女性，20 岁。服务业人员，未婚，不否认有性交行为。半月前躯干、四肢、双手掌跖出现红斑，无痒痛感，查躯干、四肢可见玫瑰色椭圆形斑疹，对称分布，掌跖部黄豆大小铜红色领圈样脱屑。

261. 该患者应考虑为哪种疾病
A. 玫瑰糠疹
B. 梅毒
C. 红斑狼疮
D. 麻疹
E. 结节性红斑

262. 要诊断梅毒还应做哪项检查
A. RPR TPPA
B. 抗-HIV
C. 抗-HEV
D. RPR
E. 红细胞沉降率

263. 若确诊为梅毒首选治疗药物是
A. 四环素
B. 红霉素
C. 头孢曲松钠
D. 青霉素类
E. 莫西沙星

（264～265 题共用备选答案）
A. 结核菌素试验
B. 痰细胞学检查
C. 支气管镜检查
D. 痰培养加药敏试验
E. 经胸壁穿刺活组织检查

264. 患者，男性，30 岁。低热、乏力、咳嗽，痰中偶带血丝 1 年。胸片显示双肺片状阴影，轮廓模糊。进一步的检查是

265. 患者，男性，50 岁。吸烟史 30 年，刺激性咳嗽，痰中带血丝 3 周，胸片显示右肺门处阴影增大，纵隔增宽，上叶不张。进一步检查是

（266～267 题共用备选答案）
A. 喉、肠结核
B. 脓气胸
C. 肺心病
D. 脑膜结核
E. 支气管扩张症

266. 肺干酪样坏死破溃入胸腔可引起

267. 晚期肺结核可发生

（268～270 题共用备选答案）
A. 急性胆囊炎
B. 急性阑尾炎
C. 胃十二指肠溃疡穿孔
D. 急性胰腺炎
E. 右输尿管结石

268. 转移性右下腹痛

269. 上腹部束带状疼痛，多呈持续性

270. 右腰部阵发性绞痛向会阴部扩散

（271～273 题共用备选答案）
A. 短期内大量输入冷藏血
B. 输血速度超过心脏负荷能力
C. 大量输入含枸橼酸钠的血制品
D. 血液受污染
E. 输入受细菌污染的血制品

271. 低体温

272. 循环超负荷

273. 低血钙

（274～275 题共用备选答案）
A. 白细胞数降低
B. 甲状腺功能减退
C. 术后呼吸困难和窒息
D. 肝功损害
E. 发热

274. Graves 病，手术治疗最严重的并发症是

275. Graves 病，抗甲状腺药物治疗，最常见的并发症是

（276～279 题共用备选答案）
A. 风疹
B. 麻疹
C. 幼儿急疹
D. 猩红热
E. 荨麻疹

276. 患儿，7 个月。发热 4 天，体温最高为 39℃，当地医院诊断为“上感”，静脉滴注 3 天头孢唑啉及利巴韦林，今晨热退，但见面、颈及躯干皮肤有红色斑丘疹

277. 患儿，2 岁。4 天前开始发热，流涕，打喷嚏，畏光，今日体温升高，且咳嗽，出现皮疹，急来就诊。查体：体温 40.5℃，口腔黏膜粗糙，耳后、颈部沿发际边缘见红色斑丘疹，双肺呼吸音粗

278. 患儿，9 岁。发热，咽痛 1 日就诊。查体：体温 38.9℃，咽部充血，双侧扁桃体肿大Ⅱ度，有脓性分泌物，舌红、乳头粗，颈部及躯干见红色鸡皮疹，压之退血，腋窝处明显，心、肺正常

279. 患儿，3 岁。上午开始流涕，发热，体温最高 38.2℃，在家服用小儿退热药及双黄连口服液，吃晚饭时发现患儿面部有皮疹。查体：精神状态良好，耳后、枕部触及黄豆及花生大小淋巴结，有触痛，面、颈及躯干有红色斑丘疹

（280～284 题共用备选答案）
A. 便色黄或暗绿，有腥臭味
B. 便次较多，发育不受影响
C. 黏液脓血便，常伴有发热

D. 血便或呈“赤豆汤”样便
E. 便泡沫多，含黏液，“豆渣”样

280. 生理性腹泻
281. 侵袭性细菌性肠炎
282. 坏死性肠炎
283. 金葡菌肠炎
284. 白念珠菌肠炎

（285~288 题共用备选答案）
A. 喘憋为突出表现
B. 咳频，喘憋，发绀
C. 常见猩红热样或荨麻疹样皮疹
D. 全身中毒症状明显，重者意识障碍甚至休克
E. 刺激性咳嗽为突出表现

285. 肺炎支原体肺炎
286. 葡萄球菌肺炎
287. 腺病毒肺炎
288. 呼吸道合胞病毒肺炎

（289~291 题共用备选答案）
A. 稽留高热
B. 弛张高热
C. 低热
D. 不发热
E. 热型不定

289. 腺病毒肺炎
290. 肺炎支原体肺炎
291. 葡萄球菌肺炎

参考答案

1. C	2. E	3. C	4. C	5. B	6. B	7. E	8. D	9. B	10. B
11. C	12. A	13. B	14. E	15. A	16. D	17. A	18. D	19. A	20. C
21. E	22. A	23. B	24. A	25. E	26. D	27. A	28. C	29. B	30. C
31. D	32. D	33. A	34. D	35. B	36. D	37. B	38. D	39. A	40. D
41. A	42. C	43. D	44. B	45. E	46. C	47. C	48. B	49. B	50. A
51. D	52. E	53. E	54. C	55. A	56. B	57. E	58. B	59. A	60. A
61. E	62. A	63. C	64. D	65. B	66. A	67. B	68. E	69. E	70. D
71. C	72. B	73. D	74. A	75. E	76. C	77. B	78. B	79. D	80. B
81. C	82. E	83. D	84. C	85. B	86. C	87. C	88. B	89. C	90. A
91. B	92. B	93. C	94. C	95. B	96. B	97. C	98. C	99. A	100. D
101. B	102. A	103. A	104. D	105. C	106. C	107. A	108. E	109. C	110. E
111. E	112. B	113. C	114. A	115. C	116. B	117. D	118. E	119. C	120. C
121. B	122. A	123. D	124. A	125. D	126. E	127. D	128. E	129. C	130. C
131. B	132. E	133. B	134. C	135. C	136. C	137. C	138. B	139. E	140. C
141. A	142. C	143. C	144. C	145. B	146. B	147. C	148. E	149. D	150. D
151. D	152. A	153. D	154. C	155. C	156. C	157. C	158. C	159. B	160. D
161. C	162. A	163. B	164. B	165. B	166. C	167. D	168. E	169. E	170. B
171. C	172. B	173. D	174. D	175. B	176. D	177. C	178. C	179. A	180. E
181. E	182. E	183. B	184. E	185. E	186. D	187. C	188. C	189. B	190. D
191. D	192. B	193. D	194. A	195. A	196. D	190. B	198. C	199. A	200. C
201. B	202. C	203. C	204. D	205. A	206. E	207. D	208. C	209. C	210. D
211. D	212. D	213. D	214. B	215. B	216. E	217. D	218. D	219. E	220. B
221. D	222. D	223. B	224. C	225. B	226. B	227. E	228. E	229. B	230. C
231. A	232. D	233. A	234. E	235. C	236. B	237. A	238. E	239. C	240. D
241. C	242. D	243. B	244. C	245. D	246. C	247. A	248. E	249. B	250. C
251. B	252. E	253. A	254. D	255. A	256. C	257. B	258. A	259. B	260. A

261. B	262. A	263. D	264. A	265. C	266. B	267. C	268. B	269. D	270. E
271. A	272. B	273. C	274. C	275. A	276. C	277. B	278. D	279. A	280. B
281. C	282. D	283. A	284. E	285. E	286. C	287. B	288. A	289. A	290. E
291. B									

第四部分 公共卫生综合

第九章 流行病学

一、绪论

【A_1 型题】

1. 目前，适合我国流行病学的定义是
   A. 研究疾病和健康状况在人群中分布的学科
   B. 预防医学的一门方法学
   C. 研究常见病在人群中的分布及影响分布的因素以及预防对策的学科
   D. 研究疾病与健康状况在人群中分布和影响分布的因素以及预防对策的学科
   E. 研究传染病在人群中分布和影响分布的因素以及预防对策的学科
2. 流行病学研究方法包括
   A. 描述疾病在人群、时间及空间的分布
   B. 病例对照研究及队列研究
   C. 现况调查
   D. 个案调查
   E. 描述性研究、分析性研究、实验性研究、理论性研究
3. 下列哪项不是流行病学研究的用途
   A. 探索病因及影响因素
   B. 评价预防策略和措施的效果
   C. 疾病监测
   D. 研究疾病的自然史
   E. 治疗疾病
4. 流行病学研究疾病的范围是
   A. 慢性病
   B. 急性病
   C. 流行病
   D. 传染病
   E. 疾病和健康状况（还有伤害）在人群中的分布与影响因素
5. 流行病学研究的对象是
   A. 有病的人群
   B. 健康人群
   C. 全人群
   D. 疾病
   E. 患者个体
6. 流行病学研究范围哪项不对
   A. 传染病
   B. 健康
   C. 精神性疾病
   D. 肿瘤
   E. 不包括意外伤害
7. 流行病学研究是从
   A. 个体水平研究疾病
   B. 群体水平研究疾病
   C. 分子水平研究疾病
   D. 细胞水平研究疾病
   E. 亚细胞水平研究疾病
8. 关于流行病学，下列哪种说法正确
   A. 从个体的角度研究疾病和健康状况的分布及其影响因素
   B. 只研究疾病的防治措施
   C. 研究传染病的分布及其影响因素评价
   D. 研究慢性病的危险因素
   E. 研究人群中疾病与健康状况的分布及其影响因素，并研究防治疾病及促进健康的策略、措施及效果评价
9. 下列有关现代流行病学叙述正确的是
   A. 流行病学的研究范畴是疾病
   B. 流行病学研究的角度是个人或人群
   C. 流行病学从疾病或健康事件的分布出发
   D. 流行病学用观察的研究方法揭示健康事件的人群特征
   E. 流行病学是一门控制传染病在人群中流行的科学
10. 下列哪一项不是流行病学的特征
    A. 预防为主
    B. 治疗为主
    C. 对比
    D. 概率论
    E. 以分布为起点
11. 流行病学研究方法的核心特征是
    A. 群体特征
    B. 以分布为起点的特征
    C. 对比的特征
    D. 概率论与数理统计的特征
    E. 社会医学和预防为主的特征

【B_1 型题】

（12～14 题共用备选答案）

A. 描述流行病学
B. 分析流行病学
C. 实验流行病学
D. 理论流行病学
E. 血清流行病学

12. 归纳观察现象、解释疾病分布、提出病因假说的是
13. 在人群中进行实验，观察在增加或消除某因素后疾病发病率的变化的是
14. 研究各项因素同疾病频率之间和各因素之间的定量关系并用数学方程式表示，揭示他们之间的相互关系的是

参考答案

1. D　2. E　3. E　4. E　5. C　6. E　7. B　8. E　9. C　10. B
11. C　12. A　13. C　14. D

二、疾病的分布

【A_1 型题】

1. 流行病学中关于“分布”的概念是
   A. 一个相对稳定的过程
   B. 一个定期变动的过程
   C. 一个动态变化的过程
   D. 一个不受环境因素影响的过程
   E. 一个仅受环境因素影响的过程
2. 续发率的定义是
   A. 一个潜伏期内接触者中的发病人数/易感接触者总人数×100%
   B. 接触者中发病人数/接触者总人数×100%
   C. 接触者中患病人数/接触者总人数×100%
   D. 同等身份的接触者中发病人数/同等身份人数×100%
   E. 一个潜伏期内接触者中的患病人数/易感接触者总人数×100%
3. 发病率的定义是
   A. 一定时期内发生某病新旧病例的频率
   B. 一定时期内发生某病新病例的频率
   C. 一定时期内发生某病的频率
   D. 一定时期内所有患病人数占总人数的比例
   E. 一定时期内旧病例的频率
4. 患病率的定义是
   A. 特定时间内总人口中某病新旧病例所占的比值
   B. 特定时间内总人口中某病新病例所占的比值
   C. 特定时间内总人口中某病病例所占的比值
   D. 特定时间内发生某病的频率
   E. 特定时期内旧病例的频率
5. 死亡率的定义是
   A. 一定时期内，在所有疾病患者中死于该病患者的频率
   B. 患某病的住院患者中因该病而死亡的频率
   C. 一定时期内，总死亡人数与该人群同期平均人口数之比
   D. 在所有死亡者中死于某病的比例
   E. 按病种计算的某病的所有死亡者占全人群的比例
6. 病死率的定义是
   A. 某人群中死于某病的患者频率
   B. 每 10 万人口中因某病死亡的频率
   C. 患某病的住院患者中因该病而死亡的频率
   D. 一定时期内，患某病的患者中因该病而死亡的比值
   E. 特殊原因引起的某病死亡
7. 罹患率为
   A. 在一个较短时间内某人群中某病新病例出现的频率
   B. 在一个较长时间内某人群中某病新病例出现的频率
   C. 在一个较长时间内（半年以上）某人群中某病新病例出现的频率
   D. 在一个较长时间内（一年以上）某人群中某病新病例出现的频率
   E. 在一个较长时间内（二年以上）某人群中某病新病例出现的频率
8. 罹患率适用于
   A. 慢性病
   B. 疾病的长期流行
   C. 较小范围或短期流行
   D. 某病的隐性感染
   E. 范围较大的流行
9. 发病率适用于
   A. 慢性病
   B. 疾病的长期流行
   C. 易于确切指出发病时间的急性病

D. 某病的隐性感染
E. 较小范围或短期流行

10. 使用一种新疗法可减少某病的死亡人数，但不能使该病治愈，则会发生
A. 该病的发病率降低
B. 该病的发病率升高
C. 该病的患病率降低
D. 该病的患病率升高
E. 只降低发病率不降低患病率

11. 使用一种新疗法可使某病的康复人数增多，则会发生
A. 该病的发病率降低
B. 该病的发病率升高
C. 该病的患病率降低
D. 该病的患病率升高
E. 只降低发病率不降低患病率

12. 患病率通常用来表示
A. 病程短的慢性病的发生或流行情况
B. 病程长的慢性病的发生或流行情况
C. 病程短的传染病的发生或流行情况
D. 暴发疾病的发生和流行情况
E. 流行疾病的发生和流行情况

13. 患病率=发病率×病程，成立的条件是
A. 在相当长的时间内，发病率相对稳定
B. 在相当长的时间内，病程相对稳定
C. 在相当长的时间内，患病率相对稳定
D. 在相当长的时间内，发病率和病程都相对稳定
E. 在相当长的时间内，当地人口数相对稳定

14. 比较甲、乙两地的死亡率大小，要用哪个指标
A. RR
B. AR
C. OR
D. SMR
E. AR%

15. 某地进行首次糖尿病普查，可得出
A. 糖尿病发病率
B. 糖尿病罹患率
C. 糖尿病患病率
D. 糖尿病续发率
E. 糖尿病死亡率

16. 评价某疾病一级预防措施的效果，最恰当的指标是
A. 发病率
B. 患病率
C. 死亡率
D. 病死率
E. 死因构成

17. 疾病的流行是
A. 罹患率大于10%
B. 发病率以十万分率计算
C. 某病的发病率虽低，但在该地区人群中却长年不断
D. 某病的发病数明显超过往年同期发病数
E. 某病的发病呈季节性升高

18. 表示疾病流行强度的术语包括
A. 季节性、周期性、流行、大流行
B. 流行、暴发、季节性、散发
C. 散发、暴发、流行、大流行
D. 季节性、流行、暴发、长期变动
E. 暴发、流行、大流行、长期变动

19. 疾病的三间分布是指
A. 年龄、性别、职业分布
B. 年龄、季节、地区分布
C. 时间、地区、人群分布
D. 季节、周期、长期变动
E. 职业、种族、民族分布

20. 关于横断面分析哪一项是不正确的
A. 说明同一时期不同年龄死亡率的变化
B. 说明不同年代各年龄组死亡率的变化
C. 说明不同年代出生者各年龄组的死亡趋势
D. 不能说明不同年代出生者各年龄组的死亡趋势
E. 不能正确显示致病因子与年龄的关系

21. 出生队列是指
A. 将同一民族的人列为一队
B. 将同一年龄组的人列为一队
C. 将同一性别的人列为一队
D. 将同一职业的人列为一队
E. 将同一时期出生的人列为一队

22. 为研究某种疾病的发生与遗传和环境的关系孰大，可用
A. 描述性流行病学方法
B. 分析性流行病学方法
C. 理论性流行病学方法
D. 移民流行病学方法
E. 遗传流行病学方法

23. 筛检试验的目的是
A. 对可疑患者进行确诊
B. 为了评价筛检试验的特异度
C. 为了评价筛检试验的灵敏度
D. 防止筛检人群出现漏诊
E. 从表面健康的人群中查出某病的可疑患者或某病的高危人群

24. 发生传染病暴发时，考察疫情应计算哪个率
A. 罹患率
B. 患病率
C. 发病率
D. 引入率
E. 感染率

25. 个案调查的目的不包括
A. 调查该患者发病的病因
B. 采取措施，减少类似病例的发生
C. 早期发现患者
D. 核实诊断

E. 掌握当地疫情，为疾病监测提供资料

26. 关于暴发，哪种说法是错误的
A. 在特定人群短时间内发生多例同一种疾病称为暴发
B. 暴发的疾病可以是传染病，也可以是非传染病
C. 暴发有集中同时的暴发，也有持续、蔓延的暴发
D. 暴发常由于许多人接触同一致病因子而引起
E. 暴发时病例发病日期不同是由于该病的传染期不同

27. 对于同源性暴发
A. 不能用潜伏期来推算暴露日期或时间范围
B. 可从流行曲线的尾部向前倒推两个常见潜伏期来推算暴露日期或时间范围
C. 可从流行曲线的前部向前倒推一个最长潜伏期来推算暴露日期或时间范围
D. 可从发病高峰倒推一个常见潜伏期来推算暴露日期或时间范围
E. 可从发病高峰倒推一个最短潜伏期来推算暴露日期或时间范围

28. 进行暴发调查时的首要工作是
A. 确定可能的传播方式
B. 形成假设并检验假设
C. 确定问题，核实诊断
D. 采取预防措施
E. 扑灭疫情

29. 某病的流行曲线只有一个高峰，所有病例都集中在该病常见潜伏期这个时间段内，则可断定此暴发为
A. 连续传播性流行
B. 同源性暴发
C. 混合型暴发
D. 多次暴露
E. 持续暴露

【A_2 型题】

30. 某单位调查了 1000 人的 HBsAg 的携带情况，其中 45 人阳性。该调查最合适的流行病学描述指标是
A. 死亡率
B. 发病率
C. 患病率
D. 感染率
E. 罹患率

31. 某地发生的严重急性呼吸综合征（SARS），很快波及许多省市，这种发病情况称为
A. 暴发
B. 季节性升高
C. 流行
D. 周期性流行
E. 长期变异

32. 在一次食物中毒事件中，共有 200 人用餐，其中有 80 人出现急性胃肠炎症状。对这 80 人的进食情况进行了分析，发现其中多数人吃了凉拌黄瓜。据此，调查者认为凉拌黄瓜是最可能的致病食物。此结论
A. 正确
B. 不正确，因为没有进行统计学显著性检验
C. 不正确，因为缺乏严格的对照组
D. 不正确，因为未用率作比较
E. 不正确，因为未进行年龄标准化

33. 某单位会餐的 100 人中，有 30 人因食某一被弧菌污染的食物，于会餐后的 3 天内发生腹泻、腹痛。请问 30% 是
A. 发病率
B. 患病率
C. 罹患率
D. 感染率
E. 相对危险度

34. 某市某区 2009 年总平均人口为 20 万，该区 2008 年结核病患者为 1234 人，其中治愈 501 例，死亡 75 例。而在 2009 年底时结核病患者为 1742 人，该区 2009 年结核病发病率为
A. 1742/10 万
B. 871/10 万
C. 542/10 万
D. 1200/10 万
E. 无法计算

35. 某军区于 2014 年 1～6 月对 20 万名指战员进行高血压普查，共检出高血压患者 200 名。下列哪一项表示方法是正确的
A. 发病率为 100/10 万
B. 罹患率为 100/10 万
C. 时点患病率为 100/10 万
D. 续发率为 100/10 万
E. 期间患病率为 100/10 万

【A_3/A_4 型题】

（36～39 题共用题干）

某地区有 10 万人口，1960 年总死亡人数为 1000 名，已发现的结核病患者有 300 名，其中男性 200 名，女性 100 名。1960 年死于结核病者 60 名，其中男性 50 名。

36. 该地区粗死亡率为
A. 300/10 万
B. 60‰
C. 10‰
D. 100‰
E. 10/万

37. 该地区结核病的死亡率为
A. 300/10 万
B. 60/10 万
C. 200‰
D. 20‰
E. 10/万

38. 该地区男性结核病的死亡率为
A. 20%
B. 25%
C. 30%
D. 50%
E. 所给资料不能计算

39. 该地区结核病的病死率为
A. 20%

B. 6%
C. 2%
D. 男女相等
E. 所给资料不能计算

【B_1 型题】

（40~42 题共用备选答案）
A. 散发
B. 暴发
C. 隐性流行
D. 流行
E. 大流行

40. 在常年无白喉发生的自然村中，去年秋天，突然发生白喉患者 5 例，描述流行过程的强度时应称
41. 非洲地区，伤寒发病率维持在 10/10 万左右，今年伤寒患者在某城发生 20 例，该城市 30 万人，这种情况属于
42. 据统计某省以往病毒性肝炎发病率维持在 0.13% 左右，1998 年其病的发病率达到 0.5%，这种情况属于

参考答案

1. C	2. A	3. B	4. A	5. C	6. D	7. A	8. C	9. C	10. D
11. C	12. B	13. D	14. D	15. C	16. A	17. D	18. C	19. C	20. C
21. E	22. D	23. E	24. A	25. C	26. E	27. D	28. C	29. B	30. D
31. C	32. D	33. C	34. C	35. E	36. C	37. B	38. E	39. A	40. B
41. A	42. D								

三、描述性研究

【A_1 型题】

1. 为了了解人群中某病的患病情况，开展普查工作最适合于
   A. 患病率高的疾病
   B. 患病率低的疾病
   C. 不易发现的隐性疾病
   D. 病死率较高的疾病
   E. 检查方法、操作技术复杂的病种
2. 现况调查对象的选择原则是
   A. 从人群中选择有某病与无某病者
   B. 从人群中选择暴露与非暴露某因素者
   C. 从医院和人群中随机抽样选择患某病的人
   D. 从人群中随机抽样选择部分人群
   E. 从人群中随机抽样选择部分健康人群
3. 不属于现况研究的目的与任务的是
   A. 描述疾病的地区分布
   B. 描述疾病的人群分布
   C. 验证疾病的病因
   D. 检出现患病例
   E. 检出病原携带者
4. 抽样调查方法中，抽样误差最大的方法是
   A. 单纯随机抽样
   B. 整群抽样
   C. 系统抽样
   D. 分层抽样
   E. 多阶段抽样
5. 在常用的几种抽样方法中，最便于组织且节省经费的是
   A. 单纯随机抽样
   B. 分层抽样
   C. 整群抽样
   D. 系统抽样
   E. 单纯随机抽样和系统抽样
6. 关于抽样调查，以下哪项是正确的
   A. 目的是早期发现、早期诊断、早期治疗宫颈癌
   B. 为了调查大学生乙型肝炎感染情况，可不必调查所有大学的全部学生
   C. 一项在健康人中发现可疑的肺结核患者的调查
   D. 对个别发生的麻疹患者进行调查
   E. 一次由会餐引起的食物中毒调查

参考答案

1. A	2. D	3. C	4. B	5. C	6. B

四、队列研究

【A_1型题】

1. 队列研究属于
   A. 实验性研究
   B. 描述性研究
   C. 分析性研究
   D. 理论性研究
   E. 相关性研究
2. 病例对照研究与队列研究相比，其优点是
   A. 更容易避免系统误差
   B. 更容易确定暴露与疾病的先后顺序
   C. 适用于罕见病的研究
   D. 更容易验证病因假设
   E. 容易得到发病率指标
3. 下列哪项不是前瞻性研究的特点
   A. 可直接计算发病率
   B. 多数情况下要计算人年发病（或死亡）率
   C. 多用于罕见病
   D. 每次调查能同时研究几种疾病
   E. 因素可分为几个等级，便于分析剂量-反应关系
4. 队列研究中调查对象应选择
   A. 在患病人群中，选择有、无某种暴露因素的两个组
   B. 在患病人群中，选择有某种暴露因素的为一组，在未患病人群中选择无某种暴露因素的为另一组
   C. 在未患病人群中选择有某种暴露因素的为一组，在患病人群中选择无某种暴露因素的为另一组
   D. 在未患病人群中，选择有、无某种暴露因素两组
   E. 任选有、无暴露因素的两个组
5. 在进行某病的队列研究时，最初选择的队列组成是
   A. 患该病的患者
   B. 未患该病的人
   C. 具有所要调查该项因素的人
   D. 具有该病家族史的人
   E. 没有所要调查该项因素的人
6. 如果研究开始时研究人群病例已经产生，则不能进行
   A. 队列研究
   B. 前瞻性队列研究
   C. 回顾性队列研究
   D. 双向队列研究
   E. 病例对照研究
7. 在队列研究中，结局的确切概念是指
   A. 统计检验结果
   B. 暴露属性的分组结果
   C. 观察中出现了预期结果的事件
   D. 观察期限的终止时间
   E. 研究队列中存在的混杂结果
8. 队列研究最常见的偏倚是
   A. 混杂偏倚
   B. 信息偏倚
   C. 失访偏倚
   D. 选择偏倚
   E. 入院率偏倚
9. 队列研究设计在确定暴露因素时要全面考虑的问题有
   A. 定量指标、暴露水平、暴露时间、暴露连续性
   B. 定性指标、暴露早晚、暴露方式、暴露终止时间
   C. 等级指标、暴露先后、暴露主次、暴露起始期
   D. 量化指标、暴露有无、暴露来源、暴露间歇期
   E. 概率指标、暴露性质、暴露强弱、暴露组距长短
10. 相对危险度是
    A. 暴露组发病率或死亡率与非暴露组发病率或死亡率之比
    B. 暴露组发病率或死亡率与非暴露组发病率或死亡率之差
    C. 病例组有某因素的比例与对照组无某因素的比例之比
    D. 病例组有某因素的比例与对照组无某因素的比例之差
    E. 暴露组发病率或死亡率与非暴露组发病率或死亡率之和
11. 归因危险度（*AR*）指
    A. 病例对照研究中暴露组发病（或死亡）率与非暴露组发病（或死亡）率的比值
    B. 实验研究中暴露组发病（或死亡）率与非暴露组发病（或死亡）率的比值
    C. 队列研究中暴露组发病（或死亡）率与非暴露组发病（或死亡）率的比值
    D. 队列研究中暴露组发病（或死亡）率与非暴露组发病（或死亡）率之差
    E. 病例对照研究中暴露组发病（或死亡）率与非暴露组发病（或死亡）率之差
12. 在队列研究中，最常用于分析疾病与危险因素联系强度的指标是
    A. *RR*
    B. *OR*
    C. *AR*
    D. *PAR*
    E. *P* 值
13. 相对危险度（*RR*）是队列研究中反映暴露与发病（或死亡）关联强度的指标，下列说法哪一项是正确的

A. *RR* 95%可信区间（*CI*）的上限>1，认为暴露与疾病呈正关联，即暴露因素是疾病的危险因素
B. *RR* 95% *CI* 的下限<1，认为暴露与疾病呈负关联，即暴露因素是保护因素
C. *RR* 95% *CI* 的下限>1，认为暴露与疾病呈负关联，即暴露因素是保护因素
D. *RR* 95%*CI* 包括1，则认为暴露因素与疾病有统计学联系
E. *RR* 95%*CI* 包括1，则认为暴露因素与疾病无统计学联系

14. 某项队列研究得出的相对危险度为2.6，95%的可信区间为1.7~3.4，下列说法不正确的是
A. 率差为1.7
B. 暴露与疾病的关联为正关联
C. 暴露组的发病危险比对照组高
D. 暴露组的发病危险是对照组的2.6倍
E. 该暴露因素是疾病的危险因素

15. 在队列研究中
A. 不能计算相对危险度
B. 不能计算特异危险度
C. 只能计算比值比来估计相对危险度
D. 既可计算相对危险度，又可计算特异危险度
E. 既不能计算相对危险度，又不能计算特异危险度

16. 队列研究的最大优点是
A. 对较多的人进行较长时间随访，具有好的代表性
B. 发生选择偏倚的可能比病例对照研究少
C. 能较直接地确定疾病与因素间的因果联系
D. 容易控制混杂因子的作用
E. 研究的结果常能外推到整个人群

【A_2型题】

17. 为研究人群高血压患病率及其分布特点，在W市采用分层随机抽样方法抽取5个社区，对15岁以上的居民进行体检并填写健康调查问卷。该种研究属于
A. 分析性研究
B. 现况研究
C. 社区干预试验
D. 生态学研究
E. 队列研究

18. 在吸烟与某病关系的研究中吸烟组的死亡率是5%，不吸烟组的死亡率是2%，吸烟的归因危险度是
A. 2.5
B. 0.4
C. 30%
D. 3%
E. 无法计算

【B_1型题】

（19~23题共用备选答案）
A. *RR*
B. *AR*
C. *AR%*
D. *OR*
E. *PAR%*

19. 表示暴露组发病率是对照组发病率的比的是
20. 表示单纯由于暴露引起或降低事件发生的危险性的大小的是
21. 表示暴露人群中的发病归因于暴露的成分占全部发病的百分比的是
22. 表示病例组与对照组某因素暴露比例的比值的是
23. 表示人群中由于某因素引起发病的危险性占整个人群发病的比例的是

参考答案

1. C	2. C	3. C	4. D	5. B	6. B	7. C	8. C	9. A	10. A
11. D	12. A	13. E	14. A	15. D	16. C	17. B	18. D	19. A	20. B
21. C	22. D	23. E							

五、病例对照研究

【A_1型题】

1. 以下哪一项不是病例对照研究的优点
A. 适用于研究罕见病
B. 可在一次调查中调查多个危险因素
C. 不需大样本
D. 可计算疾病的发病率
E. 可从所获得的资料很快得出结论

2. 根据病例对照研究的资料可计算
A. 相对危险度
B. 特异危险度

C. 比值比
D. 发病率
E. 罹患率

3. 在病例对照研究中，病例组某因素暴露史的比例显著高于对照组则认为
A. 暴露是该病的病因
B. 暴露与该病是因果关系
C. 该病与暴露没有联系
D. 该病与暴露有统计学联系
E. 该病是由这种暴露引起的

4. 在病例对照研究中，匹配过头会造成
A. 降低研究效率
B. 提高研究效率
C. 对研究效率无影响
D. 无法估算暴露因素的作用
E. 高估暴露因素的作用

5. 病例对照研究之所以需要对照是因为
A. 某些研究因素在两组
B. 可追踪观察以确定是否发生所研究的疾病
C. 可增加样本量，以达到统计学要求
D. 可以比较病例组与对照组某因素暴露率的差别，从而有助于进一步研究
E. 以对照组的暴露作为人群暴露的估计

6. 关于匹配的目的，下列叙述错误的是
A. 平衡配比因素对病例组和对照组的影响
B. 平衡混杂因素对病例组和对照组的影响
C. 控制混杂因素对研究结果的影响
D. 提高研究效率
E. 消除已知混杂因素对研究结果的影响

7. 在设计配对调查时确定配对条件的主要原则是
A. 对所研究疾病有影响的项目均应列为配对条件
B. 对所研究疾病有较大的直接影响的项目均应列为配对条件
C. 对所研究疾病有较大的直接影响的项目，但又不是本研究项目的应列为配对条件
D. 年龄和性别必须作为配对条件
E. 对所研究疾病有较大影响的项目应全部列为配对条件

8. 就病例对照研究而言，下述哪项是错误的
A. 属于描述性研究
B. 设立比较组
C. 研究方向由果及因
D. 特别适合对罕见病的研究
E. 省时省力

9. *OR* 是哪种流行病学研究方法的评价暴露与疾病关系的指标
A. 临床试验
B. 回顾性队列研究
C. 病例对照研究
D. 前瞻性队列研究
E. 社区干预试验

10. 病例对照研究中，比值比（*OR*）的含义是
A. 病例组的发病率与对照组的发病率之比
B. 病例组的发病率与对照组的发病率之差
C. 病例组的暴露比值与对照组的暴露比值之比
D. 对照组的暴露比值除以病例组的暴露比值
E. 病例组的暴露比值与对照组的暴露比值之差

11. 病例对照研究中关于选择病例的方法，正确的是
A. 应符合统一的明确的诊断标准
B. 为保证病例诊断一致，应从同一医院选择全部对象
C. 最好是现患病例
D. 应尽量选择具有某种可疑危险因素的病例
E. 最好选择较典型的重病例

12. 在病例对照研究中，病例的最佳选择是
A. 死亡病例
B. 自觉症状病例
C. 现患病例
D. 新发病例
E. 典型的重病例

13. 病例对照研究中，调查对象应当是
A. 病例组选择怀疑患某种疾病的人，对照组选择未患该种疾病的人
B. 病例组为确定患某种疾病的人，对照组为怀疑患该种疾病的人
C. 病例组和对照组均未确定患某种疾病
D. 病例组和对照组均是患某种疾病的人
E. 病例组应是确定患某种疾病的人，对照组是不患该种疾病的人

14. 病例对照研究中，病例的选择哪项是正确的
A. 必须是住院病例
B. 必须是新确诊的病例
C. 必须是研究总体人群中的全部病例
D. 必须具有暴露于调查因素的可能性
E. 必须具有暴露于调查因素的经历

15. 病例对照研究方法最大的优点是
A. 设立对照
B. 属于观察法
C. 可研究一种疾病与多种因素的关系
D. 随机分组
E. 偏倚小

16. 病例对照研究的性质是
A. 回顾性研究
B. 前瞻性研究
C. 描述性研究
D. 理论性研究

E. 干预性研究

17. 病例对照研究的优点是
A. 每次只能研究一个因素
B. 需要样本量大
C. 研究所需时间短
D. 可直接计算 *RR*
E. 不能研究罕见病

18. 病例对照研究的缺点是
A. 不能估计相对危险度
B. 需要样本量大
C. 研究所需时间长
D. 易产生伦理问题
E. 回忆时易发生偏倚

19. 病例对照研究中，下列哪种匹配效率最高
A. 1∶1 匹配
B. 1∶2 匹配
C. 1∶3 匹配
D. 1∶4 匹配
E. 1∶5 匹配

20. 在一项病例对照研究中，计算出某研究因素的 *OR* 95%可信区间为 0.35~0.75，请问该因素可能为
A. 混杂因素
B. 危险因素
C. 保护因素
D. 无关因素
E. 其他因素

21. 以医院为基础的病例对照研究，最易出现的偏倚是
A. 信息偏倚
B. 选择偏倚
C. 失访偏倚
D. 混杂偏倚
E. 回忆偏倚

22. 在进行宫颈癌病因的病例对照研究时，下列哪一组病例最为理想
A. 一所肿瘤专科医院收治的所有宫颈癌患者
B. 一个地区多所医院诊断的所有宫颈癌患者
C. 一个地区肿瘤发病监测系统登记的所有宫颈癌患者
D. 一个地区肿瘤死亡监测系统登记的所有宫颈癌患者
E. 一个地区多所医院新诊断的宫颈癌患者

【A_2 型题】

23. 一项食盐量与高血压关联的病例对照研究资料，经分析后获如下数据：$\chi^2 = 12.26$，$p=0.01$，$OR=3.4$，正确的研究结论是
A. 高盐者患高血压病可能性明显大于低盐者
B. 高盐组高血压病患病率明显大于低盐组
C. 高盐组患高血压病可能性明显小于低盐组
D. 高盐组高血压病发病率明显大于低盐组
E. 低盐组高血压病发病率明显大于高盐组

24. 为研究肺癌的病因，将肺癌病例与非肺癌对照按年龄、性别、职业进行配比，然后对两组观察对象的吸烟情况进行调查，这属于何种类型的研究
A. 描述性研究
B. 现况研究
C. 病例对照研究
D. 队列研究
E. 实验研究

25. 夫妻不和的男外科大夫事故发生率较高，如果用病例对照研究来验证此假设，合适的对照为
A. 未出事故的男外科大夫
B. 不是外科大夫的男性
C. 夫妻和睦的男外科大夫
D. 夫妻和睦的不是外科大夫的男性
E. 未出事故的外科大夫之妻

26. 一位研究者对新生儿黄疸的病因感兴趣，为进行研究，他选择了 100 名患此病的婴儿，并同时在同一所医院选择了 100 名未患此病的婴儿，然后查阅了婴儿母亲的孕期保健与产科分娩记录，以确定产前和分娩中的各种暴露因素。该研究属何种类型的研究
A. 现况研究
B. 病例对照研究
C. 临床试验
D. 队列研究
E. 干预试验

27. 某医生进行一项研究，他随机抽取 100 例经病理确诊为大肠癌的患者和 100 例正常人，检测这两组人群的血清胆固醇，发现病例中有 62 人低于正常值，而正常人中只有 18 人低于正常值，因此他认为低胆固醇是大肠癌发生的一个主要危险因素，此结论
A. 正确
B. 不正确，因为没有进行统计学显著性检验
C. 不正确，因为没有排除可能的信息偏倚
D. 不正确，因为样本量小
E. 不正确，因为不能确定其因果关系

28. 分析某医院 20 年来 500 例肺癌住院患者，吸烟者占 80%，不吸烟者仅为 20%，说明吸烟者易患肺癌，此结论
A. 正确
B. 不正确，因为没有进行统计学显著性检验
C. 不正确，因为只是一个医院的资料，代表性不够
D. 不正确，因为只是病例组吸烟率，而无对照组的吸烟率
E. 正确，吸烟者肺癌发生率为不吸烟者的 4 倍

29. 甲地区一年内发生肺癌患者 100 例，以这 100 例患者为病例组，另选取 100 名健康人做对照组，做吸烟与肺癌关系的调查，结果肺癌组吸烟者为 80%，对照组中吸烟者为 20%；在乙地区，调查了 5 万

居民的吸烟状况，并随访一年后吸烟者中有10例发生了肺癌，不吸烟者仅2例发生肺癌。下列叙述正确的是
A. 甲地区的调查是生态学研究
B. 甲地区的调查结果，肺癌组的吸烟率为对照组的4倍
C. 乙地区的调查是回顾性调查
D. 乙地区的调查结果，吸烟组的肺癌发生率为对照组的5倍
E. 甲、乙两地区调查均属观察性研究

30. 某项吸烟与肺癌关系的病例对照研究结果中，对照组平均年龄高于病例组，$p<0.05$，$OR=3$（$p<0.05$），下列结论正确的是
A. 两组均衡性不好
B. 实际 $OR<3$，不能认为吸烟与肺癌有联系
C. 实际 $OR>3$，吸烟与肺癌的联系强度相当大
D. 不能下任何结论，研究完全失败
E. 吸烟对于年龄较大的人危险性较小

31. 一次肺癌研究中，一名医生访视200名病例，一名护士访视200名对照人群，病例组和对照组来自同一所医院，并按性别、年龄、种族进行配比，结果发现50%的肺癌患者是重度吸烟者，而对照组仅30%是重度吸烟者，差别有统计学意义，有人据此得出结论，肺癌与重度吸烟有联系，此推论
A. 正确
B. 不正确，因为不是根据率来判断
C. 不正确，因为病例组和对照组在有关的特征上不可比
D. 不正确，因为对统计学意义的解释不确切
E. 不正确，因为可能存在观察偏倚

32. 一项关于吸烟与肺癌关系的病例对照研究，研究结果表明 OR 为4.0，其意义是
A. 吸烟导致肺癌发生的概率为4%
B. 吸烟导致肺癌发生的危险是不吸烟者的4倍
C. 吸烟导致肺癌发生的危险比不吸烟者大4倍
D. 吸烟导致肺癌发生的危险是不吸烟者的96%
E. 吸烟导致肺癌发生的危险是不吸烟者的3倍

33. 一项病例对照研究，500名病例中有暴露史者400例，而500名对照中有暴露史者100例，有暴露史者的发病率是
A. 20%
B. 40%
C. 80%
D. 100%
E. 无法计算

34. 一项吸烟与肺癌关系的病例对照研究结果显示：$\chi^2=12.36$，$p<0.05$，$OR=3.3$，正确的结论为
A. 病例组肺癌的患病率明显大于对照组
B. 病例组发生肺癌的可能性明显大于对照组
C. 对照组发生肺癌的可能性明显大于病例组
D. 对照组肺癌的患病率明显大于病例组
E. 不吸烟者发生肺癌的可能性明显小于吸烟者

35. 在500名病例与500名对照的病例对照研究中，有400名病例和100名对照有暴露史，OR 应为
A. 18
B. 16
C. 20
D. 10
E. 1

参考答案

1. D	2. C	3. D	4. D	5. D	6. E	7. C	8. A	9. C	10. C
11. A	12. D	13. E	14. D	15. C	16. A	17. C	18. E	19. D	20. C
21. B	22. C	23. A	24. C	25. A	26. B	27. E	28. D	29. E	30. A
31. E	32. B	33. E	34. E	35. B					

六、流行病学实验研究

【A_1 型题】

1. 流行病学研究的观察法和实验法的根本区别在于
A. 设立对照组
B. 不设立对照组
C. 是否人为施加干预措施
D. 盲法
E. 统计学检验

2. 在分析流行病学研究中，下列哪项是暴露的最确切含义
   A. 暴露是指一个发病因素
   B. 暴露是指多个危险因素
   C. 暴露是指研究对象具有某种疑为与患病与否可能有关的特征或曾受到某种疑为与患病与否可能有关的因子的影响
   D. 暴露是指接触了危险因素
   E. 暴露是指感染了病原体
3. 如果要评价某药物预防某病的流行病学效果，应采用哪种研究方法
   A. 流行病学实验研究
   B. 现况研究
   C. 队列研究
   D. 临床研究
   E. 专题调查
4. 下列哪项试验不属于流行病学实验研究
   A. 观察性试验
   B. 社区试验
   C. 现场试验
   D. 临床试验
   E. 干预试验
5. 下列哪项不是流行病学实验研究的特点
   A. 随机化分组
   B. 有平行的对照组
   C. 运用危险度的分析和评价
   D. 对实验组人为地施加干预措施
   E. 前瞻性研究
6. 流行病学实验研究的人群来自
   A. 同一总体的患某病的患者
   B. 同一总体的健康人
   C. 同一总体的暴露人群和非暴露人群
   D. 同一总体的干预人群和非干预人群
   E. 同一总体的病例人群和非病例人群
7. 流行病学现场试验中实验组和对照组人群最大的不同点是
   A. 观察指标不同
   B. 目标人群不同
   C. 入选标准不同
   D. 干预措施不同
   E. 随访方式不同
8. 下列哪一点是流行病学实验研究不具备的
   A. 随机化分组
   B. 实验组和对照组是自然形成的
   C. 必须有干预措施
   D. 有严格的平行对照
   E. 是前瞻性研究
9. 进行预防接种效果评价试验，在选择实验现场时以下哪条是错误的
   A. 实验地区或单位的人口相对稳定
   B. 实验研究的疾病在该地区有较高而稳定的发病率
   C. 选择近期发生过该病流行的地区
   D. 实验地区有较好的医疗卫生条件
   E. 实验地区（单位）领导重视，群众愿意接受，有较好的协作配合的条件
10. 下列哪条不是流行病学实验的目的
    A. 检验和评价干预措施（含临床和预防）的效果
    B. 评价治疗药物和方法对解除病痛，提高生存率的效果
    C. 评价干预措施后对预防疾病发生的效果
    D. 评价新疫苗对预防某种传染病发生的效果
    E. 评价自动戒烟对降低某疾病发生和死亡的效果
11. 流行病学实验研究与队列研究的主要相同点是
    A. 均是分析性研究
    B. 均是前瞻性研究
    C. 均是回顾性研究
    D. 均是实验性研究
    E. 均是描述性研究
12. 评价预防接种群体效果的免疫学指标是
    A. 抗体阳转率
    B. 保护率
    C. 效果指数
    D. 发病率
    E. 病死率
13. 临床试验的效果评价指标不包括
    A. 有效率
    B. 治愈率
    C. 生存率
    D. 保护率
    E. 好转率
14. 对儿童进行乙型肝炎疫苗接种的实验研究，为评价其流行病学预防效果，应选用的指标是
    A. 发病率
    B. 死亡率
    C. 效果指数
    D. 病死率
    E. 感染率
15. 对于流行病学实验研究对象的选择，下面哪一项不正确
    A. 流行病学实验研究应选择依从性好的人群
    B. 在新药临床试验时，应将老年人、儿童及孕妇等除外
    C. 在做药物临床试验时，不应选择流动性强的人群
    D. 要评价甲肝疫苗的效果，可以选择新近有甲肝流行的地区
    E. 要评价食用盐中加碘是否能有效预防地方性甲状腺肿，可以选择缺碘的内陆地区
16. 评价治疗措施效果的主要指标是
    A. 有效率、治愈率、生存率
    B. 有效率、续发率、标化率
    C. 治愈率、引入率、失访率
    D. 有效率、续发率、标化率
    E. 失访率、生存率、引入率

17. 评价预防接种效果的免疫学指标是
A. 抗体阳转率、抗体平均效价
B. 标化率、续发率
C. 引入率、抗体阳转率
D. 有效率、抗体平均效价
E. 保护率、效果指数

18. 流行病学实验研究中的盲法是指
A. 试验的设计者、研究者和研究对象不知道分组情况
B. 试验的设计者、研究者和研究对象不知道试验设计
C. 试验的设计者、研究者和研究对象不知道研究结局
D. 试验的设计者、研究者和研究对象不知道研究目的
E. 试验的设计者、研究者和研究对象不知道如何评价效果

19. 疫苗预防接种效果评价的双盲试验是指
A. 观察者和受试者均不知道实验组和对照组各为何人
B. 观察者不知道实验组和对照组各为何人
C. 观察者和资料分析者知道实验组和对照组各为何人
D. 试验组采用疫苗，而对照组采用安慰剂的试验方法
E. 观察者和受试者均不知道如何评价预防效果

20. 下列哪项是流行病学实验研究的优点
A. 可计算相对危险度和归因危险度
B. 能够及早治疗患者或预防和控制疾病
C. 可平衡和控制两组的混杂因素，提高可比性
D. 易于控制失访偏倚
E. 省时、省钱、省力

21. 下列哪项不是流行病学实验研究的缺点
A. 设计和实验条件高、控制严、难度大
B. 易失访
C. 依从性不易做得很好
D. 论证强度不如分析性研究
E. 花费人力、物力、财力，有时还会涉及伦理问题

22. 流行病学实验研究采用盲法的目的是
A. 受试对象的安全
B. 减少主观偏倚
C. 增加统计检验效力
D. 减少样本量
E. 防止失访

23. 流行病学中的偏倚是指
A. 抽样误差
B. 系统误差
C. 随机误差
D. 错误
E. 逻辑误差

【A_2 型题】

24. 某医师为了评价某疫苗的效果，将人群随机分成两组，一组为接种组，给予疫苗接种；另一组为对照组，不接种疫苗。经过一个流行期后，对两组发病情况进行比较，这种方法属于
A. 现况研究
B. 病例对照研究
C. 队列研究
D. 实验研究
E. 横断面研究

25. 将经过临床和实验室检查确诊为急性细菌性感染的患者，按设定的随机数字表分别纳入氟罗沙星实验组和氧氟沙星对照组，来评价氟罗沙星治疗细菌性感染的效果。该研究为
A. 队列研究
B. 病例对照研究
C. 临床试验
D. 社区干预试验
E. 现场试验

26. 某广告说："某新药治疗1000名上呼吸道感染，其中950名在5天内症状消失，从而认为，这种新药治疗上呼吸道感染有奇效"，此结论
A. 正确
B. 不正确，因为没有计算治愈率
C. 不正确，因为没有设立对照组
D. 不正确，因为没有做统计学检验
E. 不正确，因为样本含量不够大

27. 某地一项有关高血压的横断面研究结果表明：男性40～49岁组有高血压者占12%，女性占11%。从而得出结论，该年龄组男性患高血压的危险性较女性大。此结论
A. 正确
B. 不正确，因为没有区分患病率和发病率
C. 不正确，因为未用率做性别间比较
D. 不正确，因为无对照
E. 不正确，因为没有考虑到可能存在的队列的影响

28. 在一项随机对照临床试验中，给100例患者用A药，另50例患者用安慰剂治疗，发现A药组40%好转，安慰剂组32%好转，$P>0.05$，因此
A. 本试验证实A药有效
B. 本试验证实A药无效
C. 差异可能由机会引起
D. 因为样本大小不同，两组比较没有意义
E. 差异可能在1%水平有显著性

29. 某人进行了下列疫苗试验，随机选择1000人，注射疫苗后，随访10年，接种者中80%未患该病，此疫苗效果
A. 很好
B. 得不出结论，因为无注射疫苗的对照

C. 不是很有效，因为尚有20%患病
D. 无肯定结论，因为未做统计学检验
E. 该病疾病的发生率是20%

【A_3/A_4型题】

（30~31题共用题干）

某地为了解新研制的流感气雾免疫制剂的效果，在本地随机确定5000人接种疫苗，另外5000人不接种该疫苗作为对照，经过一个流行期后，前者50人发病，后者500人发病。

30. 该疫苗的效果指数为
A. 10%
B. 10
C. 2.7%
D. 90%
E. 2.7

31. 该疫苗的保护率为
A. 10%
B. 10
C. 2.7%
D. 90%
E. 9

【B_1型题】

（32~33题共用备选答案）
A. 罹患率、患病率
B. 死亡率、病死率
C. 相对危险度、特异危险度
D. 有效率、治愈率
E. 抗体阳转率、保护率

32. 对儿童接种易感疫苗后，评价效果可选用指标
33. 某医院进行某药治疗高血压的临床试验，疗效评价可选用指标

（34~37题共用备选答案）
A. 治疗好转的例数/治疗的总例数×100%
B. 治愈人数/治疗的总例数×100%
C. 随访5年尚存活的病例数/随访5年的总病例数×100%
D. 对照组发病率/实验组发病率
E.（对照组发病率-实验组发病率）/对照组发病率×100%

34. 治愈率
35. 效果指数
36. 保护率
37. 5年生存率

参考答案

1. C	2. C	3. A	4. A	5. C	6. D	7. D	8. B	9. C	10. E
11. B	12. A	13. D	14. C	15. D	16. A	17. A	18. A	19. A	20. C
21. D	22. B	23. B	24. D	25. C	26. C	27. C	28. C	29. B	30. B
31. D	32. E	33. D	34. B	35. D	36. E	37. C			

七、筛检及其评价

【A_1型题】

1. 筛检试验的目的是
A. 对可疑患者进行确诊
B. 为了评价筛检试验的特异度
C. 为了评价筛检试验的灵敏度
D. 防止筛检人群出现漏诊
E. 从表面健康的人群中查出某病的可疑患者或某病的高危人群

2. 筛检试验是
A. 对人群中的早期患者作出诊断
B. 早期发现患者或高危个体的一种措施
C. 评价筛检试验的真实性
D. 评价筛检试验的可靠性
E. 了解筛检试验和金标准在诊断患者方面的符合程度

3. 评价筛检试验真实性的指标有
A. 灵敏度、阳性预测值、可靠性
B. 特异度、阴性预测值、可重复性
C. 灵敏度、特异度、约登指数
D. 变异性、灵敏度、假阳性率
E. 一致性、约登指数、假阳性率

4. 灵敏度是指
A. 试验检出阴性的人数占无病者总数的比例
B. 试验检出阳性的人数占有病者总数的比例
C. 筛检阴性者中真正成为非患者的可能性
D. 筛检方法能将实际有病的人正确地判为阳性的能力
E. 试验检出阳性的人数占无病者总数的比例

5. 漏诊率是指
A. 实际有病，试验阳性
B. 实际有病，试验阴性
C. 实际无病，试验阳性
D. 实际无病，试验阴性

E. 试验阳性，实际有病的可能

6. 关于筛检试验的评价指标，哪种说法是正确的
A. 灵敏度越高，误诊率越低
B. 灵敏度越高，漏诊率越低
C. 特异度越高，漏诊率越低
D. 特异度越高，误诊率越高
E. 灵敏度越高，预测值越高

7. 直接影响筛检试验阳性预测值的是
A. 发病率
B. 患病率
C. 死亡率
D. 生存率
E. 罹患率

8. 反映筛检试验阴性者不患目标疾病的可能性的比例所用的指标是
A. 阴性预测值
B. 阳性预测值
C. 误诊率
D. 漏诊率
E. 特异度

9. 筛检试验在下列哪种情况是最适宜的
A. 患病率高的疾病
B. 患病率低的疾病
C. 早期诊断可改善预后的疾病
D. 病情严重、难以治愈的疾病
E. 病死率较高的疾病

【A_3/A_4 型题】

（10～13 题共用题干）

用一种筛选宫颈癌的试验，在 1000 名已证实患宫颈癌和 1000 名未患宫颈癌的妇女中，筛检结果为：患宫颈癌组中有 800 名阳性，未患癌组有 200 名阳性。

10. 试验的灵敏度是
A. 80%
B. 20%
C. 60%
D. 40%
E. 30%

11. 试验的特异度是
A. 80%
B. 20%
C. 60%
D. 40%
E. 30%

12. 试验的漏诊率是
A. 80%
B. 20%
C. 60%
D. 40%
E. 30%

13. 试验的误诊率是
A. 80%
B. 20%
C. 60%
D. 40%
E. 30%

（14～15 题共用题干）

某宫颈癌筛检试验的测定结果如下。

筛检	宫颈癌患者	非宫颈癌患者
阳性	400	100
阴性	200	300

14. 该试验的灵敏度为
A. 60%
B. 67%
C. 40%
D. 20%
E. 30%

15. 该试验的特异度为
A. 75%
B. 80%
C. 40%
D. 20%
E. 30%

参考答案

1. E　2. B　3. C　4. D　5. B　6. B　7. B　8. A　9. C　10. A
11. A　12. B　13. B　14. B　15. A

八、病因与因果关系推断

【A_1 型题】

1. 在人类生态学上，疾病发生的三大要素是
A. 患者、潜在性患者、健康者
B. 感受性、传播途径、传染源
C. 宿主、环境、致病因子
D. 理化因素、生物学因素、社会经济因素
E. 遗传、营养、身体锻炼

2. 进行病因推断时，下列哪一条不加考虑
A. 联系的强度
B. 剂量-反应关系
C. 对联系进行统计学检验所得 P 值的大小
D. 因果关系的时间顺序
E. 研究中病因的量与发病率的量有相关关系

3. 在病因推断中，反映关联强度的指标为
A. 人群归因危险度

B. 相对危险度
C. 归因危险度
D. 特异危险度
E. 人群归因危险度百分比

4. 流行病学的病因定义为
A. 存在时必定引起疾病的因素
B. 对疾病发生必不可少的因素
C. 疾病发生机制中的生物因素
D. 使疾病发生概率升高的因素
E. 引起疾病发生的诸多因素

5. 关于病因概念叙述哪项不正确
A. 引起疾病的病因
B. 与疾病发生有关的所有因素
C. 包括直接因素和间接因素
D. 是与疾病发生有直接关系的致病因子
E. 某些因素的存在或减少，疾病发生的频率增加或减少

6. 下列哪种联系是病因研究所寻找的
A. 统计学联系
B. 虚假联系
C. 间接联系
D. 直接联系
E. 因果联系

7. 关于病因观，错误的是
A. 传染病的病因是单一的
B. 病因来源于环境和宿主
C. 流行病学三角模型包括病因、宿主和环境
D. 病因网络模型有利于病因探索
E. 有果必有因

8. 提出病因假设的目的是
A. 肯定病因
B. 代替病因
C. 否定病因
D. 验证病因
E. 探索病因的关联强度

9. 流行病学三角模型包含的三大因素是
A. 宿主、环境和遗传
B. 机体、生物环境和社会环境
C. 病因、宿主和环境
D. 遗传、环境和社会
E. 患者、家属和社会

10. 以下哪项不是流行病学三角模型的基本内涵
A. 致病因子、宿主和环境处于动态平衡状态之中
B. 任何一个条件的变化，即可导致疾病的发生
C. 任何一个条件的变化，可能引起其他两个条件的适应性变化以维持新的动态平衡
D. 三者关系的平衡失调，疾病就可能发生
E. 一个条件变化，另两个条件不能适应、平衡失调，导致疾病发生

11. 疾病轮状模型的外环是指
A. 环境
B. 遗传因子
C. 宿主
D. 生物环境
E. 社会环境

12. 下列哪一种因果关联的联系方式是正确且完整的
A. 单因单果
B. 单因多果
C. 多因单果
D. 多因多果
E. 直接病因链

13. 流行病学探讨病因的一般程序是
A. 从人为联系到统计学联系
B. 从直接联系到统计学联系
C. 从间接联系到因果联系
D. 从统计学联系到因果联系
E. 从人为联系到因果联系

14. 下列有关病因的叙述正确的是
A. 辅助病因不属于流行病学研究范畴
B. 只要致病的生物因子存在，疾病一定发生
C. 所有疾病都有明确的必要病因
D. 必要病因是组成各种充分病因的不可缺少的部分
E. 必要病因是疾病唯一病因

15. 因果推断中的必要条件是
A. 因先后果
B. 关联强度大
C. 关联可重复出现
D. 存在剂量-反应关系
E. 病因和疾病分布一致

【A_2 型题】

16. 某地发生的大规模不明发热流行中，当地的农民罹患率高，参加过支农劳动的国家职工发病者亦甚多，在寻找病因时，主要利用下列哪种逻辑思维方法
A. 求同法
B. 求异法
C. 共变法
D. 排除法
E. 剩余法

【B_1 型题】

（17～20 题共用备选答案）
A. 在流行病学三角模型中，环境因素不变，病因比重增加
B. 宿主因素发生变化，宿主比重增加
C. 病因、宿主、环境三要素保持动态平衡
D. 环境因素发生变化，导致病因比重增加
E. 环境因素发生变化，导致宿主比重增加

17. 易感人口增加，导致麻疹流行属于

18. 流感病毒的变异引起流感流行属于

19. 夏季气温高、雨量多，蚊媒密度增加，因而引起以蚊子做传播媒介的乙型脑炎的流行属于

20. 战争年代因饥荒、人口拥挤、人口流动性增大而引起的急慢性传染病流行属于

（21~24 题共用备选答案）

A. 求同法
B. 求异法
C. 共变法
D. 排除法
E. 类比法

21. 找出不同条件下高发人群、患者以及高发地区的共同特点

22. 从相似的事物中寻找不同的特点

23. 从某病在不同时间、地区发病率的变化中，找出哪些因素也在发生变化；揭示和核实发病率的变动与这些因素在人群中的暴露率的变动相一致，分析有无剂量-反应关系，从而可以形成病因假设

24. 将已经明确的事物之间的联系一一排除，再研究剩余的因素与疾病之间的关系

参考答案

1. C	2. C	3. B	4. D	5. D	6. E	7. A	8. D	9. C	10. B
11. A	12. D	13. D	14. D	15. A	16. A	17. B	18. A	19. D	20. E
21. A	22. B	23. C	24. D						

九、预防策略

【A_1 型题】

1. 关于我国预防控制策略的描述，不正确的是
   A. 策略是指导全局的总体方针
   B. 疾病预防要贯彻现代医学模式为指导的策略
   C. 要从医学预防走向社会预防
   D. 为人民健康服务
   E. 以治疗为主

2. 属于第二级预防措施的是
   A. 接种疫苗
   B. 健康促进
   C. 遗传咨询
   D. 早期诊断
   E. 病后恢复

3. 属于第一级预防措施的是
   A. 普查
   B. 筛检
   C. 产前检查
   D. 用特效药物治疗疾病
   E. 对人群进行免疫接种

4. 属于第三级预防措施的是
   A. 遗传咨询
   B. 产前检查
   C. 整治“三废”
   D. 健康教育
   E. 康复治疗

参考答案

1. E	2. D	3. E	4. E

十、公共卫生监测

【A_1 型题】

1. 关于疾病监测的描述，不正确的是
   A. 疾病监测是长期、连续、系统的过程
   B. 疾病监测观察疾病动态变化
   C. 疾病监测不仅涉及疾病的发病和死亡情况，还收集其他相关资料
   D. 疾病监测可用于评价干预效果
   E. 疾病监测资料只要求上报，但反馈不属于疾病监测范畴

2. 目前我国疾病监测的种类有
   A. 甲、乙、丙 3 类传染病监测
   B. 传染病监测、非传染病监测和其他卫生问题监测
   C. 呼吸道传染病监测、肠道传染病监测
   D. 恶性肿瘤、心血管病、脑血管病监测
   E. 发病学监测、血清学监测、病原学监测、干预措施的监测

3. 疾病监测的目的不包括
   A. 描述疾病分布

B. 预测疾病流行
C. 验证病因假设
D. 制定预防措施
E. 评价预防效果

4. 下列有关疾病监测的论述错误的是
A. 主动监测的结果要比被动监测准确
B. 哨点监测的耗费要比常规报告高
C. 监测病例的诊断要比实际病例简便
D. 直接指标的获得要比间接指标困难
E. 静态人群资料的处理要比动态人群简单

5. 我国规定甲类传染病报告时限是
A. 2小时
B. 6小时
C. 8小时
D. 10小时
E. 12小时

参考答案

1. E　2. B　3. C　4. B　5. A

十一、传染病流行病学

【A_1型题】

1. 下列各因素中，属于影响传染病流行过程的自然因素是
A. 人口密度
B. 气候、地理
C. 宗教信仰
D. 经济、文化
E. 生产及生活条件

2. 在人群中最容易实现的传播途径是
A. 经水传播
B. 经接触传播
C. 经食物传播
D. 经土壤传播
E. 经空气传播

3. 引起医源性感染的细菌最常见的传播途径是
A. 经空气传播
B. 直接接触传播
C. 共同媒介传播
D. 经虫媒传播
E. 间接接触传播

4. 疫情的责任报告人包括
A. 医疗保健人员
B. 医疗保健人员和卫生防疫人员
C. 医疗保健人员、个体医生和卫生防疫人员
D. 医疗保健人员、个体医生、卫生防疫人员和饭店职工
E. 医疗保健人员、个体医生、卫生防疫人员和饭店职工、旅店职工

5. 疾病分布呈散发形式的原因
A. 该病常年流行
B. 隐性感染为主的传染病
C. 传播机制难以实现的传染病
D. 潜伏期长的传染病
E. 传播机制容易实现的疾病

6. 传染源是指
A. 体内有病原体的人
B. 体内有病原体的人和动物
C. 体内有病原体繁殖的人和动物
D. 体内有病原体繁殖并能排出病原体的人和动物
E. 能排出病原体的人和动物

7. 下列哪种为我国规定报告的甲类传染病
A. 麻疹
B. 鼠疫
C. 流感
D. 新生儿破伤风
E. 血吸虫

8. 下列哪组疾病均可经水传播
A. 伤寒、霍乱、钩虫病
B. 血吸虫病、甲型肝炎、钩端螺旋体病
C. 伤寒、霍乱、出血热
D. 霍乱、痢疾、斑疹伤寒
E. 甲型肝炎、戊型肝炎、恙虫病

9. 乙类传染病报告时限正确的是
A. 城镇6小时内，农村12小时内
B. 城镇6小时内，农村10小时内
C. 城镇4小时内，农村10小时内
D. 24小时内
E. 12小时内

10. 下列哪一项不是水平传播
A. 经空气传播
B. 经水传播
C. 娩出前从母亲到后代之间的传播
D. 经食物传播
E. 经虫媒传播

11. 从病原体侵入机体到临床症状出现这段时间为
A. 病原侵入期
B. 前驱期
C. 潜伏期
D. 传染期
E. 无症状期

12. 构成“传染过程”必须具备的因素是

A. 病原体、易感机体
B. 寄生虫、中间宿主及终末宿主
C. 患者、污染物、易感者
D. 传染源、传播途径、易感人群
E. 微生物、媒介及宿主

13. 下列哪项不符合经空气传播的特点
A. 具有冬春季节性升高现象
B. 在未经免疫预防人群中，发病呈周期性升高
C. 未经免疫的城市人群常在儿童期即被感染
D. 在交通不便的山区发病呈典型的周期性现象
E. 易感者在人群中的比例是决定流行时强度的重要因素之一

【B_1 型题】

（14~15 题共用备选答案）
A. 传染病患者
B. 病原携带者
C. 慢性病原携带者
D. 受感染的动物
E. 暂时病原携带者

14. 感染了传染病病原体但无明显临床症状而排出病原体者称
15. 携带病原体 3 个月以内者称

（16~17 题共用备选答案）
A. 艾滋病
B. 鼠疫
C. 脊髓灰质炎
D. 麻风病
E. 登革热

16. 以上疾病中属于甲类传染病的是
17. 以上疾病中属于丙类传染病的是

参考答案

1. B　2. E　3. B　4. C　5. E　6. D　7. B　8. B　9. D　10. C
11. C　12. D　13. D　14. B　15. E　16. B　17. D

十二、暴发调查

【A_1 型题】

1. 对于同源性暴发
A. 不能用潜伏期来推算暴露日期或时间范围
B. 可从流行曲线的尾部向前倒推两个常见潜伏期来推算暴露日期或时间范围
C. 可从流行曲线的前部向前倒推一个最长潜伏期来推算暴露日期或时间范围
D. 可从发病高峰倒推一个常见潜伏期来推算暴露日期或时间范围
E. 可从发病高峰倒推一个最短潜伏期来推算暴露日期或时间范围

2. 进行暴发调查时的首要工作是
A. 确定可能的传播方式
B. 形成假设并检验假设
C. 确定问题，核实诊断
D. 采取预防措施
E. 扑灭疫情

3. 某病的流行曲线只有一个高峰，所有病例都集中在该病常见潜伏期这个时间段内，则可断定此暴发为
A. 连续传播性流行
B. 同源性暴发
C. 混合型暴发
D. 多次暴露
E. 持续暴露

4. 下列关于暴发的描述错误的是
A. 暴发常由于许多人接触同一致病因子而引起
B. 局部地区或集体单位在较短时间内发生大量同一种疾病称为暴发
C. 一次同源疾病暴发过程中，大部分病例的发生日期往往在该病的最短和最长潜伏期之间
D. 一次同源性暴发的流行高峰与中位数潜伏期基本一致
E. 疾病暴发时病例发生日期的不同，是由于该病的传染期不同所致

参考答案

1. D　2. C　3. B　4. E

十三、慢性非传染性疾病的流行病学

【A_1 型题】

1. 以下除哪项外均为目前公认的导致四类主要慢性病的最重要的、共同的和可改变的危险因素
   A. 吸烟（包括二手烟暴露）
   B. 过量饮酒
   C. 不健康的饮食习惯
   D. 遗传因素
   E. 少体力活动
2. 在2017年1月国务院批准公布的《中国防治慢性病中长期规划（2017—2025年）》中，力争30~70岁人群因心脑血管疾病、癌症、慢性呼吸系统疾病和糖尿病导致的过早死亡率较2015年降低
   A. 5%
   B. 10%
   C. 15%
   D. 20%
   E. 25%
3. 以下哪项不是世界卫生组织推荐的关于吸烟的“最划算”的干预措施
   A. 提高税率
   B. 烟草健康提示
   C. 禁止烟草零售
   D. 工作场所和公共场所室内禁止吸烟
   E. 禁止烟草广告、促销和赞助

参考答案

1. D　2. B　3. C

十四、高血压的流行病学

【A_1 型题】

1. 高血压患者一级管理对象随访内容不包括
   A. 监测血压控制情况
   B. 健康教育
   C. 非药物干预
   D. 加强靶器官损害的早期监测和评价
   E. 3个月无效后进行药物治疗
2. 高血压患者应保持适量的体力活动，建议运动达到中等强度，运动时最大心率不超过
   A. 150-年龄
   B. 160-年龄
   C. 170-年龄
   D. 180-年龄
   E. 190-年龄
3. 下列哪项不是高血压的危险因素
   A. 超重与肥胖
   B. 遗传因素
   C. 不良的生活方式
   D. 社会心理因素
   E. 血脂正常
4. 高血压预防中健康教育的对象是
   A. 全人群
   B. 学龄期儿童
   C. 中老年人群
   D. 高血压病高危人群
   E. 高血压患者
5. 下列关于高血压的防治措施中错误的是
   A. 改变不良的行为生活方式
   B. 一级预防的主要对象是健康人群
   C. 一级预防的主要对象是高危人群
   D. 每日食盐控制在6克以内
   E. 加强体育锻炼，保持心理健康
6. 对于我国高血压流行病学的特征描述错误的是
   A. 北部和西部为低，东部和南部为高
   B. 过去城市高血压病高于农村，而目前一些局部农村地区高于城市
   C. 一般40岁以前女性高血压患病低于男性，40岁绝经以后这种差异性消失
   D. 高血压患病率随年龄的增长，而呈明显的上升趋势
   E. 高血压患者中约半数以上是收缩期高血压

【A_2 型题】

7. 女性，60岁，身高1.60米，体重75千克，总胆固醇5.8mmol/L，共具备几项高血压高危因素
   A. 1
   B. 2
   C. 3
   D. 4
   E. 5
8. 血压150/85mmHg属于几级高血压
   A. 一级
   B. 二级
   C. 三级
   D. 四级
   E. 五级

参考答案

1. D 2. C 3. E 4. A 5. C 6. A 7. C 8. A

十五、糖尿病的流行病学

【A_1 型题】

1. 糖尿病的流行特征不包括
   A. 患病率最高的是北美及加勒比海地区
   B. 1 型糖尿病的高发年龄为青春期
   C. 2 型糖尿病的患病率随年龄增长而上升，在 40 岁以上人群中患病率显著升高
   D. 1 型糖尿病的发病有一定季节性，2 型糖尿病的发病无明显季节性
   E. 2 型糖尿病的患病率男、女性别差异不大
2. 下列是 1 型糖尿病的主要危险因素的是
   A. 体力活动不足
   B. 肥胖或超重
   C. 遗传因素
   D. 早期营养
   E. 高能饮食
3. 2 型糖尿病的可能危险因素不包括
   A. 遗传因素
   B. 感染
   C. 缺少运动
   D. 高能饮食
   E. 胰岛素抵抗
4. 国际公认的，衡量血糖控制水平的“金标准”是
   A. 空腹血糖
   B. 餐后 2 小时血糖
   C. 糖化血红蛋白
   D. 随机血糖
   E. 尿糖
5. 糖尿病的一级预防不包括
   A. 适当体育锻炼
   B. 戒烟、限酒
   C. 控制体重
   D. 健康体检
   E. 减少高油、高热食物的摄入
6. 2 型糖尿病患者的筛查以 35 岁及以上常住居民为重点，建议其至少多长时间测 1 次空腹血糖，提高人群血糖知晓率
   A. 每个月
   B. 每季度
   C. 每半年
   D. 每年
   E. 每 2 年

参考答案

1. E 2. C 3. B 4. C 5. D 6. E

十六、恶性肿瘤的流行病学

【A_1 型题】

1. 以下不符合我国恶性肿瘤流行病学特征的是
   A. 肺癌发病和死亡率逐年上升
   B. 发展中国家和发达国家高发癌谱并存
   C. 农村的发病率和死亡率高于城市
   D. 肝癌的高发区在东南沿海地区
   E. 我国是胃癌高发国家
2. 下列哪项是原发性肝癌的一级预防
   A. 新生儿接种乙型肝炎疫苗
   B. 手术治疗
   C. 普查
   D. 筛检
   D. 康复治疗
3. 下列不属于致癌的生物因素的是
   A. 人乳头状瘤病毒 16 型
   B. 幽门螺杆菌
   C. 乙型肝炎病毒
   D. 日本血吸虫
   E. 甲型肝炎病毒
4. 我国发病率呈下降趋势的肿瘤是
   A. 结肠癌
   B. 肺癌
   C. 前列腺癌
   D. 食管癌
   E. 乳腺癌
5. 恶性肿瘤的主要危险因素有
   A. 吸烟、环境污染、病毒感染
   B. 吸烟、糖尿病、高血压
   C. 吸烟、肥胖、高血压
   D. 吸烟、高血压、高血脂
   E. 不合理饮食、肥胖、高血压

【A₂ 型题】

6. 有家族肿瘤史、家族息肉史、息肉溃疡史的50岁以上人群，应每年进行一次大便隐血试验，以便早发现
   A. 宫颈癌
   B. 胃癌
   C. 大肠癌
   D. 前列腺癌
   E. 乳腺癌

7. 近30年来，部分发达国家全面开展了控烟、膳食指导、环境保护、肿瘤早诊早治等干预措施，美国、加拿大及西欧等国男性肺癌、大肠癌发病率已趋于平稳或略有下降，这些干预措施属于肿瘤的
   A. 一级预防
   B. 二级预防
   C. 三级预防
   D. 包含了一级和二级预防
   E. 包含了一级、二级和三级预防

参考答案

1. C　2. A　3. E　4. D　5. A　6. C　7. D

十七、慢性非传染性疾病调查、监测与评估

【A₁ 型题】

1. 下列哪项不是慢性病及其危险因素调查的目的
   A. 了解慢性病及其相关危险因素在不同地区、不同人群中的流行状况
   B. 分析慢性病相关危险因素流行水平，探索主要慢性病及其危险因素之间的内在联系，预测慢性病流行趋势
   C. 掌握居民健康状况及其影响因素，并提出可行的改善及控制措施
   D. 为制定和评价卫生政策、干预措施提供基础数据
   E. 同时完成慢性病的主动监测和被动监测

2. 慢性病及其危险因素调查最常用的方法是
   A. 现况调查
   B. 病例对照研究
   C. 队列研究
   D. 现场试验
   E. 社区试验

3. 慢性病及其危险因素调查主要分析指标是
   A. 病死率
   B. 生存率
   C. 治愈率
   D. 患病率
   E. 发病率

4. 慢性病及其危险因素调查收集的主要信息不包括
   A. 死亡登记资料
   B. 发病报告资料
   C. 慢性病相关危险因素
   D. 环境资料
   E. 疾病防治的卫生经济学评价资料

5. 慢性病及其危险因素调查主要研究对象一般不包括
   A. 社区内的全部人群
   B. 老年人群
   C. 某企业的职工
   D. 学校教师
   E. 本地区短暂停留的流动人群

6. 按照《全国死因登记信息网络报告工作规范（试行）》要求，县及县以上医疗机构在几天内完成对死因报卡的审核和网络报告工作
   A. 3天
   B. 5天
   C. 7天
   D. 10天
   E. 15天

7. 下列哪项不是慢性病三级预防过程评估的意义
   A. 证实结果评价结论的有效性
   B. 有助于保证三级预防实施的质量
   C. 在一定程度上发挥着监督、导向和激励作用
   D. 能够回答三级预防实施者、目标人群和评价者所关注的问题
   E. 干预措施目标的完成情况

参考答案

1. E　2. A　3. D　4. E　5. E　6. C　7. E

十八、伤害的流行病学

【A_1 型题】

1. 按照造成伤害的意图分类，伤害可分为
   A. 故意伤害和非故意伤害
   B. 暴力伤害和非暴力伤害
   C. 国际疾病分类和国际伤害外部原因分类
   D. 国际疾病分类和中国疾病分类
   E. 国际伤害外部原因分类和中国疾病分类
2. 城市人群伤害死亡的原因依次为
   A. 交通事故、非故意跌落、自杀、其他非故意事故、溺水、非故意中毒等
   B. 交通事故、非故意跌落、其他非故意事故、自杀、溺水、非故意中毒等
   C. 交通事故、自杀、其他非故意事故、非故意跌落、溺水、非故意中毒等
   D. 交通事故、溺水、非故意中毒、非故意跌落、自杀、其他非故意事故等
   E. 交通事故、自杀、非故意跌落、其他非故意事故、溺水、非故意中毒等
3. 以下哪项不属于“5E”伤害预防综合策略
   A. 教育预防策略
   B. 环境改善策略
   C. 减少危险因素含量策略
   D. 工程策略
   E. 强化执法策略

参考答案

1. A　2. A　3. C

十九、流行性感冒的流行病学

【A_1 型题】

1. 流行性感冒的病原体是
   A. 流行性感冒细菌
   B. 流行性感冒病毒
   C. 流行性感冒支原体
   D. 脑膜炎双球菌
   E. 新型冠状病毒
2. 流行性感冒病毒中哪种病毒型别除存在于人外，还存在于动物中
   A. A 型
   B. B 型
   C. C 型
   D. A 型及 B 型
   E. B 型及 C 型
3. 流行性感冒的传播途径主要是
   A. 经空气传播
   B. 经接触传播
   C. 垂直传播
   D. 经食物传播
   E. 医源性传播
4. 流行性感冒发病率曲线的横坐标是以什么为单位的
   A. 小时
   B. 日
   C. 月
   D. 旬
   E. 年
5. 接种流行性感冒疫苗后，以下哪种说法正确
   A. 接种流行性感冒疫苗后可获得终生免疫力
   B. 接种流行性感冒疫苗后产生 5 年以上的免疫力
   C. 接种流行性感冒疫苗后在半年至 1 年有预防同型流感的作用
   D. 接种流行性感冒疫苗后对任何型别的流感都有预防作用
   E. 接种流行性感冒疫苗后维持免疫力的时间不确定
6. 人感染高致病性禽流感的传播途径多为
   A. 经呼吸道传播
   B. 经消化道传播
   C. 密切接触传播
   D. 经血液传播
   E. 经虫媒传播
7. 对流感的预防措施应为
   A. 对传染源采取措施
   B. 对易感者采取措施
   C. 对传播途径采取措施
   D. 结合以上三项，采取综合性措施
   E. 不需采取措施，可自行停止传播

参考答案

1. B　2. A　3. A　4. B　5. C　6. A　7. D

二十、病毒性肝炎的流行病学

【A_1 型题】

1. 关于乙型肝炎的母婴传播，下列哪项所生的新生儿传播概率最高
   A. HBsAg 阳性母亲
   B. HBsAb 阳性母亲
   C. HBeAg 阳性母亲
   D. HBeAb 阳性母亲
   E. HBsAg 和 HBeAg 双阳性母亲
2. 甲型肝炎传染性最强的时期为
   A. 潜伏期
   B. 发病期
   C. 血清转氨酶升高时
   D. 血清转氨酶达高峰前
   E. 有待观察
3. 下列有关甲型肝炎的论述中，哪一项是不正确的
   A. 未发现慢性带菌者
   B. 潜伏期末已有传染性
   C. 呈周期性
   D. 无季节性
   E. 感染早期即可测出抗甲型肝炎抗原的抗体
4. 以下各型肝炎中，哪种型别肯定不经血液传播
   A. 甲型肝炎和乙型肝炎
   B. 乙型肝炎
   C. 甲型肝炎、戊型肝炎
   D. 乙型肝炎、丙型肝炎
   E. 乙型肝炎、丙型肝炎和丁型肝炎
5. 下列哪项不是病毒性肝炎的防治措施
   A. 管理传染源
   B. 切断传播途径
   C. 保护易感人群
   D. 早发现、早隔离
   E. 乙型肝炎患者不得从事直接为顾客服务的工作

参考答案

1. E　2. D　3. D　4. C　5. E

二十一、感染性腹泻的流行病学

【A_1 型题】

1. 感染性腹泻的传播途径不包括
   A. 生活接触
   B. 经水传播
   C. 经食物传播
   D. 经苍蝇传播
   E. 垂直传播
2. 关于感染性腹泻的年龄分布，学龄前儿童与下列哪个年龄组的人群为发病高峰
   A. 10~20 岁青少年
   B. 20~40 岁青壮年
   C. 40~60 岁中年
   D. 60~80 岁老年
   E. >80 岁
3. 霍乱弧菌在下述条件中不易存活，除外
   A. 干燥
   B. 日光
   C. 酸性条件
   D. 碱性条件
   E. 漂白粉
4. 感染霍乱后免疫力为
   A. 终生免疫
   B. 短期免疫
   C. 不获得免疫力
   D. 可获得巩固免疫力
   E. 免疫力因人而异
5. 霍乱流行型以哪种为主要表现
   A. 暴发和流行
   B. 持续散发型
   C. 暴发型与持续散发型并存
   D. 以持续散发型为主，兼有暴发型
   E. 以暴发型为主，兼有持续散发型
6. 下列哪项不属于感染性腹泻的防治措施
   A. 切断传播途径
   B. 建立防治门诊
   C. 提倡使用药物预防
   D. 开展疫情监测
   E. 保护易感染群

参考答案

1. E　2. B　3. D　4. B　5. A　6. C

二十二、性传播疾病、艾滋病的流行病学

【A_1 型题】

1. 关于艾滋病，错误的说法是
   A. 艾滋病的病原体是获得性免疫缺陷病毒
   B. 艾滋病的潜伏期长
   C. 人类免疫缺陷病毒感染者人数明显高于艾滋病患者数
   D. 艾滋病只通过同性恋传播
   E. 艾滋病是性病的一种
2. 艾滋病的传播途径不包括
   A. 性接触传播
   B. 经血液传播
   C. 母婴传播
   D. 共用污染注射器传播
   E. 经接触传播

参考答案

1. D　2. E

二十三、肺结核的流行病学

【A_1 型题】

1. 结核分枝杆菌中对人的感染率和致病率最高的是
   A. 结核分枝杆菌
   B. 牛结核分枝杆菌
   C. 非洲分枝杆菌
   D. 田鼠分枝杆菌
   E. 亚洲分枝杆菌
2. 肺结核的主要传播途径是
   A. 经空气传播
   B. 消化道传播
   C. 经血液传播
   D. 垂直传播
   E. 经虫媒传播
3. 肺结核的主要传染源是
   A. 被污染的水源
   B. 含人结核分枝杆菌的牛乳
   C. 痰涂片阳性的肺结核患者
   D. 患有结核病的动物
   E. 健康带菌者
4. 结核病死亡位居传染病死亡
   A. 第一位
   B. 第二位
   C. 第三位
   D. 第四位
   E. 第五位
5. 卡介苗接种后 2~3 个月结核菌素试验阳性率可达 90% 以上，一般可维持
   A. 2~3 年
   B. 3~5 年
   C. 4~6 年
   D. 5~10 年
   E. 10~15 年

参考答案

1. A　2. A　3. C　4. B　5. D

二十四、医院感染

【A_1 型题】

1. 医院感染的分类不包括
   A. 自身感染
   B. 医源性感染
   C. 社区获得性感染
   D. 带入感染
   E. 交叉感染
2. 下列关于医院感染的特征的描述，哪项不正确
   A. 病原体种类繁多
   B. 病原体来源广泛
   C. 医院中流行的菌株多为耐药菌株
   D. 污染环节相对较少，容易控制
   E. 易感人群中，抗病能力差，感染后病死率较高
3. 细胞免疫缺陷的患者易感染
   A. 葡萄球菌、链球菌、革兰阴性杆菌
   B. 葡萄球菌、链球菌、革兰阳性球菌
   C. 放线菌、真菌、病毒
   D. 衣原体、支原体、病毒
   E. 真菌、病毒、衣原体、支原体
4. 我国医院感染的发生率约为
   A. 5%
   B. 10%
   C. 15%
   D. 20%
   E. 25%

5. 医院感染发生率是指
   A. 一定时期内，在所有入院患者中发生医院感染新病例数的频率
   B. 一定时期内，同期住院患者中新发生医院感染例次的频率
   C. 观察期内，医院感染总病例数占同期住院患者总数的比例
   D. 与指示病例有效接触后一个最长潜伏期内，在接触者中续发病例数与接触者总数的比值
   E. 一定期限内，医院感染发病人数占该地区总人口数的比例

参考答案

1. C　2. D　3. C　4. B　5. A

第十章　卫生统计学

【A_1 型题】

1. 卫生统计工作步骤可分为
   A. 统计研究调查、设计，收集资料，分析资料
   B. 统计研究调查，统计描述，统计推断
   C. 统计研究设计，收集资料，整理资料，分析资料
   D. 统计研究收集，整理资料，统计描述，统计推断
   E. 统计研究设计，统计描述，统计推断，统计图表
2. 统计工作的步骤中，最关键的一步是
   A. 分析资料
   B. 搜集资料
   C. 整理资料
   D. 设计
   E. 调查资料
3. 统计分析的主要内容是
   A. 统计描述和区间估计
   B. 统计图表和统计报告
   C. 区间估计和假设检验
   D. 统计描述和统计推断
   E. 统计描述和统计图表
4. 统计资料的类型包括
   A. 频数分布资料和等级分类资料
   B. 多项分类资料和二项分类资料
   C. 正态分布资料和频数分布资料
   D. 数值变量资料和正态分布资料
   E. 数值变量资料和分类变量资料
5. 观察单位用定量方法测定某项指标量的大小，所得的资料称为
   A. 计量资料
   B. 计数资料
   C. 分类资料
   D. 分类变量
   E. 等级资料
6. 分类变量也为
   A. 无序分类
   B. 计数资料
   C. 有序分类
   D. 二项或多项分类
   E. 二项分类
7. 下列哪一项不属于分类变量
   A. 无序分类
   B. 计数资料
   C. 有序分类
   D. 多项分类
   E. 计量资料
8. 有序分类是
   A. 定量资料
   B. 等级资料
   C. 二项分类资料
   D. 计数资料
   E. 频数分布资料
9. 总体与样本之间的关系为
   A. 样本是总体中特殊的一部分
   B. 样本是从总体中随便抽取的部分观察单位，可代表总体
   C. 可以由样本的参数推断总体的统计量
   D. 总体与样本之间由于抽样而产生误差
   E. 样本和总体没有区别
10. 关于总体的描述，下列哪一项是错误的
    A. 根据研究目的确定的
    B. 总体里的观察单位是同质的
    C. 任意想象的研究对象的全体
    D. 常常需要由样本信息来推断总体特征
    E. 可以分为有限总体和无限总体
11. 抽样误差
    A. 是样本指标与总体指标之间由于抽样产生的差别
    B. 是由于抽样产生的各观察值之间的差别
    C. 通过统一的标准可以减少
    D. 是参数与统计量之间由于过失而产生的差别
    E. 是样本的标准差
12. 有关一个样本中包含的观察单位数，以下不正确的是
    A. 样本含量
    B. 样本例数
    C. 样本大小

D. 实测值的集合中元素的个数
E. 实测值的单位

13. 在进行随机抽样中，下列哪项是正确的
A. 研究者随意挑选个体，使样本更符合研究内容
B. 按随机的原则抽取，使总体中的每一个个体都有同等的机会被抽取
C. 随机抽取的样本数越大越好
D. 用随机的方法进行抽样，虽然有理论依据，但不可以计算抽样误差
E. 随机抽样就是随便抽样

14. 概率是描述某随机事件发生可能性大小的数值，以下对概率的描述哪项是错误的
A. 其值必须由某一统计量对应的概率分布表中得到
B. 随机事件发生的概率 $P\leqslant 0.05$ 或 $P\leqslant 0.01$（称为小概率事件），认为在一次抽样中它不可能发生
C. 当样本含量充分大时，可以用频率作为概率的估计值
D. $P=0$ 表示事件不可能发生
E. 其值大小在 0 和 1 之间

15. 计量资料、计数资料和等级资料三者的关系是
A. 计数资料兼有计量资料和等级资料的一些性质
B. 等级资料又称为半计数资料
C. 计量资料兼有计数资料和等级资料的一些性质
D. 等级资料兼有计数资料和计量资料的一些性质
E. 计数资料可以转换成等级资料和计量资料

16. 计量资料可进行下列统计处理，其中哪一个是错误的
A. 求均数、标准差、标准误
B. 求率和 χ^2 检验
C. 秩和检验
D. 方差分析
E. t 检验

17. 下列哪些统计处理可用于计数资料
A. 率和 χ^2 检验
B. 均数、标准差与 χ^2 检验
C. 等级相关
D. 秩和检验
E. t 检验与二项分布

18. 比较 A、B 两药疗效（以优、良、中、差记录）的优劣，宜用
A. 秩和检验
B. t 检验
C. 行列表 χ^2 检查
D. 四格表 χ^2 检验
E. 四格表确切概率法

19. $\overline{X}$ 是表示计量资料描述中的哪一类
A. 集中趋势
B. 离散趋势
C. 离散程度
D. 相互间差别大小
E. 抽样误差

20. 在描述频数表资料的集中位置时，下面哪一项不正确
A. 中位数与百分位数
B. 均数与标准差
C. 均数与几何均数
D. 算术均数
E. P_{50}

21. 频数分布的类型可分为
A. 正偏态分布与负偏态分布
B. 对称分布
C. 对称分布与偏态分布
D. 对称分布与正偏态分布
E. 对称分布与负偏态分布

22. 各观察值均加（或减）同一数后
A. 均数不变，标准差改变
B. 均数改变，标准差不变
C. 两者均不变
D. 两者均改变
E. 根据资料不同，二者变化不同

23. 要全面描述正态分布或近似正态分布资料的分布特征，可采用
A. 均数与标准差
B. 中位数与四分位数间距
C. 全距与中位数
D. 均数与变异系数
E. 采用频数表

24. 要全面描述一般偏态分布资料的分布特征，可采用
A. 均数与标准差
B. 中位数与四分位数间距
C. 全距与中位数
D. 均数与变异系数
E. 采用频数表

25. 欲描述 20 个血清效价资料的集中趋势，最好采用
A. 均数
B. 众数
C. 中位数
D. 标准差
E. 几何均数

26. 欲描述一组偏态分布资料的集中趋势，最好采用
A. 均数
B. 几何均数
C. 中位数
D. 众数
E. 标准差

27. 描述一组近似正态分布资料的离散趋势，最好采用
A. 全距
B. 标准差
C. 变异系数
D. 四分位数间距
E. 极差

28. 描述一组偏态分布资料的离散趋势，最好采用
A. 全距
B. 标准差
C. 方差
D. 四分位数间距
E. 变异系数

29. 欲比较糖化血红蛋白与空腹血糖这两组数据的变异程度，最好采用

A. 全距
B. 标准差
C. 方差
D. 四分位数间距
E. 变异系数

30. 变异系数的数值
A. 一定小于1
B. 一定大于1
C. 有单位
D. 一定比标准差大
E. 没有单位

31. 下列哪一项不适合用几何均数描述集中位置
A. 抗体的平均效价
B. 人口的几何级数增长
C. 对数正态分布资料
D. 正态分布的资料
E. 细菌的几何级数增长

32. 一些以儿童为主的传染病，患者年龄分布的集中位置偏向年龄小的一侧，称为
A. 对称分布
B. 正态分布
C. 偏态分布
D. 二项分布
E. 泊松分布

33. 何种分布的资料，均数等于中位数
A. 对称分布
B. 左偏态分布
C. 右偏态分布
D. 对数正态分布
E. 任意分布

34. 加权法计算均数时，正确的是
A. 不要求组距相等
B. 要求组距相等
C. 组距相等不相等都可以
D. 例数很少也可以
E. 要求各组例数相等

35. 一组小鼠的生存天数分别为2.9，1.4，0.7，8.4，10.2，则中位数为
A. 2.9
B. 1.4
C. 0.7
D. 8.4
E. 10.2

36. 8名患者的体重（kg）分别为51、45、46、52、58、51、57、70，则中位数为
A. 51.5
B. 51
C. 52.5
D. 52
E. 53

37. 某病患者5人的潜伏期（天）分别为6，8，5，12，>15，则平均潜伏期为
A. 8天
B. 5天
C. 11天
D. 不低于10天
E. 无法计算

38. 下列关于均数、中位数和几何均数的描述，哪一项是错误的
A. 均数表示平均数量水平，最适用于对称分布
B. 几何均数表示平均增减倍数，适用于对数正态分布资料
C. 中位数表示位次居中的观察值水平，适用于偏态分布
D. 中位数也可用于分布不明资料
E. 几何均数最好用于等差资料

39. 6个人的某项指标测量值为3.56，4.18，5.20，7.16，2.20，3.89，则标准差为
A. 5.20
B. 4.37
C. 1.68
D. 1.53
E. 14.10

40. 各观察值同乘以一个不等于0的常数后，不变的是
A. 均数
B. 标准差
C. 几何均数
D. 中位数
E. 变异系数

41. 极差常用于说明以下问题，其中不正确的是
A. 变异的大小
B. 食物中毒的最短、最长潜伏期
C. 抽样误差的大小
D. 作频数表进行分组前，说明资料的变异范围
E. 传染病的潜伏期

42. 四分位数间距
A. 没有极差稳定
B. 考虑到每个观察值的变异度
C. 是中间95%数据的间距
D. 数值越大，则变异度越小
E. 采用 $IQR=Q_3-Q_1$ 表示

43. 方差的意义是
A. 考虑了总体中每个变量值的变异度
B. 与变量值的个数多少无关
C. 就是离均差平方和
D. 变异度越大，方差越小
E. 与均数的大小有关

44. 比较度量衡单位不同的几组资料的变异度时用
A. CV
B. S
C. SS
D. R
E. S^2

45. 下列哪个指标越小，表示用该样本均数估计总体均数的可靠性越大
A. CV
B. S
C. $S_{\bar{x}}$
D. R
E. S^2

46. 对数正态分布是一种
A. 正态分布
B. 近似正态分布
C. 左偏态分布
D. 对称分布
E. 右偏态分布

47. 最小组段无下限或最大组段

无上限的频数分布资料，用来描述其集中趋势用
A. 均数
B. 四分位数间距
C. 几何均数
D. 中位数
E. 标准差

48. 标准正态分布的均数与标准差分别为
A. 0 与 1
B. 1 与 1
C. 1 与 0
D. 1.96 与 2.58
E. 0 与 1.96

49. 正态分布有两个参数 μ 与 σ，曲线形状越扁平，意味着
A. μ 越大
B. μ 越小
C. σ 越大
D. μ 与 σ 越接近
E. σ 越小

50. 下列有关参考值范围的描述中，错误的是
A. 参考值范围就是可信区间
B. 参考值范围就是正常值范围
C. 可以用百分位数法计算95%参考值范围
D. 据实际情况，可以取单侧参考值范围
E. 确定参考值范围，不使用该人群的极端值

51. 以下关于正态分布特征的描述，不正确的是
A. 正态分布为左右对称分布
B. 正态分布的两个参数，σ 决定曲线向左或向右移动，μ 决定曲线是“胖”还是“瘦”
C. 正态分布曲线均在横轴上方，在 μ 处最高
D. 标准正态分布是正态分布确定两个参数后的一个特例
E. 正态分布曲线下面积分布有一定规律

52. 一组正态分布曲线 $z=(X-\mu)/\sigma$ 变换后将成为什么曲线
A. 一条曲线，$\mu=0$，$\sigma=0$
B. 一条曲线，$\mu=1$，$\sigma=0$
C. 一组曲线，μ，σ 都不能确定
D. 一条曲线，$\mu=0$，$\sigma=1$
E. 一条曲线，$\mu=1$，$\sigma=1$

53. 求某一生理参量的参考值范围时
A. 正态分布资料只能用均数标准差法
B. 正态分布资料只能用百分位数法
C. 偏态分布资料只能用均数标准差法
D. 偏态分布资料只能用百分位数法
E. 偏态分布资料既能用均数标准差法又能用百分位数法

54. 欲求某地正常成人血压的正常值范围，资料应选取
A. 此地所有人的血压值
B. 没有患过任何病的人的血压值
C. 成人中没有任何高血压或低血压病史，且没有相应症状的人的血压值
D. 全部年轻人的血压值
E. 全部老年人的血压值

55. 正态分布曲线下右侧5%对应的分位点为
A. $\mu+1.96\sigma$
B. $\mu-1.96\sigma$
C. $\mu+2.58\sigma$
D. $\mu-2.58\sigma$
E. $\mu+1.64\sigma$

56. 一组数据呈正态分布，其中小于 $\overline{X}+1.96S$ 的变量值占总变量值的百分数为
A. 5%
B. 95%
C. 97.5%
D. 95.5%
E. 92.5%

57. 调查某地发汞含量成偏态分布，估计此地发汞含量95%参考值范围为
A. $\overline{X}+1.96S$
B. $\overline{X}\pm1.96S$
C. $P_{2.5}$–$P_{97.5}$
D. $<P_{95}$
E. $>P_{2.5}$

58. 有关医学参考值范围的描述，哪项说法是错误的
A. 要根据原始数据的分布确定计算方法
B. “正常”是指健康，没有疾病
C. 需要足够数量，通常样本含量在100例以上
D. 需要考虑样本的同质性
E. 对于某些指标组间差别明显且有实际意义的，应先确定分组，在分别估计医学参考值范围

59. 估计医学参考值范围，选择百分界限时
A. 最好选择95%
B. 实际很难选择适当的百分界限，习惯上取95%
C. 应尽可能减少假阳性率（误诊率），即选择较高百分界限，如99%
D. 应尽可能减少假阴性率（误诊率），即选择较低百分界限，如80%
E. 应根据研究目的和实用，权衡假阳性率和假阴性率的比例，选择适当百分界限

60. 减少均数的抽样误差的可行方法之一是
A. 严格执行随机抽样
B. 增大样本含量
C. 设立对照
D. 选一些处于中间状态的个体
E. 选一些处于极端状态的个体

61. 在标准差与标准误的关系中，

说法正确的是
A. 样本例数增大时，标准误减小，标准差不变
B. 可信区间大小与标准差有关，而参考值范围与标准误有关
C. 样本例数增大时，标准差增大，标准误也增大
D. 样本的例数增大时，标准差与标准误均减小
E. 总体标准差一定时，增大样本例数会减小标准误

62. 统计推断包括两个重要方面是
A. 统计量与参数
B. 统计量与假设检验
C. 参数估计与假设检验
D. 参数估计与统计预测
E. 区间估计与假设检验

63. 有关可信区间与参考值范围的区别，下列描述正确的是
A. 参考值范围指的是调查的一组资料中变量值分布范围，而可信区间是指在可信度为 α 时，估计总体参数可能存在的范围
B. 参考值范围可以由 $\overline{X} \pm US$ 计算出，而可信区间可以由 $\overline{X} \pm t_{\alpha/2,\ \nu}S_{\bar{x}}$ 计算出
C. 参考值范围与标准差有关，标准差越大，该范围越窄
D. 可信区间与标准误有关，标准误越大，可信区间则越小
E. 可信区间范围越宽说明精度越高

64. 增大样本含量，理论上可使其变小的是
A. 样本的变异系数
B. 样本的标准差
C. 均数的抽样误差
D. 样本均数
E. 总体均数

65. 下面有关假设检验的描述，错误的是
A. 检验假设又称无效假设，用 H_0 表示
B. 备择假设用符号 H_1 表示
C. H_1 是从反证法角度提出的
D. H_0，H_1 既相互联系又互相对立
E. H_0，H_1 都是根据统计推断的目的而提出的对总体特征的假设

66. 假设检验的一般步骤中不包括以下哪一项
A. 选定检验方法和计算检验统计量
B. 对统计参数作出区间估计
C. 建立假设和确定检验水准
D. 直接算出 P 值
E. 作出推断性结论

67. 当样本例数一定时，那么
A. α 越大，β 越小
B. α 越大，β 越大
C. α 与 β 无关系
D. 可信度为 $1-\beta$
E. 把握度为 $1-\alpha$

68. 两样本均数比较，经 t 检验差别有统计学意义时，P 值越小，说明
A. 两样本均数差别越大
B. 两总体均数差别越大
C. 越有理由认为两总体均数不同
D. 越有理由认为两样本均数不同
E. 两总体均数差别越小

69. Ⅰ型错误的概念是
A. H_0 是不对的，统计检验结果未拒绝 H_0
B. H_0 是对的，统计检验结果未拒绝 H_0
C. H_0 是不对的，统计检验结果拒绝 H_0
D. H_0 是对的，统计检验结果拒绝 H_0
E. H_1 是对的，统计检验结果拒绝 H_1

70. 样本均数比较时，分别取以下检验标准，哪一项所犯的Ⅱ型错误最小
A. $\alpha=0.05$
B. $\alpha=0.01$
C. $\alpha=0.10$
D. $\alpha=0.20$
E. $\alpha=0.025$

71. 有关 t 分布与正态分布的关系的描述，以下正确的是
A. 二者都是单峰分布，以 μ 为中心，左右两侧对称
B. 当样本含量无限大时，二者分布一致
C. 曲线下中间95%面积对应的分位点均为±1.96
D. 当样本含量无限大时，t 分布与标准正态分布一致
E. 当总体均数增大时，分布曲线的中心位置均向右移

72. 统计推断中，Ⅰ型和Ⅱ型错误均有可能发生，若要使两者都减小，则
A. 只要减小 α 就可以了
B. 只要减小 β 就可以了
C. 可适当减少样本含量
D. 可适当增大样本含量
E. Ⅰ型和Ⅱ型错误不可能同时减小

73. 正态性检验时，为了减少Ⅱ型错误的概率，检验水准应取下列哪种为好
A. $\alpha=0.05$
B. $\alpha=0.20$
C. $\alpha=0.01$
D. $\alpha=0.10$
E. $\alpha=0.025$

74. 当样本含量固定时，下列 α 为多少时检验效能最高
A. 0.01
B. 0.10
C. 0.05
D. 0.02
E. 0.20

75. 当样本例数相同时，计量资料的成组 t 检验与配对 t 检验相比，一般情况下
A. 成组 t 检验效率高一些

B. 配对 t 检验效率高一些
C. 二者效率相等
D. 大样本时二者效率一致
E. 与两组样本均数的大小有关

76. 在比较两组资料的均数时，需要进行 t 检验的前提条件是
A. 两总体均数不等
B. 两总体均数相等
C. 两总体方差不等
D. 两总体方差相等
E. 两样本来自偏态分布总体

77. 两样本方差齐性检验的特点
A. $F<1$
B. F 可大于 1，也可以小于 1
C. F 值越大，P 值越小
D. F 值越大，P 值越大
E. $F<0$

78. 由 t 分布可知，自由度 υ 越小，t 分布的峰越矮，尾部翘得越高，故正确的是
A. $t_{0.05/2,5}>t_{0.05/2,1}$
B. $t_{0.05/2,5}=t_{0.05/2,1}$
C. $t_{0.05/2,1}>t_{0.01/2,1}$
D. $t_{0.05/2,1}>t_{0.05/2,5}$
E. $t_{0.05/2,1}=t_{0.01/2,1}$

79. 做假设检验下结论时，是否拒绝 H_0决定于以下各项，其中错误的一项是
A. 被研究的事物有无本质差异
B. 选用检验水准的高低
C. 抽样误差的大小
D. 样本含量的多少
E. 系统误差的大小

80. 差异无统计学意义，则下列结论哪一项是错误的
A. 应接受无效假设，而拒绝备择假设
B. 无效假设被接受的可能性等于或不到 5%
C. 比较的两个事实确实来自同一总体
D. 事实上无差异
E. 观察数目不够多

81. 两样本均数的比较，$P<0.0001$，可认为两总体均数
A. 差别非常大
B. 有差别
C. 无差别
D. 差别较大
E. 还难以下结论

82. 如何使用单侧检验与双侧检验，下列哪一项有误
A. 甲乙两个总体有差别时，甲高于乙或乙高于甲的可能性都存在，则选双侧检验
B. 在根据专业知识，只有一种可能性，则选单侧检验
C. 在预实验的探索中，一般用双侧检验
D. 在研究者只关心一种可能性时，选单侧检验
E. 一般情况单侧检验比双侧检验稳妥

83. 在均数为 μ，标准差为 σ 的正态总体中随机抽样，$|X-\mu|\geqslant$（ ）的概率为 0.05
A. 1.96σ
B. $1.96\overline{X}$
C. $t_{0.05/2,\ \nu}S$
D. $t_{0.05/2,\ \nu}S_{\bar{x}}$
E. $1.96S$

84. 在两样本均数差别的 t 检验中，事先估计并确定合适的样本含量的一个重要作用是
A. 控制Ⅰ型错误概率的大小
B. 可以消除Ⅰ型错误
C. 控制Ⅱ型错误概率的大小
D. 可以消除Ⅱ型错误
E. 可同时消除Ⅰ型错误和Ⅱ型错误

85. 在样本均数与总体均数差别的假设检验中，结果为 $P<\alpha$ 而拒绝 H_0，接受 H_1的原因是
A. H_0假设的可能性小于 α
B. H_1假设成立的可能性大于 $1-\alpha$
C. H_0成立的可能性小于 α 且 H_1成立的可能性大于 $1-\alpha$
D. 从 H_0的总体中抽样得到此样本的可能性小于 α
E. 从 H_0不成里的另一总体中抽得此样本的可能性大于 $1-\alpha$

86. 两样本均数比较，需检验 H_0：$\mu_1=\mu_2$是否成立，可考虑用
A. 方差分析
B. t 检验
C. u 检验
D. χ_2检验
E. t 检验、u 检验和方差分析均可

87. 多个样本均数间两两比较时，若采用 t 检验的方法，则会出现的情况是
A. 结果与 q 检验相同
B. 结果比 q 检验更合理
C. 增大Ⅱ型错误的概率
D. 增大Ⅰ型错误的概率
E. 减小Ⅰ型错误的概率

88. 两组数据中的每个变量值减去同一常数后作两个样本均数差异的 t 检验
A. t 值变小
B. t 值变大
C. t 值不变
D. t 值变小或变大
E. t 值为 0

89. 通常情况下，当零假设（H_0）为 $\mu_1=\mu_2=\mu_3$时，备择假设 H_1为
A. $\mu_1\neq\mu_2\neq\mu_3$
B. $\mu_1\neq\mu_2$且 $\mu_2\neq\mu_3$
C. $\mu_1\neq\mu_2$且 $\mu_2\neq\mu_3$且 $\mu_1\neq\mu_3$
D. $\mu_1\neq\mu_2$且 $\mu_2\neq\mu_3$或 $\mu_1\neq\mu_3$
E. $\mu_1\neq\mu_2$或 $\mu_2\neq\mu_3$或 $\mu_1\neq\mu_3$

90. 成组设计（完全随机设计）、配伍组设计（随机区组设计）中，总变异分别可分解为几个部分
A. 2，3
B. 2，2
C. 3，3
D. 3，2
E. 2，4

91. 对于单因素多水平设计，在选

择方差分析方法进行分析时，以下哪个条件不需考虑
A. 各组均数是否相等
B. 各组方差是否相等
C. 各组是否服从正态分布
D. 个体间是否独立
E. 是否为随机样本

92. 以下哪种思想或步骤在方差分析中未出现
A. 拆分变异
B. 比较差异大小
C. 按数值大小排序
D. 将统计量对应到概率 P
E. 将概率 P 对应到统计量

93. 成组设计的方差分析中，必然有
A. $SS_{总}=SS_{组间}+SS_{组内}$
B. $SS_{组间}=SS_{总}+SS_{组内}$
C. $SS_{组内}<SS_{组间}$
D. $MS_{组间}<MS_{组内}$
E. $MS_{总}=MS_{组间}+MS_{组内}$

94. 在成组设计方差分析的无效假设是
A. 各对比组样本均数相等
B. 各对比组总体均数相等
C. 至少有两个对比组总体均数相等
D. 各对比组样本均数差别无统计学意义
E. 各对比组总体均数不等

95. 配伍组设计的方差分析有
A. $SS_{总}=SS_{组间}+SS_{配伍}$
B. $SS_{总}=SS_{组间}+SS_{误差}$
C. $SS_{总}=SS_{组间}+SS_{配伍}+SS_{误差}$
D. $SS_{总}=SS_{组间}+SS_{组内}$
E. $SS_{总}=SS_{组间}-SS_{组内}$

96. 在随机区组设计的方差分析中，通常不考虑
A. 区组因素的作用
B. 研究因素与区组因素的交互作用
C. 变异的分解
D. 研究因素的作用
E. 误差的来源

97. 多重比较如果用 t 检验的方法进行推断，则会使
A. α 增大
B. β 增大
C. α，β 均增大
D. α，β 均减小
E. α 增大，β 减小

98. 对于 t 检验与方差分析之间的联系与区别，下列描述中错误的是
A. 当比较样本为两组以上时，只用 t 检验
B. 当比较样本为两组以上时，只能用 F 检验
C. t 检验与方差分析均要求资料具有正态性
D. 配伍组比较的方差分析是配对比较 t 检验的推广
E. 成组设计多个样本均数比较的方差分析是两样本均数比较 t 检验的推广

99. 单因素方差分析中，组内变异主要反映
A. 系统误差
B. 随机误差
C. 测量误差
D. 个体差异
E. 抽样误差

100. 当 $F>F_{\nu1,\nu2,0.05}$时，意味着
A. H_0错误
B. H_0错误的概率小于 0.05
C. H_0正确的概率小于 0.05
D. H_0正确时观察到现在的差异或更大差异的概率小于 0.05
E. H_1错误

101. 成组设计的方差分析中，若处理因素无作用，则理论上
A. F>1
B. $F<1$
C. $F=0$
D. $F=1$
E. $F=\infty$

102. 变量变换的目的是
A. 使方差齐
B. 使资料正态化
C. 使曲线直线化
D. 使资料满足方差分析和 t 检验的需要
E. 使要比较的资料有差异

103. 以下对于方差分析的描述错误的一项是
A. 成组设计方差分析组内变异反映了随机误差
B. 配伍组变异反映了随机误差
C. 组间变异既包含了研究因素影响又包含了随机误差
D. 成组设计的两样本均数的比较是成组设计方差分析的特殊情况
E. 配对设计的 t 检验是配伍组方差分析的特殊情况

104. 对构成比的正确描述是
A. 其合计可以大于 100%，也可以小于 100%
B. 其合计大于 100%
C. 其合计小于 100%
D. 其合计等于 100%
E. 其动态变化可以反映某现象发生强度的改变

105. 下列指标属于相对数的有
A. 均数
B. 几何均数
C. 构成比
D. 发病数
E. 测量值

106. 描述计数资料的主要指标为
A. 平均数
B. 相对数
C. 中位数
D. 变异系数
E. 决定系数

107. 下列哪一指标为相对比
A. 中位数
B. 均数
C. 构成比
D. 变异系数
E. 标准差

108. 说明两个有关联的同类指标的比为
A. 率
B. 频率
C. 倍数

D. 相对比
E. 构成比

109. 下列叙述正确的是
A. 构成比又称频率指标
B. 构成比反映某现象发生的频率或强度
C. 相对比也称构成比
D. 率是反映某现象发生的强度
E. 当样本量较小时，可用构成比代替率

110. 相对比所具有的特点
A. 其合计大于 100%
B. 其合计小于 100%
C. 相对比的和一定等于 100%
D. 其合计无限制
E. 两指标单位相同

111. 说明某现象发生强度指标为
A. 构成比
B. 相对比
C. 定基比
D. 环比
E. 率

112. 构成比用来反映
A. 某现象发生的强度
B. 表示两个同类指标的比
C. 反映某事物内部各部分占全部的比重
D. 表示某一现象在时间顺序的排列
E. 某时期内某现象发生的频率

113. 相对数应用中易犯的错误是
A. 将构成比当作率
B. 将率当作构成比
C. 将率当作相对比
D. 将构成比当作相对比
E. 将相对比当作构成比

114. 计算麻疹疫苗接种后血清检查的阳转率，分母为
A. 麻疹易感儿数
B. 麻疹疫苗接种后阳转人数
C. 麻疹疫苗接种人数
D. 麻疹患儿数
E. 接受血清学检查的患儿数

115. 当比较的两组数据内部构成不同时，可作
A. 直接法标化
B. 间接法标化
C. 根据具体情况，选择直接法或间接法标化
D. 两组不可比较
E. 直接法和间接法均可

116. 已知两组的各内部构成的百分比，若进行标化，可选用
A. 直接法
B. 间接法
C. 直接法或间接法
D. 标准法
E. 直接法和间接法同时选用

117. 标准化法中，直接法是通过
A. 选定一个标准人口构成比
B. 选定一个标准人口总数
C. 选定一个各年龄组死亡率作为标准
D. 计算标化死亡比
E. 选定一个标准人口总死亡率

118. 标化法中，预期死亡数的计算为
A. 由死亡总数与实际年龄别死亡率相乘得出
B. 由标准年龄别死亡率算出
C. 由各年龄组人口数乘以标准年龄别死亡率算出
D. 实际死亡数与预期死亡率相乘
E. 实际死亡数与预期死亡率相除

119. 标准化中，间接法的应用条件
A. 已知各组内分年龄别的死亡率
B. 分别已知两个比较组人口总数
C. 已知组内各年龄别人口构成比
D. 任何情况下均可用
E. 分别已知两个比较组各年龄组人口数

120. 经过标化以后的率
A. 可直接比较得出结论
B. 还需作假设检验后才能作结论
C. 可作 t 检验后下结论
D. 可作 u 检验后下结论
E. 可作 F 检验后下结论

121. 标化死亡比是
A. 被标化比实际死亡数与预期死亡数之比
B. 标化死亡比就是标化死亡率
C. 各组预期死亡数与其死亡总数之比
D. 标化后待比较两组死亡数之比
E. 被标化比预期死亡数与实际死亡数之比

122. 标化比的数值大于 1，说明
A. 被标化组的率高于标准组
B. 被标化组的率低于标准组
C. 被标化组 1 的率高于被标化组 2
D. 被标化组 1 的率低于被标化组 2
E. 无法判断

123. 动态数列的常用分析指标有
A. 相对比、率及构成比
B. 绝对增长量、发展速度和平均发展速度
C. 定基比、环比和频率指标
D. 绝对增长量和构成比
E. 率和发展速度

124. 关于动态数列下列说法正确的是
A. 绝对增长量可分为累计增长量和逐年增长量
B. 定基比是以最近时间为标准与之对比而得
C. 平均发展速度是将几年的定基比相加后除以年数
D. 平均增长速度是将几年的环比相加后除以年数
E. 环比是以最近时间为标准与之对比而得

125. 计算某年某地流感发病率时，分母应是

A. 该年总患病人数
B. 该年流感门诊人数
C. 年初人口数
D. 年平均人口数
E. 年终人口数

126. 某区急性传染病发生数的比例在全市最低，则
A. 说明该区急性传染病在全市中最轻
B. 还不能说明该区急性传染病在全市中最轻
C. 可将此比例看作发病率与全市比较
D. 可将此比例看作发病率与其他各区比较
E. 可将此比例看作发病率与其他疾病比较

127. 两个地区某病发病率比较时，一般来说
A. 要考虑性别构成的影响，不必考虑年龄构成
B. 要考虑年龄构成的影响，不必考虑性别构成
C. 不必考虑年龄、性别构成的影响
D. 要同时考虑年龄、性别构成的影响
E. 无须进行标准化，可直接比较

128. 相对危险度（*RR*）是
A. 构成比指标
B. 频率指标
C. 相对比指标
D. 动态时列指标
E. 环比指标

129. 样本含量分别为 n_1 和 n_2 的两样本率分别为 p_1 和 p_2，则其合并平均率 p_c 为
A. p_1+p_2
B. $(p_1+p_2)/2$
C. $p_1 \times p_2$
D. $(n_1p_1+n_2p_2)/(n_1+n_2)$
E. $(n_1-1)p_1+(n_2-1)p_2/(n_1+n_2-2)$

130. 下述描述正确的是
A. 发展速度=增长速度-1
B. 增长速度=发展速度-1
C. 发展速度=增长速度-100
D. 增长速度=发展速度-100
E. 增长速度=（发展速度-1）/100

131. 定基比和环比属于
A. 平均数
B. 构成比
C. 率
D. 频率
E. 相对比

132. *SMR* 表示
A. 标化组实际死亡数与预期死亡数之比
B. 标化组预期死亡数与实际死亡数之比
C. 被标化组实际死亡数与预期死亡数之比
D. 被标化组预期死亡数与实际死亡数之比
E. 标准组与被标化组预期死亡数之比

133. 关于率的抽样误差，下列说法不正确的是
A. 可用率的标准差衡量其大小
B. 可用均数的标准差来衡量其大小
C. 其公式为 $S_p=\sqrt{\dfrac{p(1-p)}{n}}$
D. 可用样本率 p 来估计
E. 可用率的标准误衡量其大小

134. 当某现象的发生率 π 甚小，而样本例数 n 很大时
A. 可用泊松分布代替二项分布计算概率
B. 可用正态分布代替二项分布
C. 可用 t 分布代替二项分布
D. 只能用二项分布
E. 可用正态分布代替泊松分布

135. 当样本含量足够大，样本率又不接近 0 或 1 时，以样本率推断总体率 95%可信区间的计算公式为
A. $p \pm 2.58S_p$
B. $p \pm 1.645S_p$
C. $p \pm 1.96S_p$
D. $\pi \pm 1.96\sigma_\pi$
E. $X \pm 1.96S_X$

136. 样本率的标准误 S_p 的特点
A. n 越大，则 S_p 越大
B. p 越大，则 S_p 越大
C. $1-p$ 越大，则 S_p 越大
D. np 越大，则 S_p 越大
E. n 越大，则 S_p 越小

137. 总体率 95%可信区间的意义是
A. 95%的正常值在此范围
B. 95%的样本率在此范围
C. 95%的总体率在此范围
D. 总体率在此范围内的可信度为 95%
E. 样本率在此范围内的可信度为 95%

138. 分类资料统计分析中，S_p 表示
A. 总体率的标准误
B. 样本率的标准误
C. 总体中数据的变异度
D. 总体率
E. 样本率

139. 总体率的 99%可信区间是
A. 99%的总体率分布的范围
B. 99%的样本率分布的范围
C. 99%的样本率可能所在范围
D. 99%的总体率的可能所在范围
E. 估计总体率在此范围的概率为 99%

140. 关于率的标准误 S_p 的描述中不正确的是
A. 与 $p(1-p)$ 成正比
B. 与 n 成反比
C. S_p 值越大，说明率的抽样误差越小
D. 指由于抽样造成的样本率与总体率之差
E. 可用于总体率的区间估计

与 u 检验

141. χ^2检验的基本思想是
A. 检验数据是否符合χ^2分布
B. 检验实际频数和理论频数的吻合程度
C. 计算理论值与实际值的差值，作为χ^2检验的大小
D. 计算两个率的差别是否有统计学意义
E. 检验数据是否符合正态分布

142. 关于χ^2检验，下列叙述正确的是
A. χ^2检验方法适用于任何类型资料
B. χ^2检验只可检验两个率的差别比较
C. χ^2检验用于计数资料的分析
D. χ^2检验要求资料符合正态分布
E. χ^2检验用于等级资料的分析

143. 四格表中四个格子的数字分别为
A. 待比较两组的各组阳性数和阴性数
B. 待比较两组的各组阳性数和总合计数
C. 待比较两组的各组总合计数和阳性率
D. 两组的实际值与理论值
E. 待比较两组的各组阴性数和总合计数

144. 两个率比较的χ^2检验要求
A. $n \geq 40$，$T \geq 5$
B. $n \geq 40$，$1 \leq T \leq 5$
C. n 随便，$T \geq 1$
D. $n \geq 40$，T 随便
E. n 随便，$1 \leq T \leq 5$

145. 四组频率比较，其中有一个理论值小于5，但大于1，其他都大于5
A. 可作校正χ^2检验
B. 不能做χ^2检验
C. 删去较小值
D. 合理合并
E. 做χ^2检验不需校正

146. 四格表中，如有一个格子实际值为0
A. 可用校正χ^2检验
B. 不能决定是否可用χ^2检验
C. 还须看其理论值后才能确定
D. 不可用χ^2检验
E. 可用 u 检验

147. 下列不能用χ^2检验的是
A. 成组设计的两样本频率比较
B. 配对设计的两样本频率比较
C. 多个样本频率比较
D. 频数分布比较
E. 等级资料试验效应间的比较

148. 对四格表资料描述不正确的是
A. χ^2值是两个样本率比较的 u 值的平方
B. 每个格子的理论值与实际值的差相等
C. χ^2值为各个格子的理论值与实际值之差的平方与理论值之比的和
D. 可能为单侧检验，也可能为双侧检验
E. χ^2值反映实际值和理论值的拟合程度

149. $R \times C$ 表χ^2 检验的自由度为
A. $R \times C$
B. $R \times C - 1$
C. $(R-1)(C-1)$
D. $R + C - 1$
E. $(R - 1) + (C - 1)$

150. $R \times C$ 表χ^2 检验理论值的计算公式为
A. $T_{RC} = \dfrac{n_C + n_R}{n}$
B. $T_{RC} = \dfrac{n \times n_C}{n_R}$
C. $T_{RC} = \dfrac{n_C \times n_R}{n}$
D. $T_{RC} = \dfrac{n \times n_C}{n_C}$
E. $T_{RC} = \dfrac{n \times n_R}{n_C}$

151. 3 个样本率比较得到 $\chi^2 > \chi^2_{0.05(2)}$ 可以认为
A. 3 个总体率不同或不全相同
B. 3 个总体率都不相同
C. 3 个样本率都不相同
D. 3 个样本率不同或不全相同
E. 3 个总体率中有两个不同

152. 配对设计的四格表资料进行比较时，其无效假设是
A. $\pi_1 = \pi_2$
B. $\mu_1 = \mu_2$
C. $\pi_1 \neq \pi_2$
D. $\mu_1 \neq \mu_2$
E. $b = c$

153. 四格表校正的公式条件
A. $n < 40$，$T < 5$
B. $n < 40$，$T > 5$
C. $n \geq 40$，$T > 5$
D. $n \geq 40$，$1 < T < 5$
E. $n \geq 40$，T 无限制

154. 四格表资料的检验应使用校正公式而未使用时，会导致
A. χ^2 减小，P 值增大
B. χ^2 增大，P 值减小
C. χ^2 减小，P 值也减小
D. χ^2 增大，P 值也增大
E. 视数据不同而异

155. $R \times C$ 表χ^2 检验对理论值太小的处理方法最好选用
A. 删去理论频数太小的行或列
B. 增加样本含量以增大理论频数
C. 可把不同性质的实际值合并
D. 将太小理论值所在的行或列与性质相同的邻行或邻列中的实际值合并
E. 无须处理，直接检验

156. χ^2检验的基本公式是

A. $\chi^2=\frac{(ad-bc)^2n}{(a+b)(c+d)(a+c)(b+d)}$

B. $\chi^2=n(\sum\frac{A^2}{n_Rn_C}-1)$

C. $\chi^2=\frac{(|ad-bc|)-n/2}{(a+b)(c+d)(a+c)(b+d)}$

D. $\chi^2=\sum\frac{(A-T)^2}{T}$

E. $\chi^2=\frac{(b-c)^2}{b+c}$

157. 欲比较3种疗法的有效率，可采用

A. 单因素方差分析

B. 双因素方差分析

C. 四格表χ^2检验

D. 多个率比较的χ^2检验

E. 多个构成比比较的χ^2检验

158. 四格表中四个格子基本数字是

A. 两个样本率的分子和分母

B. 两个构成比的分子和分母

C. 两对实测阳性和阴性人数

D. 一组绝对数和一组理论数

E. 四个样本率或四个构成比

159. χ^2检验基本计算公式中，T表示

A. 实际阳性人数

B. 实际阴性人数

C. 理论数

D. 样本率

E. 样本总例数

160. 四格表χ^2检验，可用于

A. 两均数差别的假设检验

B. 两中位数比较的假设检验

C. 两总体率比较的假设检验

D. 样本率与总体率比较的假设检验

E. 样本均数与总体均数比较的假设检验

161. 四格表资料Fisher确切概率法的条件是

A. $T<5$

B. T和n均随意

C. $T<1$且$n<40$

D. $1\leqslant T<5$且$n<40$

E. $T<5$或$n<40$

162. 下列资料中，不属于配对设计的是

A. 80名患者配成40对，每一对分别接受两种不同药物处理，比较药物的有效率有否差别

B. 60份已确诊鼻咽癌患者的血样，分别用两种血清学方法检测，比较哪种方法较为敏感

C. 40份白喉患者咽喉涂抹标本，依同样条件分别接种于两种培养基上，比较哪种培养基的阳性符合率高

D. 40名流脑带菌者被分成实验和对照两组，每组20人，给予实验组的带菌者某种药物治疗，而对照组以生理盐水滴鼻，研究该药有无疗效

E. 经观察7名硅尘着病患者在吸入雾化剂前后血清蛋白含量的变化，研究该药的疗效

163. χ^2界值表的取值范围

A. $-\infty<\chi^2<\infty$

B. $-\infty<\chi^2<0$

C. $0<\chi^2<\infty$

D. $-1<\chi^2<1$

E. $\chi^2\leqslant1$

164. 秩和检验是一种

A. u检验法

B. χ^2检验法

C. F检验法

D. 非参数检验法

E. t检验法

165. 下列统计方法中不属于参数统计的是

A. u检验

B. t检验

C. 方差分析

D. 总体均数可信区间估计

E. 秩和检验

166. 以下是秩和检验的优点，除了

A. 秩和检验对资料的分布没有严格要求

B. 对非正态分布或分布不清的资料，秩和检验同样适用

C. 处理例数不多时，秩和检验相对计算要简便些，可节约计算时间

D. 秩和检验对数据的要求不像参数检验那样严格

E. 适用于作参数检验的资料如采取秩和检验的方法进行分析，会损失部分样本信息，降低检验效能

167. 下列属非参数法的是

A. t检验

B. u检验

C. F检验

D. 秩和检验

E. 泊松分布

168. 以下不属非参数法的是

A. t检验

B. H检验

C. T检验

D. χ^2检验

E. Wilcoxon符号秩和检验

169. 关于非参数检验，下列不正确的是

A. 适合于任何分布类型的资料

B. 其方法不依赖于总体分布

C. 与参数检验等效

D. 计算简便

E. 不符合正态分布的资料可用

170. 非参数检验不适用于

A. 正态分布资料

B. 偏态分布资料

C. 半定量资料

D. 有过大值或过小值资料

E. 方差不齐资料

171. 两个小样本比较的假设检验，首先应考虑

A. t检验

B. 秩和检验

C. 资料符合t检验还是秩和检验的条件

D. u检验

E. F 检验

172. 等级资料宜选用

A. χ^2检验

B. 秩和检验

C. F 检验

D. t 检验

E. u 检验

173. 两样本均数比较时，n_1 和 n_2均小于 30，总体方差不齐且呈偏态分布，宜采用

A. t 检验

B. t'检验

C. u 检验

D. 秩和检验

E. F 检验

174. 配对计量资料，差值分布不接近正态分布，应选用

A. 配对 t 检验

B. F 检验

C. t 检验

D. 配对比较的符号秩和检验

E. 两样本比较的秩和检验

175. 两样本秩和检验的 H_0是

A. 两样本秩和相等

B. 两总体分布相同

C. 两样本分布相同

D. 两总体秩和相等

E. 两总体分布无关

176. 秩和检验和 t 检验比较，秩和检验的优点是

A. 检验的效率高

B. 结果易于解释

C. 公式更为合理

D. 不受分布限制

E. 易于学习掌握

177. 如果能用 t 检验处理的资料而用秩和检验，则缺点是

A. 检验效率降低

B. 求秩和不对

C. 计算方法复杂

D. 结果判断全错

E. 得不出结果

178. 配对资料的秩和检验，判断结果

A. 只可取 T_+作为统计量

B. 只可取 T_-作为统计量

C. T_+、T_-可任取作为统计量

D. 只以绝对值小的作为统计量

E. 以 T_+、T_-的和作为统计量

179. 在统计检验中是否选用非参数方法

A. 根据研究目的和数据特征作决定

B. 计算出几个统计量得出初步结论后进行选择

C. 看哪个统计结论符合专业理论

D. 要看哪个 P 值更小

E. 只看研究目的

180. 配对资料秩和检验的 H_0为

A. 两样本之差来自均数为 $\bar{d}$ 的正态分布总体

B. 两样本所属的总体分布型相同

C. 两样本分布的位置相同

D. 两样本之差来自对称于 $\bar{d}$ 分布的总体，正秩和与负秩和相近似

E. 各样本所来自的总体方差相同

181. 配对资料秩和检验的基本思想是，如果检验假设成立，对样本来说

A. 正秩和的绝对值小于负秩和的绝对值

B. 正秩和的绝对值大于负秩和的绝对值

C. 正秩和的绝对值等于负秩和的绝对值

D. 正秩和与负秩和的绝对值不会相差很大

E. 正秩和与负秩和的绝对值相差很大

182. 在配对比较的秩和检验中，如有 2 个差数为 0，则

A. 0 不考虑

B. 平均秩次为 1.5，分别编为+1.5 和-1.5

C. 正秩和为 2，负秩和为-2

D. 正秩和为 1，负秩和为-1

E. 正秩和为 1，负秩和为-2

183. 两组资料的秩和检验判断结果时

A. 以绝对值较小的作为 T 值

B. 以绝对值较大的作为 T 值

C. 以样本含量较小的组秩和作为 T 值

D. 以样本含量较大的组秩和作为 T 值

E. 两组秩和任取其一作为 T 值

184. 两组资料的秩和检验，要求资料

A. 为等级资料

B. 两个总体为正态分布

C. 两组样本例数要足够大

D. 两总体之差相等

E. 无要求

185. 多组资料的秩和检验，哪种情况下 H 值近似χ^2分布

A. 组数≥3，同时例数≥5

B. 组数≥3，同时例数≥6

C. 组数≥5，同时例数≥5

D. 组数≥3，例数无限制

E. 组数≥5，例数无限制

186. 符合 t 检验条件的数值变量如果采用了秩和检验，则

A. Ⅰ型错误增大

B. Ⅱ型错误增大

C. 两类错误同时增大

D. 两类错误同时减小

E. Ⅰ型错误增大，Ⅱ型错误减小

187. 选用 Wilcoxon 配对秩和检验时，其假设为

A. 两样本对应的总体分布相同

B. 两样本对应的总体的中位数相同

C. 两样本均数相同

D. 两样本差值的总体中位数为 0

E. 两样本差值的总体均数为 0

188. 选用两样本秩和检验时，其假设为

A. 两样本对应的总体均数相同
B. 两样本均数相同
C. 两样本对应的总体中位数相同
D. 两样本差值总体中位数为0
E. 两样本中位数相同

189. 两样本的秩和检验当对比组间出现相同秩次时，计算两组秩和时应
A. 取其平均秩次分别计算
B. 不必平均
C. 不考虑秩次大小，随机放入两组
D. 舍去不计
E. 按照所在组的序号顺序编秩

190. 设配对设计资料的变量值为 X_1 和 X_2，则配对资料的秩和检验
A. 分别按 X_1 和 X_2 从小到大编秩
B. 把 X_1 和 X_2 综合从小到大编秩
C. 把 X_1 和 X_2 综合按绝对值从小到大编秩
D. 把 X_1 和 X_2 的差数从小到大编秩
E. 把 X_1 和 X_2 的差数的绝对值从小到大编秩

191. 成组设计两样本比较的秩和检验中，描述不正确的是
A. 将两组数据统一由小到大编秩
B. 遇有相同数据，若在同一组，按顺序编秩
C. 遇有相同数据，若在不同组，按顺序编秩
D. 遇有相同数据，若在不同组，取其平均秩次
E. 以样本例数较小组的秩和查T界值表

192. 等级资料两样本比较的秩和检验中，如相同秩次太多，应计算校正 u 值，校正的结果使
A. u 值增大，P 值减小
B. u 值增大，P 值增大
C. u 值减小，P 值增大
D. u 值减小，P 值减小
E. 视具体资料而定

193. 秩和检验中，秩和 T 与 P 的关系
A. T 落在界值范围内，则 P 小于相应概率
B. T 落在界值范围内，则 P 大于相应概率
C. T 落在界值范围外，则 P 大于相应概率
D. T 落在界值范围上，则 P 大于相应概率
E. T 落在界值范围上，则 P 小于相应概率

194. 相关系数的假设检验可选用
A. 散点图直接观察法代替
B. t 检验
C. F 检验
D. χ^2 检验
E. 秩和检验

195. 等级资料比较的假设检验宜用
A. t 检验
B. u 检验
C. F 检验
D. 秩和检验
E. 四格表 χ^2 检验

196. 5个总体率比较的行×列表资料 χ^2 检验的无效假设是5个总体率
A. 至少有2个相等
B. 至少有3个相等
C. 至少有4个相等
D. 全相等
E. 各不相等

197. 下列叙述正确的是
A. $r=0.7$，可认为两个变量存在相关
B. $r=0.7$，经检验假设后，可认为两个变量存在相关
C. $r=0.9$，可认为两个变量存在相关
D. $r=0.2$，可认为两个变量不存在相关
E. $r=0.1$，可认为两个变量不存在相关

198. 计算积差相关系数要求两个变量
A. 符合双变量正态分布
B. 因变量或自变量符合正态分布即可
C. 因变量必须符合正态分布
D. 自变量必须符合正态分布
E. 对两个变量无限制要求

199. 回归分析是要求两个变量
A. 均符合正态分布
B. 有一个变量符合正态分布即可
C. 因变量必须符合正态分布
D. 自变量必须符合正态分布
E. 对两个变量无限制要求

200. 下列哪个公式可出现负值
A. $\sum(X-\bar{X})^2$
B. $\sum Y^2-(\sum Y)^2/n$
C. $\sum(Y-\bar{Y})^2$
D. $\sum(X-\bar{X})(Y-\bar{Y})$
E. $\sum X^2-(\sum X)^2/n$

201. 直线回归分析中，X 的影响被扣除后，Y 方面的变异可用下列哪项指标表示
A. $S_r=\sqrt{\dfrac{\sum(Y-\bar{Y})^2}{n-1}}$
B. $S_b=\dfrac{S_{xy}}{\sqrt{\sum(X-\bar{X})^2}}$
C. $S_{yx}=\sqrt{\dfrac{\sum(Y-\hat{Y})^2}{n-2}}$
D. $S_{yx}=\sqrt{\dfrac{\sum(X-\bar{X})^2}{n-2}}$
E. R^2

202. $|r|>r_{0.05(n-2)}$ 时，可认为两个变量间
A. 有正相关关系
B. 有负相关关系
C. 有一定关系

D. 有直线关系
E. 一定有直线关系

203. 已知 $r=1$，则一定有
A. $a=1$
B. $b=1$
C. $S_{yx}=S_yS$
D. $S_{xy}=0$
E. $a=0$

204. 已知 $b_1=b_2$，则一定有
A. $r_1=r_2$
B. $t_{r1}=t_{r2}$
C. $t_{b1}=t_{b2}$
D. $t_{r1}=t_{b1}$
E. 无法判定

205. 最小二乘法确定直线回归方程的原则是
A. 各观察点距直线纵向距离最小
B. 各观察点距直线纵向距离平方和最小
C. 各观察点距直线纵向距离相等
D. 各观察点距直线垂直距离平方和最小
E. 各观察点距直线垂直距离最小

206. 回归系数的假设检验不可用哪种方法
A. 可用 r 检验代替
B. 可用 t 检验
C. 可用 F 检验
D. 当 $n<50$ 时，可查 r 界值表
E. 秩和检验

207. r 的意义为
A. 两个总体间的直线相关关系
B. X 与 Y 的函数关系
C. X 与 Y 的依存关系
D. X 与 Y 的因果关系
E. X 与 Y 的直线相关关系密切程度和方向

208. 相关系数等于0时，说明
A. 两变量不存在任何关系
B. 两变量不存在直线关系，但不排除存在某种曲线关系
C. 两变量关系不能确定
D. 两变量必然存在曲线关系
E. 两变量存在相关关系的可能性很小

209. 回归系数可以反映两个变量间的
A. 密切程度和方向
B. 依存关系和方向
C. 相关关系
D. 函数关系
E. 比例关系

210. 分析相关系数时
A. 根据 $|r|$ 大小，可将两变量关系分为低、中、高度相关
B. 根据 $|r|$ 大小，可直接比较两变量关系的密切程度
C. 若 $r>0.6$，则可认为 X 和 Y 必然存在线性相关
D. 计算出 r 后，还需做假设检验才能确定 X 和 Y 有无线性关系
E. 若 $r<0.3$，则可认为 X 和 Y 必然不存在线性相关

211. 在回归分析中，若 $t_b<t_{0.05,n-2}$，可认为
A. 两变量间不存在任何关系
B. 两变量间存在线性关系
C. 两变量间无线性的可能性很大
D. 样本回归系数和总体回归系数不等的可能性 $P>5\%$
E. 样本回归系数和总体回归系数相等的可能性 $P>5\%$

212. 判断下列哪项正确
A. $r>0$ 时，一定有 $b<0$
B. $r>0$ 时，一定有 $b>0$
C. r 的正负与 b 无关
D. $r<0$ 时，$b>0$
E. b 总是大于0

213. 判断下列哪项正确
A. $|r|$ 越大，散点图越集中
B. $|r|$ 越小，散点图越集中
C. r 为负值时，散点图越集中
D. r 为正值时，散点图越集中
E. r 的大小和散点图形状无关

214. 相关与回归分析中，正确的是
A. r 值越大，b 值越大
B. r 值越小，b 值越小
C. r 值越大，b 值越小
D. r 值越小，b 值越大
E. r 值大小与 b 值大小无关

215. 关于 $\hat{Y}$，下列哪项是正确的
A. 当 X 确定后，由回归直线算出的 Y 的点估计值
B. 当 $r\neq1$ 时，实测点的 Y 值与 $\hat{Y}$ 相等
C. 当 $r=1$ 时，无法计算出 $\hat{Y}$ 的大小
D. $\hat{Y}$ 可以反映 X 与 Y 的依存关系
E. 当 $r=1$ 时，实测点的 Y 值与 $\hat{Y}$ 不相等

216. 关于等级相关，不正确的是
A. 当总体的分布类型未知时可用等级相关
B. 当原始数据为等级资料时可用等级相关
C. 当两变量不服从正态分布时可用等级相关
D. 等级相关适用于任何类型的资料
E. 当相等秩次较多时，可用校正等级相关系数

217. 关于等级相关，正确的是
A. 等级相关系数反映的是两变量间的密切程度和方向
B. 等级相关系数小于相关系数
C. 等级相关系数大于相关系数
D. 校正的等级相关系数大于未校正的等级相关系数
E. 等级相关系数仅反映两变量间的密切程度

218. 关于等级相关系数 r_s，下述错误的一项是

A. 如果 $r_s=1$，则两变量完全正相关
B. 如果 $r_s=-1$，则两变量完全负相关
C. 如果 $r_s=1$，则两变量等级之差全部为0
D. 如果 $r_s=-1$，则两变量等级之和相等
E. 如果 $r_s=0$，则两变量等级之差相等

219. 对样本相关系数进行检验，得到 $t_r<t_{0.05,(n-2)}$ 则
A. 两变量不存在相关关系
B. 两变量间存在相关关系
C. 两变量有直线相关的可能性小于5%
D. 尚不能认为两变量间存在直线相关关系
E. 两变量存在因果关系

220. 直线相关与回归分析中，自变量 X 选定原则
A. 两变量无因果关系，以变异较小者为 X
B. 两变量无因果关系，以变异较大者为 X
C. 两变量有因果关系，以“果”为 X
D. 两变量中任意确定一变量为 X
E. 两变量无因果关系，任意确定一变量为 X

221. 当相关系数为0时，则
A. 两变量不存在任何关系
B. 两变量存在相关关系的可能性很小
C. 两变量不存在相关关系
D. 两变量不存在直线相关关系，但不排除存在某种曲线关系
E. 两变量存在曲线关系

222. 同一资料进行 r 和 b 的假设检验时
A. $t_r>t_b$
B. $t_r<t_b$
C. $t_r=t_b$
D. 二者无确定关系
E. 根据具体资料才能确定二者的关系

223. 相关系数的假设检验，其自由度为
A. $n-1$
B. $n-2$
C. $n-\mathrm{k}$
D. $2n-1$
E. $n-k-1$

224. 等级相关系数的假设检验，其自由度为
A. n
B. $n-1$
C. $n-2$
D. $2n-1$
E. $n-k$

225. 两变量符合正态分布，分析二者关系可选用
A. 积差相关系数
B. 等级相关系数
C. 校正的等级相关系数
D. 列联系数
E. 决定系数

226. 直线相关分析中，如总体相关系数 $\rho>0$，则从总体中抽出的样本
A. $r>0$
B. $r<0$
C. $r=0$
D. r 可大于0，等于0或小于0
E. 以上都不对

227. 直线相关分析中，如总体相关系数 $\rho<0$，则从总体中抽出的样本
A. $r>0$
B. $r<0$
C. $r=0$
D. r 可大于0，等于0或小于0
E. 以上都不对

228. 两变量的分布类型未知时进行相关分析可选用
A. 积差相关系数
B. 皮尔逊相关系数
C. 等级相关系数
D. 总体相关系数
E. 决定系数

229. 散点呈直线趋势，当 X 增加 Y 减小时，可初步判断两变量为
A. 正相关关系
B. 负相关关系
C. 不相关
D. 还不能确定
E. 非线性关系

230. 散点分布在一条直线上，且 X 增加时 Y 值增大，可初步判断两变量为
A. 不相关
B. 负相关关系
C. 完全负相关
D. 还不能确定
E. 完全正相关

231. 关于相关系数，下列说法错误的是
A. 相关系数是用来说明两变量间相关关系的密切程度和方向的统计指标
B. 相关系数没有单位
C. 相关系数的绝对值一定是小于等于1的
D. 在 r 有统计学意义的前提下，其数值越接近1，表示变量间的相关程度越密切
E. 相关系数与回归系数的符号相同，且呈正比关系

232. 下列有关等级相关的叙述，错误的是
A. 等级相关是一种非参数统计分析方法
B. 等级相关分析计算简便，适用面广
C. X、Y 所属总体的分布型未知时，建议采用等级相关的分析方法
D. 具有半定量性质原始数据适宜作等级相关
E. 对等级相关系数作假设检验，需将其与 r 界值表里的界值进行比较，从而确

定概率值 P，得出统计结论

233. 若决定系数为0.81，则下列说法错误的是
   A. 两变量间回归关系的强度较大
   B. 散点图中全部的观察点都排列在一条回归线上
   C. Y 的总变异中有81%是由于 X 的改变而产生的
   D. 相关系数 $r=0.9$
   E. 决定系数等于相关系数的平方

234. 统计表的标题要求
   A. 应在上方
   B. 应在下方
   C. 应在右侧
   D. 可在任意位置
   E. 应在左侧

235. 统计图的标题要求
   A. 应在上方
   B. 应在下方
   C. 应在左侧
   D. 可在任意位置
   E. 应在右侧

236. 关于统计表的制作，正确的是
   A. 横标目在表的上行，纵标目在表的左侧
   B. 横标目在表的左侧，纵标目在表的上行
   C. 表中只有顶线和底线
   D. 数字为0时可不填
   E. 标目一律不注明单位

237. 关于制作统计表，不正确的是
   A. 制作统计表的原则是重点突出，简单明了
   B. 标题应能概括说明统计表的内容
   C. 有单位的标目要注明单位
   D. 表中数字一律用阿拉伯数字
   E. 表中只有顶线和底线

238. 统计分析表中的复合表是指
   A. 有主语和谓语
   B. 主语分成两个或两个以上标志
   C. 谓语分成两个或两个以上标志
   D. 包含两张简单表
   E. 主语和谓语之一分成两个或两个以上标志

239. 统计图的坐标应
   A. 所有统计图的纵坐标都应从“0”开始
   B. 所有统计图的横坐标都应从“0”开始
   C. 直条、直方图的纵坐标都应从“0”开始
   D. 线图、直方图的纵坐标都应从“0”开始
   E. 散点图、箱式图的纵坐标都应从“0”开始

240. 关于统计图的叙述不正确的是
   A. 统计图应有标题，一般标在图的下方
   B. 按资料的性质和分析的目的选择合适的图形
   C. 直条图、直方图、散点图和线图都有横轴和纵轴
   D. 直条图和直方图纵坐标可不从0开始
   E. 纵坐标数值一定从小到大

241. 关于统计图的选择正确的是
   A. 表示相互独立指标数值大小可用百分构成图
   B. 表示全体中各部分的比重可用圆形图
   C. 表示某事物在时间上的发展变化可用条图
   D. 表示连续变量的频数分布可用条图
   E. 表示相对变化速度可用普通线图

242. 不同性质的统计资料，一般来讲
   A. 连续性资料宜用直条图
   B. 连续性资料宜用百分构成图
   C. 表示各部分的比重的资料宜用直条图
   D. 表示连续变量的频数分布可用直方图
   E. 表示相互独立指标数值大小可用直方图

243. 下列叙述哪一项是错误的
   A. 频数资料应选用直方图
   B. 连续性资料应选用线图
   C. 统计图形的选择完全取决于资料类型
   D. 表示全体中各部分的比重可用构成图
   E. 表示相互独立的各指标的大小可用直条图

244. 说明某事物在时间上的发展变化趋势可用
   A. 条图
   B. 普通线图
   C. 半对数线图
   D. 直方图
   E. 百分比构成图

245. 表示资料频数分布可用
   A. 条图
   B. 普通线图
   C. 半对数线图
   D. 直方图
   E. 百分比构成图

246. 说明事物在时间上的发展变化速度可用
   A. 条图
   B. 普通线图
   C. 半对数线图
   D. 直方图
   E. 百分比构成图

247. 说明某连续变量的频数分布可用
   A. 条图
   B. 普通线图
   C. 半对数线图
   D. 直方图
   E. 百分比构成图

248. 半对数线图是反映一个指标在一段时间里的变化
   A. 幅度
   B. 速度
   C. 长度

D. 程度
E. 多少

249. 将治疗结果分为“良好”“死亡”后，对不同年龄、不同性别的急性心肌梗死并发休克患者的疗效进行比较，应制作一张
A. 简单表
B. 复合表
C. 二者任选
D. 计划表
E. 调查表

250. 统计表中的数字要求
A. 暂缺或为记录可空着
B. 无数字用“…”
C. 数字若为0则填0
D. 表中可留空白
E. 数字若为0可空着

251. 关于散点图叙述正确的是
A. 可描述变量的变化趋势
B. 可表示两种现象间的相关关系
C. 可呈现变量的频数分布
D. 可直观表示出各指标的位置
E. 可描述变量的变化速度

252. 统计地图可用于表示
A. 某现象的频数分布
B. 某现象数量的地域分布
C. 某现象的发展变化情况
D. 某现象内部构成情况
E. 某现象的变化规律

253. 哪一种统计图纵坐标必须从0开始
A. 直条图
B. 线图
C. 半对数线图
D. 百分构成图
E. 散点图

254. 比较某年某地3种传染病的病死率可选用
A. 线图
B. 直方图
C. 散点图
D. 百分构成图
E. 直条图

255. 分析某地区乙脑患者年龄分布可选用
A. 百分直条图
B. 直方图
C. 散点图
D. 百分构成图
E. 线图

256. 分析体重与肺活量是否有相关关系要先绘制
A. 因变量直方图
B. 两个变量的直方图
C. 散点图
D. 百分构成图
E. 条图

257. 关于半对数线图，下列错误的一项是
A. 用于表示事物的发展速度
B. 纵坐标没有零点
C. 用相对比来反映发展速度
D. 通过绝对差值来反映发展速度
E. 纵坐标为对数尺度

258. 关于直方图，下列说法错误是
A. 表示连续变量的频数分布
B. 横轴表示被观察对象，纵轴表示频数或频率
C. 以矩形的面积表示各组段的频数
D. 横轴尺度可以不相等
E. 横轴和纵轴都使用算数尺度

259. 关于直条图，下列说法错误是
A. 以等宽直条表示独立指标数值大小
B. 可用复式条图比较不同年份指标
C. 纵轴尺度必须从0开始
D. 被比较的指标可随意排列
E. 间隙的宽度为直条的一半或相等

260. 分析某地区病床数增长速度可选用
A. 条图
B. 线图
C. 直方图
D. 散点图
E. 半对数线图

261. 两种传染病死亡率随年份变化分析可选用
A. 条图
B. 线图
C. 直方图
D. 散点图
E. 半对数线图

262. 散点图适合于
A. 相互独立资料
B. 构成比资料
C. 连续性资料
D. 频数表资料
E. 双变量资料

263. 直方图用于反映
A. 相互独立资料
B. 构成比资料
C. 连续性资料
D. 离散型资料
E. 双变量资料

264. 线图可用于分析
A. 构成比资料
B. 双变量资料
C. 地区性资料
D. 数值变量的频数表资料
E. 连续性资料

265. 用线段的升降表达事物的动态（差值）变化的统计图
A. 条图
B. 直方图
C. 线图
D. 半对数线图
E. 百分条图

266. 用线的升降表达事物发展速度的统计图
A. 条图
B. 箱式图
C. 线图
D. 半对数线图
E. 百分条图

267. 用直条长短表达数值大小的图为
A. 条图
B. 箱式图

C. 线图
D. 半对数线图
E. 百分条图

268. 用长条各段的长度（面积）表达内部构成的统计图为
A. 条图
B. 直方图
C. 线图
D. 半对数线图
E. 百分条图

269. 用直方面积表达各组段的频数的统计图为
A. 条图
B. 直方图
C. 线图
D. 半对数线图
E. 百分条图

270. 线图可用于比较
A. 相互独立资料
B. 构成比资料
C. 连续性资料
D. 频数表资料
E. 双变量资料

271. 条图可用于
A. 相互独立资料
B. 构成比资料
C. 连续性资料
D. 频数表资料
E. 双变量资料

272. 欲分析某地 2009～2019 年的婴儿死亡率的变化趋势，应绘制
A. 普通线图
B. 散点图
C. 直方图
D. 直条图
E. 构成图

273. 反映某市 7 岁男孩身高分布的特点宜用
A. 普通线图
B. 散点图
C. 直方图
D. 直条图
E. 构成图

274. 比较某年 4 个城区肺炎发病率应选用
A. 普通线图
B. 散点图
C. 直方图
D. 直条图
E. 构成图

275. 根据某医院 5 种急性传染病的住院构成的资料，宜绘制
A. 普通线图
B. 散点图
C. 直方图
D. 直条图
E. 构成图

276. 关于调查研究，下列说法不正确的是
A. 对研究对象只能被动观察
B. 可随机分组平衡研究对象某些特征的构成不同
C. 研究因素应是客观存在的
D. 根据调查结果可分析处理因素的作用
E. 可以通过合理分组、设置对照等手段控制混杂因素的影响

277. 调查设计中的统计设计是指
A. 对资料的搜集、整理与分析的全过程的统计设想和科学安排
B. 对资料的搜集、整理过程的统计设计
C. 设计一个调查表
D. 对资料进行统计分析的设计
E. 设计调查方案

278. 关于调查设计，下列叙述正确的是
A. 调查设计包括专业设计和实验设计
B. 调查设计包括理论设计和操作设计
C. 调查设计包括专业设计和统计设计
D. 调查设计可分为专业设计和技术设计
E. 调查设计包括实验设计和统计设计

279. 下列叙述不正确的为
A. 统计设计的要点是将研究目的转化为分析指标，再转化为调查项目，最后拟出调查表
B. 统计设计包括资料收集、整理与分析全过程的统计设想和科学安排
C. 统计研究是通过指标来回答研究目的
D. 统计设计就是指制定出调查计划
E. 统计设计在统计工作中具有重要的作用

280. 制订调查计划时，下列哪项是不正确的
A. 根据调查目的和指标，确定观察对象和单位
B. 应划清调查总体的同质范围
C. 调查指标应精选，重点突出
D. 调查指标是选定调查目的的依据
E. 调查指标应尽量选定量指标

281. 关于调查目的和指标，下列说法不正确的是
A. 调查目的之一是了解参数，用以说明总体特征
B. 调查目的之一是研究变量间的相关联系，探索病因
C. 调查目的应具体化到指标
D. 调查指标应尽量用定性指标
E. 调查指标应精选，重点突出

282. 调查计划的内容不包括以下哪一项
A. 明确调查目的和指标
B. 明确观察对象和观察单位
C. 明确调查方法
D. 明确调查项目和调查表
E. 数据的计算机录入和清理

283. 按调查的范围，调查可分为
A. 普查和典型调查
B. 普查和非全面调查

C. 普查和抽样调查
D. 抽样调查和典型调查
E. 非全面调查和典型调查

284. 关于普查，下列叙述不正确的是
A. 普查也称全面调查
B. 普查是将组成总体的所有观察单位全部加以调查
C. 普查可以得到总体参数
D. 普查没有抽样误差
E. 普查时系统误差较小

285. 关于抽样调查，下列叙述不正确的是
A. 是指从总体中随机抽取一定数量观察单位组成样本
B. 抽样调查是用样本信息来推断总体特征
C. 抽样调查可以节约人力、物力、时间和财力
D. 抽样调查不可能得到准确资料
E. 抽样调查在实际工作中应用最多

286. 关于典型调查，错误的一项为
A. 又称案例调查
B. 是指有目的地选定典型的人、典型的单位调查
C. 有利于对事物特征作深入了解
D. 典型调查遵循抽样原则
E. 不能用于估计总体参数

287. 调查时收集原始资料的方式
A. 有直接观察法和间接观察法
B. 有直接观察法和采访法
C. 有直接观察法和信访
D. 有直接观察法和开调查会
E. 开调查会和访问、信访

288. 关于调查项目，错误的一项是
A. 包括分析项目和备查项目
B. 分析项目是直接用于计算调查指标
C. 备查项目是为了保证分析项目填写的完整、正确，通常不用于直接分析
D. 调查项目要精简，分析项目一个也不可少，备查项目不宜多
E. 调查项目中不可设置正反提问

289. 调查计划中数据的整理和分析计划内容应包括
A. 数据的计算机录入和清理
B. 设计分析表和资料的分组
C. 应有汇总方法
D. 组织计划
E. 以上都包括

290. 下列4种抽样方法，抽样误差最小的是
A. 单纯随机抽样
B. 系统抽样
C. 整群抽样
D. 分层抽样
E. 无法选择

291. 下列四种抽样方法，抽样误差最大的是
A. 系统抽样
B. 整群抽样
C. 单纯随机抽样
D. 分层抽样
E. 无法选择

292. 关于单纯随机抽样，下列说法错误的是
A. 可利用随机数字表随机抽取部分观察单位组成样本
B. 其均数和标准误计算简便
C. 当总体例数较多时，操作起来比较麻烦
D. 有效总体校正数为 $(1-n/N)$
E. 抽样比 n/N 很少时，校正数不可忽略不计

293. 关于系统抽样，下列说法错误的是
A. 亦称等距抽样
B. 优点为易于理解，简便易行
C. 可以得到一个按比例分配的样本
D. 其抽样误差大于单纯性随机抽样
E. 按单纯性随机抽样法估计抽样误差

294. 关于整群抽样，下列说法错误的是
A. 便于组织，节省经费
B. 容易控制调查质量
C. 抽样误差大于单纯性随机抽样
D. 群间差异越小，精度越高
E. 群内差异越小，精度越高

295. 关于分层抽样，下列说法错误的是
A. 可按影响观察值变异较大的某种特征，将总体分为若干层
B. 有按比例分配和最优分配两种方法确定各层观察单位数
C. 若层内变异较大，则分层抽样意义较大
D. 可减少抽样误差
E. 又称分类抽样

296. 用随机数字表或抽签法进行抽样的方法称为
A. 系统抽样
B. 整群抽样
C. 单纯随机抽样
D. 分层抽样
E. 机械抽样

297. 在常用的几种抽样方法中，最便于组织并且节省经费的是
A. 单纯随机抽样
B. 分层抽样
C. 整群抽样
D. 机械抽样
E. 单纯随机抽样和机械抽样

298. 对经济发展不同地区按比例抽取样本研究其对就医行为的影响的抽样方法为
A. 系统抽样
B. 整群抽样
C. 单纯随机抽样
D. 分层抽样
E. 机械抽样

299. 抽样过程中产生的误差是
A. 系统误差
B. 随机测量误差
C. 抽样误差
D. 过失误差
E. 人为误差

300. 引起变量值呈倾向性变化的误差是
A. 系统误差
B. 随机测量误差
C. 抽样误差
D. 过失误差
E. 偶然误差

301. 四种抽样误差大小的顺序为
A. 单纯性随机抽样≥系统误差≥整群抽样≥分层抽样
B. 系统误差≥整群抽样≥分层抽样≥单纯性随机抽样
C. 整群抽样≥单纯性随机抽样≥系统误差≥分层抽样
D. 整群抽样≥系统误差≥单纯性随机抽样≥分层抽样
E. 整群抽样≥分层抽样≥单纯性随机抽样≥系统误差

302. 调查设计时，若计算所需样本含量，则与下列因素无关
A. 允许误差 δ
B. 总体标准差 σ
C. Ⅰ型错误的概率 α
D. 有限总体的观察单位数 N
E. 总体均数

303. 统计设计的要点是
A. 将研究目的转化为分析指标
B. 拟出分析表
C. 将分析指标转化为调查项目，拟出调查表
D. 以上都是
E. 以上都不是

304. 抽样调查必须遵循
A. 等距离抽样原则
B. 随机化原则
C. 随意的原则
D. 样本量相等的原则
E. 不确定样本量的原则

305. 按调查对象的范围，常用调查方法分为
A. 普查、抽样调查、病例-对照调查
B. 普查、抽样调查、典型调查
C. 全面调查、典型调查、队列调查
D. 非全面调查、抽样调查、案例调查
E. 普查、抽样调查、队列调查

306. 在调查研究中，选择合适的调查方法主要取决于
A. 研究的目的和条件
B. 研究者的主观意愿
C. 研究对象所能提供的信息
D. 工作方便
E. 可任意选择

307. 估计样本含量的目的是在一定精度和检验效能的前提下
A. 确定较多的观察单位数
B. 确定最少的观察单位数
C. 确定有效的观察单位数
D. 确定随机的观察单位数
E. 确定样本的观察单位数

308. 欲调查某县农村居民的饮食习惯，所确定的观察单位是
A. 该县的农村居民个体
B. 该县的自然村
C. 该县的每个农村家庭
D. 该县的行政村
E. 该县的每个乡镇

309. 欲调查农村居民的经济状况，适宜的调查方法为
A. 整群抽样调查
B. 典型调查
C. 简单随机抽样调查
D. 普查
E. 系统抽样调查

310. 实验设计的基本原则可归纳为
A. 对照、重复、随机和均衡原则
B. 随机、对照、均衡原则
C. 随机、对照、标准化原则
D. 对照、重复和无偏性原则
E. 随机、对照原则

311. 关于实验设计中的处理因素，下列说法错误的一项是
A. 确定处理因素时，应抓住实验中的主要因素
B. 同时要找出非处理因素
C. 处理因素可不必标准化
D. 研究可人为设置处理因素
E. 一次实验设计的处理因素不宜太多

312. 下列研究中研究者不能人为设置研究因素的是
A. 动物实验
B. 临床试验
C. 社区干预实验
D. 半试验性研究
E. 观察性研究

313. 关于实验效应，下列说法错误的是
A. 应选择客观性强的指标
B. 指标的灵敏度要高
C. 准确度是观察值与真值的接近程度
D. 实验效应的观察应避免带有偏性
E. 准确度受随机误差的影响

314. 关于样本例数的估计，下列说法错误的是
A. 样本例数需借助查表或公式而得
B. 指标不同，选择样本含量公式也不同
C. 影响样本含量的因素有4个
D. 影响样本含量的因素有3个
E. 两个总体参数间的参数、总体标准差和检验水准，检验效能为影响样本含量的因素

315. 样本均数与总体均数比较或配对比较的样本含量计算公式为
A. $n=\left[\frac{(u_{\alpha}+u_{\beta})\cdot S}{\delta}\right]^2$

B. $n=\left[\frac{(t_{\alpha}+t_{\beta})\cdot S}{\delta}\right]^2$

C. $n=2\left[\frac{(u_{\alpha}+u_{\beta})\cdot S}{\delta}\right]^2$

D. $n=2\left[\frac{(t_{\alpha}+t_{\beta})\cdot S}{\delta}\right]^2$

E. $n=\left[\frac{(u_{\alpha}+u_{\beta})\cdot S}{2\delta}\right]^2$

316. 两样本均数比较时，样本含量公式为

A. $n=\left[\frac{(u_{\alpha}+u_{\beta})\cdot S}{\delta}\right]^2$

B. $n=\left[\frac{(t_{\alpha}+t_{\beta})\cdot S}{\delta}\right]^2$

C. $n=2\left[\frac{(u_{\alpha}+u_{\beta})\cdot S}{\delta}\right]^2$

D. $n=2\left[\frac{(t_{\alpha}+t_{\beta})\cdot S}{\delta}\right]^2$

E. $n=\left[\frac{(u_{\alpha}+u_{\beta})\cdot S}{2\delta}\right]^2$

317. 已知一般儿童龋齿发生率约为30%，要求新型牙膏能使龋齿发生率降至10%，则需用下列哪个公式计算样本含量

A. 样本均数与总体均数比较的公式
B. 两样本均数比较的公式
C. 两样本率比较的公式
D. 配对分类资料公式
E. 无法计算

318. 关于完全随机设计，下列说法错误的是

A. 又称单因素设计
B. 受试对象按随机化方法分配到各个处理组中
C. 各个处理组样本例数必须相等
D. 本法简便易行
E. 只研究一个处理因素

319. 关于配对设计，下列说法不正确的是

A. 受试对象是按一定条件配成对子
B. 随机分配每对中的两个受试对象到不同的处理组
C. 配对的因素是影响实验效应的主要非处理因素
D. 配成对后，各处理间的均衡性增大
E. 配对设计的检验效率较低

320. 关于配伍设计，下列说法错误是

A. 又称随机区组设计
B. 可看作是配对设计的扩展
C. 将几个受试对象按一定条件划分为区组
D. 每个配伍组例数等于处理组个数
E. 各处理组例数可不相等

321. 实验设计的3个基本要素是

A. 实验因素、实验对象、实验效应
B. 实验因素、实验对象、实验指标
C. 实验因素、实验对象、实验动物
D. 实验因素、实验指标、实验效应
E. 实验指标、实验因素、实验药物

322. 实验设计的四个基本原则是

A. 对照原则、随机原则、重复原则、均衡原则
B. 抽样原则、随机原则、重复原则、均衡原则
C. 对照原则、随机原则、抽样原则、均衡原则
D. 分组原则、随机原则、重复原则、均衡原则
E. 对照原则、随机原则、分组原则、均衡原则

323. 将实验和对照在同一受试对象身上进行的对照称为

A. 空白对照
B. 实验对照
C. 标准对照
D. 自身对照
E. 相互对照

324. 要求各实验组与对照组在非实验因素方面尽可能一致的原则属于

A. 随机原则
B. 重复原则
C. 对照原则
D. 均衡原则
E. 抽样原则

325. 将受试对象完全随机分配到各处理组中进行实验观察或分别从不同总体中随机抽样进行对比观察，此种设计为

A. 析因设计
B. 完全随机设计
C. 配对设计
D. 配伍组设计
E. 交叉设计

326. 样本含量估计

A. 根据实际情况能选多少是多少
B. 经济条件允许的情况下越多越好
C. 时间允许的情况下越多越好
D. 调查整个总体最好
E. 保证研究结论具有一定可靠性的前提下确定的最小例数

327. 下列说法不正确的是

A. 实验因素又称处理因素
B. 实验因素在实验过程中可随时修改
C. 非实验因素是指除了实验因素外，凡对受试对象具有影响，可使其发生效应的所有因素
D. 非实验因素经常与实验因素混杂在一起，故又称为混杂因素
E. 消除混杂因素的干扰，显示实验因素的作用

328. 关于受试对象的选择，下列说法错误的是

A. 动物的选择应根据课题的要求而定
B. 病例的选择应当诊断明确，依从性好

C. 动物选择要注意种类、品系、年龄、性别、窝别和营养状况等
D. 不应有过高的失访率
E. 失访率不影响研究结果的评定

329. 实验研究中，设立均衡对照的目的是
A. 使对比组间实验因素的影响尽量一致，提高组间的可比性
B. 使对比组间非实验因素的影响尽量一致，提高组间的可比性
C. 使对比组间实验对象的影响尽量一致，提高组间的可比性
D. 减少系统误差
E. 减少抽样误差

330. 做国家和地区间的比较时应采用
A. 年龄标化死亡率
B. 年龄别死亡率
C. 死因别死亡率
D. 粗死亡率
E. 死因构成

331. 对下列哪项进行分析可以明确卫生工作的重点人群
A. 粗死亡率
B. 年龄别死亡率
C. 死因别死亡率
D. 婴儿死亡率
E. 新生儿死亡率

332. 下列哪项指标可反映各类病伤死亡对居民生命的危害程度
A. 粗死亡率
B. 年龄别死亡率
C. 死因别死亡率
D. 婴儿死亡率
E. 新生儿死亡率

333. 配对设计差值的符号秩和检验用正态近似法的条件是
A. $n<25$
B. $n>30$
C. $n>40$
D. $n>50$
E. $n>25$

334. 上四分位数即
A. 第 5 百分位数
B. 第 25 百分位数
C. 第 50 百分位数
D. 第 75 百分位数
E. 第 95 百分位数

335. 同类定量资料下列指标，反映样本均数对总体均数代表性的是
A. 四分位数间距
B. 标准误
C. 变异系数
D. 百分位数
E. 中位数

336. 方差分析借助 F 分布作统计推断的基本思想是根据变异来源分解
A. 方差
B. 均数
C. 离均差平方和
D. 自由度
E. 离均差平方和与自由度

337. 关于 t 分布，以下说法不正确的是
A. t 分布是一种连续性分布
B. 是以 0 为中心的对称分布
C. t 分布就是样本均数的分布
D. 当自由度为无穷大时，t 分布就是标准正态分布
E. t 分布的曲线形状固定

338. 作两样本均数的 t 检验，当有统计学意义时，t 值越大则
A. 两样本均数差异越大
B. 两总体均数差异越大
C. 越有理由认为两总体均数不同
D. 越有理由认为两样本均数不同
E. 两样本均数差异越小

339. 在回归和相关分析中，l_{yy} 表示
A. $\sum(X-\bar{X})$
B. $\sum(Y-\bar{Y})$
C. $\sum(X-\bar{X})^2$
D. $\sum(Y-\bar{Y})^2$
E. $\sum(X-\bar{X})(Y-\bar{Y})$

340. 简单直线回归分析中做 b 的假设检验，其 t 统计量的自由度为
A. 1
B. 2
C. $n-1$
D. $n-2$
E. k

341. 在进行临床试验设计时，允许犯Ⅱ型错误的概率最大值是取
A. $\beta=0.01$
B. $\beta=0.05$
C. $\beta=0.10$
D. $\beta=0.20$
E. $\beta=0.25$

342. 在两样本均数比较的假设检验中，若 $\alpha=0.05$，$P>0.05$，则
A. 尚不能认为两总体均数不等
B. 可认为两总体均数不等
C. 尚不能认为两样本均数不等
D. 可认为两样本均数不等
E. 还不能作出结论

343. 有关抽样误差，说法正确的是
A. $S_{\bar{x}}$ 越大，说明此次抽样所得样本均数的可靠性越好
B. $S_{\bar{x}}$ 越小，说明此次抽样例数越小
C. 抽样误差可用于医学参考值范围的估计
D. $S_{\bar{x}}$ 越大，表示观察值的变异程度越大
E. $S_{\bar{x}}$ 越大，表示样本均数的变异程度越大

344. 可用于描述一组计量资料离

散程度的指标是
A. $\bar{X}$
B. R
C. M
D. P_{25}
E. G
345. 统计上称小概率事件是指随机事件发生的概率 P
A. =0.05
B. <0.50
C. >0.10
D. ≤0.05
E. >0.05
346. 统计推断的内容包括
A. 点估计和区间估计
B. 集中趋势与离散趋势指标
C. 统计描述和统计图表
D. 参数估计和假设检验
E. 参数估计和统计预测
347. 下列指标中，属于分类变量的是
A. 身高（cm）
B. 体重（kg）
C. 血压（mmHg）
D. 脉搏（次/分）
E. 职业
348. 下列关于方差分析说法，错误的是
A. 方差分析的基本思想是将变异进行分解
B. 方差分析直接将 SS 进行分解
C. 方差分析直接将 v 进行分解
D. 方差分析直接将 MS 进行分解
E. 方差分析直接将总变异进行分解
349. 在同一总体中抽样，随着样本含量 n 的增大
A. 样本率也增大
B. 样本率缩小
C. 率的标准误 σ_p 也增大
D. 率的标准误 σ_p 缩小
E. 率的标准误 σ_p 不变
350. 方差分析中计算得到的 F 值
A. 一定小于0
B. 一定小于1
C. 一定等于0
D. 可以为负值
E. 一定为正值
351. 某人算得某资料的标准差为-3.4，可认为
A. 变量值都是负数
B. 变量值负的比正的多
C. 计算有错
D. 变量值多数为0
E. 变量值一个比一个小
352. 反映一个测验工具的正确性是指该测验的
A. 效度
B. 信度
C. 样本
D. 常模
E. 概念
353. 实验设计的基本原则是
A. 齐同、均衡、随机化
B. 均衡、随机、分析
C. 设计、均衡、计算
D. 对照、重复、随机、均衡
E. 对照、随机、操作
354. 四个处理组均数比较时，直接采用两组比较的 t 检验
A. 会升高犯Ⅰ型错误的概率
B. 会升高犯Ⅱ型错误的概率
C. 会出现检验效能不够的情况
D. 由于方差分析的两两比较方法不完善，故 t 检验更优
E. 不能确定犯Ⅰ型错误和Ⅱ型错误的概率是否会升高
355. 标准化死亡比属于
A. 构成比
B. 定基比
C. 相对比
D. 比数比
E. 环比
356. 寿命表的主要指标不包括
A. 死亡概率
B. 尚存人数
C. 死亡人数
D. 年龄别死亡率
E. 期望寿命
357. 某病病死率与某病死亡率的不同在于
A. 前者以百分率表示，后者以10万分率表示
B. 前者是人口中某病死亡频率，后者是某病患者中病死频率
C. 前者反映疾病的预后，后者反映人群中因该病死亡的频数
D. 前者反映人群中因该病死亡的频数，后者反映疾病的预后
E. 二者的分子不同
358. 某患者在观察期内发病，在此期间内治愈，愈后又发生同一疾病，算作
A. 两个新发病例
B. 同一个新发病例
C. 一个新发病例，一个现患病例
D. 两个现患病例
E. 同一个现患病例
359. 若要研究居民患各种疾病的频率、种类及疾病变动等居民患病的基本规律时，应以下列哪项为研究单位
A. 患者
B. 病例
C. 患者+病例
D. 个体
E. 群体
360. 当疾病统计的目的在于找出具体患病人群时，研究单位应是
A. 患者
B. 病例
C. 患者+病例
D. 个体
E. 群体
361. 评价慢性病的疗效常用指标是
A. 病死率

B. 治愈率
C. 有效率
D. 生存率
E. 现患率

362. 对短期内可观察到疗效的急性病一般用下列哪项来指标评价疗效
A. 生存率
B. 患病率
C. 治愈率
D. 有效率
E. 发病率

363. 疾病统计的资料来源包括
A. 疾病报告和登记
B. 医疗机构的医疗记录
C. 疾病调查资料
D. 因病伤缺勤资料
E. 以上都对

364. 死亡统计主要包括
A. 死亡率指标
B. 死因构成
C. 平均寿命
D. 期望寿命
E. 有效率

365. 死亡统计的统计分析可以
A. 反映某地居民的健康水平
B. 反映一个国家或地区文化教育、卫生保健情况
C. 了解死亡的因素
D. 以上均正确
E. 以上都不正确

366. 死亡统计资料的来源有
A. 死亡报告单
B. 人口普查
C. 抽样调查
D. 典型调查
E. 队列研究

367. 关于年龄别死亡率曲线正确的是
A. 0 岁组较高
B. 35 岁以前处较低水平
C. 20 岁死亡率降到最低值
D. 14 岁时为最低值
E. 0 岁组最低

368. 关于年龄别死亡率曲线正确的是
A. 10~14 岁死亡率降到最低
B. 0 岁时最低
C. 20 岁死亡率降到最低值
D. 35 岁以前处较低水平
E. 50 岁时最低

369. 我国降低死亡率的重点地区应是
A. 沿海地区
B. 贫困山区
C. 农村
D. 内陆地区
E. 城市

370. 某病死亡专率常以
A. 千人为单位
B. 万人为单位
C. 10 万人为单位
D. 百人为单位
E. 百万人为单位

371. 我国现行的死亡分类为
A. 采用 ICD-9 的原则
B. 据我国情况而制定
C. 按临床诊断进行死因分类
D. 无统一标准
E. 以上均不对

372. 婴儿死亡率是
A. 同年每千人口活产中不满 1 岁婴儿的平均死亡数
B. 某年不满一岁婴儿死亡数与当年活产人数的比值
C. 不能衡量一个国家卫生文化水平
D. 某年不满一岁婴儿死亡数与当年婴儿出生总数的比值
E. 某年 28 日以内的死亡数与当年活产人数的比值

373. 一个国家如果婴儿死亡率较低，而新生儿死亡率较高，则
A. 呼吸系统疾病死亡率高
B. 遗传性疾病的死亡率高
C. 卫生保健工作有待提高
D. 循环系统疾病死亡率高
E. 传染病死亡率高

374. 从婴儿死亡率与新生儿死亡率的关系中
A. 可看出一个国家的卫生水平
B. 不可看出一个国家的卫生水平
C. 只能看到婴儿死亡原因的不同
D. 可以看出新生儿与婴儿死亡率的差别
E. 不能看到婴儿死亡原因的不同

375. 下列关于非参数统计叙述中错误的是
A. 不受总体分布形式是否已知的限定
B. 适用范围广
C. 不要求资料服从特定的分布
D. 计算简便
E. 对服从正态分布的资料，其检验效能也同样高

376. 关于完全随机设计 5 组均数比较方差分析的备择假设（H_1），5 个总体均数
A. 相同
B. 至少有 2 个相同
C. 各不相同
D. 至少有 2 个不同
E. 至少有 3 个相同

377. 进行直线回归分析时首先应
A. 计算截距 a
B. 计算回归系数 b
C. 绘制散点图
D. 对回归系数进行假设检验
E. 判断回归系数的正、负

378. 率的标准化法的意义是
A. 使计算的结果相同
B. 消除内部构成不同对总率的影响
C. 减少Ⅰ型错误
D. 减少Ⅱ型错误
E. 减少抽样误差

379. 有关假设检验，下列说法正确的是
A. 检验假设针对总体，而不是样本

B. 进行假设检验时，既可只写出 H_0 或 H_1，也可同时写出 H_0 和 H_1
C. H_0 为对立假设
D. H_0 的内容反映了检验的单双侧
E. 需先计算出检验统计量后再获得 P 值

380. 生存分析中，用寿命表法估计生存率与直接法相比，其主要优点是
A. 计算简单
B. 可用于完全数据资料
C. 可用于未分组小样本资料
D. 可充分利用不完全数据的信息
E. 可用实测值绘制出生存率曲线

381. 统计推断的两个方面为
A. 点估计与区间估计
B. 参数估计与假设检验
C. 统计图表与假设检验
D. 统计图表与参数估计
E. 统计预测与统计控制

382. 疾病统计是指
A. 研究疾病在人群中的发生发展、流行分布特点
B. 研究生产劳动条件对疾病发生及蔓延的影响
C. 研究疾病与社会发展的相互关系
D. 研究疾病的病因
E. 以上均正确

383. 编制简略寿命表时假定有同时出生的一代人是指
A. 0 岁组的平均人口数
B. 0 岁组的尚存人数
C. 所有年龄的平均人口数
D. 所有年龄的尚存人数
E. 0 岁组的生存总人年数

384. 简略寿命表的出生时平均预期寿命
A. 是平均死亡年龄
B. 综合反映了各年龄组死亡率水平
C. 是寿命表指标，不能反映实际健康状况
D. 是 1 岁组的平均寿命
E. 是各年龄组预期寿命的平均

385. 完全随机设计资料多个样本均数的比较时，若处理无作用，则方差分析的 F 值在理论上应等于
A. −1
B. 0
C. 1
D. ∞
E. 任意值

386. 平均期望寿命 e_x 的计算公式为
A. $e_x = \dfrac{T_x}{{}_nL_x}$
B. $e_x = \dfrac{T_x}{l_x}$
C. $e_x = \dfrac{{}_nL_x}{L_x}$
D. $e_x = \dfrac{T_x}{d_x}$
E. $e_x = \dfrac{{}_nL_x}{d_x}$

387. 评价社会卫生状况的主要指标是
A. 平均预期寿命
B. 平均死亡年龄
C. 平均死亡率
D. 年龄组死亡率
E. 粗死亡率

388. 寿命表死亡概率 ${}_nq_x$，取决于各年龄组死亡率，一般用什么图表示
A. 半对数线图
B. 线图
C. 直方图
D. 条图
E. 百分条图

389. 寿命表可用于
A. 评价社会卫生状况
B. 研究人口再生产情况
C. 研究人的生育、发育
D. 研究疾病发展规律
E. 以上均对

390. 寿命表指标的准确性受哪个因素的影响
A. 各年龄组死亡率
B. 人口数和死亡数
C. 各年龄组死亡率、人口数和死亡数
D. 人口出生率
E. 人口再生育率

391. 编制寿命表时，死亡概率的计算公式为
A. $q_x = \dfrac{2m_x}{1 + m_x}$
B. ${}_nq_x = \dfrac{2 \cdot n \cdot {}_nm_x}{2 + n \cdot {}_nm_x}$
C. ${}_nq_x = \dfrac{2{}_nm_x}{2 + n \cdot {}_nm_x}$
D. ${}_nq_x = \dfrac{2 \cdot n \cdot {}_nm_x}{1 + n \cdot {}_nm_x}$
E. ${}_nq_x = \dfrac{n \cdot {}_nm_x}{1 + n \cdot {}_nm_x}$

392. 编制某地某年男性简略寿命表所需的原始数据有
A. 各年龄组平均人口数
B. 各年龄组实际死亡人数
C. 各年龄组某病死亡人数
D. 各年龄组平均人口数及实际死亡人数
E. 各年龄组平均人口数及某病死亡人数

393. 对平均预期寿命影响最大的原始数据是
A. 0~5 岁死亡资料
B. 婴儿死亡资料
C. 新生儿死亡资料
D. 老年人口死亡资料
E. 所有年龄的死亡资料

【A_2 型题】

394. 若成年男性以血红蛋白低于 120g/L 为贫血，调查某地成年男性 1000 人，记录每人是否患有贫血，最后清点结果，其中有 19 人患贫血，981 人未患贫血，则此资料为

A. 计数资料
B. 计量资料
C. 还不能确定是计量资料还是计数资料
D. 可看作计数资料，也可看作计量资料
E. 多项分类资料

395. 调查测定某地 109 名健康人尿铅含量（mg/L）如下。

尿铅含量/mg · L^{-1}	例数
0~	8
4~	30
8~	43
12~	16
16~	9
20~	2
24~	1

若描述其集中趋势，应采用
A. 均数
B. 四分位数间距
C. 几何均数
D. 中位数
E. 标准差

396. 某总体含有 N 个个体，今测得 N 个个体某定量指标的数值，便可求得总体均值与总体标准差。计算总体标准差时，其自由度应该是
A. N-1
B. N
C. N-2
D. N+1
E. 与 N 无关

397. 在对某班的肺活量与体重的调查中，测出肺活量的标准差为 3.20L，体重标准差为 3.17kg，那么二者的变异度为
A. 肺活量的变异大
B. 体重的变异大
C. 二者变异程度相同
D. 由于单位不同，需求出变异系数后才能下结论
E. 根本无法比较

398. 对一种疫苗的效价进行评价，结果如下：

抗体效价	例数
1/4	3
1/8	5
1/16	9
1/32	10
1/64	6
1/128	4

那么它的平均效价为
A. 1/24
B. 1/25
C. 1/32
D. 1/38
E. 1/64

399. 某年级女小学生的身高均数为 121cm，标准差为 2.34cm；而当地成人女性的身高均数为 161cm，标准差为 4.21cm，二者的变异程度哪一个大
A. 不同群体不能比较变异程度
B. 由标准差可以判断这两组人群身高的变异程度
C. 女小学生的变异系数大，那么变异程度大
D. 成人女性变异系数大，那么变异程度大
E. 二者的变异程度相同

400. 有人根据 164 例某种沙门菌食物中毒患者的潜伏期资料，用百分位数法求得潜伏期的单侧 95%上限为 57.8 小时，其含义为
A. 约有 95 人的潜伏期小于 57.8 小时
B. 约有 69 人的潜伏期大于 57.8 小时
C. 约有 5 人的潜伏期小于 57.8 小时
D. 约有 5 人的潜伏期大于 57.8 小时
E. 约有 8 人的潜伏期大于 57.8 小时

401. 测得某地 120 名成年健康男子总胆固醇值，得均数为 4.74mmol/L，标准差为 0.88mmol/L，那么此地 95%正常值范围为
A. 3.01~6.46（mmol/L）
B. 2.46~7.01（mmol/L）
C. 2.46~6.46（mmol/L）
D. 3.85~5.62（mmol/L）
E. 3.85~7.01（mmol/L）

402. 某学校 230 名女学生的血清总蛋白含量平均值为 74.1g/L，标准差为 3.7g/L，则
A. 5%女学生血清总蛋白含量低于 66.85g/L
B. 5%女学生血清总蛋白含量高于 81.35g/L
C. 2.5%女学生血清总蛋白含量高于 81.35g/L
D. 95%女学生血清总蛋白含量低于 73.21g/L
E. 95%女学生血清总蛋白含量高于 74.39g/L

403. 若正常人血铅含量近似对数正态分布，拟用 300 名正常人血铅值确定 95%正常值范围，最好采用的公式是
A. $\bar{X} \pm 2.58S$
B. $lg^{-1}(\bar{X}_{lgx}+1.96S_{lgx})$
C. $P_{95}=L+\frac{i}{f_{95}}(\frac{300\times 95}{100}-\sum f_L)$
D. $lg^{-1}(\bar{X}_{lgx}+2.33S_{lgx})$
E. $\bar{X} \pm 1.96S$

404. 在同一总体随机抽样，样本含量 n 固定时，α 越大，用总体均数 μ 的可信区间 $\bar{X} \pm t_{0.05/2,\nu}S_{\bar{x}}$ 估计μ，估计情况是
A. 其精度越差
B. 其精度越差
C. 错的概率不变
D. 错的概率越小
E. 错的概率越大

405. 样本均数比较的 t 检验，$P<0.05$，按 $\alpha=0.05$ 水准，

认为两总体均数不同。此时若推断有错，则犯Ⅰ型错误的概率 P

A. $P>0.05$

B. $P<0.05$

C. $P=0.05$

D. $P=0.01$

E. $P=\beta$，而 β 未知

406. 若已知一份资料中，18 名成年女子分两组用两种测量肺活量的仪器测最大呼吸率（L/min），比较两种方法检测结果有无差别，可进行

A. 成组设计的 u 检验

B. 配对设计的 u 检验

C. 成组设计的 t 检验

D. 配对设计的 t 检验

E. q 检验

407. 某地成年男子红细胞数普查结果为：均数为 480 万/毫米^3，标准差为 41.0 万/毫米^3，那么标准差反映的是

A. 抽样误差

B. 总体均数不同

C. 随机误差

D. 个体差异

E. 系统误差

408. 测定某地 100 名正常成年男子的血红蛋白量，要估计该地正常男子血红蛋白均数 95%可信区间范围为

A. $\mu \pm 1.96\sigma_{\bar{x}}$

B. $\bar{X} \pm 1.96\sigma_{\bar{x}}$

C. $\bar{X} \pm 2.58S_{\bar{x}}$

D. $\bar{X} \pm 1.96S_{\bar{x}}$

E. $\mu \pm 2.58S_{\bar{x}}$

409. 以往的经验：某高原地区健康成年男子的红细胞数不低于一般健康成年男子的红细胞数。某医师在某高原地区随机抽取调查了 100 名健康成年男子的红细胞数，与一般健康成年男子的红细胞数进行 t 检验后，得到 $P=0.1785$，故按照 $\alpha=0.05$ 的水准，结论为

A. 该地区健康成年男子的红细胞数高于一般

B. 该地区健康成年男子的红细胞数等于一般

C. 尚不能认为该地区健康成年男子的红细胞数高于一般

D. 尚不能认为该地区健康成年男子的红细胞数等于一般

E. 无法下结论，因为可能犯Ⅱ型错误

410. 某地成年男子红细胞普查结果为：均数为 480 万/毫米^3，标准差为 41.0 万/毫米^3，随机抽取 10 名男子，测得红细胞均数为 400 万/毫米^3，标准误 50 万/毫米^3，那么标准误反映的是

A. 抽样误差

B. 总体均数不同

C. 随机误差

D. 个体差异

E. 系统误差

411. 已知男性钩虫感染率高于女性，现欲比较甲乙两地居民的钩虫感染率，但甲地的人口女多于男，而乙地男多于女，适当的比较方法为

A. 两个率比较的 χ^2 检验

B. 不具可比性，不能比较

C. 分性别进行比较

D. 对性别进行标化后再比较

E. 两个率比较的 u 检验

412. 甲乙两地区脑血管病总死亡率为 30‰，标化后，甲地标化死亡率为 40‰，乙地标化死亡率为 20‰，由此可认为

A. 甲地实际人口构成较乙地年轻，老年人少

B. 乙地实际人口构成较甲地年轻，老年人少

C. 甲乙两地实际人口构成完全相同

D. 甲乙两地实际人口构成没有规律

E. 信息不全，无法分析

413. 某地居民两年体检结果如下：则污染区该病年发病率为

A. 20‰

B. 10‰

C. 5‰

D. 2.5‰

E. 1‰

项目	体检人数	新发生某病人数
有污染区	1000	20
未污染区	400	20

414. 甲乙两工厂某工种某病患病率如下，应该如何比较两工厂的患病率

A. 选定一个该工种的标准患病率

B. 直接法标化

C. 间接法标化

D. 无法比较

E. 直接法和间接法均可

工龄/年	甲厂		乙厂	
	工人数	患者数	工人数	患者数
<3	400	12	100	1
≥3	100	10	400	72

415. 就下表资料分析甲乙两医院乳腺癌手术后 5 年生存率（%）

腋下淋巴结转移	甲医院			乙医院		
	病例数	生存数	生存率/%	病例数	生存数	生存率/%
无	45	35	77.77	300	215	71.67
有	710	450	63.38	83	42	50.60
合计	755	485	64.24	383	257	67.10

A. 可将甲乙两医院病例数合并作为标准人口数后，再计算标化率

B. 可将甲乙两医院生存数合并作为标准人口数后，再计算标化率

C. 可选定一个标准生存率进行计算

D. 可直接进行比较，不需标化
E. 无法比较

416. 某市甲乙丙 3 个区的流感发病率分别是 40%、30%、20%，3 个区的人口数分别是 100 万、150 万、200 万。全市该年流感发病率为
A. 0.27
B. 0.30
C. 0.40
D. 0.20
E. 0.10

417. 某医院产科对全年出生 73 例畸胎儿出生季节进行分析，情况如下表，得出结论是

季度	例数
一	25
二	13
三	15
四	19

A. 每年第一季度最易出生畸胎儿
B. 每年第二季度最不易出生畸胎儿
C. 只能分析全年的畸胎儿发生率
D. 应计算出每一季度的畸胎儿发生率后再相互比较
E. 每年第四季度出生畸胎儿可能性高于第二季度

418. 两种方法检查已确诊的乳腺癌患者 120 名，甲法检出 72 名，乙法检出 60 名，甲乙两法检出一致的人数为 42 例，比较两种方法检出结果有无差别可选用
A. 配对设计 t 检验
B. 成组设计 t 检验
C. 成组设计 u 检验
D. 四格表专用公式
E. 配对设计χ^2检验

419. 分析一种新药与常规用药的疗效时，计算 $\chi^2=4.72$，$P<0.05$。且新药有效率比常规药高，故可认为
A. 假设新药与常规用药效果相同，而结论未接受假设，说错的可能性<5%
B. 假设新药与常规用药效果相同，而结论未接受假设，说对的可能性<5%
C. 假设新药与常规用药效果不同，而结论未接受假设，说对的可能性>5%
D. 假设新药与常规用药效果不同，而结论未接受假设，说错的可能性>5%
E. 尚不能认为新药与常规用药效果不同

420. 某县有 35 万人口，其中农村居民占 90%，对该县农村居民进行 AIDS 感染情况及其影响因素调查研究，其调查对象为
A. 该县所有常住人口
B. 该县所有农村居民
C. 该县已婚的所有常住人口
D. 该县已婚的所有农村居民
E. 该县已婚的所有农村育龄妇女

421. 了解某学校在校生视力减退情况，按学生的学号排序后抽样，双号的学生被抽为样本，这种抽样方法称为
A. 单纯随机抽样
B. 机械抽样
C. 分层抽样
D. 整群抽样
E. 分层整群抽样

422. 了解某学校在校生视力减退情况，从全校 30 个班中，随机抽取 6 个班，并对这 6 个班中的所有学生作调查。这种抽样方法称为
A. 单纯随机抽样
B. 机械抽样
C. 分层抽样
D. 整群抽样
E. 分层整群抽样

423. 在某县进行地方性甲状腺肿的患病情况调查，先将全县按山区、丘陵和平原分层，然后再按乡镇分若干群，从中抽取几个乡镇作为样本，这种抽样方法称为
A. 单纯随机抽样
B. 机械抽样
C. 分层抽样
D. 整群抽样
E. 分层整群抽样

424. 观察中医疗法、西医疗法和中西医结合疗法对冠心病的治疗作用，可将冠心病患者随机分成 3 组，分别用中医、西医和中西医结合治疗，对比这 3 种疗法的效果。这种设计属于
A. 空白对照
B. 实验对照
C. 标准对照
D. 自身对照
E. 相互对照

425. 研究长期吸入氯乙烯气体对动物肝脏的危害，一组大白鼠每天放置于含有一定浓度氯乙烯气体的染毒柜中 8 小时，作为处理组；另一组则放置于含有正常空气的同样体积染毒柜中 8 小时。观察 3 个月后，将两组动物处死，观察其肝脏变化情况。这种对照组的设计属于
A. 实验组间互为对照
B. 实验和对照在同一受试对象身上进行的对照
C. 对照组不加任何处理的对照
D. 实验组施加处理因素，对照组伴随非处理因素的对照
E. 将实验效应与公认的标准值或正常值做对照

426. 成组设计多个样本比较的秩和检验，若最小样本例数大于 5，统计量 H 近似服从的分布是

A. t 分布
B. 正态分布
C. χ^2 分布
D. F 分布
E. 标准正态分布

427. 在 $R \times C$ 表的 χ^2 检验中，设 n_R，n_C 和 n 分别为行合计，列合计和总计，则计算每格理论数的公式为
A. $T_{RC}=n_R+n_C$
B. $T_{RC}=(n_R+n_C)/n$
C. $T_{RC}=(n_R \times n_C)/n$
D. $T_{RC}=(n_R+n_C)/n_C$
E. $T_{RC}=(n_R \times n_C)/n_R$

428. 某地 2012 年的平均人口为 42323 人，全年共有乙肝患者 21 人，其中该年新发生者为 4 人，则
A. 发病率为 9.45/10 万，患病率为 4.96/万
B. 发病率为 19.0%，患病率为 4.96/万
C. 发病率为 9.45‰，患病率为 49.6‰
D. 发病率为 9.45/10 万，患病率为 5.91/万
E. 发病率为 9.45/10 万，患病率为 49.6‰

429. 疾病统计的研究对象视调查目的不同而有不同的规定范围，比如门诊疾病的统计对象应是
A. 门诊患者
B. 门诊诊为患病者
C. 住院+门诊患者
D. 住院患者
E. 健康体检者

430. 随访观察某种慢性病 1000 人的治疗结果，第一年死亡 100 人，第二年死亡 180 人，第三年死亡 144 人，则该慢性病的 3 年生存率的算法为
A. （0.9+0.8+0.8）/3
B. 1-（0.1×0.2×0.2）
C. 1-0.10-0.20-0.20
D. 0.9×0.8×0.8
E. （0.9×0.8×0.8）/3

431. 某地肝癌患者 1618 例，其中第 1 个月内死亡 400 人，第 2、第 3 个月共死亡 520 人，第 4、第 5、第 6 个月共死亡 600 人，则肝癌的半年生存率算法为
A. 0.75×0.57×0.14
B. 1-（0.25×0.43×0.86）
C. 1-0.25-0.43-0.86
D. （0.75×0.57×0.14）/3
E. （0.75+0.57+0.14）/3

432. 甲乙两医院治愈某类疾病的治愈率分别是 68.1% 和 74.4%，则
A. 甲医院治愈率一定低于乙医院
B. 甲乙两医院治愈率相近
C. 甲乙两医院治愈率可能有差别
D. 甲乙两医院治愈率进行可比性研究才可比较
E. 无法比较

433. 某医师研究腹腔镜胆囊手术疗效时，实验组用腹腔镜胆囊手术疗法，对照组用传统胆囊手术疗法，其对照形式为
A. 实验对照
B. 空白对照
C. 安慰剂对照
D. 标准对照
E. 历史对照

434. 欲对某地 25 名 7~10 名儿童体重与肺活量回归系数进行假设检验，不可采用
A. 回归系数 t 检验法
B. 回归系数 F 检验法
C. 相关系数 t 检验法
D. 查相关系数界值表法
E. 回归系数的秩和检验

435. 某医师调查得 10 名女中学生体重 X（kg）与肺活量 Y（L），经直线回归分析知，$b=0.0748$，若 $t_b > t_{0.05,8}$，按 $\alpha=0.05$ 可认为
A. 肺活量与体重大小无关
B. 肺活量随体重增加而增加
C. 体重与肺活量间有函数关系存在
D. 体重与肺活量均值差别有统计学意义
E. 体重与肺活量间无线性相关关系存在

436. 分析八个城市肺癌标化死亡率与大气中的苯并（a）芘的关系，资料如下：应作何种分析

编号	1	2	3	4	5	6	7	8
标化率/10^{-5}	5.60	18.50	16.23	11.40	13.80	8.13	18.00	12.10
苯并(a)芘/μg·$(100m^2)^{-1}$	0.05	1.17	1.05	0.10	0.75	0.50	0.65	1.20

A. 线性回归分析
B. 积差相关分析
C. 等级相关分析
D. 曲线回归分析
E. 分类变量的关联性分析

437. 10 名 20 岁男青年身高与前臂长资料如下：其相关系数为

编号	1	2	3	4	5	6	7	8	9	10
身高/cm	170	173	160	155	173	188	178	183	180	165
前臂长/cm	45	42	44	41	47	50	47	46	49	43

A. 0.6224
B. 0.8227
C. 0.7304
D. 0.8380
E. 0.5298

【A_3/A_4 型题】

（438~439 题共用题干）

用 4 种方法治疗成人贫血，治疗一段时间后，记录每名患者的血红蛋白治疗前后的改变量

438. 若要比较 4 种治疗方法有无差异，应进行
A. 两两比较的 t 检验
B. 两两比较的 q 检验
C. 完全随机设计的方差分析
D. 配伍组设计的方差分析
E. 秩和检验

439. 当得知 4 种治疗方法有差异时，欲确定各个方法之间具体哪两组差异有统计学意义，应进行
A. 两两比较 u 检验
B. 两两比较 q 检验
C. 两两比较 t 检验
D. 求各组的均数，通过其值的大小下结论
E. 利用正常值范围

【B_1 型题】

（440~443 题共用备选答案）
A. 计量资料
B. 二项分类的计数资料
C. 多项分类的计数资料
D. 等级资料
E. 以上均不是

440. 如果把 300 个贫血患者分为重度贫血、中度贫血、轻度贫血，那么各型贫血人数的资料应为
441. 如果调查 89 人的一起食物中毒事件，对是否吃过冷饮食的人数进行统计，则资料应为
442. 如果以 450 人为观察对象，那么得到的 4 种血型人数的资料应为
443. 如果研究一地区人口 120 人正常男子的身高情况，那么调查身高这一项资料应为

（444~447 题共用备选答案）
A. 均数
B. 几何均数
C. 中位数
D. 方差
E. 四分位数间距

444. 对于一个分布不明的资料，或是分布一端或两端出现不确定值，用于描述其集中趋势是
445. 一组变量值中，哪一项将随变量值均增加 m 而不变
446. 一组数据都同时乘以 m（$m\neq0$），那么哪一项将变为 m 倍
447. 一组数据都同时乘以 m（$m\neq0$），那么哪一项将增加 lgm

（448~450 题共用备选答案）
A. 15.86%
B. 31.73%
C. 68.27%
D. 84.14%
E. 需查 u 界值表

448. 标准正态分布曲线下区间（$-\infty$，+1）所对应的面积为
449. 标准正态分布曲线下区间（1，$+\infty$）所对应的面积为
450. 标准正态分布曲线下区间（−1，+1）所对应的面积为

（451~452 题共用备选答案）
A. $\dfrac{\overline{X}-\mu}{\sigma}$
B. $\dfrac{\overline{X}-\mu}{\sigma_{\bar{x}}}$
C. $\dfrac{\overline{X}-\mu}{S}$
D. $\dfrac{X-\mu}{S_{\bar{x}}}$
E. $\dfrac{\overline{X}-\mu}{S_{\bar{x}}}$

451. 以上哪一个变量为标准正态变量
452. 以上哪一个变量服从 t 分布

（453~456 题共用备选答案）
A. 样本均数与总体均数的 t 检验
B. u 检验
C. 成组 t 检验
D. 配对 t 检验
E. 拟合优度 χ^2 检验

453. 甲地区 200 名 15 岁男孩与乙地 200 名 15 岁男孩身高均数之差的检验为
454. 甲地区 20 名 15 岁男孩与乙地 20 名 15 岁男孩身高均数之差的检验为
455. 某年某县 20 名 15 岁男孩身高均数与同年该市人口普查得到的 15 岁男孩身高均数之差的检验为
456. 检验甲县 96 名 15 岁男孩的身高是否服从正态分布，应采用

（457~459 题共用备选答案）
A. $1.96S_{\bar{x}}$
B. $1.96\sigma_{\bar{x}}$
C. $t_{0.05/2,\nu}S$
D. $t_{0.05/2,\nu}S_{\bar{x}}$
E. $t_{0.05/2,\nu}\sigma_{\bar{x}}$

457. 在均数为 μ、标准差为 σ 的

正态总体中随机抽样，$|\ -\mu|$大于多少的概率为5%

458. 在均数为μ的总体中随机抽样，$|\ -\mu|$大于多少的概率为5%

459. 在均数为μ的总体中随机抽样n例样本（n很大），$|\ -\mu|$大于多少的概率为5%

（460～463题共用备选答案）

A. α增大
B. β增大
C. α减小且β增大
D. α减小
E. α增大且β增大

460. 假设检验样本量一定时，当要求可信度提高时，则

461. 在假设检验时，本应作单侧检验的问题误用了双侧检验，则

462. 样本量一定时，β减小时，则

463. 当样本量减少时，要出现

（464～468题共用备选答案）

A. 两独立样本比较的t检验
B. u检验
C. 方差齐性检验
D. t'检验
E. 正态性检验

464. 证明一组数据的分布是否具有正态性的检验方法为

465. 验证两个样本的方差的不等是不是由抽样误差引起的可用

466. 两大样本均数的比较可用

467. 当两样本方差不齐时，进行均数比较可用

468. 当两个样本例数均为20，且具有正态性和方差齐性的条件，则两均数比较可用

（469～470题共用备选答案）

A. 个体差异
B. 测量误差
C. 个体差异和测量误差
D. 各处理组可能存在的差异
E. 以上都有

469. 完全随机设计方差分析中，造成各组均数不等的原因包括

470. 完全随机设计方差分析中，造成同一组各观察值不等的原因是

（471～474题共用备选答案）

A. t检验
B. t'检验
C. 方差分析
D. 正态性检验
E. q检验

471. 当方差不齐时，两独立小样本均数的比较，应采用哪种方法

472. 在进行t检验与方差分析之前，常需对资料先进行

473. 多个样本均数之间的两两比较需用哪种方法

474. 多个样本均数比较的单因素或多因素分析常用哪种方法

（475～479题共用备选答案）

A. 频率
B. 频数
C. 构成比
D. 相对比
E. 动态相对数

475. 某年某地出生男婴数除以出生女婴数是

476. 病死率是

477. 某年某地年龄在20～30岁人口数占总人口数的比例是

478. 由某地连续20年人口数计算定基比、环比是

479. 某年某地年龄在20～30岁的人口数是

参考答案

1. C	2. D	3. D	4. E	5. A	6. D	7. E	8. B	9. D	10. C
11. A	12. E	13. B	14. A	15. D	16. B	17. A	18. A	19. A	20. B
21. C	22. B	23. A	24. B	25. E	26. C	27. B	28. D	29. E	30. E
31. D	32. C	33. A	34. B	35. A	36. A	37. A	38. E	39. C	40. E
41. C	42. E	43. A	44. A	45. C	46. C	47. D	48. A	49. C	50. A
51. B	52. D	53. D	54. C	55. E	56. C	57. D	58. B	59. E	60. B
61. E	62. C	63. B	64. C	65. C	66. B	67. A	68. C	69. D	70. D
71. D	72. D	73. B	74. E	75. B	76. D	77. C	78. D	79. E	80. B
81. B	82. E	83. A	84. C	85. D	86. E	87. D	88. C	89. E	90. A
91. A	92. C	93. A	94. B	95. C	96. B	97. A	98. A	99. B	100. D
101. D	102. D	103. B	104. D	105. C	106. B	107. D	108. D	109. D	110. D
111. E	112. C	113. A	114. C	115. C	116. A	117. A	118. C	119. C	120. B

121. A	122. A	123. B	124. A	125. D	126. B	127. D	128. C	129. D	130. B
131. E	132. C	133. B	134. A	135. C	136. E	137. D	138. B	139. E	140. C
141. B	142. C	143. A	144. A	145. E	146. C	147. E	148. D	149. C	150. C
151. A	152. A	153. D	154. B	155. B	156. D	157. D	158. C	159. C	160. C
161. B	162. D	163. C	164. D	165. E	166. C	167. D	168. A	169. C	170. A
171. C	172. B	173. D	174. D	175. B	176. D	177. A	178. C	179. A	180. D
181. D	182. A	183. C	184. E	185. A	186. B	187. D	188. C	189. A	190. E
191. C	192. A	193. B	194. B	195. D	196. D	197. B	198. A	199. C	200. D
201. C	202. D	203. D	204. D	205. B	206. E	207. E	208. B	209. B	210. D
211. D	212. B	213. A	214. E	215. A	216. D	217. A	218. E	219. D	220. A
221. D	222. C	223. B	224. C	225. A	226. D	227. D	228. C	229. B	230. E
231. E	232. E	233. B	234. A	235. B	236. B	237. E	238. B	239. C	240. D
241. B	242. D	243. C	244. B	245. D	246. C	247. D	248. B	249. B	250. C
251. B	252. B	253. A	254. E	255. B	256. C	257. D	258. D	259. D	260. E
261. B	262. E	263. C	264. E	265. C	266. D	267. A	268. E	269. B	270. C
271. A	272. A	273. C	274. D	275. E	276. B	277. A	278. C	279. D	280. D
281. D	282. E	283. B	284. E	285. D	286. D	287. B	288. E	289. E	290. D
291. B	292. E	293. D	294. E	295. C	296. C	297. C	298. D	299. C	300. A
301. C	302. E	303. D	304. B	305. B	306. A	307. B	308. A	309. A	310. A
311. C	312. E	313. E	314. D	315. A	316. C	317. C	318. C	319. E	320. E
321. A	322. A	323. D	324. D	325. B	326. E	327. B	328. E	329. B	330. A
331. B	332. C	333. D	334. D	335. B	336. E	337. E	338. C	339. D	340. D
341. D	342. A	343. E	344. B	345. D	346. D	347. E	348. D	349. D	350. E
351. C	352. A	353. D	354. A	355. C	356. D	357. C	358. A	359. B	360. A
361. D	362. C	363. E	364. A	365. D	366. A	367. A	368. A	369. C	370. C
371. A	372. B	373. B	374. A	375. E	376. D	377. C	378. B	379. A	380. D
381. B	382. E	383. B	384. B	385. C	386. B	387. A	388. A	389. E	390. C
391. B	392. D	393. B	394. A	395. D	396. B	397. D	398. C	399. D	400. E
401. A	402. C	403. D	404. E	405. B	406. C	407. D	408. D	409. C	410. A
411. D	412. A	413. B	414. B	415. A	416. A	417. D	418. E	419. A	420. B
421. B	422. D	423. E	424. E	425. D	426. C	427. C	428. A	429. B	430. D
431. A	432. D	433. D	434. E	435. B	436. C	437. B	438. C	439. B	440. D
441. B	442. C	443. A	444. C	445. D	446. A	447. B	448. D	449. A	450. C
451. B	452. E	453. B	454. C	455. A	456. E	457. B	458. D	459. A	460. D
461. B	462. A	463. E	464. E	465. C	466. B	467. D	468. A	469. E	470. C
471. B	472. D	473. E	474. C	475. D	476. A	477. C	478. E	479. B	

第十一章 环境卫生学

【A_1 型题】

1. 环境卫生学是研究
   A. 社会环境与人群健康的关系
   B. 地理环境与人群健康的关系
   C. 工业、农业污染与人群健康的关系
   D. 自然环境和生活环境与人群健康的关系
   E. 自然环境与人群健康关系
2. 环境卫生学的研究对象是
   A. 人群健康
   B. 人类健康及其周围环境
   C. 自然环境和生活环境
   D. 环境污染的综合治理
   E. 原生环境与健康
3. 环境卫生学所研究的环境主要包括
   A. 生活环境和生产环境
   B. 自然环境和劳动环境
   C. 居住环境和自然环境
   D. 自然环境和生活居住环境
   E. 生活居住环境和生产环境
4. 环境卫生学研究的自然环境包括四部分
   A. 大气圈、水圈、岩石圈、食物圈
   B. 大气圈、水圈、岩石圈、生物圈
   C. 大气圈、水圈、有机圈、无机圈
   D. 大气圈、水圈、土壤圈、食物圈
   E. 生产圈、消费圈、分解圈、非生命圈
5. 原生环境是指
   A. 未受人类活动影响的天然环境
   B. 受到人类活动影响的天然环境
   C. 受到人类和生物活动影响的环境
   D. 未受到人类和生物活动影响的环境
   E. 未受到人类活动和动植物影响的环境
6. 环境卫生学必须坚持的研究重点
   A. 农村卫生状况的研究
   B. 城市卫生状况研究
   C. 环境卫生监督
   D. 环境因素的健康效应
   E. 环境污染状况的监测
7. 对生态系统描述哪项不正确
   A. 是在一定空间范围内，由生物群落及其环境组成
   B. 使生物圈内能量和物质循环的一个功能单位
   C. 借助于各种功能流（物质流、能量流和信息流）所连接的稳态系统
   D. 构成生物群落的生物是生态系统的主体
   E. 生态系统是一个封闭的系统
8. 生态系统内形成的生态平衡，是何种性质的平衡
   A. 自然的、动态的相对平衡
   B. 封闭的绝对平衡
   C. 间断性平衡
   D. 波动式平衡
   E. 永恒的开放式平衡
9. 生态系统由四部分组成，即
   A. 生产者，一级消费者，二级消费者，分解者
   B. 生物群体、空气、土壤、水
   C. 生产者、消费者、分解者、非生命物质
   D. 生态平衡、物质循环、能量流动、信息传递
   E. 水圈、气圈、岩石圈、生物圈
10. 食物链的概念是
    A. 生物之间因食物不同而串联起的连锁关系
    B. 生物与生物之间因食物而建立起的连锁关系
    C. 由于食物污染而引起中毒的因果关系
    D. 食物与环境之间的相互关系
    E. 食物之间的串联关系
11. 生态系统健康是
    A. 人和生态系统相互关系的综合特性
    B. 生态系统对人健康影响的特性
    C. 人对生态系统影响的综合特性
    D. 生态系统的综合特性
    E. 生态系统之间相互影响的综合特性
12. 人与环境之间的关系是
    A. 人类改造和利用环境的关系
    B. 环境决定和制约人类的关系
    C. 辩证统一、相互依从的关系
    D. 互为因果的关系
    E. 无特异关系
13. 人与环境之间不断进行着最本质的联系是
    A. 吸入氧气呼出二氧化碳
    B. 吸收与排泄
    C. 信息传递
    D. 物质交换和能量转移
    E. 营养物质的转换
14. 环境因素联合作用通常有四种类型，哪一种不属于联合作用
    A. 相加作用
    B. 独立作用
    C. 协同作用
    D. 累积作用
    E. 拮抗作用

15. 以下哪项不属于环境污染的特点
A. 环境中的污染物的数量或浓度超过了环境的自净能力
B. 环境中的污染物造成了环境质量的恶化
C. 环境中的污染物影响了人体健康
D. 环境中的污染物对人体产生慢性危害
E. 环境中污染物不会对机体的内分泌系统产生干扰

16. 哪项不属于环境污染的特征
A. 影响范围大，作用时间长
B. 影响人群面广
C. 多为低剂量、高浓度、多种物质联合作用
D. 环境污染一旦形成，消除很困难
E. 人群对于环境污染的反应相同

17. 环境污染的来源有三大方面
A. 工业性污染、生活性污染、交通性污染
B. 生产性污染、生活性污染、交通性污染
C. 工业性污染、农业性污染、生活性污染
D. 生产性污染、生活性污染、实验性污染
E. 工业性污染、农业性污染、实验性污染

18. 下列哪项不属于环境污染对人体健康影响的复杂性
A. 环境污染物在环境中可通过物理、化学、生物作用而发生迁移、富集和转化，被污染的母体形式或转化后形成的新污染物通过多种环境介质（水、空气、食物等）多种途径进入人体
B. 往往是多因素的联合作用，都比单个污染物污染危害大
C. 人群处于低水平长时间暴露状况，探索敏感而特异的反应指标困难
D. 容易受污染影响的人群包括老、幼、病、弱甚至胎儿及具有遗传易感性的敏感人群
E. 受污染影响的人群对污染的反应不完全一样

19. 环境的自净有三大作用方式，即
A. 硝化作用、氨化作用、无机化作用
B. 物理作用、化学作用、生物作用
C. 中和作用、氧化作用、分解作用
D. 稀释作用、沉淀作用、扩散作用
E. 还原作用、络合作用、吸附作用

20. 由严重的环境污染而诱发的疾病，称为
A. 地方病
B. 流行病
C. 公害病
D. 传染病
E. 职业病

21. 化学性污染物进入人体的主要途径是
A. 呼吸道、消化道、皮肤
B. 鼻腔、口腔、鼻窦
C. 皮肤、黏膜、结膜
D. 血液、唾液、淋巴液
E. 腮腺、淋巴体、扁桃体

22. 生物放大作用是指
A. 生物将环境中不断摄取的低浓度的化学物质，在体内逐渐聚集，达到高浓度的能力
B. 某些污染物进入生物体内浓缩，在生物体内含量增加
C. 污染物在生物体作用下发生转化
D. 生物体内污染物含量随时间加长，含量增多
E. 在环境中通过食物链的延长和营养级的增加在生物体内逐级富集，浓度越来越大

23. 生物半减期是指
A. 进入体内的毒物通过代谢而排出体外的时间
B. 毒物进入体内，产生有害作用所需的时间
C. 进入体内的毒物，通过代谢和排出，在体内浓度减低一半所需要的时间
D. 毒物使动物的一半出现某种效应所需时间
E. 进入环境中的污染物的浓度降低到原来一半浓度的时间

24. 环境污染物在体内蓄积的程度与哪些因素有关
A. 侵入途径、排出方式
B. 摄入量、生物半减期、作用时间
C. 侵入途径、排出方式、作用时间
D. 吸收量、排出方式、作用时间
E. 侵入途径、吸收率

25. 毒物在机体内的代谢过程包括
A. 吸收、氧化、结合、排泄
B. 水解、氧化、还原、结合
C. 吸收、分布、转化、排泄
D. 吸收、结合、转化、转运
E. 吸收、水解、转运、排泄

26. 生物转化可使毒物转变为
A. 毒性降低
B. 毒性增加
C. 活性降低
D. 活性增加
E. 有的毒物毒性降低，有的毒性则增加

27. 环境污染物进入环境后发生化学变化的结果
A. 大部分分解成无害或危害较小的简单化合物
B. 小部分分解成无害或危害

较小的简单化合物
C. 大部分污染物在生物的参与下转化为新的有毒物质
D. 所有污染物均使毒性增加
E. 所有污染物维持原有化学结构

28. 人体对污染物的反应，一般经过3个阶段。即
A. 正常阶段、调节阶段、障碍阶段
B. 正常调节阶段、生理变化阶段、病理变化阶段
C. 正常调节阶段、代偿阶段、失代偿阶段
D. 吸收阶段、代谢阶段、排泄阶段
E. 反应阶段、耐受阶段、蓄积阶段

29. 亚临床状态变化也就是
A. 正常调节变化
B. 蓄积阶段的变化
C. 代偿阶段变化
D. 失代偿阶段变化
E. 耐受阶段的变化

30. 下列哪项不属于环境污染的急性危害
A. 大气污染的烟雾事件
B. 事故性排放的环境污染事件
C. 核泄漏事故
D. 环境生物性污染引起的急性传染病
E. 环境污染物引起的内分泌改变

31. 根据实验研究和流行病调查，诱发人类癌症主要是与
A. 病毒因素有关
B. 放射性因素有关
C. 物理因素有关
D. 化学性因素有关
E. 遗传因素有关

32. 环境污染对遗传影响的典型事例是
A. 四日市哮喘
B. 光化学烟雾事件
C. 水俣病事件
D. 痛痛病事件
E. 伦敦烟雾事件

33. 下列化学致癌机制论述不正确的是
A. 肿瘤发生与环境化学污染有关
B. 致癌过程是一个多阶段过程
C. 肿瘤发展的整个过程可分为引发、促长和进展三个主要阶段
D. 致癌过程与基因无关
E. 致癌作用众多基因、多因素参与

34. 下列哪项不属于化学致畸作用的基本特征
A. 致畸作用具有生物敏感期
B. 其剂量-反应关系属于有
C. 致畸性存在种属差异
D. 致畸物可通过胎盘转运和转化
E. 致畸作用的敏感期是胚泡形成期

35. 相对危险度（*RR*）的含义是
A. 反映受某种物质影响后，疾病发生的程度
B. 反映某种物质影响某种疾病引起死亡的严重程度
C. 反映接触某污染因素人群某病的发病率或病死率相当于非接触人群的该病发病率或病死率的倍数
D. 反映接触人群某病发病率或病死率与非接触人群的该病发病率或病死率之差
E. 相对危险度就是归因危险度

36. 下列哪项不是环境流行病学分析的常用指标
A. 发病率、病死率
B. 相对危险度、特异危险度
C. 生长发育调查、某些生理生化指标测定
D. 检查血、尿、头发等组织中污染物含量
E. 测定骨头中重金属含量

37. 体细胞突变可能的后果不包括
A. 致癌
B. 致畸
C. 衰老
D. 遗传性疾病
E. 动脉粥样硬化

38. 下列都是环境流行病学调查的基本内容，除外
A. 调查环境中已知有害因素是否已影响人群健康，并研究其流行病学特征
B. 调查人群中已知的健康危害是否与环境有关
C. 调查传染病的暴发特征
D. 考核环境改善后的效果
E. 研究环境污染物与人群健康的剂量-反应关系

39. 环境流行病学研究的暴露因素主要是
A. 物理因素
B. 化学因素
C. 生物因素
D. 理化因素
E. 有害因素

40. 环境中某些化学物质可以通过食物链逐级浓缩，致使生物体内该化学物质的浓度成千上万倍增大，这种现象称为
A. 生物学吸收
B. 生物学放大
C. 生物学富集
D. 生物学累积
E. 生物学代谢

41. 环境中某些化学物质，被生物体吸收后，可以不断地积聚浓缩，这种现象称为
A. 生物学代谢
B. 生物学放大
C. 生物学富集
D. 生物学吸收
E. 生物学累积

42. 水被有机物污染后，在有氧气的条件下，经微生物作用，分解成二氧化碳、水、硝酸盐、硫酸盐等。这种自净作用称为
A. 分解作用

B. 转化作用
C. 氧化还原作用
D. 生物降解作用
E. 腐殖化作用

43. 暴露因素和人群健康效应已基本清楚，要研究暴露-反应关系，可以利用的方法是
A. 群组研究
B. 病例对照研究
C. 现况调查研究
D. 动物实验研究
E. 实验研究

44. 已知暴露因素，研究健康效应常可采用的研究方法
A. 病例对照调查
B. 动物实验研究
C. 现况调查研究
D. 前瞻性调查研究和现况调查研究
E. 体外实验

45. 人群健康状况出现异常，为探知暴露因素即病因线索，常首先选用的方法
A. 现况调查找
B. 动物实验研究
C. 前瞻性调查
D. 回顾性调查研究
E. 体外实验

46. 环境流行病学与经典流行病学研究的对象不同，环境流行病学经常研究
A. 癌症
B. 传染病
C. 健康状况有很明显异常的人群
D. 任何疾病
E. 疾病前的状态

47. 环境流行病学调查方法中，环境卫生学中最常用的一种调查方法是
A. 回顾性调查
B. 现况调查
C. 前瞻性调查
D. 实验性研究
E. 理论性研究

48. 下述中哪一点不是环境流行病学研究的特点
A. 多因素
B. 弱效应
C. 非特异性
D. 以生物性致疾病为主
E. 潜隐期

49. 为解决环境流行病学研究的效应多为弱效应的问题，其采取措施是
A. 选择高危险人群
B. 设计时分层设计
C. 增加样本量并选择早期或敏感指标
D. 用多元统计处理多因素、问题
E. 及早发现亚临床改变

50. 环境流行病学研究时，不宜采用与发病同时甚至以后的环境资料来进行两者关系的研究，因为
A. 环境因素繁多复杂
B. 有潜隐期
C. 效应不特异
D. 观察指标不灵敏
E. 监测仪器不够精密

51. 有关大气对流层特征和卫生学意义哪一项论述是错误的
A. 对流层空气温度随高度增加而递减
B. 正常的气温垂直递减率是0.65℃/100m
C. 对流层空气流动有助于地面污染空气的净化
D. 所谓气温垂直递减是指每下降100m，温度下降度数
E. 我们研究的大气卫生，主要是指对流层大气

52. 有关平流层特征及卫生学意义哪一项论述是错误的
A. 平流层在对流层之上
B. 平流层又分两个亚层，即同温层和臭氧层
C. 臭氧层能吸收短波紫外线，保护人体不受短波紫外线伤害
D. 同温层在臭氧层下面
E. 各种气象现象都是在平流层中发生

53. 气温随高度的增加而逐渐下降，这一现象出现在
A. 平流层
B. 电离层
C. 对流层
D. 逸散层
E. 同温层

54. 大气正常组成为
A. O_2、CO_2、水蒸气
B. O_2和稀有气体
C. SO_2、CO、NO_X
D. 氦、氖、氩、氪、氙
E. N_2、O_2、氩气、CO_2及微量稀有气体

55. 空气中氧气在什么水平下对健康有害
A. <20.95%
B. 14%~15%
C. 12%
D. <8%
E. 过低或过高对健康都有害

56. 关于紫外线功能叙述哪一项是错误的
A. 短波紫外线（C段）有杀菌作用，可清洁空气
B. 经常接受短波紫外线照射，有利机体健康
C. 紫外线B段对机体有抗佝偻病作用
D. 色素沉着作用是机体对紫外线照射的保护作用
E. 过强紫外线照射可引起光照性皮炎、眼炎，甚至皮肤癌

57. 关于红外线，下列哪项是错误的
A. 红外线是太阳辐射波长最长的一种电磁波
B. 红外线主要生物学作用是使机体产生热效应
C. 红外线可促进新陈代谢，有消炎、镇痛作用
D. 红外线为可见的红光

E. 过量的红外线照射可引起皮肤烧伤、白内障及中暑

58. 关于空气离子化的论述，哪项是错误的

A. 空气分子受到外界强烈理化因子作用而生成正、负离子

B. 轻离子是空气离子吸附 10～15 个中性分子而形成的

C. 轻离子与空气中水滴、悬浮颗粒物相结合形成重离子

D. 轻负离子在一定浓度下，有很好的生理功能，如镇静、提高注意力、降压等

E. 正离子和负离子作用一致

59. 新鲜空气中，重轻离子比值（N±/n±）应是

A. ≤1.0

B. ≥1.0

C. <50

D. >50

E. ≥1.2

60. 由于宇宙射线、放射线等的作用，使空气中的气体分子失去外层电子而形成

A. 轻离子

B. 重离子

C. 正离子

D. 阴离子

E. 负氧离子

61. 较清洁空气中，下述何种成分高

A. 重负离子含量高

B. 轻正离子含量高

C. 轻负离子含量高

D. 重正离子含量高

E. 以上各种离子均无差别

62. 五种主要大气污染物是

A. Pb，Hg，CO_2，SO_2，NO_X

B. IP，SO_2，NO_X，CO，碳氢化合物

C. Cl_2，HP，CO，NO_X，SO_2

D. Pb，Hg，Cd，As，CN

E. 细菌，病毒，射线，IP，苯并（a）芘

63. 在低浓度大气污染物长期作用下易诱发下列何种疾病

A. 高血压

B. 腰痛

C. 呼吸系统感染性疾病

D. 关节炎

E. 肩周炎

64. 下列哪种物质不是燃料不完全燃烧的产物

A. CO

B. 醛类

C. 炭粒

D. CO_2

E. 多环芳烃

65. 各种燃料除可燃成分以外，还含有各种杂质，这些杂质往往是造成空气污染的重要因素，煤的主要杂质是

A. 镉

B. 氟

C. 氮化物

D. 硫化物

E. 铅

66. 下列关于我国大气污染主要来源的叙述哪项是错误的

A. 工业企业是大气主要来源

B. 工业企业排放污染物主要是生产过程中排出的污染物

C. 生活炉灶和采暖锅炉造成居住区严重污染

D. 交通污染范围与流动路线有关

E. 工业企业污染是固定污染源

67. 城市大气中铅污染的主要来源是

A. 铅矿开采

B. 汽车尾气排放

C. 钢铁冶炼厂排放

D. 印刷厂排放

E. 以上都不是

68. 汽车废气中主要有毒物质包括

A. SO_2、NO_X

B. CO、CO_2、四乙基铅、可吸入尘

C. CO、NO_X、烃类、铅化合物

D. 多环芳烃、可吸尘

E. 重金属

69. 下列哪一项不是城市汽车交通运输污染大气的特点

A. 流动性、多在人口稠密地区排放

B. 流动性、排放高、易自净

C. 排放低、接近人呼吸带

D. 污染物主要是 NO_X、CO、醛类、Pb 及碳氢化合物

E. 在交通有红绿灯的十字路口，污染更严重

70. 目前空气中颗粒物直径测试法是

A. 在显微镜下用测微尺测量其几何长度

B. 以颗粒物不同形状来测量

C. 在较平静的气流中被测颗粒的直径相当于与其具有相同终末沉降速度，密度为 1 的球形标准颗粒物的直径

D. 以颗粒物重量表示

E. 以颗粒物比重表示

71. 总悬浮颗粒物（TSP）粒径是

A. ≤10μm

B. 0.1～100.0μm

C. 10～100μm

D. ≥100μm

E. 0.1～10.0μm

72. 可吸入颗粒物（PM_{10}）粒径为

A. ≤0.1μm

B. ≤10μm

C. ≤5μm

D. ≤1μm

E. ≤100μm

73. 影响大气中污染物浓度的因素中最基本的因素是

A. 风和湍流

B. 气温

C. 污染源排放量

D. 污染源排放高度

E. 地形

74. 烟囱的有效排出高度是指
A. 烟囱本身的高度
B. 烟囱本身高度与烟气抬升高度之和
C. 烟波本身高度的2倍
D. 烟本身高度的平方
E. 烟波上缘与烟波着陆点之间的距离

75. 不利于大气煤烟型污染扩散的气象条件是
A. 气温高，气湿低，风速大，无逆温
B. 气温低，气湿高，风速小，有逆温
C. 有湍流，大气稳定度小
D. 紫外线强烈，出现反气旋
E. 夏秋季节，午后至日落以前

76. 一个地区全年污染哪个方位受影响最大
A. 污染源四周
B. 该地区的全年主导风向的下风侧
C. 该地区的全年主导风向的上风侧
D. 该地区全年最小频率风向的下风侧
E. 无固定方位

77. 有关空气湍流的论述哪些是错误的
A. 空气不规则流动称为湍流
B. 湍流风速大小不定，具有阵发性
C. 地面起伏大，气温垂直递减率越大，湍流运动越强
D. 湍流强，有利于污染物的稀释和扩散
E. 湍流强，不利于污染物自净

78. 正常的气温垂直递减率是
A. 每下降100m，气温下降0.65℃
B. 每上升100m，气温下降0.65℃
C. 每上升100m，气温下降6.5℃
D. 每下降100m，气温下降6.5℃
E. 以上都不对

79. 大气逆温是指
A. 大气温度随高度升高而升高
B. 大气温度随高度升高而降低
C. 与高度无关
D. 大气的水平温差增加
E. 大气的水平温差减小

80. 关于气象条件对大气污染状态影响的叙述，下列哪一项是错误的
A. 风向能反映污染源周围受影响的方位，瞬时间污染以排污当时的下风侧地区受影响最大
B. 湍流强有利于污染物的稀释
C. 辐射逆温常发生在冬季和夜间
D. 大气处于稳定状态，污染易扩散
E. 气湿高，不利于污染物自净

81. 海陆风的风向是
A. 白天由陆地吹向海面，夜间由海面吹向陆地
B. 白天由海面吹向陆地，夜间由陆地吹向海面
C. 冬天由陆地吹向海面，夏天由海面吹向陆地
D. 冬天由海面吹向陆地，夏天由陆地吹向海面
E. 其他选项均不对

82. 山谷风的风向是
A. 白天由山坡吹向谷地，夜间由谷地吹向山坡
B. 白天由谷地吹向山坡，夜间由山坡吹向谷地
C. 冬天由山坡吹向谷地，夏天由谷地吹向山坡
D. 夏天由山城吹向谷地，冬天由谷地吹向山坡
E. 其他选项均不对

83. 城市热岛风通常是指
A. 城市热空气上升，四郊冷空气流向城市
B. 四郊热空气上升，城市冷空气流向郊区
C. 冬季城市空气流向四郊
D. 夏季城市空气流向四郊
E. 其他选项均不对

84. 下列关于污染物在大气中转归叙述中哪一项最全面
A. 自净，转移，扩散，沉降
B. 自净，转移，形成二次污染，转化成二次污染物
C. 稀释，自净，形成二次污染，转化成二次污染物
D. 稀释，沉降，扩散，中和
E. 挥发，沉降，植物吸收，扩散

85. 下列污染物哪个不属于二次污染物
A. 硫酸雾
B. 硝酸雾
C. O_3
D. SO_2
E. NO_2

86. 在1952年和1962年英国伦敦两次烟雾事件，使呼吸道疾病、心血管疾病死亡率明显上升，其主导作用的污染物是
A. SO_2
B. 烟尘
C. NO_X
D. CO
E. 甲醛

87. 有关大气污染的慢性危害叙述，哪项是错误的
A. SO_2、NO_2及硫酸雾、硝酸雾等刺激黏膜引起炎症如咽炎、眼结膜炎
B. 呼吸道炎症反复发作，支气管上皮的分泌量增加，内膜增厚，气道狭窄形成COPD
C. 大气污染使肺部产生疾患，形成肺动脉高压，继

发肺心病
D. 大气污染物如 CO、NO_2等能使血红蛋白携氧能力下降而造成组织缺氧，加重心脏负担而导致肺心病
E. 发达国家 COPD 发病率高于我国

88. 下列哪项不是伦敦烟雾事件的原因
A. 家庭生活燃煤排放
B. 汽车数量大，排出尾气多
C. 特殊的河谷地形
D. 静风
E. 大雾

89. 下列哪个地区发生了光化学烟雾事件
A. 比利时马斯河谷
B. 英国伦敦
C. 美国罗诺拉市
D. 美国洛杉矶
E. 印度的博帕尔省

90. 有关四日市哮喘的叙述哪项是错误的
A. 是日本的公害病
B. 是变态反应性疾病
C. 常突然发生哮喘，很少有感冒、咳嗽等前期症状
D. 花粉、灰尘、甲醛为主要变态原
E. 某些石油制品分解产物使机体产生变态反应

91. 关于“煤烟型烟雾事件”哪种说法是不正确的
A. 是大气污染造成的急性中毒事件
B. 污染源是燃料燃烧及工业废气大量排放
C. 污染事件与特殊的地理条件有关
D. 污染事件与恶劣的气象条件有关
E. 污染物常常是单一的SO_2污染

92. 对人体造成直接危害的悬浮颗粒，主要是
A. 颗粒直径>5μm 的颗粒
B. 颗粒直径>10μm 的颗粒
C. 颗粒直径<5μm 的颗粒
D. 颗粒直径<0.4μm 的颗粒
E. 以上都不是

93. SO_2和下列哪种污染物共同作用后可大大增加SO_2的毒性
A. CO
B. CO_2
C. PAH
D. 可吸入颗粒物
E. NO_X

94. 我国当前城市大气的SO_2污染来源主要是
A. 煤的燃烧
B. 天然气燃烧
C. 液化石油气燃烧
D. 汽油的燃烧
E. 柴油燃烧

95. SO_2的主要作用部位是
A. 上呼吸道
B. 细支气管
C. 肺泡
D. 食管
E. 皮肤

96. 除下列哪项外，均为SO_2的生物学效应
A. 吸收作用
B. 刺激作用
C. 呼吸道阻力作用
D. 促癌作用
E. 水解作用

97. 下列均为能通过长期刺激作用产生炎症的物质，除外
A. SO_2
B. NO_2
C. 烟尘
D. 花粉
E. 硫酸雾、硝酸雾、盐酸雾

98. NO_X的主要作用部位是
A. 上呼吸道
B. 呼吸道深部细支气管和肺泡
C. 皮肤
D. 眼黏膜
E. 食管

99. 大气中的NO_X主要来自
A. 交通污染
B. 工业污染
C. 农业污染
D. 微生物分解
E. 生活炉灶

100. 汽车等机动车辆排放的尾气在太阳紫外线的照射下，可形成下列哪种二次污染物
A. SO_3
B. 硫酸雾
C. 硝酸雾
D. 酸雨
E. 光化学烟雾

101. 大气污染物中，对眼睛强刺激致流泪的物质是
A. 甲醛、丙烯醛
B. O_3
C. PAN
D. SO_2
E. 颗粒物

102. 一年中夏秋季是发生光化学烟雾的季节，这是因为
A. 此时O_3含量高
B. 该季节能源消耗量大，易形成光化学烟雾
C. 日光辐射强度大，是形成光化学烟雾的重要条件
D. 该季节易出现气温逆温现象
E. 主要与气湿高有关

103. 氮氧化物是多种氮气氧化产物的总称，其中造成严重大气污染的是
A. NO_2和NO_3
B. NO 和N_2O
C. NO 和NO_2
D. N_2O_3和N_2O_4
E. NO_2和N_2O_5

104. 下列哪一种物质是汽车尾气中主要污染物之一
A. H_2S
B. SO_2
C. NO_X
D. O_3
E. 颗粒物

105. 光化学烟雾是由哪两种污染

物在日光强烈照射下形成的
A. 烃类和 NO_X
B. 烃类和 SO_2
C. NO_X 和 CO
D. SO_2 和悬浮颗粒物
E. CO 和 CO_2

106. 下列哪项不是光化学烟雾的成分
A. PANS
B. O_3
C. 醛类
D. H_2SO_4
E. HNO_3

107. 一天中光化学烟雾污染最严重的时间一般为
A. 凌晨
B. 上午
C. 中午
D. 傍晚
E. 夜晚

108. 关于“光化学烟雾”哪种说法是不正确的
A. 光化学烟雾是强氧化剂
B. 光化学烟雾成分中臭氧占80%以上
C. 光化学烟雾是碳氢化合物和氮氧化物在日光紫外线照射下发生光化学作用生成的
D. 多发生在清晨大雾情况下
E. 多发生在南北纬度60°以下的地区

109. 在严重大气污染地区，下述变化与大气污染密切相关，除外
A. 呼吸道和眼结膜炎症发病率升高
B. 消化道溃疡发病率升高
C. 唾液溶菌酶及免疫球蛋白含量下降
D. 变态反应性疾病如哮喘、鼻炎发病率升高
E. 肺癌发病率升高

110. 空气中具有致癌作用的污染物有
A. BaP、As
B. Hg、Pb
C. SO_2、NO_2
D. CO、O_3
E. 以上都不是

111. 多环芳烃对人体的主要危害是
A. 刺激作用
B. 致敏作用
C. 致畸胎作用
D. 对肝肾的损害
E. 致癌作用

112. 多环芳烃对环境污染的指标是
A. 苯
B. 多氯联苯
C. 联苯胺
D. 苯并（a）芘
E. 苯并（a）蒽

113. 产生温室效应的主要气体是
A. CO_2
B. NO_X
C. SO_2
D. H_2S
E. CO

114. 酸雨是指降水的 pH 小于
A. 4.5
B. 3.5
C. 5.6
D. 5.0
E. 6.0

115. 大气中使酸雨产生的主要污染物是
A. 氟化物
B. 汞或 Pb 的氧化物
C. 硫化物、氮氧化物
D. 总悬浮颗粒物
E. 多环芳烃类为苯并（a）芘

116. 下列哪项不是大气污染对健康造成的间接危害
A. 形成酸雨
B. 气候变暖
C. 臭气层空洞形成
D. 机体免疫力下降
E. 大气浑浊

117. 下面哪一项对酸雨危害的叙述是错误的
A. 腐蚀建筑物
B. 直接破坏农作物和绿化
C. 使土壤酸化，影响农作物生长及其他生物
D. 影响土壤中重金属的水溶性，使其不易向农作物中转移
E. 增加输水管材中的金属化合物的溶出

118. 下列关于大气卫生标准的叙述哪项是错误的
A. 是国家法定的大气中有害物质的最高限值
B. 比生产车间卫生标准更严格
C. 规定了两种浓度，即一次最高容许浓度和日平均最高容许浓度
D. 任何污染物均要制订两种浓度标准
E. 在我国以重量浓度（mg/m^3）表示

119. 以下关于制定大气卫生标准原则的叙述哪项是错误的
A. 对机体不应引起急慢性中毒
B. 对主观感觉无不良影响
C. 对健康无间接危害
D. 选择最敏感指标作为确定基准值依据
E. 我国大气卫生标准是以体积浓度（ppm）来表示

120. 关于慢性吸入染毒试验的论述哪项是错误的
A. 试验周期半年以上
B. 较低剂量、长期作用毒性表现
C. 确定阈浓度
D. 确定 LC_{50}
E. 确定阈下浓度

121. 哪种染毒方法是空气污染物毒理学实验不采用的染毒方法
A. 急性吸入染毒法
B. 亚慢性或慢性吸入染毒法

C. 腹腔注射法
D. 气管注入法
E. 皮肤染毒法

122. 气管注入染毒适用于
A. 气体
B. 液体
C. 颗粒物
D. 蒸汽
E. 其他选项均不对

123. 大气污染物作用阈值测定，测定人在实验室只能进行
A. 急性毒作用
B. 亚慢性毒作用
C. 慢性毒作用
D. 嗅觉阈和刺激作用阈
E. 内分泌干扰毒性

124. 关于一次最高容许浓度的论述哪项是不正确的
A. 任何一次短时间采样测定结果的最高容许值
B. 能使人或动植物在短期内（瞬间或20分钟内）出现刺激、过敏、中毒的物质均需制定
C. 为了防止急性危害作用而制定的
D. 任何大气污染物均需制定
E. 是国家对大气中有急性危害作用的污染物提出的限量要求

125. 关于日平均最高容许浓度的论述哪项是不正确的
A. 对任何大气污染物均需制定
B. 指任何一天内多次测定的平均浓度的最高容许值
C. 为了防止污染物慢性和潜在性危害而制订的
D. 是污染物在任何24小时内的平均值均不能超过的限值
E. 是以基准值为主要依据并考虑社会、经济、技术等因素制订的

126.《大气环境质量标准》中每个污染物的标准分为二级，应执行一级标准的是
A. 国家规定的自然保护区
B. 农村地区
C. 居民区、商业文化区
D. 工业区
E. 城市交通枢纽地区

127. 工业废气排放标准是指
A. 工厂四周监测污染物数量
B. 工厂烟囱或排气洞口排放废气中污染物数量
C. 工厂烟囱烟波着陆点测出污染物数量
D. 工人活动范围内监测污染物数量
E. 工厂四周100m范围内监测污染物数量

128. 卫生工作者大气污染对健康影响的调查监测目的不包括
A. 查明大气污染来源
B. 查明大气污染种类、浓度
C. 查明大气污染范围和污染规律
D. 查明大气污染对人体健康造成的危害
E. 根据污染状况给予罚款

129. 对大气污染状况进行监测时，点源监测布点方式，哪种是不应选择的
A. 棋盘式布点
B. 四周布点
C. 扇形布点
D. 捕捉烟波布点
E. 烟波下方采样

130. 大气污染物季节采样时一般应连续采样几天
A. 1~2天
B. 2~3天
C. 3~4天
D. 4~5天
E. 1周

131. 要测得污染物日平均浓度每天至少采样几次
A. 2次
B. 4次
C. 6次
D. 8次
E. 10次

132. 要测得污染物一次最高浓度时应注意事项中，哪项是错误的
A. 要选择生产负荷最大时
B. 要选择气象条件最不利污染物扩散时
C. 污染最严重时候
D. 每天采样四次取平均值
E. 风向改变时停止采样

133. 大气污染物监测结果的分析评价指标中没有哪项
A. 日平均浓度
B. 日平均和一次浓度的最低值、最高值及其最大超标倍数
C. 日平均和一次浓度的超标率
D. 计算环境质量指数，进行环境质量评价
E. 受害人群平均数

134. 大气污染对人群健康影响调查时，现场选择原则中哪项是错误的
A. 应根据大气调查监测结果和有关资料来选定调查现场
B. 暴露现场要符合调查目的
C. 暴露现场要尽可能避免各种混杂因子
D. 要设立对照区
E. 对照区与暴露现场环境条件要一致

135. 以下健康调查中有关调查对象的选择条件哪条是错误的
A. 居住年限不少于5年
B. 尽量避免职业暴露
C. 尽可能选择高暴露人群
D. 不可选择老人、小孩等体弱人群
E. 对照人群除暴露情况与研究人群不同外，其他条件应大致相向

136. 下面哪项监测不属于暴露监测

A. 大气环境污染物采样测定
B. 个体采样器采样测定
C. 尿铅测定
D. 氨基乙酰脱水酶活性测定
E. 发汞测定

137. 生物材料能准确地反映体内暴露水平，下列除哪项外均为大气污染有关监测项目
A. 血 COHb、血铅
B. 血碘、尿碘
C. 尿氟、发汞
D. 乳汁中有机氯
E. 呼出气中的 CO

138. 当出现烟雾事件时，下述措施哪项是错误的
A. 劝告居民尽量在室内活动，关闭门窗
B. 外出戴上口罩
C. 患有呼吸道及心血管慢性疾病者尽可能吸氧
D. 减少或停止污染源的废气排放
E. 继续坚持室外体育锻炼

139. 人类可利用的淡水资源不包括
A. 河流
B. 冰川及冰盖
C. 内陆海
D. 淡水湖
E. 地下水

140. 在水体污染源的调查内容中，有一条与大气的污染源相似，即
A. 企业的种类、性质和规模
B. 产生废水的工艺流程，所含毒物种类和浓度
C. 用水量、排水量
D. 废水排放口位置
E. 废水净化处理情况

141. 水的硬度取决于
A. 水中碳酸盐的含量
B. 水中磷酸盐的含量
C. 水中钙、镁离子的含量
D. 水中钙镁盐的含量
E. 水中氯化钙的含量

142. 水中总固体是
A. 水中溶解性固体的总称
B. 水中悬浮性固体的总称
C. 水中有机物的总称
D. 水中无机物的总称
E. 水中溶解性固体与悬浮性固体的总称

143. 水的硬度用下列哪项（mg/L）表示
A. CaO
B. $MgCO_3$
C. $CaCO_3$
D. $CaCl_2$
E. $Ca(HCO_3)_2$

144. 水经煮沸后，可除去水中的
A. 钙、镁的硫酸盐、氯化物等
B. 钙、镁的碳酸盐和重碳酸盐
C. 氯离子
D. 甲基汞
E. 溶解性固体

145. 湖泊、水库水质监测的对照点应设在
A. 上游来水入口处
B. 用水点周围
C. 污染源排入口上游
D. 未受污染的岸边
E. 湖水、库水出口处

146. 关于水中溶解氧，以下哪一项是错误的
A. 水温越低，水中溶解氧含量越高
B. 水层越深，溶解氧含量越低
C. 有机物污染水体或藻类大量死亡时，水中溶解氧不断降低
D. 水中有大量藻类植物时，溶解氧呈过饱和状态
E. 水温越高，水中溶解氧含量越高

147. 水的化学耗氧量代表
A. 水体中可被氧化的有机物的总量
B. 水体中可被氧化的无机物的总量
C. 水体中氧化和还原性有机物的总量
D. 水体中可被氧化的有机物和还原性无机物的总量
E. 水体中氧化物的含量

148. 生化需氧量与下列哪种因素无关
A. 溶解氧
B. 水温
C. 强氧化剂的消耗量
D. 需氧微生物
E. 有机物浓度

149. 引起水体富营养化的原因主要是水中哪种物质含量过度升高
A. 氮、磷等元素
B. 氮、钾等元素
C. 氯酚
D. 溶解氧
E. 铁、锌等元素

150. 水体的自净作用有多种形式，除了
A. 稀释、扩散
B. 生物学分解
C. 氧化还原作用
D. 自然沉降
E. 厌氧作用

151. 江河水质监测每年 3 次的时间是
A. 春季、夏季、冬季
B. 丰水期、枯水期、平水期
C. 严重污染、中等污染、轻度污染
D. 春分、夏至、冬至
E. 随机抽查 3 次

152. 湖水如呈现绿色、红色或黄绿色时表明
A. 水中藻类大量生长
B. 含低铁的水排入湖内
C. 含硫酸盐的污水排入湖内
D. 含氯化钠的污水排入湖内
E. 含硫酸锰的污水排入湖内

153. 水体的生物净化作用通过下列哪项和溶解氧使有机污染物氧化分解
A. 厌氧微生物

B. 紫外线照射
C. 亚硝酸菌
D. 氧化还原反应
E. 需氧细菌

154. 某地区人群一段时间以来出现皮肤瘙痒、腹泻及恶心等消化道症状，你认为水源可能受到哪种物质污染
A. 砷
B. 甲基汞
C. 苯
D. 酚
E. 氰

155. 由于水体中大量氮、磷元素等营养物质增多，藻类等浮游生物大量繁殖，这种现象发生在内陆湖泊中称为
A. 赤潮
B. 水华
C. 富营养化
D. 腐殖质化
E. 氧化塘形成

156. 医院污水的特征是
A. 含氮、磷等元素
B. 含多种病毒、病菌和寄生虫卵
C. 含农药成分
D. 水质和水量差别很大
E. 含重金属

157. 监测水体底质的目的是
A. 估计水质的富营养化程度
B. 估计水体的自净效果
C. 可进一步反映水体受重金属污染的情况
D. 估计底层鱼的受害情况
E. 估计水体的重金属容纳量

158. 富营养化后期的水体中
A. 水草生长旺盛
B. 微量元素减少
C. 溶解氧含量明显减少
D. 营养元素含量增高
E. 硝酸盐含量过高

159. 生活饮用水卫生标准中，规定细菌总数的含量是
A. >3 个/毫升
B. >100 个/毫升
C. >3 个/升
D. >100 个/升
E. >3000 个/升

160. 富营养化的水体中
A. 氮、磷元素过多
B. 微量元素减少
C. 氮、磷元素含量升高
D. 营养元素含量增高
E. 硝酸盐含量过高

161. 水的浑浊程度主要取决于
A. 沉降于水中砂土的含量
B. 悬浮于水中胶体颗粒物的含量
C. 悬浮于水表面混杂物质的含量
D. 存在于水体中有机物的含量
E. 存在于水体中无机盐的含量

162. BOD 表示
A. 用强氧化剂氧化水中有机物所消耗的氧量
B. 容易氧化的有机物含量
C. 一切有机物含量
D. 含碳和含氮有机物的含量
E. 需氧微生物分解有机物消耗水中溶解氧的量

163. 水体被粪便污染的最好的判断指标是
A. 细菌总数
B. 大肠埃希菌总数
C. 痢疾杆菌总数
D. 伤寒杆菌总数
E. 肠球菌总数

164. 水体的污染源主要有
A. 工业废水、生活污水、农业污水
B. 冷却水、洗涤污水、化工污水
C. 有机污水、无机污水、混合性污水
D. 物理性污水、化学性污水、生物性污水
E. 以上都不对

165. 江河水质监测时，对照断面应设在
A. 污染源的上游
B. 污染源的对岸
C. 紧靠污染源的下游
D. 远离污染源的下游
E. 另找一条清洁江河

166. 水体自净是指
A. 水体中的污染物越来越少
B. 水体中的污染物浓度逐渐降低，水质恢复到污染前的状况
C. 水体中的污染物浓度逐渐降低，水质好于污染前的状况
D. 水体中的污染物浓度没有改变，但水体可以使用
E. 水体中的污染物浓度无限降低，水质越来越好

167. 地面水自净作用中最重要和最活跃的净化是
A. 物理净化过程
B. 化学净化过程
C. 物理化学净化过程
D. 生物净化过程
E. 微生物净化过程

168. 复氧作用是指
A. 水中溶解氧为不饱和状态时，水中氧逐渐逸散到空气中的过程
B. 水中氧为不饱和状态时，空气氧不断地溶解在地面水的过程
C. 水中溶解氧为饱和状态，水中氧逐渐逸散到空气中的过程
D. 水中氧为饱和状态时，空气中氧不断溶解在地面水的过程
E. 地面水在不同的水温条件下，所含的氧量

169. 污染物在水环境中所发生的转化过程，除外
A. 物理转化
B. 化学转化
C. 光转化
D. 迁移转化
E. 生物转化

170. 水体污染物的转化是指
A. 污染物从一点转移到另一点
B. 污染物从一种介质转移到另一介质
C. 污染物改变了原有的化学性质、毒性和生物学效应
D. 污染物在水中逐渐扩散，以至于浓度降低
E. 污染物在水中只发生浓度的变化

171. 水俣病的发病原因是
A. 慢性砷中毒
B. 慢性镉中毒
C. 慢性铅中毒
D. 慢性硒中毒
E. 慢性汞中毒

172. 一般认为以大肠菌群为水污染的指示菌较为合适，这是因为
A. 大肠菌群的数量多，生存条件与肠道病原菌相似
B. 大肠菌群数量多，生存时间较粪链球菌短
C. 大肠菌群数量多，其抵抗力较病原菌弱
D. 与肠道病原菌的数量相一致
E. 其数量少于肠道病原菌

173. 水体藻类污染的重要原因是
A. 大量含氮、硫、氯的污水进入水体
B. 大量含钾、钠、磷的污水进入水体
C. 大量含氨、磷、钠的污水进入水体
D. 大量含氮、磷的污水进入水体
E. 大量含硫、镁、磷的污水进入水体

174. 甲基汞和汞的靶器官是
A. 心
B. 脑
C. 肾
D. 肝
E. 皮肤

175. 以下有关“总大肠菌群”的论述，哪项是错误的
A. 在人体肠道内，大肠菌群的数量最多
B. 在外环境中的生存条件与肠道致病菌相似
C. 是肠道传染病的主要病原体
D. 是反映水体受粪便污染的一项重要指标
E. 生活饮用水卫生标准中规定，每升水中不得超过3个

176. 多氯联苯进入人体后，可蓄积在各组织中，其中哪种组织中含量最高
A. 肝
B. 血液
C. 淋巴
D. 脂肪
E. 四肢

177. 一般说来水质最软的水源是
A. 江河
B. 泉水
C. 雨雪水
D. 井水
E. 湖水

178. 最理想的生活饮用水水源是
A. 地面水
B. 地表水
C. 浅层地下水
D. 深层地下水
E. 泉水

179. 在一定条件下用强氧化剂如高锰酸钾、重铬酸钾等氧化水中有机物和无机物所消耗的氧量称为
A. 溶解氧含量
B. 化学耗氧量
C. 生化需氧量
D. 水体复氧量
E. 水中微生物产气量

180. 溶解氧含量可作为
A. 有机物污染的间接指标
B. 水体自净的间接指标
C. 有机物污染及其自净的间接指标
D. 有机物污染及其自净的直接指标
E. 有机物和无机物污染及其自净的指标

181. 水体的生物净化作用通过需氧细菌和下列哪项使有机污染物氧化分解
A. 厌氧微生物
B. 紫外线照射
C. 亚硝酸菌
D. 氧化还原反应
E. 溶解氧

182. 水体自净作用的概念是
A. 水污染后可通过水体自身的物理、化学、生物学作用，将污染浓度逐渐降至污染前的状况
B. 水污染后可通过污水处理厂进行净化，使之达到污染前状况
C. 投入相应的净化剂，使污染物分解掉
D. 投入大量需氧菌，使污染物分解掉
E. 污水经综合利用后再排出

183. 在进行地面水流行病学调查时，应调查下列哪一项
A. 该污染物在水中的含量，并对居民进行生物监测
B. 该污染物在水生生物和水中的含量，对居民进行生物监测
C. 该污染物在水中及底质中的含量，对居民进行生物监测
D. 该污染物在水中、水生生物及底质中的含量，对居民进行生物监测
E. 该污染物在水中、水生生物及底质中的含量，不需对居民进行生物监测

184. 黑脚病的病因是
A. 慢性锡中毒
B. 慢性砷中毒
C. 慢性氟中毒

D. 慢性汞中毒
E. 慢性甲基汞中毒

185. 氯化物慢性中毒的主要表现是
A. 骨骼肌酸痛
B. 周围神经炎
C. 智力低下
D. 早产、死胎
E. 视野缩小

186. 地方性甲状腺肿的好发年龄是
A. 1~10岁
B. 15~20岁
C. 25~35岁
D. 40~50岁
E. 55~65岁

187. 水俣病的发病机制是
A. 氯化甲基汞进入胃内，再吸收入血，与脑细胞的脂类亲和
B. 甲基汞在胃内转化为氯化甲基汞，再吸收入血，与脑细胞的脂类亲和
C. 甲基汞吸收入血，与脑细胞的脂类亲和，通过胎盘屏障
D. 甲基汞吸收入血，与脑细胞的脂类亲和，穿过血脑屏障
E. 与脑细胞的脂类亲和，穿过血脑屏障，侵犯部位主要在下丘脑

188. 水俣病是首先在日本出现的由于环境污染引起的公害病。它是由于食入了富含下列哪种物质的鱼贝类而引起的
A. 无机汞
B. 有机汞
C. 甲基汞
D. 氯化甲基汞
E. 甲基汞和乙基汞

189. 水俣病是一种什么系统疾病
A. 全身性
B. 生殖内分泌系统
C. 中枢神经系统
D. 骨骼系统
E. 心血管系统

190. 除下列哪项外均为评价水体有机物污染指标
A. COD
B. BOD
C. OD
D. DO
E. TOC

191. 因长期食用镉米导致绝经期妇女和经产妇周身剧烈疼痛的痛痛病，首先受损的部位是
A. 骨骼
B. 肝脏
C. 胆囊
D. 肾脏
E. 膀胱

192. 水俣病患者早期检查可发现
A. 蛋白尿、糖尿、氨基酸尿
B. 骨质疏松、骨骼变形
C. 血尿、血便
D. 全身疼痛
E. 酸中毒

193. 因地质地理原因，使某地区土壤饮水中微量元素含量过多或过少，导致该地区居民发生一种特殊性疾病，该病称为
A. 公害病
B. 生物地球化学性疾病
C. 慢性营养性缺乏病
D. 代谢障碍病
E. 以上都不是

194. 下列哪些病属于生物地球化学性疾病
A. 地方性砷中毒，水俣病
B. 水俣病，地方性氟病
C. 地方性砷中毒，碘缺乏病
D. 心血管病，地方性砷中毒
E. 水俣病，地方性氟病

195. 碘缺乏病可对人体产生多种危害，除了
A. 早产、死胎
B. 单纯性聋哑
C. 视野缩小
D. 新生儿甲状腺功能减退
E. 亚临床克汀病

196. 地方性甲状腺肿的病因是
A. 饮水中缺碘
B. 摄碘量不足或过高
C. 促甲状腺肿物质增加
D. 遗传缺陷
E. 先天性甲状腺功能减退

197. 哪一个不是缺碘性地方性甲状腺肿的发病机制
A. 促甲状腺素分泌增加
B. 甲状腺素合成减少
C. 促使甲状腺增生肥大
D. 促甲状腺素分泌减少
E. 甲状腺胶质过量分泌

198. 地方性甲状腺肿的流行特征是
A. 内陆低于沿海
B. 青春期发病率高
C. 50岁以后发病率迅速下降
D. 性别差异不大
E. 水碘在75mg/L时患病率最低

199. 地方性甲状腺肿的分布规律是以下几项，除了
A. 山区患病率高于平原
B. 内陆患病率高于沿海
C. 农村患病率高于城市
D. 高山、边缘地区患病率高于离海较远地区
E. 城市患病率高于农村

200. 当碘的摄入量低于40μg/d，人群中尿碘低于多少时，可有克汀病流行
A. 25
B. 35
C. 40
D. 60
E. 50

201. 地方性甲状腺肿流行地区的儿童中出现不同程度的呆、小、聋、哑、瘫等临床表现，这种病称为
A. 严重型地方性甲状腺肿
B. 先天性水俣病
C. 地方性营养不良
D. 慢性铅中毒

E. 地方性克汀病

202. 目前我国预防地方性甲状腺肿的最主要措施是
A. 增加食物中碘的比例
B. 提倡用碘油
C. 多吃海带
D. 供给碘化食盐
E. 改善居住环境

203. 以下哪一项措施对地方性甲状腺肿的预防没有作用
A. 饮水加碘
B. 食盐加碘
C. 多吃海产品
D. 服用促甲状腺素
E. 服用碘剂

204. 饮水型地方性氟中毒主要是由于下列哪项而引起
A. 食物氟污染浓度高
B. 土壤中氟含量过高
C. 饮水氟含量过高
D. 饮水氟含量过低
E. 维生素 A 和钙缺乏

205. 一般认为，氟中毒的发病机制与下列哪种因素无关
A. 氟与钙结合沉降在骨中
B. 抑制肾小管对磷的重吸收
C. 形成氟磷灰石
D. 使恒牙的牙釉质钙化变色
E. 使牙釉质疏松多孔

206. 地方性氟中毒受损伤的主要器官是
A. 骨骼、肝
B. 骨骼、牙齿
C. 肾、脑
D. 脑、肝
E. 牙齿、肾

207. 牙齿发育到什么阶段后，即使体内摄入过量氟化物也不会发生氟斑牙
A. 乳牙发育完毕后
B. 乳牙开始发育后
C. 恒牙开始发育后
D. 恒牙钙化完全后
E. 恒牙钙化阶段

208. 氟骨症一般在几岁以后发病
A. 10~15 岁
B. 6 岁
C. 20 岁
D. 40 岁
E. 55 岁

209. 氟骨症患者的医学检查中，可能查不到
A. 氟斑牙
B. 骨关节活动障碍
C. 骨骼变形
D. 骨质疏松
E. 骨质硬化

210. 地方性氟病的预防主要是
A. 改水
B. 饮水加除氟剂
C. 种植吸氟植物
D. 食物除氟
E. 治疗氟斑牙

211. 黑脚病是长期饮用了下列哪种水引起的疾病
A. 含氟量高的水
B. 含碘量低的水
C. 含砷量高的水
D. 含汞量高的水
E. 含碘量高的水

212. 地方性砷中毒常见的临床症状为
A. 全身皮肤瘙痒
B. 皮肤色素缺失或高度沉着
C. 恶心、呕吐、全身不适
D. 骨质疏松
E. 心脏肥大

213. 无机砷是确定的人类致癌物，其引起的肿瘤最常发生在
A. 肝
B. 脑
C. 骨骼
D. 肺
E. 皮肤

214. 下列哪一项不是介水传染病的流行特点
A. 一次污染，暴发流行
B. 病例集中在最短潜伏期以前
C. 病例分布与供水的范围一致
D. 病例集中在最短和最长潜伏期之间
E. 污染源控制后流行很快得到控制

215. 我国贵州省部分地区居民习惯在室内燃煤、用煤火烘烤食物等，由此较易造成
A. 地方性镉中毒
B. 地方性氟中毒
C. 地方性甲状腺肿
D. 汞中毒
E. 多环芳烃中毒

216. 下列哪项不是生活饮用水水质卫生标准的指标
A. 毒理学指标
B. 细菌学指标
C. 感观性状和一般化学指标
D. 放射性指标
E. 流行病学指标

217. 水的总硬度是指水中
A. 重金属离子的总含量
B. 铜铁离子的总含量
C. 钙镁离子的总含量
D. 钾钠离子的总含量
E. 杂质的总含量

218. 重碳酸盐硬度是暂时硬度，这是因为
A. 能经反渗析而被除去
B. 能经过滤而被除去
C. 能经煮沸生成沉淀而被除去
D. 能经离子交换而被除去
E. 能经混凝沉淀而被除去

219. 当前水质指标中，表示硬度的化合物是
A. 硫酸钙
B. 硫酸镁
C. 重碳酸钙
D. 碳酸镁
E. 碳酸钙

220. 我国饮用水水质卫生标准的制定原则不包括
A. 流行病学上安全
B. 对人体健康无害
C. 保证一定的自净能力
D. 经济技术上可行
E. 感官性状良好

221. 我国饮用水水质卫生标准中总硬度的限制指标主要参考了
A. 流行病学研究
B. 毒理学研究
C. 感官性状影响研究
D. 对自净过程的研究
E. 水中稳定性研究

222. 我国生活饮用水卫生标准中规定硬度不超过
A. 450mg/L
B. 350mg/L
C. 250mg/L
D. 500mg/L
E. 400mg/L

223. 总大肠菌数作为水质污染指标的理由
A. 数目多、生存时间较致病菌稍短，抵抗力较芽孢弱
B. 数目多、生存时间与致病菌相似，检测方法较容易
C. 数目多、生存时间比致病菌长，检测方法较容易
D. 数目一般、生存时间较致病菌长，检测方法较难
E. 数目一般、生存时间与致病菌相近，检测方法尚能掌握

224. 水中大肠菌群指标是指
A. 发现一个大肠菌群的最小水量
B. 发现一个大肠菌群的最大水量
C. 发现大肠菌群的最小需水量
D. 1L水中大肠菌群的个数
E. 以上都不是

225. 水源水的水质卫生要求对只经氯消毒即供饮用者，原水总大肠菌群数不应超过
A. 200个/100毫升
B. 1000个/升
C. 5000个/升
D. 1万个/升
E. 10万个/升

226. 作为水质被粪便污染最合适的细菌学指标是
A. 厌氧芽孢菌
B. 粪链球菌
C. 大肠菌群
D. 伤寒杆菌
E. 痢疾杆菌

227. 集中式给水适用于城镇和有相当数量人口的集体单位或农村居民点，其优点有以下几点，除了
A. 有利于水源的选择和防护
B. 较易保证水质
C. 水质如受污染，危害面积不大
D. 用水方便
E. 便于监督

228. 集中式给水水源选择有以下几个原则，除了
A. 水量充足
B. 用水方便
C. 水质良好
D. 便于防护
E. 技术经济上合理

229. 集中式给水水源水质不符合要求的是
A. 只经氯消毒即供饮用者，原水总大肠菌群数不应超过100个/升；同时进行沉淀、过滤和氯消毒者，则不应超过1000个/升
B. 水源水的感官性状和一般化学指标经净化处理后，应符合生活饮用水水质标准的要求
C. 水源水的毒理学和放射学指标，必须直接符合饮用水水质标准的要求
D. 高氟区或地方性甲状腺肿病区，应分别选用含氟、含碘适宜的水源水
E. 水源水中如含有饮用水水质标准中未列入的有害物质，其含量应不超过地面水中按感官或毒理作为限制指标而制定的最高容许浓度

230. 水源卫生防护措施中以下哪一项不正确
A. 以地面水为水源时，取水点周围100m半径水域内，应严禁可能污染水源的一切活动
B. 取水点上游1000m和下游10m水域内，不得排放工业废水和生活污水
C. 取水点上游1000m以外地区，应限制污染物的排放
D. 在取水点下游100m水域内，不准设置污染源
E. 取水点下游100m内，不得进行污水灌田和施用危害大的农药

231. 水源水往往不能满足饮用水水质标准的要求，因而需要进行处理，地面水的常规处理为
A. 过滤—混凝沉淀—消毒
B. 过滤—澄清—消毒
C. 混凝沉淀—过滤—消毒
D. 消毒—过滤—再消毒
E. 消毒—混凝沉淀—再过滤

232. 下列各有关水质净化消毒的论点，哪项是错误的
A. 如果混凝沉淀很彻底，可以不必消毒
B. 感官性状良好的水，只需经过消毒即可饮用
C. 浑浊度高的地面水一般多采用自然沉淀
D. 常用的混凝剂有铝盐、铁盐、碱式氯化铝等
E. 通常的步骤是沉淀→过滤→消毒

233. 水质混凝沉淀的主要目的是
A. 改善水温
B. 除去有毒物质
C. 改善水质浑浊度
D. 杀灭病原菌
E. 调节水的pH

234. 混凝沉淀的原理，不包括以下哪一项
A. 压缩双电层作用

B. 电性中和作用
C. 吸附架桥作用
D. 生物沉淀作用
E. 絮凝和凝聚作用

235. 影响混凝的因素主要有以下几个方面，除了
A. 水中微粒的性质和含量
B. 水中荷电的溶解性有机物和离子的成分及其含量
C. 水温和水的 pH
D. 混凝剂的品种，质量和用量，投加法，搅拌强度和反应时间
E. 水中微生物的种类和数量

236. 什么情况下需加助凝剂
A. 溶解氧低
B. 水中碱度不足
C. 有异臭味
D. 大肠菌值高
E. 水中酸度不足

237. 常用的助凝剂是
A. $CaSO_4$和 $MgSO_4$
B. $CaCl_2$和 $MgCl_2$
C. $CaCO_3$和 $MgCO_3$
D. $Fe(OH)_3$和 $Ca(OH)_2$
E. $Ca(OH)_2$和 $CaCl_2$

238. 压缩双电层作用的含意是
A. 水中加入电解质后，其正离子挤入扩散层，进而进入吸附层，使胶核表面电位降低，使双电层变薄
B. 水中加入电解质后，其正离子直接进入吸附层，使胶核表面负电性降低
C. 水中加入电解质后，分子本身成为带电的粒子使胶核表面电性降低
D. 水中加入电解质后，其负离子直接挤入吸附层，中和胶核表面的正电荷
E. 水中加入电解质后，其正离子直接挤入吸附层，中和胶核表面的负电荷

239. 作为理想的饮用水水源的首选为
A. 降水
B. 水库水
C. 江河水
D. 深层地下水
E. 浅层地下水

240. 饮用水消毒的主要目的是
A. 保持水中的余氯
B. 改善水物理性状
C. 消灭大肠埃希菌
D. 杀灭病原菌预防介水传染
E. 消灭虫卵，预防血吸虫病

241. 下列何种消毒方法能使消毒完毕进入管网的水仍具有杀菌作用
A. 臭氧法
B. 紫外线法
C. 反渗析法
D. 氯化消毒法
E. 超声波消毒法

242. 下列含氯的化合物，哪一个不是氯化消毒剂
A. 氯胺
B. 氯化钠
C. 液态氯
D. 漂白粉
E. 漂白粉精

243. 漂白粉的消毒作用主要是因为下列哪项的杀菌作用
A. 次氯酸
B. 一氯胺
C. 二氯胺
D. 三氯胺
E. 氯

244. 哪一项是漂白粉质量的指标
A. 加氯量
B. 需氯量
C. 余氯
D. 有效氯含量
E. 含氯量

245. 评价氯化消毒效果的指标是
A. 漂白粉有效氯
B. 水的需氯量
C. 水的加氯量
D. 水中余氯量
E. 水的生化需氧量

246. 氯化消毒时，需氯量等于
A. 加氯量-余氯量
B. 加氯量+余氯量
C. 加氯量×余氯量
D. 加氯量÷余氯量
E. 其他选项均错

247. 有效氯指的是
A. 含氯化合物中，氯的价数>-1 者
B. 含氯化合物中，氯的价数>0 者
C. 含氯化合物中，氯的价数≥-1 者
D. 含氯化合物中，氯的价数=-1 者
E. 含氯化合物中，氯的价数=0 者

248. 影响氯消毒的因素有以下几方面，除了
A. 加氯量和接触时间
B. 水的 pH 和水温
C. 水的浑浊度
D. 水中微生物的种类和数量
E. 水的总硬度

249. 水中细菌，有机物和还原性物质，氯化消毒时所消耗的氯量为
A. 加氯量
B. 有效氯
C. 需氯量
D. 余氯量
E. 需氯量-余氯量

250. 饮用水卫生标准规定，用氯消毒时
A. 接触 1~2 小时，游离性余氯不低于 1mg/L
B. 接触 1~2 小时，游离性余氯不低于 0.5mg/L
C. 接触 30 分钟，游离性余氯不低于 0.5mg/L
D. 接触 30 分钟，游离性余氯不低于 0.3mg/L
E. 接触 30 分钟，游离性余氯不低于 1mg/L

251. 作为有无二次污染的信号，我国饮用水卫生标准规定，管网末梢水的游离性余氯不低于

A. 0.01mg/L
B. 0.05mg/L
C. 0.5mg/L
D. 0.02mg/L
E. 0.2mg/L

252. 饮水氯化副产物主要有
A. 氯化汞
B. 氯仿
C. 氯化钙
D. 氯化镁
E. 次氯酸

253. 下列哪些物质是氯化副产物
A. 氯仿、酸性氯化呋喃
B. 卤化氢、氯化氢
C. 酸性氯化呋喃、环己烷
D. 卤化氢、氯化钾
E. 二氯化氢、溴仿

254. 有机前体物通常是指
A. 水中的有机物
B. 水中能与氯形成氯化副产物的有机物
C. 水中能与氯形成氯化副产物的有机物和少量无机物
D. 水中能与氯形成氯化副产物的有机物和无机物
E. 水中能与氯形成氯化副产物的化合物

255. 有机前体物包括以下几种，除了
A. 腐殖酸
B. 富里酸
C. 藻类及其代谢产物
D. 细菌
E. 蛋白质

256. 能与氯形成氯化副产物的有机物前体主要有
A. 氯乙烯
B. 氯酚
C. 多环芳烃
D. 腐殖酸
E. 富里酸

257. 普通加氯消毒法要求在加入消毒剂后必须接触30分钟，这主要是因为
A. 次氯酸首先渗透细菌膜，然后氧化破坏菌体内的磷酸丙糖去氢酶，使细菌产生糖代谢障碍而死亡
B. 消毒剂需要缓慢水解生成次氯酸，方能起作用
C. 消毒剂需要缓慢升温后方能起作用
D. 如果消毒剂用量减少，可以缩短时间
E. 消毒剂先起沉淀作用，后起消毒作用

258. 用漂白粉消毒井水的正确操作是
A. 将漂白粉直接倒入井内
B. 用热水将漂白粉调成糊状，倒入井内
C. 用冷水将漂白粉调成糊状，倒入井内
D. 将漂白粉用热水调成糊状，再加少量热水，混匀，静止，将上清液倒入井内
E. 将漂白粉用冷水调成糊状，再加少量水，混匀，静止，将上清液倒入井内

259. 聚合氯化铝
A. 腐蚀性小、成本低、适宜pH较宽，形成絮状体快
B. 腐蚀性小、成本高、适宜pH较宽，形成絮状体慢
C. 腐蚀性小、成本高、适宜pH窄，形成絮状体快
D. 腐蚀性小、成本高、适宜pH窄，形成絮状体慢
E. 腐蚀性小、成本低、适宜pH较宽，形成絮状体慢

260. 臭氧消毒
A. 效果好、用量少、接触时间短、不产生三卤甲烷
B. 效果差、消毒费用高、pH宽
C. 效果好、接触时间长、不产生三卤甲烷
D. 效果一般、费用高、pH窄
E. 效果好、不产生三卤甲烷、接触时间要求长

261. 水井受有机物和细菌严重污染时，应选用哪一种消毒法
A. 普通氯化消毒法
B. 二重氯消毒法
C. 过量氯消毒法
D. 折点氯消毒法
E. 氯胺消毒法

262. 出厂水采样每年至少
A. 1次
B. 2次
C. 3次
D. 4次
E. 5次

263. 各种氯化消毒剂，能在水中水解生成次氯酸离子和次氯酸。以下有关次氯酸和次氯酸离子的叙述，正确的是
A. 二者杀菌作用相等
B. 次氯酸的杀菌作用是次氯酸离子的8倍
C. 次氯酸的杀菌作用是次氯酸离子的80倍
D. 次氯酸离子的杀菌作用是次氯酸的8倍
E. 次氯酸离子的杀菌作用是次氯酸的80倍

264. 以下哪项措施可使水中次氯酸含量保持偏高水平
A. 使水温偏高
B. 使水温偏低
C. 使pH偏高
D. 使pH偏低
E. 使浑浊度偏高

265. 土壤污染来源的全面叙述应是
A. 生活中粪便、垃圾、污水
B. 生活三废和农药、化肥
C. 生活三废和工业三废
D. 生活污染、工业三废、农药、化肥
E. 工业废渣固体物渗于水中

266. 土壤的主要污染物是
A. 粪便、化肥、农药
B. 厌氧菌、寄生虫、农药
C. 有毒化学物质、放射性物质、病原体

D. 致癌物、致畸物、致突变物
E. 厌氧菌、寄生虫卵、放射性物质

267. 土壤污染物中除下列哪项外，多数性质稳定，污染物难消除
A. 放射性污染
B. 农药污染
C. 细菌、寄生虫污染
D. 重金属污染
E. POPs

268. 为了防止农药对土壤的污染，对新农药的要求是
A. 低价格、低残留、低毒
B. 低价格、高效、低毒
C. 低价格、高效、低残留
D. 高效、低毒、低残留
E. 低价格、低毒、高效

269. 以下对土壤污染的描述，哪项是错误的
A. 土壤污染来源很复杂，可来自空气、水、废渣、垃圾、粪便等
B. 土壤污染物以间接影响人体为主，主要途径是土→植物→人，或土→水→人
C. 土壤污染物主要通过与人的直接接触而影响人体健康
D. 土壤污染物的性质很多样化，有化学性污染、物理性污染、生物性污染等
E. 土壤受重金属和农药的污染后，很难消除，污染期很长

270. 下列关于土壤卫生叙述哪一项是错误的
A. 土壤能有吸附和过滤作用，有利于土壤的自净
B. 有机物无机化和腐殖质化是土壤有机物自净的主要途径
C. 环境条件改变，生物间拮抗作用使土壤中病原体死亡
D. 土壤中化学污染物（重金属、农药）多数化学性质稳定，不易降解
E. 土壤固体污染物污染范围比较局限，但可通过风吹、雨水淋溶冲刷而扩大污染范围

271. 下列哪一项不属于土壤的自净作用
A. 含氮有机物的氨化作用
B. 含氮有机物的硝化作用
C. 含碳有机物氧化成二氧化碳和水
D. 进入土壤中的化学物质，多数性质稳定，不易降解
E. 有机物的腐殖质化

272. 土壤有吸附作用，其中下列哪项吸附作用最强
A. 土壤中粗砂粒
B. 土壤中细砂粒
C. 土壤中黏粒
D. 土壤中腐殖质
E. 土壤中石块

273. 影响土壤中化学物迁移转化的因素中哪一项是错误的
A. 土壤中腐殖质可吸附大量金属离子，使金属不易迁移
B. 土壤中 pH 下降多数金属离子易溶于水，而利于迁移
C. 当土壤中 pH 为 5.3 时，该土壤中所产糙米镉含量为 0.33ppm，当 pH 升高，糙米中镉含量会升高
D. 土壤在氧充足条件下，一些物质如砷常可以五价状态存在，毒性小
E. 土壤在缺乏氧气条件下即还原条件下，许多重金属形成难溶的硫化物而被固定于土壤中

274. 以下对土壤有机物转化为腐殖质的过程，说法不正确的是
A. 腐殖质化过程
B. 无机化过程
C. 自净过程
D. 无害化过程
E. 生物氧化过程

275. 有关腐殖质的叙述，哪一项是错误的
A. 腐殖质是理想的农业肥料
B. 腐殖质化学性质稳定，卫生上是安全的
C. 有机物在微生物的作用下分解成简单的化合物，又重新合成复杂的高分子化合物
D. 腐殖质成分较单一
E. 堆肥法就是使大量有机物短时间内转化为腐殖质而达到无害化

276. 含氮有机物进入土壤后进行无机化的第一阶段是
A. 氨化作用
B. 氧化作用
C. 腐殖质化作用
D. 硝化作用
E. 微生物作用

277. 哪种物质不是含氮、含硫、含磷的有机物无氧条件下产生恶臭物质
A. 硫醇
B. 硫化氢
C. 磷化氢
D. 氨
E. CO_2

278. 含氮有机物在土壤中需氧条件下无机化产生的最终产物是
A. 氯化物
B. 硝酸盐
C. 氮
D. 甲烷
E. 亚硝酸盐

279. 寄生虫的生活史中，必须有一个阶段生活在以下哪种环境介质中
A. 地面水
B. 空气
C. 土壤

D. 地下水
E. 水生物

280. 土壤生物性污染对人类健康危害很大，下列除外哪种疾病均是由土壤传播给人类
A. 肠道传染病
B. 寄生虫病
C. 钩端螺旋体病
D. 肉毒中毒
E. 军团菌病

281. 引起水俣病的化学元素是
A. F_2
B. Cd
C. Cr
D. Hg
E. Pb

282. 以下是水俣病患者的典型症状和体征，除了
A. 骨质疏松
B. 多发性骨折
C. 四肢弯曲变形、脊柱变形
D. 全身疼痛、行动困难
E. 多发性神经炎

283. 水俣病患者主诉疼痛性质多为
A. 刺痛，镇痛药无效
B. 刀割样痛，不缓解
C. 间歇样痛，与气候变化无关
D. 轻度疼痛，可忍受
E. 闪电样痛，有蚁走感

284. 慢性镉中毒主要影响
A. 脑
B. 心脏
C. 肝脏
D. 肾脏
E. 甲状腺

285. 水俣病患者的尿中主要出现下列物质增多，除了
A. 高分子蛋白
B. 低分子蛋白
C. 尿钙
D. 尿糖
E. 尿镉

286. 通过哪种方式可以减少金属镉向农作物转移
A. 加入其他有机物，使其产生拮抗作用
B. 加入石灰调节土壤 pH，使镉成难溶的盐，减少转移
C. 使土壤中氧气充分，创造氧化条件
D. 加入硅酸使土壤 pH 降低，转化成难溶盐
E. 加入有机肥料，与镉结合

287. 关于土壤的环境容量的叙述中，哪项是错误的
A. 环境容量是在不超过土壤卫生标准前提下能容纳的污染物最大负荷量
B. 环境容量是重金属溶解在土壤中的最大值
C. 环境容量是土壤中重金属不对农作物产生危害的最大负荷量
D. 环境容量是制定卫生标准的依据
E. 环境容量是采取预防措施的重要依据

288. 常用哪种寄生虫卵作为评价土壤清洁程度指标
A. 鞭虫卵
B. 蛔虫卵
C. 血吸虫卵
D. 钩虫卵
E. 活寄生虫卵

289. 目前我国应用最广泛并且安全卫生的垃圾处理法是
A. 卫生填埋
B. 焚烧
C. 热解
D. 堆肥
E. 低温氧化法

290. 我国对垃圾填埋有以下卫生要求，除外
A. 垃圾填埋前必须进行消毒处理
B. 填埋场应位于当地主导风向下风侧，地下水流向的下游
C. 填埋场应距居住区 500m 以上
D. 填埋场应有防渗漏的衬底
E. 填埋场应设排气管，排水管

291. 我国目前垃圾焚烧法用于何种垃圾
A. 工业矿渣
B. 农业柴草
C. 农用塑料
D. 医疗机构垃圾及科研机构垃圾
E. 生活废弃物

292. 生活垃圾热解是
A. 生活垃圾在高温条件下发生分解产生无机物
B. 把有机物（如塑料）在无氧条件下高热加热分解产生可燃气体等
C. 生活垃圾在高温嗜热菌的作用下进行有氧分解
D. 生活垃圾高温焚烧
E. 生活垃圾在无氧条件且较低温度（380～450℃）下发生分解

293. 城市有机垃圾的主要用途是
A. 作肥料
B. 回收利用
C. 发电
D. 制沼气
E. 焚烧

294. 以下对粪便无害化处理必须达到的基本要求的说法，哪一项是错误的
A. 杀灭全部血吸虫卵和钩虫卵，蛔虫卵减少 95%
B. 防止苍蝇滋生和繁殖
C. 大肠菌群值应大于 10^{-4}～10^{-3}g
D. 肥效可以不予考虑
E. 避免污染居民区的环境

295. 粪便垃圾无害化处理方法中，何种方法可提供能源
A. 堆肥法
B. 粪尿混合发酵法
C. 沼气发酵法
D. 焚烧法

E. 以上都不是

296. "密封发酵法"进行粪便无毒化处理时，杀死病原菌与寄生卵的主要因素是
A. 高温
B. 氨气
C. 缺氧
D. 生物拮抗
E. 缺乏营养物质

297. 三格式粪便混合发酵法（密封发酵法）原理是
A. 利用沉淀及好氧发酵原理处理粪便
B. 利用沉淀及厌氧发酵原理处理粪便
C. 利用沉淀去除病原体
D. 利用粪池微生物产生高温进行无毒害处理
E. 利用好氧发酵原理处理粪便

298. 粪便和有机垃圾堆肥法原理是
A. 在适宜条件下和微生物作用形成腐殖质
B. 在有氧条件下发生化学分解达到无机化
C. 在密闭容器内氧化分解，达到无害化
D. 在密闭容器内氧化分解，再在厌氧菌作用下发酵腐熟
E. 在密闭容器内在厌氧菌作用下发酵腐熟

299. 影响堆肥效果因素中，哪一项是错误的
A. 土壤中有高温菌如马粪中的嗜热菌
B. 碳氮比值约为 1∶40 或 1∶30
C. pH 合适，必要时用 1%~2%石灰调节
D. 水分在 50%~70%为宜
E. 要通风，供给氧气

300. 生活居住区的卫生学要求哪一项是错误的
A. 地势高，地下水位低，土壤要干燥
B. 有良好的日照
C. 土地要平坦，不能有坡度
D. 土壤要清洁，适于绿化
E. 空气要清洁，水源要良好

301. 城市中一般可以设居住区，各居住区人口规模约在
A. 可大可小
B. 5 千至 1 万
C. 1 万至 2 万
D. 5 万左右
E. <10 万

302. 工业用地应配置在当地最小风向频率的上风侧，河流水源下游，如两项要求发生矛盾时，则应
A. 满足风向频率要求
B. 满足不污染水源要求
C. 任意设置工业区，但要设绿化防护带
D. 把排放废气和排放废水的不同工厂分设在不同工业区内
E. 风向频率、河流水源任意选择一项满足要求

303. 居住区与工业区之间设置的卫生防护带内，应该设置
A. 经常居住的房屋
B. 学校
C. 绿化带
D. 医院
E. 公园

304. 居住建筑密度设定时应考虑哪一项因素
A. 居住小区的规模
B. 建筑物的朝向
C. 建筑物的层数
D. 每人居住面积定额
E. 居室的规模

305. 平面系数是指
A. 居住面积/建筑面积
B. 建筑面积/居住面积
C. 居住面积定额/建筑面积
D. 居住面积定额/居住面积
E. 以上都不是

306. 人口净密度增高，会出现问题的叙述哪一项是不正确的
A. 每人居住面积增加
B. 人群密集，传染病易于流行
C. 人口密度增高，必然建筑密度增高，影响通风
D. 人口密度增高，必然建筑密度增高，影响日照
E. 室外空地面积减少，绿地面积不足

307. 村镇居民点用地选择的卫生要求叙述中哪一项是错误的
A. 避免选取在地方病高发区和自然疫源地区
B. 地势高，干燥，地下水位要低
C. 土壤要清洁，要有良好水源
D. 背风向阳，最好向东南倾斜有一定坡度
E. 交通方便，为便于村民往来穿境交通最好经过镇中心

308. 关于室内小气候的确切概念是
A. 人体周围环境中的气温、气湿、气流辐射等所形成的气候
B. 室外的气温、气湿、气流、辐射所形成的气候
C. 大气的温度、湿度、气流、气压所形成的气候
D. 局部环境气温、气湿、气流、气压所形成的气候
E. 室内由于围护结构的作用形成了与室外不同的室内气候

309. 室内小气候包括
A. 气温、气湿、气流、热辐射
B. 气温、气湿、气流、气压
C. 气温、气湿、气压、热辐射
D. 气温、气湿、热辐射、空气离子
E. 气温、气湿、气流、空气

离子

310. 以下有关住宅的基本卫生要求中哪一项是错误的
A. 小气候适宜
B. 采光照明良好
C. 空气清洁卫生
D. 环境安静整洁
E. 卫生间距越大越好

311. 以下关于住宅地段的卫生要求的叙述，哪一项是错误的
A. 土壤清洁、干燥、渗水性好
B. 与污染源之间应有卫生间隔地带
C. 有良好的日照，通风良好
D. 地下水位高
E. 地势平坦而有一定坡度，有利排水

312. 我国的绝大部分领土在北纬45°地区，居室最适宜的朝向是
A. 坐北朝南
B. 东西向
C. 西南向
D. 东北向
E. 坐南朝北

313. 相邻两建筑物之间应有足够的间距，否则前排建筑会影响后排建筑物，除了
A. 日照和采光
B. 采光和通风
C. 日照和通风
D. 温度和湿度
E. 通风

314. 以下哪一项是居室容积的确定依据
A. 人的 CO_2 呼出量，室内 O_2 消耗量等因素
B. 人的 CO_2 呼出量，室内自然换气次数等因素
C. 室内 CO_2 上升量，室内 O_2 消耗量等因素
D. 人的 O_2 需要量，室内自然换气次数等因素
E. 室内外 CO_2 含量之差

315. 我国根据当前实际情况，规定全国城镇住宅居室容积的卫生标准为
A. 每人 $15m^3$
B. 每人 $20m^3$
C. 每人 $25m^3$
D. 每人 $30m^3$
E. 每人 $35m^3$

316. 居室净高是指
A. 地面到房梁之间的距离
B. 墙角对角线之间的距离
C. 室内地板到室外屋顶之间的高度
D. 室内地板到天花板之间的高度
E. 地基到天花板之间的高度

317. 居室净高越高，越有利于以下卫生状况，除外
A. 空气清洁
B. 改善室内小气候
C. 有利于保暖
D. 有利于通风换气
E. 有利于采光

318. 关系到居室内空气清洁，便于人们放置家具摆设，有足够的活动范围，避免过分拥挤和减少传染病的传播机会的一项重要的居室规模指标是
A. 居室容积
B. 居室面积
C. 居室净高
D. 居室进深
E. 居室通风

319. 居室进深的卫生学意义及要求是下列各项，除了
A. 与室内采光和换气有关
B. 居室进深与居室宽度之比最好是 3：2
C. 居室进深与地板至窗上缘高度之比在一侧采光居室<2
D. 居室进深与地板至窗上缘高度之比在两侧采光居室<4
E. 居室进深与地板至窗上缘高度之比在一侧采光居室<4

320. 室内日照是指通过门窗进入室内的
A. 散射光
B. 可见光
C. 直射光
D. 红外光
E. 紫外光

321. 住宅自然采光的卫生要求规定投射角不应小于
A. 30°
B. 20°
C. 25°
D. 27°
E. 29°

322. 住宅自然采光的卫生要求规定开角不应小于
A. 4°
B. 10°
C. 20°
D. 27°
E. 5°

323. 在居室自然采光的卫生要求方面，既考虑了当地的光气候，采光口的方向，又考虑了室外遮光物等影响的比较全面的指标是
A. 采光系数
B. 投射角
C. 开角
D. 自然照度系数
E. 明视持久度

324. 室内的氡主要来自
A. 房屋地基土壤
B. 吸烟
C. 人的呼出气
D. 燃料的燃烧
E. 家用电器

325. 以下是室内甲醛的主要来源，除了
A. 建材
B. 合成化纤制品
C. 家具
D. 书籍
E. 家用电器

326. 最易被各种建筑材料（石

灰、墙纸等）吸收的污染物是
A. 颗粒物
B. CO_2
C. NO_2
D. CO
E. SO_2

327. 评价居室空气清洁度一般用下列指标，除了
A. 链球菌总数
B. 二氧化硫含量
C. 二氧化碳含量
D. 大肠菌群总数
E. 细菌总数

328. 评价居室空气清洁度最常用的指标是
A. 一氧化氮含量
B. 臭氧含量
C. 二氧化硫含量
D. 二氧化碳含量
E. 可吸入颗粒物含量

329. 二氧化碳用于室内空气清洁度评价的最主要理由是
A. 燃料燃烧时产生二氧化碳
B. 高浓度二氧化碳对人体有害
C. 人在呼出二氧化碳的同时，也呼出许多有害物质
D. 容易检测
E. 便于计算居室容积

330. 居室内空气中的 CO_2 标准要求是
A. <0.007%
B. <0.001%
C. >0.07%
D. <7%
E. <0.07%

331. 以下有关室内 CO_2 的主要来源，不正确的是
A. 燃料燃烧的废气
B. 人体呼出的气体
C. 吸烟的烟气
D. 从室外入室的大气
E. 室内动植物新陈代谢排出的气体

332. 目前作为居室空气细菌学的评价标准是
A. 细菌总数和链球菌总数
B. 细菌总数和大肠菌群
C. 细菌总数和溶血性链球菌总数
D. 细菌总数和金黄色葡萄球菌总数
E. 细菌总数和结核分枝杆菌总数

333. 下面是反映小气候对人体影响常用的生理指标，除了
A. 皮肤温度
B. 有效温度
C. 体温
D. 温热感觉
E. 热平衡测定

334. 下列反映小气候对人体影响的生理指标中，容易受人的主观因素影响的是
A. 热平衡测定
B. 汗分泌功能
C. 温热感觉
D. 体温
E. 脉搏

335. 评价小气候对人体影响常用的生理指标是
A. 体温
B. 皮肤温度
C. 肌肉活动
D. 主观温热感
E. 口腔温度

336. 判断机体热平衡是否受到破坏的最直接的指标是
A. 脉搏
B. 体温
C. 汗液分泌
D. 皮肤温度
E. 不适指数

337. 有效温度是指
A. 受试者所感受的不同热感觉的温度
B. 与人皮肤温度有关的温度感
C. 人在不同温度、湿度和风速的综合作用下所产生的主观感觉指标
D. 人在室温下的温热感觉
E. 用体温计测得人体的实际温度

338. 有效温度的度数是指
A. 风速为零、相对湿度为100%时空气温度的度数
B. 风速为1m/s、相对湿度为100%时空气温度的度数
C. 风速为零、相对湿度为50%时空气温度的度数
D. 风速为零、相对湿度为0%时空气温度的度数
E. 风速为0.5m/s、相对湿度为100%时空气温度的度数

339. 校正有效温度是通过下列哪一项测得的热感觉指标
A. 干球温度、相对湿度、风速
B. 湿球温度、相对湿度、风速
C. 黑球温度、相对湿度、风速
D. 干球温度、绝对湿度、风速
E. 黑球温度、绝对湿度、风速

340. 与有效温度相比，校正有效温度考虑到了哪一项因素
A. 温度
B. 风速
C. 辐射
D. 温差
E. 体温

341. 下列哪种室内条件适中时，有效温度与皮肤温度有一定的关系
A. 气湿
B. 气流
C. 气温
D. 辐射
E. 空气清洁度

342. 校正有效温度是指将空气温度（干球温度）改用下列温度所得到的有效温度
A. 湿黑球温度

B. 黑球温度
C. 逗留当量温度
D. 当量温度
E. 气温

343. 制定住宅小气候标准以何季度为主
A. 冬春季
B. 春秋季
C. 秋冬季
D. 夏秋季
E. 冬夏季

344. 制定室内小气候标准时，应主要考虑
A. 气流
B. 气湿
C. 气压
D. 气温
E. 热辐射

345. 城市噪声的来源是
A. 交通噪声、工业生产噪声
B. 室内噪声、交通噪声、其他噪声
C. 交通噪声、工业生产噪声和建筑施工噪声、其他噪声
D. 建筑施工噪声、交通噪声、机场噪声
E. 建筑施工噪声、火车噪声、机场噪声

346. 建筑材料与装饰材料会把污染物带入室内，其中值得注意的是
A. 甲醛和氡
B. 甲醇和氡
C. 甲醛和氨
D. 甲醇和氨
E. 甲醛和镭

347. 人类大量使用氯氟烃（CFCs）造成的全球环境问题主要是
A. 气候变暖导致冰川融化等生态破坏
B. 臭氧层破坏
C. 形成酸雨，破坏生态系统
D. 生物多样性锐减
E. 植被破坏，导致沙漠化

348. 持久性有机污染物的特征
A. 持久性、迁移性、高毒性、脂溶性
B. 持久性、高毒性、脂溶性、蓄积性
C. 持久性、蓄积性、迁移性、高毒性
D. 迁移性、脂溶性、蓄积性、高毒性
E. 高毒性、易扩散性、持久性、蓄积性

349. 根据人群健康效应谱，从弱到强的5级效应的分布规律是
A. 两头大、中间小
B. 两头小、中间大
C. 最强的效应所占比例大
D. 最弱的效应所占比例大
E. 都一样大

350.“食物网”的概念是
A. 多条食物链相互交叉相连，形成复杂的网络状食物关系
B. 多种生物相互作用，形成的网状食物关系
C. 多种生物因食物不同，形成的复杂的食物关系
D. 多种污染食物与健康的相互关系
E. 复杂的食物之间的关系

351. 清洁生产是指
A. 生产场地清洁、厂房清洁
B. 生产场所清洁卫生、无垃圾灰尘
C. 清洁的生产过程
D. 节约能源、减少资源消耗，有效预防控制污染物和其他废物生成的工艺技术过程
E. 生产过程中有严格卫生管理制度，工人始终保持清洁卫生

352. 必须微量元素的主要生物学效应不包括下列哪项
A. 参与酶的构成和酶的激活
B. 参与某些蛋白质的合成，发挥特殊功能
C. 参与激素及其辅助因子的合成，与内分泌活动密切相关
D. 维持正常的生殖功能
E. 参与体内维生素的合成

353. 环境污染对人群健康的影响主要是
A. 急慢性中毒、“三致”作用
B. 慢性中毒、亚急性中毒、慢性中毒
C. 慢性中毒、致癌作用
D. 致癌、致畸、致突变
E. 慢性中毒、“三致”作用

354. 下列哪项不是环境因素的联合作用
A. 相加作用
B. 活化作用
C. 协同作用
D. 独立作用
E. 拮抗作用

355. 决定大气污染最基本的因素是
A. 气象因素
B. 污染物排出量
C. 污染物排出高度
D. 与污染源距离
E. 地形

356. SO_2对健康的影响不包括下列哪项
A. 局部刺激作用
B. 引起呼吸道炎症
C. 影响血红蛋白携氧
D. 致敏作用
E. 可增强BAP的致癌作用

357. 臭氧层受到破坏可使人类接触过多紫外线，导致
A. 皮肤癌和肺癌的发病率上升
B. 皮肤癌和心血管系统发病率增高
C. 白内障和心血管系统发病率增高
D. 皮肤癌和白内障的发病率上升
E. 肺癌和白内障发病率上升

358. 下列哪项不是紫外线的作用
A. 色素沉着作用
B. 杀菌作用
C. 红斑作用
D. 抗佝偻病作用
E. 镇静作用

359. 一般来说，有害气体的着陆点距烟囱的距离是有效排出高度的
A. 3~5 倍
B. 6~8 倍
C. 9~10 倍
D. 10~20 倍
E. >20 倍

360. 印度博帕尔毒气泄漏事件的主要污染物是
A. 硫氢酸盐
B. 硫化氢
C. 氨气
D. 异氰酸甲酯
E. 二氧化硫

361. 我国酸雨的形成主要是由于
A. 燃烧石油
B. 烧煤
C. 森林失火过多
D. 硫酸厂排出废气过多
E. 硝酸厂排出废气过多

362. 在污染源常年或季节主导风向比较明确时，大气监测采样点的选择应采用
A. 扇形布点
B. 梅花布点
C. 四周布点
D. 方格布点
E. 捕捉烟波布点

363. 一条受污染河流中鱼类突然大量死亡，最常见原因
A. pH 值异常
B. DO 值过低
C. 有毒物存在
D. 有病原物存在
E. 缺少营养物质

364. 酚的毒性作用机制主要是
A. 与酶中巯基结合
B. 使蛋白质凝固
C. 影响呼吸链功能
D. 致突变
E. 影响介质平衡

365. 慢性甲基汞中毒的靶器官是
A. 血管
B. 中枢神经系统
C. 肝
D. 肾
E. 心脏

366. 生活饮用水中制定了三氯甲烷和四氯化碳的标准，其原因是
A. 这两种物质可恶化水的感官性状
B. 这两种物质可损害肾脏，引起人群的慢性中毒
C. 二者均具有一定的致癌作用
D. 进行氯化消毒时可产生氯化副产物
E. 二者均具有一定的致畸作用

367. 评价管网是否出现二次污染的关键指标
A. 细菌总数
B. 总大肠菌群
C. 粪大肠菌群
D. 游离性余氯
E. BOD

368. 氯化消毒剂灭菌的主要作用是
A. 吞噬作用
B. 溶菌作用
C. 破坏细菌的生活环境
D. 氧化破坏细菌多种酶系统
E. 抑制细菌对氧的利用

369. 长期饮用纯净水对健康造成不利影响的原因是
A. 使水质变软，消化功能减退
B. 去除了对人体有益的微量元素和无机矿物质
C. 在生产过程中，增加水中的有害元素
D. 纯净水不利于肝、肾患者
E. 造成人体钙、鳞缺乏

370. 目前应用最广泛并且安全卫生有一定经济效益的处理垃圾的方法是
A. 卫生填埋
B. 焚烧
C. 热解
D. 堆肥
E. 低温氧化法

371. 下列哪种疾病可以直接由土壤传播给人类
A. 肠道传染病
B. 寄生虫病
C. 钩端螺旋体病
D. 肉毒中毒
E. 军团菌病

372. 地方性克汀病是由于
A. 婴儿期摄入氟过多所致
B. 母体妊娠期间摄入过多非必需微量元素所致
C. 胚胎期和婴儿期碘摄入过多所致
D. 胚胎发育期和婴儿期严重缺碘所致
E. 胚胎期和婴儿期多种微量元素严重缺乏所致

373. 预防人群碘缺乏病的最方便而实用的措施是
A. 在食盐中加入碘化钾或碘酸钾
B. 在食用油中加入碘盐
C. 消除其他致甲状腺肿的物质
D. 净化或更换水源
E. 服用含碘药物

374. 室内空气污染物中哪个与肺癌发病密切
A. 甲醛
B. SO_2
C. NO_X
D. ^{222}Rn
E. CO

375. 冬季，某居民在自家较封闭房间内的一盆煤火旁发生昏迷，皮肤黏膜呈樱桃红色，导致该症状最可能的空气污染物为
A. CO

B. CO_2
C. SO_2
D. NO_x
E. PAH

376. 下列哪项不属于突发环境污染事件的基本特征
A. 发生时间的突然性
B. 污染范围的不定性
C. 涉及人员的广泛性
D. 负面影响的多重性
E. 健康危害的复杂性

377. 属于按造成突发环境污染事件的物质分类的是
A. 易燃易爆危险品泄漏、爆炸事件
B. 生产过程中意外事故引发的泄漏、爆炸事件
C. 人为破坏引发的泄漏、爆炸事件
D. 运输过程中意外事故引发的泄漏、爆炸事件
E. 贮存过程中意外事故引发的泄漏、爆炸事件

378. 发生10人以上、30人以下死亡，或中毒（重伤）50人以上、100人以下，属于
A. 特别重大突发环境污染事件（Ⅰ级）
B. 重大突发环境污染事件（Ⅱ级）
C. 较大突发环境污染事件（Ⅲ级）
D. 一般突发环境污染事件（Ⅳ级）
E. 不能构成突发环境污染事件

379. 在窒息性有毒气体中，毒性最强的是
A. 氮气
B. 甲烷
C. 二氧化碳
D. 水蒸气
E. 氰化氢

【A_2型题】

380. 环境有害因素导致机体有害效应存在一个生理和病理逐步变化的过程，如当接触CO浓度升高，则机体碳氧血红蛋白饱和度升高，其二者关系是
A. 因果关系
B. 剂量-效应关系
C. 剂量-反应关系
D. 对立统一关系
E. 相互作用关系

381. 随着环境有害因素的剂量增加，产生某种生物学效应的个体数随之增加，通常以出现特定生物效应的个体数占总测定个体数的百分数来表示，这种关系是
A. 因果关系
B. 剂量-效应关系
C. 剂量-反应关系
D. 对立统一关系
E. 相互作用关系

382. 某些环境污染物，在体内的浓度随时间的变化，只有在体内浓度达到中毒阈值时，才会产生危害，这种污染物具有
A. 潜隐性
B. 蓄积性
C. 迟发性
D. 时间性
E. 以上都不是

383. 水质的化验结果可见一氨氮（++）、亚硝酸盐氮（+）、硝酸盐氮（++），请判断
A. 受到污染后，自净已结束
B. 过去受到污染已经逐渐自净，最近又受到污染
C. 过去受到污染，自净正在进行
D. 新近受污染，自净正在开始
E. 没有受到污染

384. 土壤中镉的卫生标准是1.0ppm，经调查研究认为某一土壤环境的环境容量为0.1ppm，该环境单元的镉的自然本底值是
A. 0.1
B. 0.2
C. 0.3
D. 0.4
E. 0.9

【B_1型题】

（385~386题共用备选答案）
A. 天然形成的环境条件，没有人为作用影响
B. 无生物活动所形成的环境
C. 由于人类活动（生产和生活）所造成的环境
D. 天然形成的环境条件，受到动物的活动影响
E. 某些元素分布不均造成的环境

385. 次生环境是指
386. 原生环境是指

（387~388题共用备选答案）
A. 自然环境和生活居住环境与健康的关系
B. 生产环境和生活环境与健康的关系
C. 利用有利环境因素和控制不利环境因素
D. 生活环境和居住环境与健康的关系
E. 控制不利环境因素

387. 环境卫生学研究
388. 环境卫生学是研究如何

（389~390题共用备选答案）
A. 由污染源直接排入环境中的化学性污染物，其理化性状保持未变
B. 由污染源直接排入环境中的化学性污染物发生了一些物理变化
C. 这种污染物是环境中自然存在的化学物
D. 由污染物直接排出的化学污染物，进入环境后产生化学变化的物质
E. 以上都不是

389. 一次污染物

390. 二次污染物

（391～392 题共用备选答案）

A. 是毒物在体内蓄积即物质蓄积产生

B. 是毒物对机体微小损害逐次累积即功能蓄积所致

C. 急性中毒作用

D. 以上三者均是

E. 以上三者均不是

391. 慢性阻塞性肺疾病（COPD）

392. 日本水俣病产生

（393～396 题共用备选答案）

A. 协同作用

B. 拮抗作用

C. 相加作用

D. 独立作用

E. 混合作用

393. 当两种化学物质同时进入机体产生联合作用为各单项化学物质毒性总和，是

394. 当两种化学物质同时进入机体产生联合作用其毒性超过两者之和，是

395. 由于不同的作用方式、途径，每个同时存在的有害因素各产生不同的影响，是

396. 当两种化学物质进入机体，一种化学物能使另一种化学物毒作用减弱，是

（397～400 题共用备选答案）

A. 多因素

B. 弱效应

C. 非特异性

D. 潜隐期

E. 环境流行病学各特点

397. 在环境流行病学研究时采用设计按因素分层，分析阶段采用多元统计方法处理来解决

398. 采用多指标结合方式设计来解决

399. 采用扩大样本量及选择早期或敏感指标来解决

400. 注意不能采用发病时或发病后环境监测资料来解决

（401～403 题共用备选答案）

A. 80%～90%

B. 5%

C. 70%

D. 90%

E. 60%

401. 由环境因素引起的癌症约占

402. 由病毒因素和放射性因素引起的癌症约占

403. 由化学性因素引起的癌症约占

（404～405 题共用备选答案）

A. 白血病、肺癌

B. 肝癌

C. 间皮瘤

D. 肝血管肉瘤

E. 皮肤癌

404. 放射性物质可致

405. 紫外线可致

（406～408 题共用备选答案）

A. 环境污染物的氧化、还原、分解等

B. 环境污染物通过微生物的降解

C. 环境污染物自动分解

D. 环境污染物通过稀释、扩散、挥发等

E. 环境污染物自动降解

406. 物理自净作用是

407. 化学自净作用是

408. 生物自净作用是

（409～413 题共用备选答案）

A. 比利时马斯河谷事件

B. 印度博帕尔事件

C. 英国伦敦事件

D. 美国洛杉矶事件

E. 四日市哮喘

409. 工业燃料燃煤造成烟雾事件的是

410. 石油化工基地，石油燃烧废气污染所致的是

411. 居民生活取暖燃煤造成烟雾事件的是

412. 汽车尾气排放所致光化学烟雾事件的是

413. 美国农药厂异氢酸甲酯泄漏的污染事件的是

（414～417 题共用备选答案）

A. 波长 760nm 至 1mm 的红外线

B. 波长 200～276nm 的紫外线 C

C. 波长 275～320nm 的紫外线 B

D. 波长 320～400nm 的紫外线 A

E. 波长 400～760nm 的可见光

414. 起杀菌作用的主要电磁波是

415. 产生色素沉着作用的电磁波是

416. 使机体产生热效应的电磁波是

417. 具有抗佝偻病和红斑作用的电磁波是

（418～420 题共用备选答案）

A. 儿童佝偻病的发病率增加

B. 空气传播疾病易流行

C. 皮肤癌和白内障等疾病的发病率上升

D. 肺癌发病率和死亡率升高

E. 慢性阻塞性肺部疾病发病升高

418. 臭氧层被破坏形成空洞造成

419. 空气中 SO_2 污染加重会导致

420. 颗粒物和 BaP 排放增多会导致

（421～422 题共用备选答案）

A. 伦敦烟雾事件

B. 洛杉矶烟雾事件

C. 比利时马斯河谷烟雾事件

D. 美国多诺拉烟雾事件

E. 印度博帕尔事件

421. 二氧化硫和氟化物是哪一事件主要污染物

422. 二氧化硫和金属粉尘是哪一事件主要污染物

（423～427 题共用备选答案）

A. 是风玫瑰图

B. 能反映出污染源周围受影响的方位

C. 决定了污染物被大气稀释的程度和扩散范围

D. 是逆温现象，不利于污染物自净
E. 大气中颗粒物能吸收更多水分子，致使重量增加，影响了运动速度，污染物不易扩散

423. 风速
424. 风向
425. 定时间内出现的不同方位的风向频率，按罗盘方位绘制的风向频率图
426. 大气温度随高度升高而上升，形成上层气温高于下层气温
427. 气湿高时

（428～432题共用备选答案）
A. 导致肺水肿
B. 影响血红蛋白与氧的结合，使血红蛋白失去带氧能力
C. 导致癌症特别是肺癌
D. 主要导致慢性阻塞性肺部疾病，特别是哮喘
E. 主要具有刺激作用，刺激眼、呼吸道黏膜，引起眼红肿、流泪、喉痛、呼吸困难，甚至喉头水肿等

428. CO
429. NOX
430. O_3
431. SO_2
432. BaP

（433～436题共用备选答案）
A. 硫化氢
B. SO_2和可吸入尘
C. SO_2
D. 异氢酸甲酯
E. ^{131}I、^{103}Ru、^{137}Gs 等核裂变产物

433. 印度博帕尔事件的主要污染物
434. 伦敦烟雾事件的主要污染物
435. 造成四日市哮喘的主要污染物
436. 苏联切尔诺贝利核电站爆炸的主要污染物

（437～438题共用备选答案）
A. 0.5m
B. 1.0m
C. 1.5m
D. 2～3m
E. 3～5m

437. 监测有毒气体的采样高度
438. 监测颗粒物采样高度

（439～441题共用备选答案）
A. 规划措施，以减少大气污染
B. 工艺措施，以减少污染物向大气中排放
C. 控制燃煤污染
D. 除尘
E. 废气净化回收措施

439. 改革燃料结构，用无烟燃料取代有烟燃料，以液体或气体燃料取代固体燃料
440. 合理安排工业布局和城镇功能分区，这是
441. 以无毒原料代替有毒原料，生产过程闭路循环，这是

（442～444题共用备选答案）
A. 水体受到污染，自净过程在进行
B. 水体污染的自净过程基本完成，且未再受到新的污染
C. 水体曾受到过污染
D. 水体受到有机物的新近污染
E. 水体受污染，有一定程度的自净

442. 某河流受到了生活污水的污染，分析了水体中氨氮、亚硝酸盐氮和硝酸盐氮三个指标的含量。第一次采样化验的结果是氨氮升高，而亚硝酸盐氮和硝酸盐含量变化不大，说明
443. 2个月后，再次采样化验发现氨氮和亚硝酸盐氮含量升高，而硝酸盐氮含量不高，说明
444. 禁止生活污水排放后半年，水中硝酸盐氮升高，氨氮和亚硝酸盐氮含量不高，说明

（445～448题共用备选答案）
A. 有机物及肠道病原菌、病毒和寄生虫卵
B. 病原体及各种医疗、诊断用物质
C. 含有生产原料，中间产品和终产品的无机物或有机物
D. 氮、磷、钾等化肥
E. 砷氟等元素

445. 工业废水主要含
446. 医疗用废水主要含有
447. 生活污水主要含有
448. 农业污水主要含有

（449～452题共用备选答案）
A. 地面水用水点
B. 污水排放口的地面水
C. 来自来水厂的出厂水
D. 全国江、河、湖泊、水库等水域
E. 医院污水排放口

指出下列各种水质卫生标准的适用点

449. 我国生活饮用水卫生标准
450. 地面水环境质量标准
451. 医院污水排放标准
452. 地面水水质卫生要求和地面水中有害物质最高容许浓度

（453～456题共用备选答案）
A. 污染物的迁移
B. 污染物的转化
C. 生物富集
D. 水体富营养化
E. 有机物腐殖质化

453. 污染物被生物吸收后，在生物体内蓄积，使体内的浓度大大超过环境中的浓度，这种转归形式称为
454. 污染物通过化学反应或生物降解作用，改变了毒性、存在状态和迁移能力，这种转归形式称为
455. 污染物通过生物体的吸收、代谢、生长、死亡等过程，进行转移的转归形式称为
456. 氮磷等污染物引起藻类大量

繁殖，消耗氧气导致水体恶化，水生物死亡，这种转归形式称为

（457~459 题共用备选答案）

A. 腹痛、腹泻、呕吐

B. 头痛、头晕、失眠

C. 末梢神经炎

D. 血压和血糖升高

E. 黑脚病

457. 砷急性中毒的典型症状为

458. 砷慢性中毒的典型症状为

459. 台湾省曾发生典型慢性砷中毒称为

（460~462 题共用备选答案）

A. 钙、镁等盐类总含量

B. 钙、镁等离子总含量

C. 钙、镁的硫酸盐和氯化物

D. 钙、镁的重碳酸盐和碳酸盐

E. 以上都不是

460. 水的硬度是

461. 水的碳酸盐硬度是

462. 水的非碳酸盐硬度是

（463~467 题共用备选答案）

A. 手掌和足跖皮肤过度角化

B. 急性中毒后临床上出现四期：前驱期、呼吸困难期、惊厥期和麻痹期

C. 氟骨症、氟斑牙

D. 亚克汀病

E. 高铁血红蛋白血症

以下生物地球化学性疾病及化学性污染分别能引起上述哪类临床表现

463. 地方性氟中毒

464. 地方性甲状腺肿

465. 地方性砷中毒

466. 水源中氰化物污染

467. 水源中硝酸盐污染

（468~470 题共用备选答案）

A. 感官性状指标

B. 一般化学指标

C. 毒理学指标

D. 细菌学指标

E. 放射性指标

468. 水温属于

469. 大肠菌群属于

470. 镉属于

（471~472 题共用备选答案）

我国生活饮用水卫生标准中规定，以下指标不得超过

A. 100 个/毫升

B. 100 个/3 毫升

C. 3 个/毫升

D. 每 100 毫升水样中不得检出

E. 100 个/升

471. 细菌总数

472. 总大肠菌群

（473~475 题共用备选答案）

A. 毒理实验

B. 水质检验

C. 水质卫生特征测定

D. 流行病学调查

E. 水源环境卫生调查

473. 欲了解水源周围污染情况，应进行

474. 欲了解水源水质情况，应进行

475. 欲了解供水区居民介水传染病发病情况，应进行

（476~478 题共用备选答案）

A. $CaCl_2$

B. $Ca(OH)_2$

C. $Ca(OCl)Cl$

D. $Al_2(SO_4)_3$

E. $Al(OH)_3$

476. 常用消毒剂是

477. 常用混凝剂是

478. 常用助凝剂是

（479~482 题共用备选答案）

A. 普通氯化消毒法

B. 氯胺消毒法

C. 折点氯消毒法

D. 过量氯消毒法

E. 二重氯消毒法

479. 对有机污染严重的水井消毒时采用

480. 正常情况下对水井消毒采用

481. 人为地加入氨的消毒方法是

482. 短时间内即可达到消毒目的，使余氯达到 1~5mg/L 的消毒方法是

（483~487 题共用备选答案）

A. 混凝沉淀

B. 自然沉淀

C. 消毒

D. 过滤

E. 特殊处理

针对不同水质的水源水，应分别采用不同的水质净化处理方法

483. 感官性状良好的水，可直接采用

484. 水中含有胶体颗粒，长期不易自然沉淀，必须进行

485. 悬浮物多，浑浊度高的地面水，必须首先进行

486. 水中含有铁、锰、氟、臭味等物质，必须进行

487. 难以沉淀完全的水，必须进行

（488~490 题共用备选答案）

A. 氯

B. 臭氧

C. 紫外线

D. 二氧化氯

E. 氯胺

488. 上列哪一种消毒剂只适用于单位供水

489. 可供公共给水选择的消毒剂包括以上各项，除了

490. 上列哪种饮水消毒方法属于物理方法

（491~492 题共用备选答案）

A. 半减期

B. 时效关系

C. 残留期

D. 作用时间

E. 以上都不是

491. 化学毒物在土壤和农作物中减少 50%所需时间是

492. 化学毒物在土壤和农作物中减少 75%~100%所需时间是

（493~495 题共用备选答案）

A. 人—土壤—人

B. 动物—土壤—人

C. 土壤—人

D. 以上都是
E. 以上都不是

493. 人体排出的含有病原菌或寄生虫卵的粪便污染了土壤，食入被土壤污染食物而致病，其途径是
494. 天然土壤中常常存在致病菌，人接触土壤或食入土壤污染食品而致病，其途径是
495. 动物粪便污染土壤，人接触土壤而致病，其途径是

（496~498题共用备选答案）
A. 伤寒、痢疾等肠道传染病
B. 破伤风梭菌和肉毒梭菌中毒
C. 流感
D. 钩端螺旋体病
E. 乙型脑炎

496. 经常通过土壤—人途径而致病的是
497. 经常通过人—土壤—人途径传染给人的疾病是
498. 经常通过动物—土壤—人途径传染给人的疾病是

（499~500题共用备选答案）
A. 骨质疏松，四肢脊柱变形，病理骨折，终日疼痛
B. 感觉障碍，运动障碍，视野缩小，语言、听力障碍
C. 皮肤色素沉着，甚至形成黑脚病
D. 骨骼变形疼痛，斑釉齿
E. 神经衰弱，周围神经炎，脱发

499. 有机汞中毒（水俣病）
500. 土壤重金属铊污染所致

（501~504题共用备选答案）
A. 利用密闭条件下厌氧发酵产生的氨，杀灭病原微生物和虫卵，并有生物拮抗作用
B. 利用虫卵比重大于粪尿比重的原理，使虫卵下沉，利用粪尿发酵的氨，杀死虫卵
C. 将人粪尿、垃圾、杂草混合密闭发酵，产生沼气
D. 人畜粪尿、垃圾、秸梗等，混合堆堆，并留有通风口，利用堆温杀灭病原体
E. 利用敌百虫、尿素、野生植物等杀灭虫卵

以下各种粪便无害化处理方法，各是利用上述何种原理

501. 发酵沉卵法
502. 药物处理法
503. 沼气发酵法
504. 密封发酵法

（505~507题共用备选答案）
A. 独立的远郊工业区
B. 布置在城市边缘的工业区
C. 应设在居住区内的独立地段，用绿化带与住宅群隔开
D. 卫生条件最好的地段
E. 铁路、公路或码头附近

根据工厂对环境的影响程度，选择工业用地

505. 污染轻微或无污染、运输量又不大的工业
506. 污染较轻、运输量中等的工业
507. 消耗能源多，污染严重，运输量大的工业，布置在

（508~509题共用备选答案）
A. 1公顷居住区用地面积上居住的人数
B. 1公顷居住建筑用地面积上居住人数
C. $1000m^2$居住区用地面积上居住的人数
D. $1000m^2$居住建筑用地面积上居住人数
E. 以上都不是

508. 人口净密度
509. 人口毛密度

（510~513题共用备选答案）
A. 由工作面中心至窗上缘连线与工作面水平线之夹角
B. 窗户的有效透光面积与居室地面积之比
C. 室内水平面上散射光照度与同时间同高度的室外空旷处的散射光照度之比
D. 室内工作点至对侧窗外遮光物上端的连线与该室内工作点至窗上缘连线之间的夹角
E. 由人工光源发生的照度

下列各采光指标的概念是

510. 开角
511. 入射角
512. 自然照度系数（%）
513. 采光系数

（514~517题共用备选答案）
A. 开角
B. 采光系数
C. 入射角
D. 人工照度
E. 自然照度系数

选用上述指标的目的是

514. 欲了解居室的实际采光能力
515. 欲了解居室采光面积是否足够
516. 欲了解窗外遮光物是否影响室内采光
517. 欲了解窗户高度对室内采光有无影响

（518~520题共用备选答案）
A. 一日内各个时期观测点与太阳的连线和地平线间所夹的仰角
B. 日出后各个时期观测点与太阳连线在水平面上投影线和观测点与正南方向连线所夹的角
C. 室内工作点与采光口上缘的连线和水平面所成的夹角
D. 室内工作点与对测室外遮光物上端的连线和工作点与采光口上缘连线之间的夹角
E. 通过门窗进入室内的直接阳光照射与墙壁形成的角

518. 太阳方位角是
519. 太阳高度角是
520. 投射角是

（521~524题共用备选答案）
A. 黑球温度

B. 校正有效温度
C. 预计 4 小时出汗率
D. 热强度指数
E. 风速

521. 根据环境因素测定而制定的室内小气候综合指标是
522. 根据主观感觉结合环境因素测定而制定的综合指标是
523. 根据机体与环境之间热交换的情况而制定的综合指标是
524. 根据生理反应结合环境物理因素而制定的综合指标是

（525~529 题共用备选答案）
A. 蒸发
B. 对流
C. 代谢
D. 辐射
E. 蓄积

525. 机体保持热平衡 M±C±R−E=S，式中 M 代表
526. 机体保持热平衡 M±C±R−E=S，式中 C 代表
527. 机体保持热平衡 M±C±R−E=S，式中 E 代表
528. 机体保持热平衡 M±C±R−E=S，式中 R 代表
529. 机体保持热平衡 M±C±R−E=S，式中 S 代表

（530~532 题共用备选答案）
A. 2~3℃
B. 2~5℃
C. 3℃
D. 5℃
E. 6℃

530. 垂直温差不应大于
531. 水平温差不应超过
532. 外墙内表面温度不应低于室中央气温

（533~536 题共用备选答案）
A. <85℃
B. <6℃
C. <5.5℃
D. 35%~70%
E. <20℃

533. 住宅采暖卫生要求中规定室内相对湿度应为
534. 室内空气温度与墙面温度差为
535. 室内空气温度与天花板温度差为
536. 采暖器的表面温度为

（537~539 题共用备选答案）
A. 事先监督检查
B. 事后监督检查
C. 预防性卫生监督
D. 定期监督检查
E. 不定期监督检查

以下检查项目各属于哪类监督检查

537. 中毒事故调查
538. 日常卫生检查
539. 对自来水进行定期的采样检查

参考答案

1. D	2. E	3. D	4. B	5. E	6. D	7. E	8. A	9. C	10. B
11. E	12. C	13. D	14. D	15. E	16. E	17. C	18. E	19. B	20. C
21. A	22. B	23. C	24. B	25. C	26. E	27. A	28. C	29. C	30. E
31. D	32. C	33. E	34. E	35. C	36. E	37. D	38. C	39. C	40. B
41. C	42. D	43. C	44. D	45. D	46. E	47. B	48. D	49. C	50. B
51. D	52. E	53. C	54. E	55. E	56. B	57. D	58. E	59. C	60. C
61. C	62. B	63. C	64. D	65. D	66. B	67. B	68. C	69. B	70. C
71. B	72. B	73. C	74. B	75. B	76. B	77. E	78. B	79. A	80. D
81. B	82. B	83. A	84. B	85. D	86. B	87. E	88. B	89. D	90. D
91. E	92. C	93. D	94. A	95. A	96. E	97. D	98. B	99. A	100. E
101. C	102. C	103. C	104. C	105. A	106. D	107. C	108. D	109. B	110. A
111. E	112. D	113. A	114. C	115. C	116. D	117. D	118. D	119. E	120. D
121. C	122. C	123. D	124. D	125. A	126. C	127. B	128. E	129. A	130. C
131. B	132. D	133. E	134. E	135. D	136. D	137. B	138. E	139. C	140. A
141. C	142. E	143. C	144. B	145. D	146. E	147. D	148. C	149. A	150. E
151. B	152. A	153. E	154. D	155. B	156. B	157. C	158. C	159. B	160. A
161. B	162. E	163. B	164. A	165. A	166. B	167. D	168. B	169. D	170. C
171. E	172. A	173. D	174. B	175. C	176. D	177. C	178. D	179. E	180. C

181. E　182. A　183. D　184. B　185. A　186. B　187. B　188. C　189. C　190. C
191. D　192. A　193. B　194. C　195. C　196. B　197. D　198. B　199. E　200. A
201. E　202. D　203. D　204. C　205. D　206. B　207. D　208. A　209. A　210. A
211. C　212. B　213. E　214. B　215. B　216. E　217. C　218. C　219. E　220. C
221. A　222. A　223. B　224. D　225. A　226. C　227. C　228. B　229. A　230. B
231. C　232. A　233. C　234. D　235. E　236. B　237. D　238. A　239. D　240. D
241. D　242. B　243. A　244. D　245. D　246. A　247. A　248. E　249. C　250. D
251. B　252. B　253. A　254. B　255. D　256. D　257. A　258. E　259. A　260. A
261. C　262. B　263. C　264. D　265. D　266. C　267. C　268. D　269. C　270. A
271. D　272. D　273. C　274. B　275. D　276. A　277. E　278. B　279. C　280. E
281. B　282. E　283. A　284. D　285. A　286. B　287. B　288. B　289. A　290. A
291. D　292. B　293. A　294. D　295. C　296. B　297. B　298. A　299. B　300. C
301. D　302. D　303. C　304. C　305. A　306. A　307. E　308. E　309. A　310. E
311. D　312. A　313. D　314. B　315. B　316. D　317. C　318. B　319. E　320. C
321. D　322. A　323. A　324. A　325. E　326. E　327. D　328. D　329. C　330. E
331. D　332. A　333. B　334. C　335. B　336. B　337. C　338. A　339. C　340. C
341. C　342. B　343. E　344. D　345. C　346. A　347. B　348. E　349. D　350. A
351. D　352. E　353. A　354. B　355. B　356. C　357. D　358. E　359. D　360. D
361. B　362. A　363. B　364. B　365. B　366. C　367. D　368. D　369. B　370. A
371. D　372. D　373. A　374. D　375. A　376. C　377. A　378. B　379. E　380. B
381. C　382. B　383. B　384. E　385. C　386. A　387. A　388. C　389. A　390. D
391. B　392. A　393. C　394. A　395. D　396. B　397. A　398. C　399. B　400. D
401. A　402. B　403. D　404. A　405. E　406. D　407. A　408. B　409. A　410. E
411. C　412. D　413. B　414. B　415. D　416. A　417. C　418. C　419. E　420. D
421. C　422. D　423. C　424. B　425. A　426. D　427. E　428. B　429. A　430. E
431. D　432. C　433. D　434. B　435. C　436. E　437. C　438. E　439. C　440. A
441. B　442. D　443. A　444. B　445. C　446. B　447. A　448. D　449. C　450. D
451. E　452. A　453. C　454. B　455. A　456. D　457. A　458. C　459. E　460. A
461. D　462. C　463. C　464. D　465. A　466. B　467. E　468. A　469. D　470. C
471. A　472. D　473. E　474. B　475. D　476. C　477. D　478. B　479. D　480. A
481. B　482. D　483. C　484. A　485. B　486. E　487. D　488. C　489. C　490. C
491. A　492. C　493. A　494. C　495. B　496. B　497. A　498. D　499. B　500. E
501. B　502. E　503. C　504. A　505. C　506. B　507. A　508. B　509. A　510. D
511. A　512. C　513. B　514. E　515. B　516. A　517. C　518. B　519. A　520. C
521. A　522. B　523. D　524. E　525. C　526. E　527. A　528. D　529. B　530. C
531. A　532. E　533. D　534. B　535. C　536. A　537. B　538. A　539. D

第十二章　职业卫生与职业医学

【A₁型题】

1. 职业卫生与职业医学的概念是
   A. 预防医学的分支，主要研究如何改善劳动条件
   B. 研究职业病的病因、临床表现、诊断和治疗的学科
   C. 研究劳动条件对劳动者健康的影响和如何识别、评价和控制不良劳动条件的学科
   D. 研究劳动者的生理变化，提高作业能力的学科
   E. 研究生产工艺过程对劳动者健康影响的学科
2. 职业卫生与职业医学的主要任务是
   A. 改善劳动条件
   B. 提高劳动生产率
   C. 消除不良因素，保护工人健康
   D. 识别、评价、预测和控制不良劳动条件
   E. 提高劳动卫生科学水平
3. 工作条件包括
   A. 劳动过程
   B. 生产工艺过程
   C. 生产环境
   D. 三者都是
   E. 三者都不是
4. 劳动过程由下列因素或条件组成，除外
   A. 劳动组织
   B. 操作体位和方式
   C. 体、脑劳动比例
   D. 劳动强度
   E. 采光照明
5. 职业性有害因素是指
   A. 生产工艺过程中存在的有害健康的各种职业因素
   B. 劳动过程中所有能对健康产生不良影响的职业因素
   C. 不良劳动条件下存在的能对健康产生不良影响的职业因素
   D. 生产环境中存在的能对健康产生不良影响的职业因素
   E. 以上都不是
6. 生产工艺过程中的有害因素不包括
   A. 铅
   B. 炭疽杆菌
   C. 煤尘
   D. 微波
   E. 劳动强度过大
7. 劳动过程中的有害因素为
   A. 通风换气不足
   B. 作息制度不合理
   C. 有害作业与无害作业在同一个车间内
   D. 个人防护用品使用不当
   E. 卫生设施不健全
8. 生产性有害物理因素不包括
   A. 噪声
   B. 红外线
   C. 射频辐射
   D. 粉尘
   E. 微波
9. 非电离辐射不包括
   A. 可见光
   B. 紫外线
   C. 激光
   D. 微波
   E. X 射线
10. 职业性有害因素引起的职业性损害不包括
    A. 职业病
    B. 工伤
    C. 职业特征
    D. 急性职业中毒
    E. 职业性多发病
11. 医学上所指的职业病是
    A. 与职业有关的疾病
    B. 工厂、矿山中最常见的疾病
    C. 职业性有害因素引起的特定疾病
    D. 职业性有害因素的非特异性作用引起的疾病
    E. 工人接触毒物引起的中毒
12. 职业病是由下列哪种因素引起的
    A. 不良劳动条件
    B. 生产性因素
    C. 有害的生产过程
    D. 职业性有害因素
    E. 生产性有害因素
13. 我国现行法定职业病共有
    A. 14 种
    B. 18 种
    C. 9 大类 99 种
    D. 9 大类 101 种
    E. 10 大类 132 种
14. 有关法定职业病的种类和数量，下列哪种说法是正确的
    A. 恒定不变
    B. 随时变化
    C. 越来越少
    D. 越来越多
    E. 随着不同时期的经济条件和科学技术水平，而发生相应的变化
15. 我国职业病目录中数量最多的一类职业病是
    A. 肺尘埃沉着病（又称尘肺病）
    B. 职业性皮肤病
    C. 职业中毒
    D. 职业性肿瘤
    E. 生物因素所致职业病
16. 下列哪一项不属于职业病的范围
    A. 伐木工人的森林脑炎和局部振动病（又称手臂振动病）
    B. 凿岩工人的硅沉着病
    C. 石墨工人的炭黑尘肺
    D. 铅作业工人的消化性溃疡

E. 煤矿井下工人发生的滑囊炎

17. 下列哪项职业性多发病的说法不正确
A. 又称工作有关疾病
B. 是多因素疾病
C. 职业因素是原因之一
D. 职业因素可使潜在疾病暴露或使已有疾病加重
E. 在一般人群中不会出现

18. 接触职业性有害因素的劳动者是否发生职业性疾患主要取决于
A. 接触浓度（强度）和时间
B. 接触机会
C. 接触方式
D. 接触浓度（强度）
E. 每次接触量

19. 下列哪项属于预防医学的一级预防
A. 早期检测损害
B. 定期体检
C. 防止并发症发生
D. 改革生产工艺
E. 及时治疗职业病

20. 以下是基层劳动卫生工作的主要内容，除外
A. 现场劳动卫生调查和职业流行学调查
B. 制定有关法规、条例和卫生标准
C. 生产环境监测
D. 人员培训和宣传教育
E. 对劳动者进行健康监护

21. 肌肉活动依靠体内贮存的ATP-CP系统供能特点是
A. 迅速
B. 产生乳酸较多
C. 非常迅速
D. 提供能量较多
E. 氧的需要量较少

22. 中等强度作业时供氧情况是
A. 氧需超过氧上限
B. 氧需不超过氧上限
C. 氧需等于氧上限
D. 几乎是在无氧条件下
E. 氧债大量蓄积的条件下

23. 乳酸供能的特点不包括
A. 一般出现在大体力劳动中
B. 不能持久
C. 易疲劳
D. 消耗脂肪供能较多
E. 速度较快

24. 体力劳动过程中体内产生氧债的准确解释是
A. 劳动强度大，需氧量大
B. 劳动中氧需大于氧上限
C. 劳动时供氧系统未起作用
D. 肌肉在无氧状态下活动
E. 机体供氧能力有限

25. 评价体力劳动强度大小的主要依据是
A. 心输出量
B. 排汗量
C. 能量消耗量
D. 心率
E. 直肠温度

26. 下列哪一项不属于静态作业的特征
A. 能量消耗水平不高
B. 易引起肌肉关节损伤
C. 维持的时间较长
D. 效率低下
E. 易疲劳

27. 下列哪一项是动态作业的特征
A. 效率低下
B. 易疲劳
C. 不易造成肌肉关节的损伤
D. 劳动时间不持久
E. 易阻碍血流

28. 静态作业时肌肉的主要收缩方式是
A. 等长收缩
B. 等张收缩
C. 间断性收缩
D. 持续性收缩
E. 几乎不收缩

29. 决定氧上限的主要因素是
A. 劳动强度
B. 肺活量
C. 最大通气量
D. 心跳次数
E. 心脏的最高输出量（每分钟输出量）

30. 从事过度紧张的作业，可出现瞳孔直径变大、焦虑、冷漠、抑郁或兴奋、易怒，这些可归纳于
A. 行为表现
B. 性格表现
C. 心理反应
D. 生物反应
E. 生理反应

31. 在劳动过程中引起职业紧张的职业因素是
A. 角色特征
B. 工作特征
C. 人际和组织关系
D. 人力资源管理
E. 以上都是

32. 下列哪项关于心身疾病的说法是正确的
A. 又称精神心理疾病
B. 情绪因素引起的疾病大多不是心身疾病
C. 是指一组与心理和社会因素密切相关，但以躯体症状表现为主的疾病
D. 支气管哮喘因与社会心理因素无关，不属于心身疾病
E. 以上都不正确

33. 厂房内产生有毒气体作业地点的通风排毒主要采用
A. 全面抽出式机械通风
B. 全面送入式机械通风
C. 有组织的全面自然通风
D. 局部送入式机械通风
E. 局部抽出式机械通风

34. 职业中毒是由于
A. 接触生产性毒物引起的中毒
B. 接触生产中各种化学物引起的中毒
C. 接触各种生产性有害因素引起的中毒
D. 接触生产性化学物引起的中毒

E. 接触化学物的原料引起的中毒

35. 毒物能发生慢性中毒的基础为
A. 进入机体的剂量
B. 接触毒物的时间
C. 毒物的选择作用
D. 毒物的蓄积作用
E. 工人的个体差异

36. 预防职业中毒的中心环节是
A. 根除毒物
B. 加强通风
C. 降低生产环境毒物浓度
D. 采取综合措施
E. 隔离生产

37. 生产环境易危害人体健康的是
A. 气体、蒸汽、气溶胶
B. 气体、液体、烟、固体
C. 蒸汽、液体、固体、烟
D. 液体、固体、粉尘、烟
E. 固体、液体、尘、雾

38. 气态毒物引起急性中毒时，将患者转移到空气新鲜处急救，其目的为
A. 便于及时抢救
B. 及时补充新鲜空气
C. 防止急救人员中毒
D. 促进毒物排出
E. 防止继续吸入毒物并促进毒物经肺部排出

39. 判断毒物急性毒性大小最常用的指标是
A. LC_0
B. LC_{50}
C. LC_{100}
D. MLC
E. 以上均是

40. 当一氧化碳和氮氧化物共存时，两者毒性均增加，这种情况称为毒物的
A. 相加作用
B. 相乘作用
C. 拮抗作用
D. 独立作用
E. 竞争作用

41. 几种毒物同时作用，其毒物毒性等于各毒物分别作用的毒性总和，是指
A. 联合作用
B. 相加作用
C. 相乘作用
D. 拮抗作用
E. 独立作用

42. 毒物在体内的分布很大程度上取决于毒物
A. 通过细胞的能力
B. 在生产环境中的挥发性
C. 颗粒大小与形态
D. 在体液中的溶解度
E. 进入体内的剂量及毒性

43. 生产性有害因素作用于人体受一定因素的影响，其中起主要作用的是
A. 有害因素的强度（剂量）
B. 接触机会
C. 个体之间的差异
D. 有害因素种类
E. 以上都不是

44. 毒物引起职业中毒最常见而又最危险的途径是
A. 消化道
B. 完整的皮肤
C. 呼吸道
D. 黏膜
E. 血脑屏障

45. 职业中毒的主要治疗原则是
A. 迅速脱离现场
B. 使毒物不要进入体内
C. 调离作业，对症处理
D. 保护重要器官的功能
E. 阻止毒物继续吸收，解毒，排毒，对症治疗

46. 毒物毒性大小的决定因素为
A. 剂量
B. 接触途径
C. 接触频率
D. 暴露时间
E. 接触速率

47. 关于决定毒物能否通过完整皮肤进入体内的理化性质，下列叙述正确的是
A. 水溶性大
B. 水溶性小
C. 脂溶性小
D. 脂、水双溶性，脂/水分配系数越接近于1越容易通过
E. 分散度越小越容易通过

48. 最理想的防毒措施是
A. 降低空气中的毒物浓度至最高浓度以下
B. 加强个人防护
C. 积极锻炼身体，增强体质
D. 从根本上消除毒物
E. 加强环境监测

49. 毒物在体内的代谢转化方式有
A. 还原、氧化、分解
B. 氧化、水解、结合
C. 还原、氧化、分解
D. 还原、氧化、水解、结合
E. 还原、氧化、分解、结合

50. 根据哪几个方面的资料分析来进行职业中毒的诊断
A. 现场调查、体格检查
B. 接触毒物的作业工龄、工种及劳动条件
C. 有毒物质的种类、浓度及接触时间
D. 体格检查、职业史及现场调查
E. 职业史、劳动条件及毒物的种类

51. 慢性铅中毒主要引起
A. 低色素正细胞性贫血
B. 溶血性贫血
C. 再生障碍性贫血
D. 缺铁性贫血
E. 巨幼细胞贫血

52. 慢性铅中毒急性发作的典型症状是
A. 腹绞痛
B. 肌肉震颤
C. 周围神经炎
D. 垂腕
E. 精神症状

53. 吸收入体内的铅主要由
A. 肠道排出
B. 汗腺排出
C. 呼吸道排出

D. 唾液腺排出
E. 肾脏排出

54. 铅作业工人尿铅升高的意义是
A. 铅吸收指标
B. 尿铅排泄障碍
C. 铅吸收障碍
D. 急性铅中毒指标
E. 慢性铅中毒指标

55. 铅作业工人的生物效应标志物监测指标是
A. 血浆和尿中δ-ALA升高
B. δ-ALA脱水酶活性增高
C. 血浆中锌卟啉含量降低
D. 血胆碱酯酶活性下降
E. 血中高铁血红蛋白含量增高

56. 预防铅中毒的最根本措施是
A. 降低工作场所中的铅浓度
B. 缩短工作时间
C. 加强个人防护
D. 体格检查及健康监护
E. 禁止在工作场所内进食、吸烟

57. 沉积在骨骼中的铅为
A. 磷酸氢铅
B. 磷酸铅
C. 甘油磷酸铅
D. 硫酸铅
E. 硫化铅

58. 铅中毒时可出现
A. 书写过小症
B. 肌束震颤
C. 腕下垂
D. 高铁血红蛋白血症
E. 意向性震颤

59. 铅中毒患者尿中δ-ALA含量增高是因为
A. 铅抑制δ-ALA脱水酶
B. 铅抑制δ-ALA合成酶
C. 铅使δ-ALA脱水酶活性升高
D. 铅使δ-ALA合成酶活性增高
E. 铅抑制血红素合成酶

60. 铅中毒患者血中锌原卟啉（ZPP）增高的原因是
A. 铅抑制δ-ALA脱水酶
B. 铅使δ-ALA脱水酶活性升高
C. 铅抑制δ-ALA合成酶
D. 铅使δ-ALA合成酶活性增高
E. 铅抑制血红素合成酶

61. 铅中毒性贫血的机制是
A. 卟啉代谢障碍，血管痉挛
B. 卟啉代谢障碍，溶血作用
C. 溶血作用，血管痉挛
D. 卟啉代谢障碍，溶血，血管痉挛
E. 以上都不是

62. 接触铅的作业是
A. 制造高温仪表
B. 制造景泰蓝
C. 干电池的生产
D. 电镀行业
E. 水泥的生产

63. 铅中毒时应首先选用
A. 亚甲蓝
B. 亚硝酸钠-硫代硫酸钠
C. 阿托品
D. 依地酸二钠钙
E. 二巯丙磺钠

64. 可能接触铅的作业是
A. 喷漆
B. 焊接
C. 铸字
D. 炸药生产
E. 染料生产

65. 牙龈边缘蓝黑色“铅线”的化学成分是
A. 三氧化二铅
B. 硫化铅
C. 四氧化三铅
D. 醋酸铅
E. 硝酸铅

66. 下列哪一种情况不是诱发铅中毒的因素
A. 酗酒
B. 发热
C. 严重的创伤
D. 缺钙
E. 热水浴

67. 慢性汞中毒的三大临床症状为
A. 易兴奋症、口腔炎、腐蚀性胃肠炎
B. 震颤、口腔炎、易兴奋症
C. 口腔炎、间质性肺炎、皮炎
D. 间质性肺炎、肾炎、皮炎
E. 震颤、肾炎、口腔炎

68. 驱汞治疗的药物主要为
A. $CaNa_2$-EDTA
B. 亚硝酸钠
C. $Na_2S_2O_3$
D. 二巯丙磺钠
E. $CaNa_3$-DTPA

69. 汞毒作用的基础是
A. 与红细胞结合
B. 与血红蛋白结合
C. Hg-SH反应
D. 与金属硫蛋白结合
E. 与核酸结合

70. 汞中毒的突出表现之一是
A. 共济失调
B. 易兴奋
C. 不易兴奋
D. 感觉型周围神经炎
E. 运动型周围神经炎

71. 接触汞作业最常见的中毒是
A. 慢性汞中毒
B. 急性汞中毒
C. 亚急性汞中毒
D. 亚慢性汞中毒
E. 以上几种都常见

72. 由消化道摄入金属汞后
A. 吸收引起急性汞中毒
B. 吸收引起中毒性肾炎
C. 吸收引起中毒性肝病
D. 刺激胃肠黏膜引起腐蚀性胃肠炎
E. 几乎全由肠道排出，对人体无害

73. 下列哪一项不属于汞的理化特点
A. 在常温下易蒸发
B. 汞蒸气一般停留在车间上层空间
C. 汞蒸气易被地面吸附

D. 汞易分散
E. 汞污染难以清除

74. 吸入体内的金属汞早期主要分布在
A. 神经系统
B. 骨骼组织
C. 肝脏
D. 肺脏
E. 肾脏

75. 接触汞的作业是
A. 制造高温仪表
B. 制造景泰蓝
C. 干电池的生产
D. 电镀行业
E. 水泥的生产

76. 无机汞的最后蓄积脏器为
A. 肾脏
B. 脾脏
C. 骨骼
D. 肝脏
E. 血液

77. 汞中毒时可出现
A. 书写过小症
B. 肌束震颤
C. 腹绞痛
D. 高铁血红蛋白血症
E. 意向性震颤

78. 下列哪项不是预防职业性汞中毒的措施
A. 以气动仪表代替汞仪表
B. 改善作业环境条件，使空气中汞的浓度不超过0.01mg/m^3
C. 车间温度控制在18℃以下
D. 戴防毒口罩
E. 改善作业环境条件，使空气中汞的浓度不超过0.05mg/m^3

79. 水溶性小的刺激性气体对人体的重要危害为
A. 喉头痉挛
B. 支气管痉挛
C. 化学性肺水肿
D. 眼结膜充血
E. 皮肤溃疡

80. 急性刺激性气体中毒的预防措施重点是
A. 定期测定空气中的毒物浓度
B. 定期体检
C. 早期发现患者，早期预防
D. 用药物进行预防
E. 防止跑、冒、滴、漏和意外事故

81. 中毒性肺水肿可用哪一种药物消除泡沫
A. 1/6M乳酸钠
B. 5%碳酸氢钠
C. 10%硅酮
D. 20%甘露醇
E. 50%葡萄糖

82. 抢救刺激性气体中毒时最关键的措施是
A. 改善缺氧
B. 应用解毒药
C. 给予镇静药
D. 防止中毒性肺水肿
E. 对症处理

83. 下列气体不属于刺激性气体的是
A. SO_2
B. NO_2
C. 光气
D. CO_2
E. HF

84. 预防刺激性气体所致肺水肿的关键是
A. 给氧
B. 注射强心药
C. 早期足量皮质激素的应用
D. 控制感染
E. 镇咳、化痰

85. 下面关于氯气中毒的描述不正确的是
A. 氯气的黏膜损伤作用是由于生成氯化氢和新生态氧
B. 高浓度可引起电击样死亡
C. 氯气也可引起慢性损伤
D. 氯气对呼吸道黏膜末梢感受器刺激可造成平滑肌痉挛
E. 心脏病患者可从事接触氯气的工作

86. 化学性肺水肿在临床上按发展顺序可分为
A. 潜伏期、刺激期、肺水肿期、恢复期
B. 刺激期、潜伏期、肺水肿期、恢复期
C. 刺激期、潜伏期、恢复期、肺水肿期
D. 潜伏期、恢复期、刺激期、肺水肿期
E. 刺激期、潜伏期、恢复期、肺水肿期

87. 使血液运氧功能发生障碍的毒物是
A. NO_x
B. SO_2
C. HCl
D. CO
E. CO_2

88. 中毒性脑病常见于
A. 氰化物中毒
B. 苯中毒
C. 三硝基甲苯中毒
D. 一氧化碳中毒
E. 氯气中毒

89. 职业中毒治疗时常用的高铁血红蛋白还原药是
A. 阿托品
B. 硫代硫酸钠
C. 二巯丁二钠
D. 亚甲蓝
E. 能量合剂

90. 可助于一氧化碳中毒的诊断为
A. 高铁血红蛋白含量测定
B. 碳氧血红蛋白含量测定
C. 血中胆碱酯酶活性测定
D. 血白细胞计数
E. 尿酚含量测定

91. 下面关于一氧化碳急性中毒的描述错误的是
A. 一氧化碳急性中毒皮肤黏膜呈樱桃红色
B. 高压氧是较有效的治疗手段
C. 急性中毒的机制是因为一

氧化碳与血红蛋白的亲和力比氧要高3600倍
D. 临床上可将一氧化碳急性中毒分为3级
E. 急性中毒后可发生神经系统后遗症

92. 为防止一氧化碳急性中毒，生产环境中CO的浓度不应超过
A. $10mg/m^3$
B. $20mg/m^3$
C. $30mg/m^3$
D. $40mg/m^3$
E. $50mg/m^3$

93. 急性苯中毒现场急救的首要措施是
A. 吸氧
B. 人工呼吸
C. 给予急救
D. 保持安静
E. 立即将患者移出现场

94. 慢性苯中毒最常见的临床表现为
A. 粒细胞减少
B. 红细胞减少
C. 麻醉作用
D. 再生障碍性贫血
E. 白血病

95. 甲苯进入体内后，从尿中排出的代谢产物主要是
A. 甲酚
B. 苯甲醇
C. 对苯酚
D. 对氨基酚
E. 马尿酸

96. 苯在体内的主要蓄积部位是
A. 骨骼
B. 骨髓
C. 脑
D. 肾
E. 血液

97. 慢性苯中毒主要损害
A. 消化系统
B. 神经系统
C. 造血系统
D. 循环系统
E. 血液系统

98. 急性苯中毒主要损害
A. 中枢神经系统
B. 循环系统
C. 血液系统
D. 呼吸系统
E. 泌尿系统

99. 可反映近期苯接触程度的指标是
A. 尿马尿酸
B. 尿甲基马尿酸
C. 尿苯基硫醚氨酸
D. 尿酚
E. 尿葡糖醛酸

100. 慢性苯中毒可出现
A. 巨幼细胞贫血
B. 再生障碍性贫血
C. 溶血性贫血
D. 低色素性贫血
E. 缺铁性贫血

101. 不属于慢性苯中毒实验室诊断指标的是
A. 白细胞数
B. 红细胞数
C. 尿酚
D. 血小板
E. 中性粒细胞数

102. 下列哪项不是二硫化碳的毒作用机制
A. 维生素 B_6 的缺乏
B. 神经细丝的共价交联
C. 金属离子的络合作用
D. 和体内含巯基酶结合
E. 影响神经递质的代谢

103. 一次高浓度吸入苯蒸气主要损害是
A. 化学性肺炎
B. 中枢神经麻痹
C. 造血功能极度障碍
D. 自主神经功能紊乱
E. 肝功能受损

104. 可能接触苯的作业是
A. 喷漆
B. 焊接
C. 铸字
D. 炸药生产
E. 染料生产

105. 苯的最高允许浓度为
A. $0.05mg/m^3$
B. $0.03mg/m^3$
C. $0.01mg/m^3$
D. $10mg/m^3$
E. $40mg/m^3$

106. 二硫化碳在神经组织中储存量较高，其中最高的为
A. 大脑
B. 周围神经
C. 自主神经
D. 小脑
E. 脊髓

107. 长期接触联苯胺可引起癌肿，在体检中必须做下列哪项检查
A. 拍X线片
B. 做甲胎蛋白检查
C. 做尿细胞学检查
D. 骨髓穿刺
E. 头颅CT

108. 慢性三硝基甲苯中毒最常见、最早和特异性的表现是
A. 肝功能检查异常、肝大
B. 贫血
C. 低血压
D. 中毒性白内障
E. 皮炎

109. 可作为二硫化碳生物学监测指标的是尿中的
A. 2-硫代噻唑烷-4-羧酸
B. 三硫代碳酸盐
C. 二硫代氨基甲酸盐
D. 吡哆胺二硫代氨基甲酸
E. 多巴胺β-羟化酶

110. 生产条件下，苯胺和硝基苯进入体内的途径主要是
A. 呼吸道
B. 呼吸道、皮肤
C. 皮肤
D. 消化道
E. 呼吸道、消化道

111. 苯胺和硝基苯在体内代谢转化生成的共同代谢产物是
A. 苯醌

B. 苯醌亚胺
C. 对亚硝基酚
D. 对氨基酚
E. 苯胺

112. 可引起出血性膀胱炎的毒物主要为
A. 5-氯邻甲苯胺
B. 联苯胺
C. 对苯二胺
D. 二硝基苯
E. 三硝基甲苯

113. 可引起接触性皮炎的毒物是
A. 苯
B. 硝基苯
C. 二硝基苯
D. 对苯二胺
E. 正己烷

114. 急性苯胺中毒的特效解毒剂是
A. 硫代硫酸钠
B. 小剂量亚甲蓝
C. 大剂量亚甲蓝
D. 亚硝酸钠
E. 亚硝酸异戊酯

115. 下列哪项不是急性苯胺中毒的临床表现
A. 高铁血红蛋白血症
B. 溶血性贫血
C. 中毒性多发性神经炎
D. 海因茨小体
E. 膀胱刺激征

116. TNT 中毒主要损害
A. 形成高铁血红蛋白血症
B. 损害神经系统
C. 损害肝脏系统
D. 损害造血系统
E. 损害呼吸系统

117. 苯胺中毒引起缺氧的主要原因为
A. 机体的运氧功能障碍
B. 组织利用氧功能障碍
C. 血液循环障碍
D. 引起呼吸肌麻痹
E. 肺通气功能和换气功能障碍

118. 变性珠蛋白小体出现在下列哪种中毒中
A. 铅中毒
B. 苯中毒
C. CO 中毒
D. 有机磷农药中毒
E. 苯胺中毒

119. 有助于苯胺中毒诊断的检查为
A. 高铁血红蛋白含量测定
B. 碳氧血红蛋白含量测定
C. 血中胆碱酯酶活性测定
D. 白细胞数检查
E. 尿酚含量测定

120. 苯胺可导致
A. 尿酚升高
B. 尿 δ-ALA 升高
C. 血尿
D. 尿叠氮钠试验阳性
E. 血胆碱酯酶活性下降

121. 长期接触联苯胺的工人易患
A. 皮肤癌
B. 膀胱癌
C. 间皮瘤
D. 白血病
E. 肝血管肉瘤

122. 下面不能生成高铁血红蛋白的是
A. 苯胺
B. 硝基苯
C. 对氯硝基苯
D. 对氨基酚
E. 二硝基酚

123. 间接引起肝损害的是
A. 三硝基甲苯
B. 二硝基苯
C. 硝基苯
D. 二甲苯
E. 硝基苯胺

124. 关于苯胺中毒下面的描述不正确的是
A. 苯胺在体内经生物转化成苯基羟胺与血红蛋白形成高铁血红蛋白
B. 在生产条件下温度增高可促进皮肤对苯胺的吸收
C. 苯胺急性中毒皮肤出现蓝灰色
D. 苯胺中毒高铁血红蛋白在30%以下者可不必使用亚甲蓝
E. 车间空气中苯胺最高容许浓度为 $15mg/m^3$ 以下

125. 二异氰酸甲苯酯的主要吸收途径是
A. 呼吸道
B. 消化道
C. 血液
D. 皮肤黏膜
E. 血脑屏障

126. 可接触丙烯腈的作业或生产为
A. 染料生产
B. 化纤或合成橡胶生产
C. 炸药生产
D. 喷漆生产
E. 铸造作业

127. 含氟塑料加工成型过程的烧结，对人体产生强烈的呼吸道刺激作用的温度是
A. 125℃
B. 250℃
C. 260℃
D. 315~375℃
E. 400℃

128. 氯乙烯可诱发哪一种肿瘤
A. 内皮细胞瘤
B. 肝血管肉瘤
C. 肺癌
D. 肝癌
E. 膀胱癌

129. 哪一种作业工人可出现肢端溶骨症
A. 氢氰酸作业工人
B. 硫化氢作业工人
C. 氯乙烯作业中的清釜工
D. 二硫化碳作业工人
E. 四氯化碳作业工人

130. 下列除哪一种疾病外，均为氯乙烯作业的职业禁忌证
A. 神经系统疾病
B. 肝脏病
C. 肾脏病

D. 皮肤病
E. 心血管疾病

131. 短时间内吸入大量的聚四氟乙烯热解气后，出现的症状有
A. 震颤
B. 腹痛、腹泻
C. 发热及感冒样症状
D. 神经系统症状
E. 贫血

132. 偶氮二异丁腈是高分子化合物生产中的
A. 原料
B. 助剂
C. 热裂解产物
D. 中间体
E. 单体

133. 农药在施用过程中进入机体的主要途径是
A. 呼吸道和皮肤
B. 皮肤
C. 消化道
D. 黏膜
E. 呼吸道

134. 清洗被敌百虫污染的皮肤时，最好使用
A. 肥皂水
B. 5%碳酸氢钠
C. 2%碳酸氢钠
D. 温清水
E. 有机溶剂

135. 关于有机磷农药在体内的分布，表述不正确的是
A. 迅速分布全身
B. 以肝含量最高
C. 可透过血脑屏障
D. 部分可透过胎盘屏障
E. 以中枢神经系统内含量最高

136. 有机磷农药易经完整皮肤吸收的原因是
A. 易溶于脂肪而不溶于水
B. 水溶性极大，且有一定的脂溶性
C. 对光、热、氧稳定
D. 主要可迅速经毛囊、汗腺和皮脂腺吸收
E. 脂溶性较大且有一定的水溶性

137. 有机磷农药抑制胆碱酯酶（ChE）活性的主要机制是农药结构中
A. 亲质子的磷酰基与ChE的酯解部位结合
B. 带正电荷部分与ChE负矩部位结合
C. 带正电荷部分与ChE的酯解部位结合
D. 带正电荷部分与ChE的酯解部位结合，而亲电子的磷酰基与ChE负矩部位结合
E. 带正电荷部分与ChE负矩部位结合，而亲电子的磷酰基与ChE的酯解部位结合

138. 马拉硫磷在人体内的主要代谢类型是
A. 氧化反应
B. 还原反应
C. 水解反应
D. 结合反应
E. 羟化反应

139. 马拉硫磷在昆虫体内的主要代谢产物是
A. 二甲基磷酸酯
B. 三氯乙醇
C. 三甲基磷酸酯
D. 马拉氧磷
E. 硫代磷酸酯

140. 胆碱酯酶复活药的主要作用是
A. 拮抗蓄积的乙酸胆碱
B. 与磷酸化胆碱酯酶分子中的磷酸基结合，使酶恢复活性
C. 与磷酸化胆碱酯酶分子中的酶成分结合，使酶恢复活性
D. 减轻和消除毒蕈碱样症状和中枢神经系统症状
E. 减轻和消除烟碱样症状

141. 有机磷农药所致中间肌无力综合征的临床特点是
A. 在出现胆碱能危象前出现四肢运动障碍
B. 一般在96小时内出现感觉障碍
C. 在出现迟发性多发性神经病（OPIDP）前出现运动障碍
D. 在胆碱能危象后和OPIDP出现前出现运动障碍
E. 在胆碱能危象后和OPIDP前出现感觉障碍

142. 不属于急性重度有机磷农药中毒临床表现的是
A. 全血胆碱酯酶活性一般在30%～50%
B. 重度意识障碍
C. 肺水肿
D. 脑水肿
E. 呼吸麻痹

143. 下列哪种农药口服中毒时不能用$NaHCO_3$溶液洗胃
A. 内吸磷
B. 对硫磷
C. 敌百虫
D. 马拉硫磷
E. 乐果

144. 急性中度有机磷农药中毒患者全血胆碱酯酶活性一般为
A. ≥80%
B. 70%～80%
C. 50%～70%
D. 30%～50%
E. <30%

145. 被对硫磷污染器皿的去毒处理主要为
A. 日光暴晒
B. 稀酸溶液浸泡和洗涤
C. 清水冲洗
D. 弱碱性溶液浸泡和洗涤
E. 用1：5000高锰酸钾浸泡和洗涤

146. 马拉硫磷为什么对昆虫有选择性毒性，而对人、畜毒性较小

A. 昆虫对马拉硫磷敏感
B. 昆虫体内羧酸脂酶丰富
C. 昆虫体内羧酸脂酶缺乏
D. 人体内羧酸脂酶缺乏
E. 人体对马拉硫磷不敏感

147. 有机磷农药中毒的毒蕈碱样症状，下列哪一项是错误的
A. 食欲缺乏
B. 腹痛、腹泻
C. 多汗、流涎
D. 瞳孔缩小
E. 瞳孔放大

148. 有机磷农药中毒，可引起胆碱能神经高度兴奋，其症状下列哪项是错误的
A. 唾液腺分泌增加
B. 心跳加快
C. 瞳孔散大
D. 汗腺分泌增加
E. 平滑肌兴奋

149. 下列哪项不是有机磷中毒的烟碱样症状
A. 全身紧束感
B. 全身肌肉痉挛
C. 呼吸麻痹
D. 肌力增加
E. 眼睑、舌、肌肉震颤

150. 下列农药急救原则哪项是错误的
A. 立即脱离现场
B. 脱去污染衣物
C. 热水冲洗
D. 眼部受污染用 2% 碳酸氢钠溶液反复冲洗
E. 眼部受污染用清水反复冲洗

151. 对硫磷农药体内转化、经氧化作用可以使产物
A. 毒性增强
B. 毒性降低
C. 毒性不变
D. 物理性状改变
E. 作用器官改变

152. 有机磷中毒时可出现
A. 肢体远端震颤
B. 静止性震颤
C. 意向性震颤
D. 肌束性震颤
E. 以上都不是

153. 有机磷农药中毒时首选的治疗药物是
A. 亚甲蓝
B. 依地酸二钠钙
C. 阿托品
D. 青霉胺
E. 二巯丁二钠

154. 预防有机磷农药中毒最有效的措施是
A. 遵守安全操作规程
B. 加强个人防护
C. 体检并严格控制有禁忌证的工人参加作业
D. 服用阿托品药物预防
E. 及时发现患者，及时治疗

155. 阿托品治疗有机磷中毒的主要作用是
A. 解除毒蕈碱样症状和促使胆碱酯酶复活
B. 解除烟碱样症状
C. 解除中枢神经系统症状和毒蕈碱样症状
D. 促使胆碱酯酶活性恢复
E. 解除烟碱样症状和毒蕈碱样症状

156. 一般情况下，有机磷农药在体内的转化主要有氧化和水解两种方式，其结果分别是
A. 氧化使毒作用增强，水解使毒作用降低
B. 氧化、水解均使毒作用增强
C. 氧化、水解均使毒作用降低
D. 氧化、水解均不改变毒作用大小
E. 氧化使毒作用降低，水解使毒作用增强

157. 乐果可导致
A. 尿酚升高
B. 尿 δ-ALA 升高
C. 血尿
D. 尿叠氮钠试验阳性
E. 血胆碱酯酶活性下降

158. 生产性粉尘是指在生产过程中产生的能较长时间飘浮在空气中的
A. 烟
B. 雾
C. 固体微粒
D. 液体微滴
E. 气溶胶

159. 属于人工合成的无机粉尘是
A. 铝
B. 石英
C. 炸药
D. 水泥
E. 木尘

160. 农药粉尘属于
A. 矿物性粉尘
B. 人工合成无机粉尘
C. 人工合成有机粉尘
D. 混合性粉尘
E. 有机粉尘

161. 影响粉尘生物学作用的主要因素是
A. 粉尘的化学组成、浓度和分散度
B. 粉尘的浓度、分散度和比重
C. 粉尘的分散度、比重和硬度
D. 粉尘的化学组成、浓度和硬度
E. 粉尘的浓度、荷电性和形状

162. 决定粉尘对人体危害性质和严重程度的重要因素是
A. 粉尘的分散度
B. 粉尘的溶解度
C. 粉尘的比重、形状和硬度
D. 粉尘的化学性质和浓度
E. 粉尘的荷电性

163. 有化学毒性的粉尘，对人体的危害程度取决于粉尘的
A. 溶解度
B. 分散度
C. 形状和硬度
D. 比重

E. 荷电性

164. 呼吸道各个部位阻留粉尘的程度取决于粉尘的
A. 化学组成
B. 分散度
C. 形状和硬度
D. 比重
E. 溶解度

165. 根据空气动力学直径，粉尘可分为
A. 纤维状粉尘和非纤维状粉尘
B. 有机粉尘和无机粉尘
C. 非吸入性粉尘，可吸入性粉尘，呼吸性粉尘
D. 矿物性粉尘，金属性粉尘，人工无机粉尘
E. 无机粉尘，有机粉尘，混合性粉尘

166. 呼吸性粉尘是指
A. 分散度较大的粉尘
B. 直径<5μm 的粉尘
C. 直径<10μm 的粉尘
D. 直径<15μm 的粉尘
E. 直径>15μm 的粉尘

167. 与粉尘在空气中的稳定程度无关的理化特性是
A. 粉尘的硬度
B. 粉尘的分散度
C. 粉尘的形态
D. 粉尘的荷电性
E. 粉尘的比重

168. 粉尘所致的最常见的职业性呼吸系统疾病是
A. 尘肺
B. 粉尘性支气管炎
C. 呼吸系统肿瘤
D. 粉尘沉着症
E. 有机粉尘引起的肺部病变

169. 粉尘对人体的致病作用除外
A. 致纤维化作用
B. 致敏作用
C. 中毒作用
D. 致畸作用
E. 致癌作用

170. 石棉可引起
A. 胸膜间皮瘤
B. 膀胱癌
C. 肾癌
D. 皮肤癌
E. 肝血管肉瘤

171. 尘肺按病因分类，错误的是
A. 硅沉着病
B. 石棉肺
C. 硅酸盐肺
D. 炭尘肺
E. 混合性尘肺

172. 能引起变态反应的粉尘是
A. 沥青粉尘
B. 石棉粉尘
C. 谷物尘
D. 大麻尘
E. 水泥粉尘

173. 硅酸盐粉尘的致病作用为
A. 中毒作用
B. 变态反应作用
C. 光感作用
D. 致纤维化作用
E. 感染作用

174. 亚麻尘的致病作用为
A. 致纤维化作用
B. 变态反应作用
C. 致癌作用
D. 中毒作用
E. 光感作用

175. 沥青粉尘在阳光的作用下，易引起
A. 过敏性皮炎
B. 光感性皮炎
C. 接触性皮炎
D. 继发性皮炎
E. 原发性皮炎

176. 下列哪项均为我国职业病名单中规定的尘肺
A. 硅沉着病、石棉肺、农民肺
B. 石棉肺、水泥尘肺、煤工尘肺
C. 硅沉着病、电焊工尘肺、棉尘病
D. 陶工尘肺、煤工尘肺、农民肺
E. 铸工尘肺、炭黑尘肺、铁尘肺

177. 工业生产中以下哪一种尘肺最常见、进展快、危害严重
A. 石棉肺
B. 电焊工尘肺
C. 硅沉着病
D. 石墨尘肺
E. 水泥尘肺

178. 下列哪类工种可能发生硅沉着病
A. 煤厂的装卸工
B. 水泥厂的包装工
C. 采石作业工
D. 造船厂的修造工
E. 车工

179. 硅酸盐肺中危害最大的是
A. 滑石尘肺
B. 陶土尘肺
C. 云母尘肺
D. 石棉肺
E. 水泥尘肺

180. 消除粉尘危害的根本措施是
A. 加强个人防护，佩戴防尘口罩
B. 通风除尘
C. 湿式作业
D. 定期体检
E. 改革工艺，革新设备

181. 下列哪项防尘措施是不能从根本上消除粉尘危害的
A. 远距离操作
B. 彻底革新生产设备
C. 以无矽材料代替含石英的材料
D. 密闭粉尘发生源
E. 生产全过程采用计算机控制

182. 煤矿井下采煤工段防尘的主要措施是
A. 加强通风
B. 佩戴防尘口罩
C. 湿式作业
D. 测定粉尘的浓度
E. 密闭尘源

183. 静电除尘的原理是利用粉

尘的
A. 溶解度
B. 分散度
C. 形状和硬度
D. 比重
E. 荷电性

184. 硅沉着病是由于长期吸入哪种粉尘引起的
A. 游离二氧化硅粉尘
B. 结合二氧化硅粉尘
C. 金属粉尘
D. 水泥粉尘
E. 炭黑粉尘

185. 硅尘作业规定粉尘中含游离二氧化硅的含量不少于
A. 5%
B. 10%
C. 15%
D. 20%
E. 25%

186. 与硅沉着病的发生发展无关的因素是
A. 粉尘游离二氧化硅的含量和类型
B. 粉尘的浓度、分散度
C. 防尘措施
D. 粉尘的爆炸性
E. 接尘工龄及个体因素

187. 下列哪项是硅沉着病发病最重要的因素
A. 粉尘浓度
B. 接尘工龄
C. 游离二氧化硅含量
D. 有无防护措施
E. 个体身体条件

188. 哪种类型的二氧化硅致纤维化作用最强
A. 游离二氧化硅
B. 结合二氧化硅
C. 结晶型游离二氧化硅
D. 隐晶型游离二氧化硅
E. 无定型游离二氧化硅

189. 晚发型硅沉着病是指
A. 接触硅尘 20 年后才出现的硅沉着病
B. 硅尘作业工人在 50 岁以后出现的硅沉着病
C. 脱离硅尘作业后即出现的硅沉着病
D. 脱离矽尘作业若干年后才发现的矽肺
E. 以上都不是

190. 速发型硅沉着病是指从事硅尘作业多长时间出现的硅沉着病
A. 半年
B. 1~2 年
C. 5 年
D. 5~10 年
E. <1 年

191. 与速发型硅沉着病发生无关的因素是
A. 缺乏防尘措施
B. 持续吸入高浓度粉尘
C. 持续吸入高分散度粉尘
D. 持续吸入游离二氧化硅含量高的粉尘
E. 性别

192. 硅沉着病的基本病理改变是
A. 矽结节形成，肺间质纤维化
B. 肺血管变形
C. 局灶性肺气肿
D. 胸膜广泛性增厚
E. 硅沉着病团块

193. 下列有关硅结节的描述不正确的是
A. 圆形或卵圆形
B. 胶原纤维呈同心圆形排列
C. 结节境界清楚
D. 结节越成熟，细胞成分越少
E. 结节质地柔软

194. 胸部 X 线片中硅沉着病特有的表现是
A. 肺纹理增多、增粗、扭曲、变形
B. 肺气肿
C. 胸膜增厚和粘连
D. 小阴影
E. 肺门阴影增大

195. 下列不属于晚期硅沉着病 X 线表现的是
A. 肺气肿
B. 大阴影
C. 肺门残根样改变
D. 肺纹理减少
E. 肺纹理增多

196. 硅沉着病诊断的主要依据是
A. 粉尘接触史和接尘工龄
B. 临床表现
C. 实验室检查
D. 肺功能
E. 粉尘接触史和硅沉着病的 X 线表现

197. 硅沉着病诊断分期的最主要依据是
A. 接触硅尘的职业史
B. 临床症状和体征
C. 硅尘的浓度
D. 化验检查
E. 胸部 X 线片

198. 硅沉着病患者最常见而且危害最大的并发症是
A. 肺源性心脏病
B. 结核性胸膜炎
C. 肺结核
D. 肺部感染
E. 气胸

199. 下列不属于石棉肺病理特点的是
A. 广泛性的胸膜增厚
B. 石棉小体
C. 弥漫性肺间质纤维化
D. 胸膜斑
E. 矽结节

200. 痰中查到石棉小体可作为
A. 诊断石棉肺指标
B. 接触石棉的指标
C. 反映肺纤维化程度的指标
D. 治愈指标
E. 没有特殊意义

201. 下列有关石棉小体的说法，哪项是错误的
A. 可作为石棉肺诊断的依据
B. 石棉小体长 20~300μm，粗 1~5μm
C. 形状呈“哑铃状”或“火

柴样”
D. 可在肺组织或痰中检出
E. 外观呈金黄色或黄褐色

202. 在下列石棉肺诊断依据中，哪项不是主要依据
A. 症状与体征
B. 痰中检出石棉小体
C. 胸部X线片变化与胸膜改变
D. 肺功能明显降低
E. 石棉粉尘接触史

203. 可引起胸膜间皮瘤的粉尘是
A. 石英
B. 滑石
C. 石棉
D. 煤
E. 云母

204. 下列不属于石棉肺X线表现的是
A. 不规则形小阴影
B. 类圆形小阴影
C. 小阴影多见于中下肺野
D. 肺野呈毛玻璃样改变
E. 胸膜改变

205. 石棉肺的主要X线表现是
A. 类圆形小阴影
B. 不规则形小阴影
C. 类圆形小阴影和胸膜改变
D. 不规则形小阴影和胸膜增厚
E. 胸膜增厚和胸膜斑

206. Ⅲ期石棉肺的X线征象是
A. 中下肺野的不规则形小阴影
B. 肺野呈毛玻璃样改变
C. 蓬发状心
D. 肺门淋巴结增大
E. 肺野呈“蜂窝样”改变

207. 下列哪种尘肺的基本病理改变是肺间质性弥漫性纤维化
A. 铸工尘肺
B. 石棉肺
C. 结节性硅沉着病
D. 煤工尘肺
E. 农民肺

208. 下列不属于煤工尘肺主要病理改变的是
A. 煤斑
B. 肺气肿
C. 煤矽结节
D. 弥漫性纤维化
E. 胸膜斑

209. 下列有关煤工尘肺说法正确的是
A. 煤工尘肺是指煤矿作业工人长期吸入生产性粉尘所引起的尘肺总称
B. 煤矿生产中的岩石掘进工接触岩石粉尘所患尘肺属于煤工尘肺
C. 采煤作业面工人接触煤尘所患煤肺属于煤工尘肺
D. 煤矿工人中既接触矽尘又接触煤尘的工人所患的煤硅肺属于煤工尘肺
E. 以上都正确

210. 以下生产过程中工人不接触煤尘的是
A. 煤田勘探、煤矿建设和生产
B. 煤炭加工、运输和使用
C. 煤炭开采的钻孔、挖掘、采装、运输、排土等
D. 保温材料的制造和使用
E. 洗煤厂的煤炭装卸、破碎、筛选、浮选等

211. 高温车间是指
A. 夏季车间内气温超过30℃
B. 夏季车间内气温超过35℃
C. 车间内气温比室外夏季设计通风计算温度高2℃及以上
D. 车间内热源散热量 > 50kcal/(h · m^3)
E. 未明确规定

212. 车间内空气温度升高的原因是
A. 热源通过热辐射加热周围物体成二次辐射源，从而通过空气对流使车间气温升高
B. 热源周围被加热的空气通过对流使全车间气温升高
C. 热源表面的高温通过传导加温周围空气
D. 除室内热源影响外，还要受外界气温影响
E. 热源辐射线的直接辐射作用使空气温度升高

213. 高温作业厂房自然通风的基本原理是利用
A. 风压
B. 负压
C. 热压
D. 风压和热压
E. 热压和负压

214. 属于湿热型作业的是
A. 炼钢
B. 地质勘探
C. 印染
D. 铸造
E. 以上都不是

215. 可能存在的高温、强热辐射的作业环境是
A. 缫丝车间
B. 炼钢车间
C. 印染车间
D. 造纸车间
E. 深井煤矿工作场所

216. 气象条件诸因素中，对人体的体温调节起着主要作用的是
A. 气温和气湿
B. 气温和热辐射
C. 气流和气温
D. 气流和热辐射
E. 气湿和热辐射

217. 高温作业时，临床上出现热痉挛是因为
A. 劳动强度过大
B. 劳动时间过长
C. 不良体位
D. 大量出汗
E. 过度疲劳

218. 散热量大，热源分散的高温车间的通风降温措施应首选
A. 全面自然通风
B. 有组织的全面自然通风

C. 全面机械通风
D. 局部机械通风
E. 喷雾风扇

219. 热源集中，具有强辐射热源的高温作业，应采取的通风降温措施为
A. 全面自然通风
B. 局部抽出式机械通风
C. 喷雾风扇
D. 有组织的自然通风
E. 全面的机械通风

220. 体温调节障碍的主要标志是
A. 大量出汗
B. 尿量减少
C. 体温升高
D. 全身乏力
E. 大量饮水

221. 生产场所中气流的变化主要与什么有关
A. 外界风力
B. 相对湿度
C. 厂房中热源
D. 厂房的高度
E. 车间布局

222. 湿度多大时称为高气湿环境
A. 大于 80%
B. 大于 75%
C. 70%
D. 60%
E. 小于 80%

223. 高温车间中暑抢救的首选措施是
A. 物理降温
B. 药物降温
C. 给氧
D. 纠正水、电解质紊乱
E. 移出现场

224. 下列哪种症状不属于热射病的临床特点
A. 肌肉痉挛
B. 闭汗
C. 血压下降
D. 昏迷
E. 体温高于 40℃

225. 治疗中暑，化学降温方法应用的药物是
A. 异丙嗪
B. 地西泮
C. 洛贝林
D. 尼可刹米
E. 氯丙嗪

226. 中暑时，腓肠肌的痉挛是因为其
A. 失水过多
B. 过度紧张
C. 失盐过多
D. 体温过高
E. 热量丢失

227. 以下各种类型的中暑中，哪种病情最严重、病死率最高
A. 热衰竭
B. 热痉挛
C. 日射病
D. 热射病
E. 热衰竭加热痉挛

228. 当外界气温超过体表温度时，机体唯一的散热方式是
A. 传导
B. 蒸发
C. 辐射
D. 对流
E. 其他

229. 在高温环境中，哪一种方式并非人体的散热表现
A. 血液重新分配
B. 大量出汗，汗液蒸发散热
C. 细胞耗氧量增加
D. 产热中枢抑制，自身产热下降
E. 血管放射性扩张

230. 高温作业时工人的血压变化
A. 收缩压升高，舒张压下降
B. 收缩压不变，舒张压升高
C. 收缩压升高，舒张压不变
D. 收缩压升高，舒张压升高
E. 血压无变化

231. 热痉挛的发病机制为
A. 水、电解质代谢紊乱
B. 大量失水引起循环血量减少，热引起外周血管扩张
C. 太阳照射头部过度受热，脑组织受热充血
D. 机体产热与获热>散热，引起体内蓄热，使体内温度不断升高所致
E. 以上均不是

232. 热射病的发病机制为
A. 水、电解质代谢紊乱
B. 大量失水引起循环血量减少，热引起外周血管扩张
C. 太阳照射头部过度受热，脑组织受热充血
D. 机体产热与获热>散热，引起体内蓄热，使体内温度不断升高所致
E. 以上均不是

233. 热辐射主要是指
A. 紫外线
B. 红外线
C. 可见光
D. 有线电波
E. 红外线及部分可见光

234. 发生重症中暑时，首先采取的措施是
A. 迅速降低过高的体温
B. 补充含盐饮料
C. 给予升压药物
D. 加速血液循环，以便散热
E. 给予利尿剂

235. 诊断先兆中暑的体温标准是
A. 体温不超过 37.5℃
B. 体温超过 37.5℃
C. 体温超过 38℃
D. 体温超过 39℃
E. 体温超过 40℃

236. 诊断重症中暑的体温标准是
A. 体温不超过 37.5℃
B. 体温超过 37.5℃
C. 体温超过 38℃
D. 体温超过 39℃
E. 体温超过 40℃

237. 日射病的主要临床表现特点是
A. 过热及中枢神经系统症状
B. 大汗、肌肉痉挛
C. 晕厥但体温不高
D. 体温升高伴有高血压
E. 剧烈头痛和意识丧失

238. 热痉挛的主要临床表现特点是
A. 过热及中枢神经系统症状
B. 大汗、肌肉痉挛
C. 晕厥但体温不高
D. 体温升高伴有高血压
E. 剧烈头痛和意识丧失

239. 热衰竭的发病机制可能是
A. 体温调节障碍
B. 脑部受热引起充血水肿
C. 神经系统功能紊乱
D. 水、电解质代谢紊乱
E. 外周血管扩张和失水造成血液循环量不足，引起脑缺血

240. 防暑降温常采用
A. 局部抽出式机械通风
B. 有组织全面自然通风
C. 局部通风
D. 送入式机械通风
E. 旁侧抽风

241. 恒温恒湿作业的通风措施主要应采用
A. 全面自然通风
B. 局部自然通风
C. 天窗
D. 送入式机械通风
E. 排气罩

242. 卫生学评价中表示声音强度大小的单位最常用的为
A. 声频带
B. 声频
C. 声压级
D. 声功率级
E. 声强级

243. 计算声压级的基准声压是
A. 100Hz 纯音的听阈声压
B. 100Hz 纯音的基准声压
C. 1000Hz 纯音的听阈声压
D. 1000Hz 纯音的基准声压
E. 1000Hz 纯音的痛阈声压

244. 某老企业一接触生产性噪声岗位，工人每天工作 4 小时，则该岗位的噪声容许标准为
A. <88dB（A）
B. <90dB
C. <90dB（A）
D. <93dB
E. <93dB（A）

245. 噪声所致永久性听阈移位的早期改变特点是
A. 语音频段和高频段听阈同时上移
B. 语音频段和高频段听阈同时下移
C. 语音频段听阈无明显改变，而高频段听阈下移
D. 语音频段听阈无明显改变，而高频段听阈上移
E. 语音频段听阈上移，而高频段基本正常

246. 吸声措施的主要作用是
A. 控制噪声源传出声波强度
B. 封闭噪声源
C. 控制空气扰动
D. 吸收声波，降低噪声强度
E. 以上都不是

247. 依据我国现行《工业企业噪声卫生标准》，工作场所噪声强度最高为
A. <80dB（A）
B. <85dB（A）
C. <90dB（A）
D. <95dB（A）
E. <115dE（A）

248. 下列疾病除哪一种外，其余均为禁止参加接触强烈噪声的疾病
A. 听觉器官疾病
B. 高血压病
C. 心血管疾病
D. 多发性周围神经炎
E. 神经系统器质性疾患

249. 下列哪一种不是爆震性耳聋引起的损伤
A. 鼓膜破裂
B. 内耳组织出血
C. 脑震荡
D. 听骨破坏
E. 脑出血

250. 防止噪声危害的根本措施是
A. 控制噪声传播和反射
B. 测定车间的噪声强度
C. 加强个人防护
D. 体检和健康监护
E. 消除和控制噪声源

251. 慢性噪声性耳聋主要损害的是
A. 听小骨
B. 鼓膜
C. 耳蜗
D. 外耳道
E. 内耳

252. 痛阈和听阈之间的范围称为
A. 响度
B. 听阈
C. 痛阈
D. 听域
E. 痛域

253. 在听力曲线上呈“V”形下降最低的频率为
A. 1000Hz
B. 2000Hz
C. 3000Hz
D. 4000Hz
E. 5000Hz

254. 目前用于噪声卫生学评价的指标是
A. A 声级
B. B 声级
C. C 声级
D. 声压级
E. 响度级

255. 检查听觉适应、听觉疲劳及其耳聋发展程度的主要手段是测定
A. 痛阈
B. 听阈
C. 声强
D. 响度级
E. 声强级

256. 噪声对机体作用的影响因素中，最重要的是
A. 噪声的性质
B. 噪声的强度和频谱特性
C. 接触噪声的时间及方式
D. 个体的敏感性
E. 环境因素

257. 听觉适应是指短时间暴露在噪声环境中检查时听阈提高
A. 10dB
B. >30dB
C. 10～15dB
D. 15～20dB
E. 20～30dB
258. 下列哪项听觉变化是病理性的
A. 听觉适应
B. 听觉敏感性降低
C. 听觉疲劳
D. 暂时性听阈位移
E. 永久性听阈位移
259. 声音持续，声压波动小于5dB者为
A. 连续性噪声
B. 脉冲性噪声
C. 稳态噪声
D. 非稳态噪声
E. 高频噪声
260. 噪声频率大于800Hz者称为
A. 连续性噪声
B. 脉冲性噪声
C. 稳态噪声
D. 非稳态噪声
E. 高频噪声
261. 控制噪声传播和反射的技术措施不包括
A. 吸声
B. 消声
C. 隔声
D. 隔振
E. 个人防护
262. 关于噪声性聋的叙述不正确的是
A. 在高频听力损伤的基础上，语频段听力受损
B. 噪声性聋是内耳病理性的改变的结果
C. 噪声性聋造成耳蜗受损
D. 噪声性聋的病理基础是毛细胞变性
E. 噪声性聋语频段听力不受影响
263. 轻度手臂振动病的临床表现不包括
A. 白指发作累及手指的指尖部位
B. 遇冷时偶尔发作
C. 手部痛觉、振动觉明显减退
D. 神经-肌电图检查出现神经传导速度减慢
E. 手部肌肉轻度萎缩
264. 我国局部振动作业卫生标准是
A. 4小时等能量频率计权加速度不得超过5m/s^2
B. 8小时等能量频率计权加速度不得超过5m/s^2
C. 4小时等能量频率计权加速度不得超过10m/s^2
D. 8小时等能量频率计权加速度不得超过5m/s^2
E. 4小时等能量频率计权加速度不得超过0.5m/s^2
265. 局部振动病是指长期使用振动工具而引起的
A. 前庭器官障碍
B. 视觉紊乱
C. 以末梢循环障碍为主的疾病
D. 骨骼肌肉损伤
E. 免疫功能低下
266. 不属于局部振动的操作是
A. 拖拉机驾驶
B. 电锯伐木
C. 建筑灌浆捣固
D. 风钻凿岩
E. 风铲清砂
267. 局部振动病的典型临床表现是
A. 发作性白指或白手
B. 肢端感觉障碍
C. 类神经症
D. 多汗、血压改变等自主神经功能紊乱表现
E. 以上都不是
268. 下面这几个振动的基本参数，哪个参数在对振动进行卫生学评价时最重要
A. 频率
B. 加速度
C. 振幅
D. 速度
E. 周
269. 屏蔽射频辐射源的材料应采用
A. 砖
B. 塑料
C. 水泥
D. 铜、铝
E. 玻璃
270. 微波的生物学效应是因为其具有
A. 致热效应
B. 非致热作用
C. 光化学作用
D. 应激结果
E. 电离作用
271. 射频辐射中生物学效应最大的波段是
A. 中长波
B. 超短波
C. 短波
D. 毫米微波
E. 厘米微波
272. 高频电磁场与微波的主要生物学作用是
A. 致冷效应
B. 致热效应
C. 电离作用
D. 分解作用
E. 扩张血管作用
273. 通常将辐射场中波长1毫米至1米的电磁波称作
A. 电磁波
B. 感应波
C. 微波
D. 电离波
E. 短波
274. 紫外线可引起
A. 职业性白内障
B. 电光性眼炎
C. 神经衰弱
D. 眼睛损害
E. 视力损害

275. 电光性眼炎是由什么引起的急性角膜结膜炎
A. 红外线
B. 紫外线
C. 可见光
D. 激光
E. 微波

276. 无线电波对机体的作用主要是引起机体的
A. 神经系统的功能性改变
B. 神经系统的病理性改变
C. 皮肤的改变
D. 消耗系统的改变
E. 血管的改变

277. 微波对眼睛的危害可引起
A. 视网膜炎
B. 电光性眼炎
C. 晶状体白内障
D. 视神经炎
E. 虹膜炎

278. 以下辐射属于非电离辐射的是
A. X射线
B. γ射线
C. 紫外线
D. β射线
E. 中子射线

279. 关于非电离辐射下面的说法错误的是
A. 射频辐射的生物学活性随波长缩短而递增
B. 高频电磁场的作用主要是其感应场造成的
C. 微波的生物学作用主要是致热效应
D. 高频电磁场和微波均可引起自主神经功能紊乱
E. 高频电磁场和微波均可引起视力损伤

280. 我国微波辐射容许接触限值的卫生标准为
A. 连续波，日接触剂量 $200\mu W \cdot h/cm^2$
B. 连续波，日接触剂量 $400\mu W \cdot h/cm^2$
C. 连续波，日接触剂量 $600\mu W \cdot h/cm^2$
D. 连续波，日接触剂量 $800\mu W \cdot h/cm^2$
E. 连续波，日接触剂量 $1000\mu W \cdot h/cm^2$

281. 下面哪种射频辐射可引起皮肤癌
A. 微波
B. 紫外线
C. 高频电磁场
D. 红外线
E. 激光

282. 电离辐射的生物学作用机制是
A. 热效应
B. 脂质过氧化
C. 直接作用和间接作用
D. 非热效应
E. 应激

283. 划分非电离辐射与电离辐射的电磁辐射量子能量水平是
A. 2eV
B. 12eV
C. 20eV
D. 24Ci
E. 12Ci

284. 急性放射病的病程按时相一般分为
A. 刺激期、潜伏期、极期、恢复期
B. 潜伏期、症状明显期、极期、恢复期
C. 初期、假愈期、极期、恢复期
D. 潜伏期、极期、恢复期
E. 以上都不是

285. 下列哪组射线均可引起急性外照射放射性损伤
A. γ、X、中子射线
B. X、α、β射线
C. X、α、γ射线
D. γ、β、中子射线
E. X、β、中子射线

286. 电离辐射在外照射情况下对机体危害最大的是
A. α射线
B. β射线
C. γ射线
D. α射线和β射线
E. α射线和X射线

287. 电离辐射中穿透能力最弱而电离能力最强的是
A. α射线
B. β射线
C. γ射线
D. 中子射线
E. X射线

288. 为限制电离辐射随机性效应发生概率，在全身均匀照射下，年照射剂量限值为
A. 0.5mSv
B. 5mSv
C. 20mSv
D. 30mSv
E. 50mSv

289. 防护X、γ射线可用
A. 铅
B. 铝
C. 有机玻璃
D. 石蜡
E. 水

290. 防护β射线可用
A. 铅
B. 混凝土
C. 有机玻璃
D. 石蜡
E. 硼酸

291. 电离辐射对生物体的作用叙述不正确的是
A. 是物理和化学变化的时间过程
B. 可造成生物大分子的直接损伤
C. 可引起生物大分子的氧化损伤
D. 引起的损伤可有远期遗传效应
E. 生物学效应不受射线剂量影响

292. 急性放射病根据剂量不同可分为
A. 肾型、肠型、脑型

B. 贫血型、肠型、脑型
C. 骨髓型、肠型、脑型
D. 肾型、脑型、骨髓型
E. 肾型、肠型、骨髓型

293. 急性放射病严重程度可从哪一期判断
A. 初期
B. 极度期
C. 假愈期
D. 恢复期
E. 以上都不对

294. 慢性放射病最常见的改变是
A. 神经系统
B. 造血系统
C. 内分泌系统
D. 心血管系统
E. 生殖系统

295. 下列哪项不是诊断二度慢性放射病的条件
A. 长期射线接触史
B. 乏力、头痛、头晕等自觉症状
C. 有明显出血倾向
D. 白细胞在稳定减少在 $3.0\times10^9/L$ 以下，骨髓增生活跃
E. 治疗后恢复缓慢

296. 以下关于红外辐射说法正确的是
A. 红外辐射即红外线
B. 凡是温度高于绝对零度的物体都能发射红外线
C. 物体温度越高，辐射强度愈大，辐射波长越短
D. 自然界的红外线辐射源以太阳最强
E. 以上均正确

297. 以下关于红外辐射对机体的影响叙述错误的是
A. 红外辐射对机体的影响主要是皮肤和眼
B. 长期暴露于低能量的红外线下，可发生慢性充血性睑缘炎、角膜虹膜损伤、白内障和视网膜损伤
C. 波长 $<1\mu m$ 的红外线可到达视网膜，损伤黄斑区
D. 红外线照射皮肤时大部分被反射，只有 1.4% 左右被吸收
E. 较大强度红外线短时间反复照射皮肤，可导致局部出现色素沉着

298. 职业性肿瘤最好发的部位为
A. 肝脏和肺
B. 肺和脑
C. 肺和皮肤
D. 皮肤和骨骼
E. 卵巢和子宫

299. 最常见的职业性致癌因素是
A. 生产性毒物和各种物理因素
B. 化学性因素和生物性因素
C. 化学性致癌物和某些生产过程
D. 生物性致癌物和某些生产过程
E. 药物和某些生产过程

300. 下列哪一项不是职业性肿瘤的特点
A. 有明确的职业性致癌因素
B. 无固定的病理类型
C. 发病年龄提前
D. 有一定的好发部位
E. 有一定的发病条件

301. 发现最早、病例数较多的职业性肿瘤是
A. 肺癌
B. 皮肤癌
C. 膀胱癌
D. 骨癌
E. 白血病

302. 职业性肿瘤的潜伏期一般为多长
A. 20 年左右
B. 10 年以上
C. 15 年以上
D. 5 年左右
E. 30 年

303. 紫外线可引起哪一种肿瘤
A. 皮肤癌
B. 肺癌
C. 膀胱癌
D. 白血病
E. 胰头癌

304. 我国法定的职业性肿瘤是
A. 紫外线所致皮肤癌
B. 苯所致白血病
C. 电离辐射所致白血病
D. 苯胺所致膀胱癌
E. 镍和镍化合物所致肺癌

305. 对接触石棉、砷、氯甲醚、铬酸盐的工人和焦炉工人进行定期体检时，首先应考虑
A. 皮肤癌
B. 肺癌
C. 泌尿道癌
D. 白血病
E. 肝癌

306. 何种因素与芳香胺的致癌性有协同作用
A. 电离辐射
B. 吸烟
C. 紫外线
D. 铬
E. 饮酒

307. 电离辐射未被确认可引起下列哪一种癌症
A. 骨癌
B. 白血病
C. 肺癌
D. 神经纤维肉瘤
E. 甲状腺癌

308. 下列哪一种实验不是证明致癌性的
A. 微核实验
B. DNA 损伤
C. 脂质过氧化的测定
D. 姐妹染色单体互换
E. 埃姆斯（Ames）实验

309. 煤焦油、矿物油等混合物中含有的致癌物主要是
A. 氯丙烯
B. 氯甲醚
C. 苯并（a）芘
D. 芳香胺类
E. β-萘胺

310. 职业性膀胱癌的强致癌因

子是
A. 矿物油
B. 沥青
C. 多环芳烃
D. β-萘胺
E. 苯胺

311. 下列哪项是识别和确认职业性致癌因素的最终方法
A. 临床表现
B. 临床体征
C. 理化检验
D. 实验研究
E. 人群流行病学调查

312. 职业性肿瘤的预防原则是
A. 加强对职业性致癌因素的控制和管理
B. 健全职业健康监护制度
C. 加强宣传教育注重个人防护
D. 戒烟
E. 以上都是

313. 下列哪项因素是职业性致癌因素
A. 铅
B. 锰
C. 苯
D. 有机磷农药
E. 甲苯

314. 能随乳汁排出进入婴儿体内的毒物是
A. 铅、汞、苯
B. 二氧化硅
C. 氯化钠
D. 酸
E. 氯

315. 父母职业接触下列哪种化学物质是儿童恶性肿瘤的危险因素
A. 煤尘
B. 石棉
C. 某些农药
D. 二氧化硅
E. 粉尘

316. 能引起女工月经过多的化学物质是
A. 三氯乙烯
B. 铅
C. 苯、二硫化碳
D. 汞
E. 有机磷农药

317. 对致畸物最敏感的妊娠时期是
A. 妊娠1个月
B. 妊娠4个月
C. 妊娠5个月
D. 妊娠的前3个月
E. 妊娠7个月

318. 女职工“五期”劳动保护是指
A. 月经期、孕期、围生期、哺乳期、更年期
B. 青春期、月经期、孕期、围生期、哺乳期
C. 青春期、月经期、孕期、哺乳期、更年期
D. 月经期、孕期、围生期、产后期、哺乳期
E. 月经期、孕期、产后期、哺乳期、更年期

319. 职业性有害因素对妇女的特殊影响表现在
A. 对神经和精神的影响
B. 对生理功能和生殖功能的影响
C. 对心血管系统的影响
D. 对消化系统的影响
E. 对泌尿系统的影响

320. 女工在妊娠期和哺乳期应暂时调离哪项作业
A. 噪声作业
B. 高温作业
C. 脑力作业
D. 机械零部件加工
E. 铅作业

321. 重体力劳动和负重作业对未成年女工生长发育期的特殊危害是
A. 生长迟缓
B. 脊柱弯曲
C. 月经紊乱
D. 影响骨盆发育
E. 内分泌失调

322. 稻田皮炎的发病原因是
A. 血吸虫的尾蚴侵入消化道所致
B. 血吸虫的尾蚴侵入皮肤、消化道所致
C. 血吸虫的尾蚴侵入呼吸道所致
D. 血吸虫的尾蚴侵入血液循环所致
E. 血吸虫的尾蚴侵入皮肤所致

323. 夏季下列哪项农业劳动引起中暑的可能性相对较小
A. 旱地作业
B. 水田作业
C. 密植高秆作物的大田劳动
D. 农业机械驾驶室内
E. 以上均可

324. 嗜热放线菌孢子可致
A. 瘙痒性皮炎
B. 麦芒皮炎
C. 桑毛虫皮炎
D. 钩蚴皮炎
E. 农民肺

325. 乡镇工业劳动卫生特点是
A. 规模小、数量多、发展快、分布广、人员不固定
B. 设备、生产工艺落后
C. 人员文化素质低，缺乏相关知识
D. 职业危害严重
E. 以上全是

326. 下列哪项不是乡镇工业劳动卫生服务的内容
A. 制定生产发展规划
B. 从业人员健康监护
C. 劳动卫生监督
D. 宣传教育、培训
E. 生产环境监测

327. 农业生产中的有害因素是
A. 农药、化肥和有害化学气体
B. 不良气象条件，农机作业的噪声和振动
C. 谷物粉尘
D. 寄生虫、昆虫

E. 以上都是

328. 以下检测属于生物材料检测的是
A. 尿铅的测定
B. 噪声的测定
C. 空气铅的测定
D. 空气汞的测定
E. 辐射线的测定

329. 有辐射热源存在时，在现场测定气温时应用
A. 黑球温度计
B. 干湿球温度计
C. 通风温湿度计
D. 水银温度计
E. 酒精温度计

330. 就业前健康检查的目的不包括
A. 了解工人就业前的健康状况及有关的基础数据
B. 供以后定期体检时进行对照
C. 可作为职业流行病学的调查依据
D. 人的健康状况，是否适合从事接触该有害因素的工作
E. 早期发现职业性病损

331. 定期健康检查的目的有
A. 早期发现对工人的健康损害，防止进一步发展
B. 早期发现新出现的禁忌证发现工人是否适合从事某项工作
C. 了解患者病情发展情况
D. 为评价生产环境好坏提供资料
E. 为职业流行病学研究提供资料

332. 女工在妊娠期和哺乳期应暂时调离的工种作业是
A. 噪声作业
B. 铅作业
C. 高温作业
D. 电焊作业
E. 接触硫化氢作业

333. 能引起女工月经过多的化学物质有
A. 铅、苯
B. 二硫化碳、三氯乙烯
C. 二硫化碳、苯
D. 苯、汽油
E. 三硝基甲苯

334. 采集溶解度较小气体或气溶胶时为吸收更完全宜用
A. 小型气泡吸收管
B. 大型气泡吸收管
C. 滤膜采样器
D. 多孔玻板吸收管
E. 真空采样瓶

335. 采集硅尘时应选用的采样器是
A. 多孔玻板吸收管
B. 滤膜采样器
C. 大型气泡吸收管
D. 冲击式采样瓶
E. 以上均不是

336. 在空气采样中，为了了解工人接触有害物质的浓度，采样点的选择应是
A. 工人作业活动的地点
B. 在车间随意布点
C. 污染源的下风侧的不同距离
D. 以工人休息的场所为主
E. 生产活动的各个环节

337. 下列哪项不属于评价职业性有害因素的常用方法
A. 环境监测
B. 健康监护
C. 生物监测
D. 劳动能力鉴定
E. 职业流行病学调查

338. 有关生产环境监测的目的，下列哪项是错误的
A. 掌握生产环境中危害因素的性质、强度（浓度）及分布情况
B. 检查预防措施效果
C. 评价生产环境卫生质量
D. 评价劳动条件是否符合卫生标准
E. 评价人体接触水平的最好方法

339. 从区域定点采样所获环境中毒物浓度的结果，可作为
A. 作业者的吸收量
B. 作业者的接触水平
C. 作业者的吸入量
D. 危险因素评价的重要内容
E. 环境污染状态

340. 下列哪项不属于健康监护的基本内容
A. 就业前检查
B. 定期体检
C. 职业病的治疗
D. 健康状况分析
E. 建立健康监护档案

341. 劳动能力鉴定是指
A. 健康监护分析的结果
B. 对生产劳动者作业能力的分析
C. 对生产劳动者能力的确定
D. 对生产劳动者能力的评定
E. 对生产劳动者能力的确定和评价

342. 制定车间空气中有害物质接触限值应
A. 保证工人健康
B. 执行者在经济上能负担得起
C. 现有的技术水平能达到
D. 根据工业企业实际情况灵活掌握
E. 以上都不全面

343. 职业流行病学调查属下列何种调查
A. 分析流行病学调查
B. 健康监护方法
C. 正常体检
D. 抽样调查
E. 职业病检查

344. 职业流行病学调查的目的是
A. 职业病诊断
B. 了解职业中毒原因
C. 验证动物实验结果
D. 制定卫生标准
E. 了解职业性有害因素与健康损害之间的关系

345. 职业流行病学调查常用下列哪种方法
A. 职业病体检
B. 普查
C. 典型调查
D. 病例-对照调查
E. 抽样调查

346. 评价职业性有害因素的最常用的方法是
A. 有害因素危险度评价
B. 生物监测
C. 健康监护
D. 职业流行病学调查
E. 环境监测

347. 我国现行的车间空气中有害物质接触限值，应用最广的是
A. 最高容许浓度
B. 容许接触限值
C. 保障健康的平均职业接触限值
D. 时间加权平均阈限值
E. 上限值

348. 在劳动卫生标准应用过程中，下列哪项是错误的
A. 我国劳动卫生标准仅具有技术指导作用
B. 劳动卫生标准一经发布，就是技术规范
C. 劳动卫生标准一经发布，各级管理部门和企、事业单位，都必须严格执行
D. 我国的劳动卫生标准具有法律效力
E. 劳动卫生标准一经发布，任何单位不得擅自更改和降低标准

349. 我国现行的主体性的车间空气中有害物质职业接触限值是
A. 最高容许浓度
B. 容许接触限值
C. 时间加权平均容许浓度
D. 阈限值
E. 短时间接触容许浓度

350. 在职业卫生标准应用过程中，下列哪项是错误的
A. 我国职业卫生标准是实施卫生监督的依据
B. 我国的职业卫生标准具有法律效力
C. 职业卫生标准一经发布，各级管理部门和用人单位，都必须严格执行
D. 职业卫生标准一经发布，就是技术规范
E. 职业卫生标准一经发布，任何单位不得擅自更改和降低标准

351. 我国目前劳动卫生管理常用的手段中未包括的是
A. 权力行政
B. 环境规划
C. 信息交流
D. 政策鼓励
E. 经济惩罚

352. “三同时”属于
A. 日常劳动卫生业务
B. 经常性卫生监督
C. 事故性卫生监督
D. 预防性卫生监督
E. 职业病诊断与鉴定的监督

353. 下列有关生物标志物说法错误的是
A. 生物标志物是指反映生物系统和外源性化学物、外源性物理因素和生物因素之间相互作用的任何可测定指标
B. 一般来讲生物监测的主要内容是经过验证的生物标志物
C. 根据生物标志物代表的意义，可以分为接触性生物标志物、效应性生物标志物和易感性生物标志物
D. 接触性生物标志物可评价接触水平或建立生物接触限值
E. 同一生物标志物不可能同时是接触性生物标志物和易感性标志物

354. 以下不是生物监测特点的是
A. 反映机体总的接触量和负荷
B. 具有系统性和连续性
C. 可提供机体实际接触水平，对构建有害因素接触与生物学效应的剂量反应关系更具优势
D. 生物监测优于环境监测
E. 生物监测不是一次性检测，需要定期对接触者进行监测

355. 有关职业病危害预评价说法正确的是
A. 在建设项目可行性论证阶段进行的职业病危害评价
B. 职业病危害预评价不必对拟采取的职业病防护设施的预期效果进行评价
C. 职业病危害预评价不常用类比调查方法
D. 职业病危害预评价时，建设单位不必向委托的评价机构提供相关审批材料
E. 以上说法都不正确

356. 有关职业病危害控制效果评价说法正确的是
A. 在建设项目竣工验收阶段进行的职业病危害评价
B. 职业病危害控制效果评价不必进行现场卫生学调查
C. 职业病危害控制效果评价内容不包括个人卫生防护用品配置情况
D. 职业病危害控制效果评价时，建设单位不必向委托的评价机构提供相关审批材料
E. 以上说法都不正确

357. 有关职业病危害现状评价说法正确的是
A. 在生产运行阶段进行的职业病危害评价，评价频次按国家有关规定进行
B. 职业病危害现状评价不必进行现场卫生学调查

C. 职业病危害现状评价内容不包括职业健康调查情况
D. 职业病危害现状评价报告书内容不包括现状评价的建议
E. 以上说法都不正确

【A_2 型题】

358. 从事过度紧张的作业，可出现瞳孔直径变大、焦虑、感情冷漠、抑郁或兴奋、易怒，这些可归纳于
A. 行为表现
B. 性格表现
C. 心理反应
D. 生物反应
E. 生理反应

359. 某公司秘书兼任打字员，长时间工作后，主诉头痛、眼干、眼痛、视物模糊等，此种表现属于
A. 暂时性疲劳
B. 智力疲劳
C. 局部性疲劳
D. 全身性疲劳
E. 技术性疲劳

360. 某服装厂工人的劳动强度指数经过测定为21，按照我国体力劳动强度分级方法，该工人的劳动强度属于
A. Ⅰ级
B. Ⅱ级
C. Ⅲ级
D. Ⅳ级
E. Ⅴ级

361. 蓄电池制造工，男，41岁。从事工作以来出现头痛、头晕、肌肉关节酸痛，继而发展到四肢末端呈手套和袜套样的感觉减退，其原因可能是
A. 汞中毒
B. 急性铅中毒
C. 慢性铅中毒
D. 镉中毒
E. 铬中毒

362. 某温度计厂工人，近两年来有全身乏力、记忆力减退等神经症状，常发怒、急躁，而后又抑郁胆怯，近几日发现其字迹弯曲，该工人可能患
A. 慢性铅中毒
B. 慢性苯中毒
C. 慢性汞中毒
D. 急性汞中毒
E. 急性锰中毒

363. 某化学试剂厂工人，男，30岁。工作时突然感觉头晕、气急、胸闷、咳嗽、咳粉红色泡沫痰。胸部X线透视：肺纹理增粗、紊乱，两肺散在大小不等的片状阴影，边缘模糊。考虑是哪种气体中毒
A. 氯气
B. 硫化氢
C. 氰化氢
D. 一氧化碳
E. 甲烷

364. 某化工厂工人，在一次事故中出现恶心、呕吐、震颤等急诊住院，查体：皮肤黏膜呈樱桃红色，呼出气中有苦杏仁味，疑为急性职业中毒，最可能是
A. 一氧化碳
B. 苯胺
C. 硫化氢
D. 砷化氢
E. 氰化物

365. 某电石车间维修工，当日上午从事更换精馏塔管道作业，见到有大量液体自管道流出，闻到芳香气味，即觉舌根发麻、头晕、站立不稳，随后昏倒在地，不省人事，送到医院就诊后，患者意识清醒，面部潮红，口唇轻度发绀，其原因是可能是
A. 氟化氢中毒
B. 氰化氢中毒
C. 苯中毒
D. 氯化氢中毒
E. 硫化氢中毒

366. 某男性炉前工，在一个无通风设备条件的环境中连续工作4小时，出现剧烈的头痛、头昏、四肢无力，有轻度的意识障碍，但无昏迷。引起该患者出现上述表现的毒物最可能是
A. H_2S
B. NO_2
C. CS_2
D. CO
E. SO_2

367. 患者，女性，25岁。半年来易患感冒，近1个月以来刷牙时易出血。实验室检查：血红蛋白90g/L，白细胞2.5×10^9/L，红细胞2.4×10^{12}/L，血小板60×10^9/L。此人为乒乓球拍厂的工人，工龄6个月。此人诊断可能是
A. 铅中毒
B. 锰中毒
C. 苯中毒
D. 二硫化碳中毒
E. 砷中毒

368. 某皮鞋厂女工，32岁。近半个月时常感到头晕，失眠，四肢无力，鼻出血，因月经不止到本县医院就诊。经查，血白细胞3.8×10^9/L，血小板52×10^9/L。最可能的诊断是
A. 贫血
B. 功能失调性子宫出血
C. 汽油中毒
D. 汞中毒
E. 苯中毒

369. 患者，男性，36岁。家庭装修工人，一次在油漆完地板后出现了兴奋，面部潮红，眩晕等酒醉样症状，有轻微的恶心、呕吐，其他无异常，

经治疗后康复。该患者最有可能是
A. 慢性苯胺中毒
B. 急性苯中毒
C. 慢性苯中毒
D. 急性一氧化碳中毒
E. 以上都不是

370. 某垃圾场，一名男性垃圾焚烧工，在焚烧含大量塑料的垃圾时，突然感到头痛、头晕、发热、呼吸加快等不适而被送医院就诊，可诊断为
A. 氰化物中毒
B. 氮氧化物中毒
C. 聚合物烟雾热
D. 一氧化碳中毒
E. 中暑

371. 某男性，急性乐果重度中毒72小时后出现肌力明显减低，此时应考虑
A. 有机磷农药急性中毒神经系统后遗症
B. 胆碱能危象
C. 有机磷农药中毒中间肌无力综合征
D. 亚急性中毒
E. 中毒性周围神经病

372. 某男性，有机磷农药生产灌瓶操作工人，少量农药污染衣服后出现食欲缺乏。恶心表现，请假自行前来就诊，胆碱酯酶活性75%，神志清楚，应立即
A. 脱去污染衣服，用温清水清洗污染皮肤
B. 给阿托品
C. 给氯解磷定
D. 吸氧
E. 洗胃

373. 在夏季使用农药季节，某施药工感到头痛、头晕，化验胆碱酯酶活性正常，可疑何种毒物中毒
A. 有机磷农药中毒
B. 氨基甲酸酯类农药中毒
C. 乐果中毒
D. 对硫磷中毒
E. 拟除虫菊酯类农药中毒

374. 声音持续时间小于0.5秒，间隔时间大于1秒，声压变化大于40dB者称为
A. 连续性噪声
B. 脉冲性噪声
C. 稳态噪声
D. 非稳态噪声
E. 高频噪声

375. 声音持续时间大于0.5秒，间隔时间小于1秒，声压变化小于40dB而大于5dB者称为
A. 连续性噪声
B. 脉冲性噪声
C. 稳态噪声
D. 非稳态噪声
E. 高频噪声

376. 某女性，从事高温作业4小时后，感觉剧烈头痛，并迅速进入浅昏迷状态，体温39.5℃，则其最可能的中暑类型是
A. 机体蓄热
B. 热射病
C. 热痉挛
D. 热衰竭
E. 水、电解质代谢紊乱

377. 某男性，在粮库从事粮食烘干工作，工龄25年，近日感觉视物不清，检查证实患有白内障，如与职业有关，则其最可能暴露的射频辐射波段是
A. 超短波
B. 短波
C. 长波
D. 中波
E. 微波

378. 战士，在夏季行军过程中，突然虚脱，体温正常，神志清醒，有腓肠肌痉挛，急需采取的措施是
A. 药物降温
B. 物理降温
C. 补充氯化钠，口服含盐饮料
D. 给氧
E. 到阴凉处平卧

379. 某男性，建筑工人。夏季在某工地施工，突然感到头痛、头晕、全身无力来院就诊。经检查体温正常，并见其四肢肌肉痉挛。此工人可能患何种疾病
A. 热射病
B. 休克
C. 热痉挛
D. 中暑
E. 日射病

380. 某电焊辅助工，工作4小时后，突然感到眼发干、异物感，并肿胀而被送医院就诊。此工人可能患哪种疾病
A. 眼损伤
B. 眼外伤
C. 眼炎
D. 电光性眼炎
E. 结膜炎

381. 某化工厂男性，从事染料生产工作，工龄25年，因尿血住院检查，可疑患有膀胱癌。可能由下列何种物质引起
A. 氯乙烯
B. 联苯胺
C. 石棉
D. 苯
E. 铬酸盐

382. 某化工厂清釜工在定期体检时发现多名工人肝脾大，其中一名诊断为肝血管肉瘤，此化工厂可能生产
A. 氯乙烯
B. 氯甲醚
C. 甲醛
D. 己内酰胺
E. 苯

383. 某林场，工人在夏季施用农药期间，突然感到头痛、头晕、恶心等症状。经检查证实为急性农药中毒，应在多

长时间内向当地职业病管理机构报告
A. <24 小时
B. <48 小时
C. >24 小时
D. 1~2 天
E. 3~5 天

384. 某男从事铸造铅锭工作，工龄 12 年以上。近来主诉头痛、无力、失眠等症状。体检发现，血铅和尿铅均升高。同时，尿丙氨酸（Ala）水平持续升高。诊断为轻度铅中毒，应在多长时间内向当地职业病管理机构报告
A. <10 天
B. <15 天
C. >15 天
D. 15~30 天
E. 10~20 天

385. 某工厂，近来发现肺癌发病率有升高趋势。为了评价肺癌发生与该厂生产性有害因素的关系，应设计何种类型调查
A. 普查
B. 典型调查
C. 病例-对照调查
D. 劳动卫生学调查
E. 职业病体检

386. 为评价某工厂的劳动卫生条件、接触有害因素类型、职工健康状况等，应设计何种类型职业流行病学调查
A. 队列调查
B. 横断面调查
C. 职业病体检
D. 劳动能力鉴定
E. 病例-对照调查

387. 某化工厂，因管道发生泄漏，导致 1 名在场的工人出现呼吸道和眼结膜的刺激症状。经检查证实为急性刺激性气体中毒，应在多长时间内向当地职业病管理机构报告
A. >24 小时
B. <48 小时
C. <24 小时
D. 1~2 天
E. <6 小时

388. 某男工，蓄电池厂从事组装工作，工龄 11 年。近来主诉无力、失眠、记忆力减退、食欲缺乏等症状，并有腹绞痛发作。体检发现，血铅和尿铅均明显升高，诊断为中度铅中毒。应在多长时间内向当地职业病管理机构报告
A. <15 天
B. >15 天
C. 15~30 天
D. 10~20 天
E. <10 天

【A_3/A_4 型题】

（389~391 题共用题干）

某计量车间仪表校验工，因近两周时感头晕、头痛、发热、手足多汗、易激动、爱哭，口内有金属味较重到医院就诊，查体：患者口腔黏膜充血，齿龈红肿，流涎，手指细震颤，尿检可见蛋白、管型。

389. 考虑中毒的毒物是
A. 铅
B. 汞
C. 砷
D. 锰
E. 铬

390. 为确诊可进一步测定
A. 尿汞
B. 尿铅
C. 尿砷
D. 尿锰
E. 末梢血嗜酸性粒细胞

391. 治疗的特殊药物是
A. 依地酸二钠钙
B. 二乙基二硫代氨基甲酸钠
C. 葡萄糖酸钙
D. 亚甲蓝
E. 二巯丙磺钠

（392~393 题共用题干）

某患者协助检修人员修理自家煤气管道，当天自觉头痛、头晕、恶心，后被人发现昏迷、口吐白沫、口唇发绀，两肺满布干湿啰音，肝功能正常，胸部 X 线正常，心电图示窦性心动过速。

392. 此患者应诊断为
A. 急性氰化氢中毒
B. 急性一氧化碳中毒
C. 急性氨中毒
D. 急性硫化氢中毒
E. 急性二氧化硫中毒

393. 对确诊最有帮助的实验室检查是
A. 血常规
B. 二氧化碳结合力
C. 尿常规
D. 碳氧血红蛋白定性
E. 红细胞沉降率

（394~397 题共用题干）

患者，女性，38 岁。某皮鞋厂仓库保管员，办公室设在仓库内，自从事该工作以来常感头痛、头昏、乏力、失眠、记忆力减退、易感冒，近来又出现月经过多、牙龈出血，皮下有紫癜等而入院。

394. 根据患者的临床表现，主要应询问
A. 既往史
B. 职业史
C. 药物史
D. 家族史
E. 个人嗜好

395. 应做进一步检查的项目是
A. 尿常规
B. 骨髓象
C. 血常规
D. 红细胞沉降率
E. 尿酚

396. 该患者可能是哪种毒物中毒
A. 苯
B. 甲苯
C. 二甲苯
D. 苯胺
E. 二硫化碳

397. 此患者中毒原因最有可能是
A. 无就业前体检
B. 无定期体检
C. 空气中毒物浓度很高
D. 无职业卫生宣传教育
E. 办公室设在仓库内

（398~400题共用题干）

某造纸厂的工人在修复已停产1个多月的贮浆池时，管道破裂，纸浆从管内喷出，停泵以后，工人李某顺着梯子到池内修理，突然摔倒在池内；张某认为是触电，切断电源后下去抢救也摔倒在池内。经分析认为，池内有毒物，随即用送风机送风，其他3人继续进入池内，出现咽部发苦发辣、呼吸困难，相继摔倒在池内。

398. 池内哪种毒物使5人晕倒
A. HCN
B. CO
C. CO_2
D. H_2S
E. 硫化碱

399. 抢救患者时最好应佩戴
A. 口罩
B. 防毒口罩
C. 过滤式防毒面具
D. 隔离式防毒面具
E. 防护服

400. 预防此类中毒，首先应对工人进行
A. 安全卫生知识教育
B. 就业前体检
C. 定期体检
D. 健康监护
E. 普查

（401~406题共用题干）

患者，男性，40岁。某印刷厂工人，因持续性腹绞痛，阵发性加剧而入院。患者自诉近5年来经常性发作腹绞痛，部位多在脐周，发作时尚能坚持工作。但近1年来，腹痛发作频繁，发作时大汗淋漓，面色苍白，在地上打滚，并伴有头痛、头昏、乏力、关节酸痛。查体：一般情况尚可，体温正常，面色苍白，牙龈有色素沉着，眼底动脉痉挛，腹部平软，肝脾未触及，肠鸣音正常，诊断为慢性铅中毒。

401. 患者从事的工种最可能是
A. 印刷
B. 检字
C. 浇板
D. 仓库保管
E. 以上都不是

402. 对此患者，首选的解毒剂是
A. 二巯丁二钠
B. 二巯丙醇
C. 依地酸二钠钙
D. 二巯丙磺钠
E. 巯乙胺

403. 下列哪项不是其实验室的诊断指标
A. 血、尿铅
B. 尿 Ala
C. 尿粪卟啉
D. 血红蛋白的含量
E. 诊断性驱铅试验

404. 该毒物对机体影响的早期变化是
A. 卟啉代谢障碍
B. 周围血中出现幼稚红细胞
C. 小血管的痉挛
D. 齿龈的色素沉着
E. 精神障碍

405. 经治疗出院后应
A. 原则上调离铅作业
B. 视情况调离铅作业
C. 必须调离铅作业
D. 经治疗后恢复原工作
E. 密切观察，3~6个月复查1次

406. 对职业性铅中毒的预防措施最有效的是
A. 就业前体检
B. 合理使用防毒用具
C. 消除和控制生产环境中铅的浓度
D. 加强健康教育
E. 加强健康监护

（407~410题共用题干）

患者，女性，35岁。在温度计制造厂工作。由于温度掌握不好，温度计破裂，经常有汞蒸汽外逸。该工人接触5年后出现了头痛、头晕、记忆力下降，接着出现了易激动、无故烦躁、易发怒、爱哭等症状，继而出现眼睑、手指的震颤，口腔黏膜有少量的溃疡。牙龈酸痛、红肿，有轻微的压痛。实验室检查：尿汞含量300nmol/L（二硫腙法）。

407. 金属汞进入呼吸道的主要形式是
A. 烟
B. 雾
C. 气体
D. 尘
E. 蒸气

408. 汞进入体内后，其毒作用基础是与
A. 红细胞结合
B. 含巯基酶结合
C. 呼吸酶结合
D. 血浆蛋白结合
E. 金属硫蛋白结合

409. 如诊断为慢性汞中毒，主要还需了解
A. 环境中汞的浓度
B. 一般情况
C. 生产场所空气中汞浓度
D. 汞进入体内的途径
E. 个体的营养状况

410. 主要的解毒剂是
A. 小剂量的亚甲蓝
B. 硫代硫酸钠
C. 青霉胺
D. 二巯丙磺钠
E. 依地酸二钠钙

（411~415题共用题干）

某男性，农药厂工人，因误服农药中毒，出现胆碱能危象，经抢救脱险。

411. 该患者第3天出现明显上肢肌无力，应考虑
A. 毒蕈碱样症状

B. 烟碱样症状
C. 中间肌无力综合征
D. 胆碱能危象
E. 缺氧综合征

412. 其最有可能误服的农药是
A. 西维因
B. 马拉硫磷
C. 氯氰菊酯
D. 溴氰菊酯
E. 速灭威

413. 患者误服该种农药，急性中毒初期最佳治疗方案是
A. 洗胃，大剂量阿托品，小剂量胆碱酯酶复能剂，对症处理
B. 洗胃，大剂量阿托品，对症处理
C. 洗胃，小剂量阿托品，大剂量胆碱酯酶复能剂，对症处理
D. 洗胃和对症处理
E. 立即给予大剂量阿托品和胆碱酯酶复能剂，并予对症处理

414. 中毒抢救期间，用于判断预后的最佳指标是
A. 所用药物剂量
B. 毒蕈碱样症状的严重程度
C. 体温变化
D. 血压变化
E. 胆碱酯酶（ChE）活性恢复情况

415. 如果患者在急性中毒4周后，肢端感觉运动障碍，神经肌电图显示为神经源性损害，可诊断为
A. 中间肌无力综合征
B. 中毒性脑病
C. 呼吸窘迫综合征
D. OPIDP
E. 以上都不是

（416~417题共用题干）

某男性印染工，45岁，工龄约10年。突然感到头痛、头晕、口唇及指端发绀而送急诊室就诊。

416. 采集病史时应注意接触何种工业毒物
A. 接触氯化钾
B. 接触二氧化氮
C. 接触硝酸
D. 接触苯胺
E. 接触氯气

417. 化验检查的重点项目之一是
A. 红细胞数量
B. 血红蛋白含量
C. 高铁血红蛋白含量
D. 碳氧血红蛋白含量
E. 白细胞数量

（418~419题共用题干）

某男性工人，用硝酸浸洗金属部件，患者夜间突然感到胸闷而被送急诊室就诊。

418. 采集现病史时应注意询问接触何种工业毒物
A. 接触一氧化碳
B. 接触二氧化硫
C. 接触硝酸
D. 接触二氧化氮
E. 接触氰化物

419. 在急诊室进行急救处理时应注意预防
A. 黏膜刺激症状
B. 消化道症状
C. 肺水肿
D. 上呼吸道刺激症状
E. 皮肤刺激症状

（420~423题共用题干）

某男性工人，年龄40岁，某家具厂油漆工，工龄约10年。因主诉头痛、头晕、失眠等症状，并有皮下出血，诊断为轻度贫血

420. 采集现病史时应注意接触何种工业毒物
A. 苯
B. 甲苯
C. 二甲苯
D. 汽油
E. 清漆

421. 化验检查的重点项目之一是
A. 红细胞
B. 白细胞
C. 血红蛋白
D. 白细胞、红细胞、血红蛋白和血小板
E. 肝功能

422. 若诊断为贫血，应除外哪种疾病
A. 贫血
B. 出血
C. 失血
D. 营养不良
E. 缺铁性贫血

423. 若诊断为轻度贫血，对其处理原则是
A. 建议休息
B. 调离原工作岗位
C. 调离原工作岗位，进行合理治疗
D. 在原岗位工作，减少接触机会
E. 继续从事原工作，合理治疗

（424~426题共用题干）

某女性，年龄24岁，工龄1.5年，某村办石粉厂磨粉工。因咳嗽、胸痛、气短等症状就诊。

患者自述，石粉厂工作条件很差，磨粉时2米以外看不清人，工作时仅戴纱布口罩，无其他防尘措施。X线胸片显示肺纹理增多，两肺中下肺野可见结节状阴影。

424. 采集病史时应注意询问接触哪种粉尘
A. 煤尘
B. 硅尘
C. 石棉尘
D. 石灰尘
E. 滑石粉尘

425. 诊断时应考虑哪种尘肺
A. 煤肺
B. 硅沉着病
C. 石棉肺
D. 滑石尘肺
E. 煤硅肺

426. 此种硅沉着病属哪种类型
A. 晚发型硅沉着病
B. 速发型硅沉着病

C. 慢性硅沉着病
D. 滑石尘肺
E. 煤硅肺

(427~428 题共用题干)

某男性工人，在木器加工厂从事木材烘干工作 20 年，因近日视物模糊而就医。

427. 职业史询问时应注意询问接触哪种有害因素
A. 高气温、高气湿
B. 木尘种类
C. 高频电磁场
D. 微波辐射
E. 电离辐射

428. 应重点检查的项目是
A. 血常规检查
B. 血清免疫学检查
C. 心电图
D. 裂隙灯检查
E. 脑电图

(429~430 题共用题干)

某男性工人，在东北某森林地区从事野外伐木工作，工龄 5 年，近来常感手部疼痛、麻木、无力。

429. 该工人从事作业中最主要的职业性有害因素是
A. 局部振动
B. 森林脑炎病毒
C. 高温、强热辐射
D. 噪声
E. 全身振动

430. 临床检查的重点项目是
A. 冷水复温试验
B. 电测听
C. 骨关节 X 线摄片
D. 病毒培养
E. 血常规

(431~433 题共用题干)

某女性工人，纺织厂织布车间挡车工，工龄数年，因近几个月与他人交谈时感觉听力下降而就诊。

431. 应重点检查的项目是
A. 脑电图
B. 神经肌电图
C. 电测听
D. 自主神经功能检查
E. X 线摄片

432. 从职业性损害角度考虑，可能性最大的诊断是
A. 听觉疲劳
B. 噪声性聋
C. 神经性聋
D. 听力损伤
E. 传导性聋

433. 控制此种危害的根本措施是
A. 消声
B. 隔声
C. 控制噪声源
D. 工作时佩戴耳塞等个人防护用品
E. 定期进行健康检查

(434~437 题共用题干)

某男性，砂轮厂操作工。主诉近年来手麻、手痛，夜间疼痛加剧，影响睡眠，来院就诊。

434. 考虑为局部振动病应做何种检查
A. 冷水复温试验
B. 振动觉测试
C. 检查是否出现白指、白手
D. 指端甲皱循环状况
E. 尿羟脯氨酸测定

435. 若诊断为局部振动病，应除外何种疾病
A. 颈椎病
B. 腕三角软骨盘损伤
C. 腱鞘炎
D. 雷诺病
E. 汽油中毒

436. 若诊断为局部振动病，其处理原则是
A. 继续做砂轮工，服用合适药物
B. 继续做砂轮工，半年复查一次
C. 调离到其他岗位工作
D. 调离振动工作，每年复查一次
E. 调离接触振动工作，做运动疗法

437. 对砂轮作业工应佩戴哪种个人防护用品
A. 护腕
B. 防震手套
C. 防寒手套
D. 防震工作服
E. 防震、防寒手套

(438~441 题共用题干)

某纺织女工，年龄 35 岁。从事纺纱和织布工作已 10 年以上。主诉近来出现耳鸣、听力下降等症状。

438. 在询问病史时应考虑接触何种有害因素
A. 振动
B. 噪声
C. 微波
D. 射频辐射
E. 化学染料

439. 应做何种检查
A. 一般内科检查
B. 前庭功能检查
C. 听力测定
D. 物理检查
E. X 线检查

440. 经检查听阈提高 20dB，10~20 小时后恢复听力，属哪种类型听力损害
A. 听觉适应
B. 听觉疲劳
C. 噪声性听力损伤
D. 噪声性耳聋
E. 暂时性听力下降

441. 对此女工应做哪种处理
A. 继续从事纺织行业工作，减少接触噪声时间
B. 继续从事接触较低噪声工作
C. 在原工作岗位做辅助工作
D. 调离原工作岗位，从事非噪声作业工作
E. 继续从事纺织行业工作，工作时戴耳塞

(442~443 题共用题干)

某女工，年龄 38 岁，铅笔厂工人，工龄 21 年。因月经功能障

碍、经血量过多、齿龈出血、皮肤发绀前来就诊。

442. 采集病史时应注意询问哪种毒物接触史
A. 一氧化碳
B. 铅
C. 苯系化合物
D. 二硫化碳
E. 甲醇

443. 体检时应侧重检查
A. 血液系统
B. 神经系统
C. 泌尿系统
D. 消化系统
E. 生殖系统

(444~445 题共用题干)

某农场喷洒农药工。喷洒农药过程中着普通衣服，违章操作，采取前进式喷洒方式。喷洒 5 小时后突然出现毒蕈碱样症状。

444. 应首先考虑的中毒是
A. 有机氯农药
B. 氨基甲酸酯类农药
C. 有机磷农药
D. 化肥
E. 拟除虫菊酯类农药

445. 应首先采取的措施是
A. 送医院抢救
B. 立刻脱离现场，脱去污染衣服，清洗皮肤
C. 对症处理
D. 吸氧
E. 保持呼吸道通畅

(446~448 题共用题干)

某蔬菜、水果储存窖的保管员。某天在窖内巡视时，突然感到头晕、胸闷、呼吸困难、颜面发绀等症状和体征。

446. 首先应考虑接触何种有害气体
A. 氯气
B. 氯化氢
C. 二氧化碳
D. 甲烷
E. 二硫化碳

447. 应做哪种急救处理
A. 对症治疗
B. 立即送医院
C. 立即脱离现场，及时吸氧
D. 脱去污染衣服
E. 人工呼吸

448. 对此窖应做何种处理
A. 清除窖内储存物
B. 1 个月内不准员工出入
C. 关闭门窗，防止人员出入
D. 敞开窖门，打开通气孔通风
E. 封存，严禁员工出入

【B_1 型题】

(449~452 题共用备选答案)
A. 劳动者健康影响
B. 早期诊断、治疗、处理和预防
C. 劳动条件
D. 人群和作业环境
E. 个体

449. 职业卫生与职业医学是研究劳动条件对（ ）的一门学科
450. 职业病学是研究职业性有害因素所引起的特定疾病的（ ）的一门学科
451. 职业卫生与职业医学研究的对象是
452. 职业病学研究的对象是

(453~455 题共用备选答案)
A. 劳动条件
B. 生产设备、使用原材料和生产工艺
C. 劳动组织、操作体位和方式
D. 劳动者
E. 自然环境和人为环境

453. 生产工艺过程包括
454. 劳动过程包括
455. 生产环境包括

(456~458 题共用备选答案)
A. 合理的作息制度
B. 噪声、振动
C. 视觉紧张
D. 有毒作业和无毒作业同在一个车间
E. 适宜的采光

456. 生产工艺过程中产生的有害因素是
457. 劳动过程中的有害因素是
458. 生产环境中的有害因素是

(459~461 题共用备选答案)
A. 铅、刺激性气体、苯、汞
B. 运动器官紧张
C. 炭疽杆菌、布鲁菌
D. 视觉紧张
E. 噪声、电离辐射

459. 生产过程中产生的化学因素是
460. 生产过程中产生的物理因素是
461. 生产过程中产生的生物因素是

(462~465 题共用备选答案)
A. 政府规定的职业病
B. 接触职业性有害因素引起的特定疾病
C. 法定职业病
D. 职业史
E. 工作有关疾病

462. 医学上所指的职业病是泛指劳动者在其职业活动中
463. 法定职业病是指
464. 确定职业病的前提是
465. 实际工作中所指的职业病是指

(466~467 题共用备选答案)
A. 病因明确，且是唯一的
B. 有剂量-反应关系
C. 同一职业人群中有多人发病
D. 早诊断，预后好
E. 病因明确，多因素引起

466. 上述是职业病的特点，除外
467. 随着接触剂量的增加，出现某种效应的人数也随之增加称为

(468~470 题共用备选答案)
A. 工伤
B. 职业病
C. 与工作有关疾病
D. 职业特征

E. 非职业性疾病
468. 职业性下背痛属于
469. 胼胝、色素沉着属于
470. 制鞋厂工人患再生障碍性贫血属于
（471~473 题共用备选答案）
A. 用无毒或低毒物质代替高毒物质
B. 健全职业病防控机构
C. 通过定期健康检查，早期发现职业病
D. 建立职业病档案
E. 对确诊的职业病患者及时治疗
471. 上述各项措施中哪项属于一级预防
472. 上述各项措施中哪项属于二级预防
473. 上述各项措施中哪项属于三级预防
（474~477 题共用备选答案）
A. 24 小时之内
B. 立即住院治疗
C. 应立即向有关主管部门报告
D. 每 6~12 个月
E. 15 天之内
474. 我国规定凡被确诊为法定职业病首先应做的处理是
475. 急性职业中毒应在多长时间之内报告
476. 慢性职业病应在多长时间之内报告
477. 被诊断为职业病患者应在多长时间之内进行复查
（478~482 题共用备选答案）
A. 下肢静脉曲张
B. 腱鞘炎
C. 职业性痉挛
D. 滑囊炎
E. 声带小结
478. 钢琴家易患
479. 歌唱家易患
480. 抄写员易患
481. 售货员易患
482. 煤矿井下工人易患
（483~485 题共用备选答案）
A. 打字
B. 搬运重物爬坡
C. 100 米跑
D. 动态作业
E. 静态作业
483. 氧需不超过氧上限的是
484. 氧需超过氧上限的是
485. 氧需等于氧债的是
（486~488 题共用备选答案）
A. 焦虑、抑郁、易怒、感情淡漠
B. 呼吸加快、易怒、过量吸烟
C. 怠工、缺勤、过量吸烟
D. 血压升高、吸烟过量、易激动
E. 血压升高、心率加快、尿酸增加
486. 属于紧张引起的心理反应
487. 属于紧张引起的生理反应
488. 属于紧张引起的行为表现
（489~490 题共用备选答案）
A. 皮肤黏膜吸收
B. 消化道吸收
C. 呼吸道吸收
D. 血液吸收
E. 血脑屏障吸收
489. 金属汞蒸气的主要吸收途径是
490. 二异氰酸甲苯酯的主要吸收途径是
（491~494 题共用备选答案）
A. 神经系统
B. 循环系统
C. 血液系统
D. 消化系统
E. 泌尿系统
491. β-萘胺主要损害
492. 慢性苯中毒主要损害
493. 苯胺中毒主要损害
494. 急性苯中毒主要临床表现为
（495~497 题共用备选答案）
A. 尿酚
B. 尿 δ-Ala
C. 肝功能
D. 现场空气中毒物浓度
E. 有害作业工龄
495. 反映机体对毒物吸收情况的指标是
496. 反映毒物作用的指标是
497. 反映毒物所致病损的指标是
（498~499 题共用备选答案）
A. 肢体远端震颤
B. 静止性震颤
C. 意向性震颤
D. 肌束性震颤
E. 以上都不是
498. 有机磷农药中毒时可出现
499. 慢性锰中毒时可出现
（500~501 题共用备选答案）
A. 皮肤癌
B. 间皮瘤
C. 膀胱癌
D. 白血病
E. 肝血管肉瘤
500. 长期接触氯乙烯作业的工人可能发生
501. 长期接触联苯胺作业的工人可能发生
（502~503 题共用备选答案）
A. 机体的运氧功能障碍
B. 组织利用氧的功能障碍
C. 血液循环障碍
D. 肺通气功能和换气功能障碍
E. 引起呼吸肌麻痹
502. 硫化氢引起缺氧的原因为
503. 一氧化碳引起缺氧的主要原因为
（504~506 题共用备选答案）
A. 呼吸道
B. 肾脏
C. 消化道
D. 皮肤
E. 头发
504. 铅从体内排出的主要途径是
505. 锰从体内排出的主要途径是
506. 苯以原形从体内排出的主要途径是
（507~509 题共用备选答案）
A. 腹绞痛
B. 肌张力增强

C. 口腔炎
D. 白手白指
E. 肌束震颤
507. 慢性铅中毒临床上可出现
508. 有机磷农药中毒临床上可出现
509. 局部振动病临床上可出现
(510~511 题共用备选答案)
A. 脂溶性
B. 水溶性
C. 挥发性
D. 腐蚀性
E. 脂溶性和水溶性
510. 刺激性气体进入呼吸道的深度主要取决于毒物的
511. 毒物经无伤皮肤的吸收率大小主要取决于毒物的
(512~514 题共用备选答案)
A. 小剂量的亚甲蓝
B. 亚硝酸钠、硫代硫酸钠
C. 硫代硫酸钠
D. 糖皮质激素
E. 亚硝酸钠
512. 氮氧化物中毒应及早用
513. 苯胺中毒应选用
514. 氰化氢中毒应选用
(515~518 题共用备选答案)
A. 中毒性白内障
B. 电光性眼炎
C. 中毒性肺水肿
D. 迟发性神经病
E. 溶血性贫血
515. 三硝基甲苯可引起
516. 急性 CO 中毒意识恢复后，经假愈期，又可出现
517. 电焊作业可引起
518. 光气中毒可出现
(519~522 题共用备选答案)
A. 帕金森病
B. 病理性骨折
C. 皮肤黏膜鲜红色
D. 溶血作用
E. 中毒性肺水肿
519. 苯胺的慢性中毒可出现
520. HCN 急性中毒可出现
521. 重度镉中毒可出现
522. 慢性锰中毒可出现
(523~525 题共用备选答案)
A. 胆碱酯酶复能剂
B. 阿托品
C. 对症治疗
D. 阿托品加对症治疗
E. 阿托品加胆碱酯酶复能剂加对症治疗
523. 治疗大多数品种的有机磷农药引起的中毒采用
524. 治疗拟除虫菊酯类农药中毒采用
525. 治疗氨基甲酸酯类农药中毒一般使用
(526~527 题共用备选答案)
A. 聚合物粉尘
B. 助剂
C. 单体
D. 增塑剂
E. 助剂与防老剂
526. 高分子化合物的毒性主要是
527. 高分子化合物对呼吸道损伤主要
(528~529 题共用备选答案)
A. 一氧化碳、二氧化碳、甲烷
B. 苯、甲苯、二甲苯
C. 光气、二氧化氮、氯气
D. 二氧化硅、石棉、滑石
E. 铅、汞、锡
528. 急性中毒致肺水肿毒物是
529. 急性中毒致全身缺氧毒物是
(530~532 题共用备选答案)
A. 晶体损伤
B. 肺损伤
C. 皮肤损伤
D. 高铁血红蛋白形成
E. 膀胱癌
530. β-萘胺和联苯胺可致
531. 苯胺可致
532. 三硝甲苯可致
(533~534 题共用备选答案)
A. 白指
B. 晕动病
C. 急性角膜结膜炎
D. 视觉反应时延长
E. 休克
533. 局部振动可引起
534. 全身振动可引起
(535~536 题共用备选答案)
A. 脉冲性噪声
B. 连续性噪声
C. 稳态噪声
D. 非稳态噪声
E. 高频噪声
535. 声音持续，声压波动小于 5dB 者为
536. 噪声频率大于 800Hz 者称为
(537~540 题共用备选答案)
A. 响度
B. 听阈
C. 听域
D. 痛阈
E. 振幅
537. 使人耳产生疼痛的最小声压称为
538. 人用听觉判断声音强弱的主观量度为
539. 人耳刚刚能听到的声压称为
540. 听域与痛阈之间的范围称为
(541~542 题共用备选答案)
A. 体温不超过 37.5℃
B. 体温超过 37.5℃
C. 体温超过 38℃
D. 体温超过 39℃
E. 体温超过 40℃
541. 诊断重症中暑的体温标准是
542. 诊断先兆中暑的体温标准是
(543~546 题共用备选答案)
A. 短时间暴露于强噪声，使听阈上升 10~15dB，脱离噪声接触后数分钟内即可恢复正常
B. 较长时间暴露于强噪声，致使听阈上升超过 15~30dB，脱离后需数小时至几十小时才能恢复
C. 长期在强噪声环境中工作，导致听力曲线在 3000~6000Hz 范围内出现“V”形改变
D. 长期接触强噪声引起听力曲线从低频到高频呈斜形逐步下降

E. 听力曲线各频段以同等程度水平下移

543. 听觉疲劳指
544. 听觉适应指
545. 听力损伤指
546. 噪声性聋指

（547~549题共用备选答案）

A. 80dB（A）
B. 85dB（A）
C. 90dB（A）
D. 100dB（A）
E. 115dB（A）

547. 新建企业生产车间噪声容许标准是
548. 现有企业生产车间噪声容许标准可放宽至
549. 生产场所噪声强度最大不得超过

（550~553题共用备选答案）

A. 0.025μW/cm^2
B. 0.05μW/cm^2
C. 0.025mW/cm^2
D. 50μW/cm^2
E. 0.05mW/cm^2

550. 超高频辐射连续波每日8小时接触容许限值是
551. 超高频辐射脉冲波每日8小时接触容许限值是
552. 微波辐射连续波平均功率密度容许接触限值为
553. 微波脉冲波非固定辐射平均功率密度容许接触限值为

（554~556题共用备选答案）

A. 热射病（包括日射病）
B. 热痉挛
C. 热衰竭
D. 休克
E. 中暑

554. 热蓄积可致何种类型中暑
555. 水、电解质代谢紊乱可致何种类型中暑
556. 血管扩张和大量失水可致何种类型中暑

（557~559题共用备选答案）

A. 印染作业
B. 轧钢、炼钢、炼铁作业
C. 缝纫作业
D. 印刷作业
E. 建筑、修路夏季施工

557. 属于高温强辐射作业的是
558. 属于高温高湿作业的是
559. 属于高温露天作业的是

（560~561题共用备选答案）

A. 吹冷风
B. 远距离操作
C. 缩短工作时间
D. 穿戴个人防护服装
E. 加强营养

560. 对炼钢炉前操作工防热辐射作用最有效的防护措施是
561. 防止建筑工人中暑的有效措施是

（562~564题共用备选答案）

A. 滑石粉尘
B. 氧化铅粉尘
C. 水泥粉尘
D. 亚麻粉尘
E. 合成树脂粉尘

562. 属于矿物性粉尘的是
563. 属于人工有机粉尘的是
564. 属于人工无机粉尘的是

（565~566题共用备选答案）

A. 时间防护、距离防护、个人防护
B. 时间防护、围封隔离、个人防护
C. 时间防护、距离防护、屏蔽防护
D. 围封隔离、除污保洁、个人防护
E. 围封隔离、除污保洁、屏蔽防护

565. 外照射防护的基本方法为
566. 内照射防护的基本方法为

（567~569题共用备选答案）

A. 急性粒细胞白血病
B. 肺癌
C. 砷
D. 芳香胺类
E. 肝癌

567. 我国职业性肿瘤名单中，苯可引起哪种肿瘤
568. 我国职业性肿瘤名单中，石棉可引起哪种肿瘤
569. 我国职业性肿瘤名单中，职业性膀胱癌的主要致癌物是

（570~571题共用备选答案）

A. 肺癌
B. 砷
C. 白血病
D. 苯
E. 氯乙烯

570. 我国职业性肿瘤名单中，职业性皮肤癌的主要致癌物是
571. 我国职业性肿瘤名单中，氯甲醚可引起哪种肿瘤

（572~573题共用备选答案）

A. 铅、汞、三氯乙烯
B. 苯、汽油、二硫化碳
C. 汽油、二硫化碳
D. 石棉
E. 二氧化硅

572. 易引起月经过少综合征的毒物是
573. 易引起妊娠期高血压疾病的毒物是

（574~575题共用备选答案）

A. 月经功能障碍
B. 流产
C. 子宫下垂
D. 高血压
E. 贫血

574. 化学物质作用于女性生殖系统最常见的现象是
575. 女性从事重体力劳动特别是负重作业时易发生的是

（576~578题共用备选答案）

A. 就业前健康检查
B. 定期健康检查
C. 健康监护
D. 劳动能力鉴定
E. 职业病检查

576. 为就业者安排合适工作，应做哪种检查
577. 预测职业性有害因素与接触者健康的关系，应做哪种检查
578. 对职业病患者应做哪种检查，以合理安排工作

（579～581 题共用备选答案）

A. 横断面调查

B. 队列调查

C. 病例-对照调查

D. 普查

E. 职业病体检

579. 对职工健康或职业损害状况等的调查，属哪种类型调查

580. 对职工肺癌发病与其接触有害因素关系的调查，属哪种类型调查

581. 对职工接触有害因素与职工可能发生损害的关系，属哪种类型调查

（582～584 题共用备选答案）

A. 时间加权平均阈限值

B. 最高容许浓度

C. 短时间接触限值

D. 阈限值

E. 生物学接触限值

582. 瞬时也不得超过的最高浓度是

583. 任何有代表性的采样测定均不得超过的浓度是

584. 正常 8 小时工作日或 40 小时工作周的时间加权平均浓度规定的阈限值是

（585～587 题共用备选答案）

A. 生物学接触限值

B. 时间加权平均容许浓度

C. 最高容许浓度

D. 阈限值

E. 短时间接触容许浓度

585. 工作地点、在一个工作日内、任何时间均不应超过的有毒物质的浓度是

586. 以时间为权数规定的 8 小时工作日的平均容许接触水平是

587. 一个工作日内，任何一次接触不得超过的 15 分钟时间加权平均的容许接触水平是

参考答案

1. C	2. D	3. D	4. E	5. C	6. E	7. B	8. D	9. E	10. C
11. C	12. D	13. E	14. E	15. C	16. D	17. E	18. A	19. D	20. B
21. C	22. B	23. D	24. B	25. C	26. C	27. C	28. A	29. E	30. C
31. E	32. E	33. E	34. A	35. D	36. C	37. D	38. E	39. B	40. B
41. B	42. A	43. A	44. C	45. E	46. A	47. D	48. D	49. D	50. D
51. A	52. A	53. E	54. A	55. A	56. A	57. B	58. C	59. A	60. E
61. B	62. B	63. D	64. C	65. B	66. E	67. B	68. D	69. C	70. B
71. A	72. E	73. B	74. C	75. A	76. A	77. E	78. E	79. C	80. E
81. C	82. D	83. D	84. C	85. E	86. B	87. D	88. D	89. D	90. B
91. C	92. B	93. E	94. A	95. E	96. B	97. E	98. A	99. D	100. B
101. C	102. D	103. B	104. A	105. E	106. B	107. C	108. D	109. A	110. C
111. D	112. A	113. D	114. B	115. C	116. C	117. B	118. E	119. A	120. C
121. B	122. E	123. E	124. E	125. A	126. B	127. E	128. B	129. C	130. E
131. C	132. B	133. A	134. D	135. E	136. E	137. E	138. C	139. D	140. B
141. D	142. A	143. C	144. D	145. D	146. C	147. E	148. C	149. D	150. C
151. A	152. D	153. C	154. A	155. C	156. A	157. E	158. C	159. D	160. C
161. A	162. D	163. A	164. B	165. C	166. B	167. A	168. A	169. D	170. A
171. B	172. D	173. B	174. D	175. B	176. B	177. C	178. C	179. D	180. E
181. A	182. C	183. E	184. A	185. B	186. D	187. C	188. C	189. D	190. B
191. E	192. A	193. E	194. D	195. E	196. E	197. E	198. C	199. E	200. B
201. A	202. B	203. C	204. B	205. D	206. C	207. B	208. E	209. E	210. D
211. C	212. D	213. D	214. C	215. B	216. C	217. D	218. B	219. C	220. C
221. C	222. A	223. E	224. A	225. E	226. C	227. D	228. B	229. C	230. C

231. A	232. D	233. E	234. A	235. A	236. E	237. E	238. B	239. E	240. B
241. D	242. C	243. C	244. A	245. C	246. D	247. E	248. D	249. E	250. E
251. C	252. D	253. C	254. A	255. B	256. B	257. C	258. E	259. C	260. E
261. E	262. E	263. E	264. A	265. C	266. A	267. A	268. B	269. D	270. A
271. E	272. B	273. C	274. B	275. B	276. A	277. C	278. C	279. E	280. B
281. B	282. C	283. B	284. C	285. A	286. C	287. A	288. B	289. A	290. C
291. E	292. C	293. C	294. B	295. D	296. E	297. D	298. C	299. C	300. B
301. B	302. A	303. A	304. B	305. B	306. B	307. D	308. C	309. C	310. D
311. E	312. E	313. C	314. A	315. C	316. C	317. D	318. A	319. B	320. E
321. D	322. E	323. B	324. E	325. E	326. A	327. E	328. A	329. C	330. E
331. D	332. B	333. C	334. D	335. B	336. A	337. D	338. E	339. D	340. C
341. E	342. E	343. A	344. E	345. D	346. E	347. D	348. D	349. C	350. B
351. B	352. D	353. E	354. D	355. A	356. A	357. A	358. C	359. C	360. C
361. C	362. C	363. A	364. E	365. C	366. D	367. C	368. E	369. C	370. C
371. C	372. A	373. E	374. B	375. D	376. B	377. E	378. C	379. C	380. D
381. B	382. A	383. A	384. B	385. C	386. B	387. C	388. A	389. B	390. A
391. E	392. B	393. D	394. A	395. C	396. A	397. E	398. D	399. D	400. A
401. C	402. C	403. D	404. A	405. A	406. C	407. E	408. B	409. C	410. D
411. C	412. B	413. A	414. E	415. D	416. D	417. C	418. D	419. C	420. A
421. D	422. C	423. C	424. B	425. B	426. B	427. D	428. D	429. A	430. A
431. C	432. B	433. C	434. C	435. D	436. E	437. E	438. B	439. C	440. B
441. D	442. C	443. A	444. C	445. B	446. C	447. C	448. D	449. A	450. B
451. D	452. E	453. B	454. C	455. E	456. B	457. C	458. D	459. A	460. E
461. C	462. B	463. A	464. D	465. C	466. E	467. B	468. C	469. D	470. B
471. A	472. C	473. E	474. C	475. A	476. E	477. D	478. B	479. E	480. C
481. A	482. D	483. A	484. B	485. C	486. A	487. E	488. C	489. C	490. C
491. E	492. C	493. C	494. A	495. A	496. B	497. C	498. D	499. B	500. E
501. C	502. B	503. A	504. B	505. B	506. A	507. A	508. E	509. D	510. B
511. E	512. D	513. A	514. B	515. A	516. D	517. B	518. C	519. D	520. C
521. B	522. A	523. E	524. C	525. D	526. C	527. A	528. C	529. A	530. E
531. D	532. A	533. A	534. B	535. C	536. E	537. D	538. A	539. B	540. C
541. E	542. A	543. B	544. A	545. C	546. D	547. E	548. C	549. E	550. E
551. C	552. D	553. D	554. A	555. B	556. C	557. B	558. A	559. E	560. C
561. D	562. A	563. E	564. C	565. C	566. D	567. A	568. B	569. D	570. B
571. A	572. A	573. C	574. A	575. C	576. A	577. B	578. D	579. A	580. C
581. B	582. C	583. B	584. A	585. C	586. B	587. E			

第十三章　营养与食品卫生学

一、营养学基础

【A_1 型题】

1. 标志着现代营养学开端的事件为
   A.《本草纲目》的撰写
   B. 美国营养学会成立
   C. 法国化学革命
   D. 维生素的发现
   E. 公共营养的兴起
2. 第二次世界大战结束后食品卫生最主要的问题是
   A. 食品腐败变质
   B. 食品化学性污染
   C. 食物中毒
   D. 食品放射性污染
   E. 食品掺假
3. 微量营养素包括两大类，即
   A. 维生素和矿物质
   B. 维生素和胡萝卜素
   C. 必需氨基酸和矿物质
   D. 蔬菜和水果
   E. 蛋白质和微量元素
4. 下列有关食物成分的描述，正确的是
   A. 只有营养素能够促进健康
   B. 只有必需营养素能够促进健康
   C. 植物性食物中的营养素种类多于动物性食物，因此营养价值更高
   D. 动物性食物中不含非营养素成分
   E. 食物中的非营养素成分能够促进健康
5. 小分子物质经肠黏膜细胞进入小肠绒毛的毛细血管和淋巴管的过程，称为
   A. 营养素消化
   B. 营养素同化
   C. 营养素吸收
   D. 营养素分解
   E. 营养素排泄
6. 下列有关营养不良的描述，错误的是
   A. 营养缺乏是营养不良的一种表现形式
   B. 中国居民面临宏量营养素缺乏和微量营养素过剩的双重挑战
   C. 营养素过量摄入对健康有危害作用
   D. 营养不良可表现为营养缺乏或营养过剩
   E. 中国居民面临微量营养素缺乏和能量过剩的双重挑战
7. 下列可以满足人群中 50% 个体对该营养素需要的指标是
   A. 营养素参考摄入量
   B. 平均需要量
   C. 推荐摄入量
   D. 适宜摄入量
   E. 可耐受最高摄入量
8. 蛋白质的生理功能不包括
   A. 人体组织的构成成分
   B. 构成体内各种重要的生理活性物质
   C. 调节生理功能
   D. 供给能量
   E. 改善食物感官性状
9. 必需氨基酸有 9 种，其中婴儿的必需氨基酸是
   A. 苯丙氨酸
   B. 苏氨酸
   C. 赖氨酸
   D. 亮氨酸
   E. 组氨酸
10. 下列选项中，均为必需氨基酸的是
   A. 苏氨酸、苯丙氨酸、色氨酸、缬氨酸
   B. 丙氨酸、苏氨酸、甘氨酸、缬氨酸
   C. 蛋氨酸、苯丙氨酸、精氨酸、赖氨酸
   D. 异亮氨酸、亮氨酸、蛋氨酸、谷氨酸
   E. 苯丙氨酸、精氨酸、蛋氨酸、甘氨酸
11. 蛋氨酸和苯丙氨酸在体内可分别转化为
   A. 亮氨酸和酪氨酸
   B. 苏氨酸和缬氨酸
   C. 酪氨酸和赖氨酸
   D. 半胱氨酸和酪氨酸
   E. 胱氨酸和脯氨酸
12. 以下为非必需氨基酸的是
   A. 缬氨酸
   B. 苏氨酸
   C. 羟脯氨酸
   D. 异亮氨酸
   E. 赖氨酸
13. 在大豆蛋白质中，第一限制性氨基酸是
   A. 赖氨酸
   B. 组氨酸
   C. 蛋氨酸
   D. 缬氨酸
   E. 色氨酸
14. 赖氨酸作为强化剂应加入哪种食物
   A. 粮谷
   B. 豆类
   C. 蛋类
   D. 奶及奶制品
   E. 蔬菜类
15. 与小麦、稻米相比，豆类蛋白质富含的是
   A. 亮氨酸
   B. 苏氨酸

C. 色氨酸
D. 赖氨酸
E. 蛋氨酸

16. 人体氮平衡的3种状态中不需维持正氮平衡的人群是
A. 处于疾病恢复期者
B. 孕妇
C. 乳母
D. 儿童
E. 成年男子

17. 下列关于氨基酸模式的描述，错误的是
A. 食物蛋白质氨基酸模式与人体氨基酸模式越接近，必需氨基酸被机体利用的程度越高
B. 氨基酸模式实际上就是蛋白质中各种氨基酸的构成比例
C. 一般来说，动物蛋白的氨基酸模式与人体氨基酸模式比较接近
D. 一种蛋白质的氨基酸模式实际上是一系列比值
E. 由蛋白质的氨基酸模式，即可判断出限制性氨基酸

18. 由检测的食物含氮量换算成蛋白质含量的系数是
A. 6.75
B. 6.15
C. 6.25
D. 6.55
E. 6.65

19. 以下食物含优质蛋白质最高的是
A. 玉米蛋白质
B. 小麦粉蛋白质
C. 鸡蛋蛋白质
D. 花生蛋白质
E. 小米蛋白质

20. 植物性蛋白质利用率低于动物性蛋白质的主要原因是
A. 必需氨基酸组成不合理
B. 植物蛋白质的脂肪含量低
C. 植物蛋白质的含量低
D. 植物食品中膳食纤维含量高
E. 蛋白质分子结构不同

21. 蛋白质互补作用的目的不包括
A. 提高膳食蛋白质的营养价值
B. 相互补充必需氨基酸不足的问题
C. 为了使混合食物蛋白质氨基酸模式更接近人体需要
D. 为了提高必需氨基酸的消化率
E. 提高必需氨基酸的利用率

22. 被广泛用于评价婴幼儿食品蛋白质质量的指标是
A. 蛋白质表观消化率
B. 蛋白质生物价
C. 蛋白质功效比值
D. 氨基酸评分
E. 蛋白质净利用率

23. 下列对Kwashiorkor和MarasmusJP两种蛋白质-能量营养不良（PEM）的描述正确的是
A. Kwashiorkor的典型症状是消瘦，Marasmus的典型症状是水肿
B. Kwashiorkor的发病原因主要是缺乏能量，而蛋白质供应充足
C. Marasmus的发病原因主要是缺乏蛋白质，而能量供应充足，
D. Kwashiorkor的发病原因是能量摄入基本满足而蛋白质不足，Marasmu的发病原因是蛋白质和能量均摄入不足
E. 不存在又水肿又消瘦的PEM患者

24. 膳食中的必需脂肪酸包括
A. n-3系列的亚油酸和n-6系列的α-亚麻酸
B. n-6系列的亚油酸和n-3系列的α-亚麻酸
C. n-6系列的二十碳五烯酸（EPA）和n-3系列的二十二碳六烯酸（DHA）
D. n-3系列的EPA和n-6系列的DHA
E. n-3系列的亚油酸和n-6系列的γ-亚麻酸

25. 脂肪主要的营养学作用不包括
A. 储备与供给热能
B. 提供必需脂肪酸
C. 提供脂溶性维生素
D. 增加饱腹感
E. 抗生酮作用

26. 体内脂肪的生理作用不包括
A. 储存和提供能量
B. 体内某些激素的必需物质
C. 体内某些维生素的前体物
D. 增加饱腹感
E. 节约蛋白质作用

27. $C_{18:2}$，n-6表示该脂肪酸
A. 含2个不饱和双键
B. 含6个不饱和双键
C. 有18个不饱和双键
D. 为单不饱和脂肪酸
E. 属于中短链脂肪酸

28. 植物性油脂中含饱和脂肪酸较多的是
A. 豆油
B. 玉米油
C. 花生油
D. 菜籽油
E. 棕榈油和可可籽油

29. 下列动物性油脂中，含不饱和脂肪酸较多的是
A. 猪油
B. 牛油
C. 羊油
D. 鱼油
E. 鸡油

30. 中国营养学会推荐成人脂肪摄入量应占总能量的适宜比例是
A. 35%
B. 20%~30%
C. 15%~20%
D. <20%
E. 30%~35%

31. n-6系列的必需脂肪酸是
A. 花生四烯酸
B. 亚油酸

C. 二十二碳五烯酸
D. γ-亚麻酸
E. α-亚麻酸

32. n-3 系列的必需脂肪酸是
A. 二十碳四烯酸
B. 十八碳四烯酸
C. 二十二碳六烯酸
D. α-亚麻酸
E. 亚油酸

33. 膳食中的必需脂肪酸包括
A. n-3 系列的亚油酸和 n-6 系列的 α-亚麻酸
B. n-6 系列的亚油酸和 n-3 系列的 α-亚麻酸
C. n-6 系列的 EPA 和 n-3 系列的 DHA
D. n-3 系列的 EPA 和 n-6 系列的 DHA
E. n-3 系列的亚油酸和 n-6 系列的 γ-亚麻酸

34. 当前较肯定的必需脂肪酸是
A. γ-亚麻酸
B. 亚油酸与 α-亚麻酸
C. 二十碳四烯酸
D. 二十二碳六烯酸与 γ-亚麻酸
E. 花生四烯酸与二十碳五烯酸

35. 下列关于 DHA 的描述正确的是
A. 属于 n-6 系列脂肪酸
B. 是形成二十烷酸的前体
C. 可以由亚油酸转化
D. 可以由 α-亚麻酸转化
E. 属于必需脂肪酸

36. 脂肪摄入过高与下列哪种疾病无关
A. 心血管疾病
B. 高血压
C. 肥胖
D. 痛风
E. 结肠癌

37. 营养学上，碳水化合物一般不包括
A. 单糖
B. 双糖
C. 寡糖
D. 多糖
E. 甲醛

38. 食物中的单糖主要是指
A. 半乳糖、木糖醇和蔗糖
B. 果糖、核糖与麦芽糖
C. 葡萄糖、果糖和半乳糖
D. 葡萄糖、果糖和乳糖
E. 半乳糖、乳糖与木糖醇

39. 中国营养学会推荐我国居民膳食中碳水化合物供给量占总热量的适宜比是
A. 40%～50%
B. 30%～50%
C. 70%～80%
D. 55%～65%
E. 80%左右

40. 能直接供给大脑细胞活动所需能量的是
A. 氨基酸
B. 糖原
C. 磷脂
D. 葡萄糖
E. 胆固醇

41. 碳水化合物的生理功能不包括
A. 储存与提供能量
B. 节约蛋白质作用
C. 构成机体的成分
D. 抗生酮作用
E. 内分泌功能

42. 下列不属于可溶性膳食纤维的是
A. 树胶
B. 黏胶
C. 木质素
D. 果胶
E. β-葡聚糖

43. 膳食纤维的生理功能不包括
A. 促进肠蠕动，有利于排便
B. 增加饱腹感
C. 调节血脂和血糖代谢
D. 改变肠道菌群
E. 抗生酮作用

44. 下列食物中，血糖生成指数最高的是
A. 米饭
B. 猪肝
C. 芹菜
D. 柚子
E. 豆腐

45. 不能提供人体所需热能的是
A. 蛋白质
B. 脂肪
C. 糖类
D. 无机盐
E. 酒类

46. 下列不能提供能量的营养素是
A. 蛋白质
B. 脂肪酸
C. 淀粉
D. 氨基酸
E. 维生素

47. 营养学上所指的人体能量消耗包括
A. 基础代谢和体力活动
B. 体力活动和食物热效应
C. 基础代谢和食物热效应
D. 基础代谢、体力活动和食物热效应
E. 摄取产能营养素

48. 影响成人热能需要的主要因素是
A. 身高
B. 体重
C. 性别
D. 劳动强度
E. 气温

49. 蛋白质、脂肪、碳水化合物产能营养素的生热系数分别是
A. 4kcal/g、9kcal/g、4kcal/g
B. 4kJ/g、9kJ/g、4kJ/g
C. 16.81kcal/g、37.56kcal/g、16.74kcal/g
D. 37.56kJ/g、16.81kJ/g、16.74kJ/g
E. 9kcal/g、4kcal/g、4kcal/g

50. 最经济最廉价的膳食能量来源是
A. 谷薯类
B. 蔬菜类
C. 水果类
D. 奶制品
E. 鱼类

51. 某人全天需热能约2400kcal，按蛋白质供热占总热能10%计算，全日应供蛋白质多少
A. 26.7g
B. 24.0g
C. 60.0g
D. 70.0g
E. 80.0g

52. 我国成年人膳食中碳水化合物、脂肪、蛋白质提供的能量应占总能量的百分比是
A. 50%~65%、20%~30%、10%~15%
B. 50%~60%、20%~35%、10%~15%
C. 50%~55%、20%~40%、10%~15%
D. 50%~65%、10%~15%、20%~30%
E. 20%~30%、50%~65%、10%~15%

53. 矿物质又可分为常量元素和微量元素，对其特点描述错误的是
A. 在体内可以合成，可以在人体代谢中消失
B. 在体内分布极不均匀
C. 人体内矿物质含量随着年龄的增长而增长，元素间比例变动不大
D. 相互之间存在协同或拮抗作用
E. 微量元素在体内生理需要量和中毒剂量间存在较小的范围

54. 以下不属于常量元素的组合是
A. 镁、钾、钠
B. 钙、氯、硫
C. 磷、钾、氯
D. 钠、硫、镁
E. 铁、硒、铜

55. 维持正常人体健康不可缺少的必需微量元素是
A. 铁、钴、碘、锌、钙
B. 硒、钼、钴、锰、钠
C. 氟、铜、铁、锰、镁
D. 铜、铁、锌、硒、碘
E. 铜、锰、硅、铬、钼

56. 长期缺乏钙和维生素D可导致的症状不包括
A. 儿童生长发育迟缓
B. 儿童龋齿
C. 肾结石
D. 成年人的骨质疏松
E. 成年人的骨软化

57. 对钙描述不正确的是
A. 钙是人体含量较少的无机元素
B. 主要集中于骨骼和牙齿中
C. 可促进体内某些酶的活性
D. 维持神经肌肉正常活动
E. 参与凝血过程

58. 混溶钙池是指
A. 人体所有的钙
B. 骨骼中的钙
C. 牙齿中的该
D. 软组织、细胞外液和血液中的钙
E. 骨骼和牙齿中的钙

59. 成人钙的吸收率约为
A. 15%
B. 20%
C. 40%
D. 50%
E. 70%

60. 下列矿物质中，人体内含量最多的是
A. 镁
B. 铁
C. 磷
D. 钙
E. 钠

61. 钙含量丰富且吸收好的食物是
A. 乳及乳制品
B. 蔬菜
C. 水果
D. 粮谷
E. 肉类

62. 不属于钙含量丰富的食物是
A. 乳及乳制品
B. 猪肝
C. 小虾皮
D. 芝麻酱
E. 海带

63. 对铁的错误认识是
A. 铁是人体必需微量元素之一
B. 体内30%的铁作为储存铁形式存在
C. 铁缺乏主要是膳食铁吸收率低
D. 铁的主要的作用是携带运输氧及参与组织呼吸推动生物氧化还原反应
E. 尿是机体铁排出的主要途径

64. 动物性食物铁吸收率高，主要是由于
A. 植酸含量低
B. 草酸含量低
C. 维生素C含量高
D. 主要以血色素铁的形式存在
E. 含有内因子

65. 抑制非血色素铁吸收的因素不包括
A. 某些氨基酸
B. 植酸盐和草酸盐
C. 多酚类和鞣酸盐
D. 膳食纤维过多
E. 磷酸盐和碳酸盐

66. 促进非血色素铁吸收的因素不包括
A. 维生素C
B. 维生素A
C. 植酸
D. 乳酸
E. 某些氨基酸

67. 人体内的铁主要存在于
A. 血红蛋白
B. 肌红蛋白
C. 含铁酶类
D. 铁蛋白
E. 含铁血黄素

68. 以下食物中，不属于铁的良好食物来源的是
A. 猪肝
B. 动物全血

C. 黑木耳
D. 牛奶及奶制品
E. 禽鱼类

69. 我国规定成年男女每日铁的膳食参考摄入量分别是
A. 10mg 和 15mg
B. 12mg 和 20mg
C. 20mg 和 25mg
D. 25mg 和 30mg
E. 30mg 和 35mg

70. 下列有关碘的认识中错误是
A. 碘在体内主要参与甲状腺素的合成
B. 缺碘在成人可引起甲状腺肿
C. 胎儿期或新生儿期缺碘可引起呆小症
D. 缺碘有地区性特点故称地方性甲状腺肿
E. 碘过量时甲状腺不肿大

71. 锌的生理作用不包括
A. 促进生长发育与组织再生
B. 促进食欲
C. 促进维生素 A 代谢
D. 促进钙吸收
E. 促进机体免疫功能

72. 促进锌吸收的因素是
A. 膳食纤维
B. 葡萄糖
C. 植酸
D. 钙
E. 铜

73. 含锌最高食物的是
A. 牛奶
B. 大米
C. 蔬菜
D. 水果
E. 牡蛎

74. 参与构成谷胱甘肽过氧化物酶的是
A. 硒
B. 铁
C. 锌
D. 铜
E. 钙

75. 下列有关硒的认识中错误是
A. 硒有保护软骨组织的作用
B. 硒可以降低黄曲霉毒素的损害作用
C. 缺硒可引起克山病
D. 硒即使摄入过量也无害
E. 食物硒的含量和当地水土有很大的关系

76. 不属于硒功能的是
A. 解毒作用
B. 保护心肌健康
C. 构成超氧化物歧化酶（SOD）有抗氧化作用
D. 抗肿瘤作用
E. 保护视觉器官

77. 硒过量可引起中毒，其主要症状不包括
A. 毛发变干、脱落
B. 肢端麻木
C. 脱甲、指甲变脆
D. 大骨节病
E. 皮肤损伤

78. 含硒低的食物是
A. 蔬菜和水果
B. 动物内脏
C. 魔芋精粉
D. 海产品
E. 干蘑菇

79. 与机体免疫功能密切相关，且较为肯定的微量元素有
A. 硒、锰、钠
B. 锌、铁、硒
C. 钙、锌、铜
D. 钴、磷、钼
E. 碘、钾、铬

80. 与机体抗氧化密切相关的营养素不包括
A. 铜、锌、锰
B. β-胡萝卜素
C. 维生素 A、维生素 C、维生素 E
D. 铁、钙
E. 硒

81. 下列对维生素特点描述不正确的是
A. 须由食物提供
B. 不是体内的能量来源
C. 是构成机体的主要组成成分
D. 人体需要量少
E. 参与调节机体物质代谢

82. 下列对脂溶性维生素特点描述不正确的是
A. 常与脂类物质共存
B. 缺乏时症状出现较快
C. 长期大剂量摄入，易引起中毒
D. 吸收与肠道中的脂类密切相关
E. 随脂肪经淋巴系统吸收

83. 下列对水溶性维生素特点描述不正确的是
A. 经血液吸收
B. 从尿中排泄
C. 缺乏时症状出现较快
D. 多数能在体内大量储存
E. 几乎没有毒性

84. 维生素缺乏的常见原因不包括
A. 食物供应严重不足
B. 吸收利用率低
C. 维生素需要量相对增高
D. 长期使用营养素补充剂
E. 地壳中分布不平衡

85. 下列哪种维生素不是脂溶性维生素
A. 维生素 A
B. 维生素 D
C. 维生素 E
D. 维生素 PP
E. 维生素 K

86. 下面哪种物质通常被称为“类维生素”
A. 叶酸
B. 烟酸
C. 牛磺酸
D. 生物素
E. 泛酸

87. 维生素 A 缺乏时可能出现的症状不包括
A. 夜盲症
B. 眼干燥症
C. 失明
D. 地图舌

E. 比奥斑

88. 评价维生素A营养状况的指标是
A. 暗适应能力
B. 碱性磷酸酶活性
C. 毛细血管脆性
D. 红细胞转氨酶活性
E. 红细胞内谷胱甘肽还原酶活力

89. 长期过量摄入易在肝脏内蓄积，导致毒性作用的维生素是
A. 维生素 B_2
B. 维生素A
C. 维生素C
D. 维生素 B_1
E. 叶酸

90. 对视黄醇理化性质叙述错误的是
A. 溶于脂肪及多数有机溶剂
B. 一般烹调温度不易被破坏
C. 脂肪氧化变质时易被破坏
D. 在空气和日光下易被氧化
E. 在同样贮存条件下维生素A与胡萝卜素相比易于破坏

91. 与视黄醇和胡萝卜素在食物中的稳定性无关的是
A. 磷脂
B. 维生素E
C. 维生素C
D. 合成的抗氧化剂
E. 维生素 B_1

92. 在视网膜上与视蛋白结合形成视紫红质的是
A. 11-顺式视黄醇
B. 11-顺式视黄醛
C. 全反式视黄醛
D. 全反式视黄酸
E. 11-顺式视黄酸

93. 与维生素A蓄积中毒无关的表现有
A. 长骨变粗及骨关节疼痛
B. 皮肤干燥瘙痒、皮疹、脱皮
C. 肢端麻木、感觉异常
D. 生产出畸形儿
E. 肝脾大、黄疸

94. 当血浆中维生素A含量在正常范围时，下列说法正确的是
A. 说明维生素A营养充足
B. 不能肯定维生素A营养充足
C. 说明体内维生素A贮存状态良好
D. 肝脏有维生素A贮存量减少
E. 视黄醇结合蛋白含量偏低

95. 维生素A缺乏症最早出现的临床表现是
A. 身体发育障碍
B. 角膜软化
C. 色盲
D. 暗适应迟缓
E. 骨质增生

96. 下列食物中，维生素A含量最丰富的是
A. 谷类
B. 豆类
C. 绿色蔬菜
D. 畜、禽、鱼肉类
E. 动物肝脏

97. 目前已知的维生素A原是
A. 玉米黄素
B. 番茄黄素
C. 辣椒红素
D. β-胡萝卜素
E. 叶黄素

98. 维生素中有“前激素”或“激素原”之称的是
A. 维生素A
B. 维生素D
C. 维生素E
D. 维生素C
E. 维生素PP

99. 下列哪种维生素可在体内部分合成
A. 维生素A
B. 维生素 B_2
C. 维生素D
D. 维生素E
E. 维生素K

100. 下列哪一项不是维生素D的理化性质
A. 溶于脂肪及脂溶剂
B. 对热不稳定
C. 在中性和碱性溶液中耐热，不易被氧化
D. 在紫外线照射下，可在皮肤内合成
E. 是具有胆钙化醇生物活性的类固醇

101. 维生素D的生理功能不包括
A. 促进骨与软骨的骨化
B. 提高小肠对钙、磷的吸收和转运
C. 调节血钙平衡
D. 促进肾脏对钙、磷的重吸收
E. 预防衰老

102. 人体内维生素D的生理活性形式是
A. 25-OH-D_3
B. 24, 25-（OH）$_2$-D_3
C. 1, 25-（OH）$_2$-D_3
D. 1, 25-（OH）$_2$-D_2
E. 25-OH-D_2

103. 体内与维生素D合成无直接关系的因素是
A. 血钙浓度
B. 甲状旁腺素
C. 降钙素
D. 催乳素
E. 肾上腺皮质激素

104. 维生素D主要储存于
A. 肝脏
B. 肾脏
C. 骨骼
D. 皮肤
E. 脂肪

105. 体内维生素D分解代谢主要在
A. 肾脏
B. 肝脏
C. 骨骼
D. 骨骼肌
E. 肠道

106. 中国营养学会建议成人维生素D的推荐摄入量（RNI）

和可耐受最高摄入量（UL）分别为
A. 15μg/d，30μg/d
B. 3μg/d，18μg/d
C. 10μg/d，40μg/d
D. 10μg/d，50μg/d
E. 1μg/d，5μg/d

107. 维生素 D 营养状况鉴定常采用测定血浆中
A. 血清钙磷乘积
B. 碱性磷酸酶活性
C. 1,25-（OH）$_2$-D$_3$
D. 24,25-（OH）$_2$-D$_3$
E. 25-OH-D$_3$

108. 与维生素 D 中毒无直接关系的表现是
A. 钙在心脏、血管等软组织内沉积
B. 口渴、烦躁
C. 恶心、呕吐
D. 胆囊炎
E. 食欲缺乏

109. 下列哪种食物中含维生素 D 相对较少
A. 含脂肪高的海鱼
B. 鲜奶
C. 鱼肝油
D. 动物肝脏
E. 蛋黄

110. 人体能通过膳食和皮肤两种途径获得的维生素是
A. 烟酸
B. 维生素 D
C. 维生素 E
D. 维生素 B$_6$
E. 维生素 A

111. 维生素 E 的主要生理功能不包括
A. 抗氧化作用
B. 预防衰老
C. 与精子生成及雌性动物的繁殖力有关
D. 抑制肿瘤细胞生长和增殖
E. 促进铁的吸收

112. 目前，在具有维生素 E 活性的四种生育酚中，通常以何种作为维生素 E 的代表进行研究
A. α-生育酚
B. β-生育酚
C. γ-生育酚
D. δ-生育酚
E. 四种均可

113. 人类不易发生维生素 E 缺乏症的正确的说法有以下几种，但不包括
A. 人体对维生素 E 的利用率太低
B. 维生素 E 广泛存在于食物中
C. 维生素 E 贮存于体内多种器官组织中
D. 维生素 E 可在体内贮留较长时间
E. 维生素 E 排泄速度较慢

114. 下列哪种食物是维生素 E 的良好来源
A. 蔬菜
B. 水果
C. 豆类及豆制品
D. 油籽种子及植物油
E. 粮谷类

115. 下列对维生素 B$_1$ 的理化性质描述不正确的是
A. 水溶性，微溶于乙醇
B. 亚硫酸盐、二氧化硫等可加速其失活
C. 在碱性溶液中比较稳定，加热不易分解
D. 普通烹调温度下，破坏不多
E. 紫外线可使其降解而失活

116. 下列哪项是维生素 B$_1$ 最主要的营养作用
A. 调节机体物质代谢和能量代谢
B. 促进生长发育
C. 影响 DNA 的合成
D. 有利于胃肠道正常蠕动
E. 影响内分泌系统

117. 维生素 B$_1$ 缺乏时可能出现的症状是
A. 杨梅舌
B. 脚气病
C. 坏血症
D. 黑棘皮病
E. 癞皮病

118. 干性脚气病以下列哪种系统症状为主
A. 消化系统
B. 心血管系统
C. 神经系统
D. 内分泌系统
E. 运动系统

119. 湿性脚气病以下列哪种系统症状为主
A. 消化系统
B. 心血管系统
C. 神经系统
D. 内分泌系统
E. 运动系统

120. 下列哪项是评价机体硫胺素营养状况的指标
A. 血清碱性磷酸酶活力
B. 血清谷丙转氨酶活力
C. 红细胞谷胱甘肽还原酶活力
D. 红细胞转酮醇酶活性系数（ETK-AC）或红细胞转酮醇酶焦磷酸硫胺素（ETK-TPP）效应
E. 血清糖基转移酶活力

121. 测尿维生素 B$_1$ 含量时，常测肌酐含量是因为
A. 尿肌酐的含量较为稳定，不受尿量多少的影响
B. 尿中维生素 B$_1$ 排出量与肌酐排出量成正比
C. 肌酐排出量与热能有关，从而与维生素 B$_1$ 有关
D. 肌酐的测定方法简便
E. 未收到全尿

122. 硫胺素良好的食物来源
A. 水果
B. 蔬菜
C. 奶及奶制品
D. 豆及豆制品
E. 未过分加工精细的粮谷类

123. 维生素 B_2 理化性质不包括以下
A. 碱性溶液中不稳定
B. 酸性溶液中较稳定
C. 紫外线照射下不易分解
D. 有游离和结合两种形式
E. 水溶性较低

124. 维生素 B_2 的生理功能不包括
A. 参与体内生物氧化
B. 参与形成黄素蛋白
C. 作为辅酶参与色氨酸转变为烟酸
D. 作为辅酶参与维生素 B_6 转变为磷酸吡哆醛
E. 参与乙酰辅酶 A 生成

125. 维生素 B_2 缺乏时可影响
A. 羟脯氨酸、羟赖氨酸的形成
B. 辅酶Ⅰ的合成
C. 过氧化氢酶活性
D. 谷胱甘肽还原酶活性
E. 碱性磷酸酶活性

126. 维生素 B_2 与下列哪种矿物质的吸收、贮存与动员有关
A. 钙
B. 锌
C. 铁
D. 铜
E. 硒

127. 维生素 B_2 以黄素单核苷酸（FMN）和黄素腺嘌呤二核苷酸（FAD）的两种形式作为下列多种酶的辅酶，除了
A. 谷胱甘肽还原酶
B. 脱羧基酶
C. 丙酮酸脱氢酶
D. 黄嘌呤氧化酶
E. 氨基酸氧化酶

128. 维生素 B_2 缺乏时，临床表现常以面部五官及皮肤为主，但不包括
A. 口角炎
B. 唇炎
C. 睑缘炎
D. 阴囊炎
E. 脚气病

129. 评价机体核黄素营养水平状况的指标
A. 血清碱性磷酸酶活力
B. 血清谷丙转氨酶活力
C. 红细胞谷胱甘肽还原酶活性系数
D. 血清糖基转移酶活力
E. 红细胞内转羟乙醛酶活力

130. 下列哪种情况可促进维生素 B_2 的消化与吸收
A. 胃酸
B. 酒精
C. 锌
D. 铜
E. 铁

131. 维生素 B_2 的良好的食物来源
A. 动物肝脏
B. 粮谷类
C. 蔬菜类
D. 水果
E. 豆类及豆制品

132. 烟酸的理化性质的特点为
A. 酸性条件易破坏
B. 碱性条件易破坏
C. 遇光易破坏
D. 加热及一般烹调加工损失小
E. 高压下 120℃，20 分钟易破坏

133. 下列谷物中，富含结合型烟酸，不能被人体吸收利用的是
A. 大米
B. 小麦
C. 玉米
D. 小米
E. 高粱

134. 在人体内可以转化为烟酸的氨基酸为
A. 赖氨酸
B. 亮氨酸
C. 胱氨酸
D. 色氨酸
E. 丝氨酸

135. 机体可利用色氨酸自身合成烟酸，平均 60mg 色氨酸可转化
A. 3mg 烟酸
B. 1mg 烟酸
C. 2mg 烟酸
D. 10mg 烟酸
E. 5mg 烟酸

136. 下列哪项不是烟酸的主要生理功能
A. 参与体内物质和能量代谢
B. 是葡萄糖耐量因子的组成成分
C. 参与核酸的合成
D. 参与视觉功能
E. 降低血胆固醇水平

137. 烟酸缺乏时的“3D”症状指的是
A. 皮炎、腹泻、痴呆
B. 水肿、腹泻、皮炎
C. 水肿、皮炎、腹泻
D. 指炎、趾炎、皮炎
E. 痴呆、先天性色盲、腹泻

138. 烟酸缺乏时，可能出现
A. 口腔-生殖综合征
B. “3D”症状
C. 黑棘皮病
D. 巨幼细胞贫血
E. 佝偻病

139. 癞皮病是缺乏哪种维生素引起的
A. 维生素 A
B. 维生素 B_1
C. 维生素 C
D. 叶酸
E. 烟酸

140. 下列关于叶酸的理化性质，哪项是正确
A. 易溶于水
B. 在酸性溶液中对热稳定
C. 中性和碱性溶液中对热不稳定
D. 在水中易被光破坏
E. 易溶于有机溶剂

141. 膳食中，抑制叶酸吸收的因素为
A. 维生素 C
B. 葡萄糖

C. 锌
D. 氨基酸
E. 酒精

142. 下列有关叶酸生理功能的描述正确的是
A. 参与蛋白质与核酸代谢
B. 参与机体能量代谢
C. 参与嘌呤和嘧啶核苷酸的合成
D. 维持血管壁完整性
E. 参与碳水化合物的代谢

143. 叶酸缺乏最容易导致的疾病是
A. 地中海贫血
B. 缺铁性贫血
C. 巨幼细胞贫血
D. 脂溢性皮炎
E. 蟾皮病

144. 下列对维生素 C 理化性质的描述哪项不正确
A. 水溶性，极易氧化
B. 光照易使其破坏
C. 碱性环境不易破坏
D. 有铜铁等金属离子存在时容易氧化
E. 结晶维生素 C 稳定

145. 维生素 C 的营养作用很多，但除外
A. 抗氧化作用
B. 促进胶原蛋白合成
C. 减少血管脆性
D. 降低血胆固醇
E. 影响能量代谢

146. 可以阻断亚硝胺在体内形成的维生素是
A. 维生素 A
B. 维生素 B_1
C. 维生素 C
D. 维生素 D
E. 维生素 K

147. 维生素 C 缺乏时可影响
A. 羟脯氨酸、羟赖氨酸的合成
B. 辅酶Ⅰ、辅酶Ⅱ的合成
C. 嘌呤、嘧啶的合成
D. 红细胞谷胱甘肽还原酶活性
E. 血清碱性磷酸酶活性

148. 用于检查维生素 C 缺乏的指标是
A. 暗适应
B. 碱性磷酸酶活性
C. 毛细血管脆性
D. 血液丙酮的含量
E. 以上均是

149. 膳食中长期缺乏新鲜蔬菜与水果，可导致缺乏的营养素是
A. 维生素 A
B. 维生素 B_1
C. 维生素 B_2
D. 维生素 C
E. 维生素 D

150. 不同型维生素 C 可通过氧化还原互变，互变后丧失维生素 C 活性的类型为
A. 还原型抗坏血酸
B. 脱氢型抗坏血酸
C. D-抗坏血酸
D. L-抗坏血酸
E. 二酮古洛糖酸

151. 由于人体缺乏古洛糖酸内酯氧化酶而不能自身合成，且必须从饮食中获得的维生素是
A. 叶酸
B. 维生素 C
C. 维生素 B_2
D. 维生素 B_6
E. 维生素 B_{12}

152. 鉴定维生素 C 营养状况时，能反映组织中贮备水平的较好生化指标为
A. 血浆维生素 C 含量
B. 白细胞维生素 C 含量
C. 24 小时尿维生素 C 排出量
D. 尿负荷试验 4 小时尿维生素 C 排出量
E. 一次尿维生素 C 排出量与肌酐之比值

153. 长期每日口服 2g 以上大剂量维生素 C，对人体产生的主要影响为
A. 铁吸收不良
B. 白细胞杀菌能力增强
C. 引起尿路结石
D. 免疫功能下降
E. 还原作用降低

154. 维生素 C 可促进哪种蛋白质在体内的合成
A. 肌纤维蛋白
B. 糖蛋白
C. 黏蛋白
D. 胶原蛋白
E. 肌红蛋白

155. 维生素 C 的良好食物来源是
A. 新鲜的蔬菜和水果
B. 粮谷类
C. 动物性食品
D. 豆类
E. 植物油

156. 尿负荷实验可用于哪种营养素营养状况的评价
A. 胡萝卜素
B. 核黄素
C. $1,25-(OH)_2-D_3$
D. α-生育酚
E. 11-顺式视黄醛

157. 对神经系统具有保护作用的水溶性维生素是
A. 维生素 A、维生素 B_1、烟酸
B. 维生素 B_1、烟酸、维生素 B_6
C. 烟酸、维生素 K、维生素 B_2
D. 维生素 B_6、维生素 E、维生素 B_{12}
E. 维生素 D、叶酸、维生素 C

【A_2 型题】

158. 一表情淡漠、面色苍白的患儿随母就诊，经体检后，医生发现患儿腹部和腿部水肿、四肢无力，头发无光泽、易脆易脱落，且母亲补充说患儿平时极易生病，外表并没

有严重的消瘦。此儿童最可能患有
A. 消瘦型营养不良
B. 恶性营养不良
C. 单纯性热能营养不良
D. 维生素C缺乏症
E. 维生素D缺乏症

159. 某女子因眼睛不适来医院，经检查发现其暗适应能力下降，并患有夜盲症，角膜干燥、发炎，球结膜出现泡状银灰色斑点，此时应该给患者补充
A. 维生素A
B. 叶酸
C. 烟酸
D. 维生素D
E. 维生素E

160. 体检时发现，某男子鼻翼两侧有脂溢性皮炎，阴囊两侧出现对称性红斑，覆盖褐色鳞屑；同时，眼睛视物模糊、流泪、畏光，口角乳白，唇裂，舌肿大、红斑、疼痛。此人有可能缺乏
A. 维生素PP
B. 维生素B_1
C. 维生素B_2
D. 维生素B_{12}
E. 维生素B_6

161. 某男子因每天早晨刷牙时牙龈出血来就医，医生检查发现牙龈肿胀，牙床溃烂，牙齿松动；全身内出血，皮下大片发绀；血液渗入关节腔使关节增大；骨骼畸形弯曲；贫血；肌肉纤维萎缩，此病可能为
A. 牙周炎
B. 骨软化症
C. 脚气病
D. 坏血病
E. 癞皮病

162. 患者自诉全身乏力、食欲缺乏、恶心、忧郁，指趾麻木，肌肉酸痛、有压痛，尤以腓肠肌严重，并伴有垂腕、垂足症状出现。此患者可能有
A. 神经症
B. 类风湿病
C. 多发性神经炎
D. 干性脚气病
E. 湿性脚气病

163. 患者口角湿白、唇裂，鼻唇沟及眉间脂溢性皮炎，阴囊红肿、有渗出液，并有怕光流泪，舌痛。最可能为缺乏
A. 维生素B_1
B. 维生素B_2
C. 维生素B_6
D. 维生素B_{12}
E. 烟酸

164. 患者自述眼干燥、视力下降、畏光，尤其夜间行走困难，诊断为夜盲症，最可能缺乏
A. 维生素A
B. 维生素B_1
C. 维生素C
D. 维生素D
E. 维生素E

165. 女性，50岁。自觉全身疲乏，下肢沉重无力，伴有四肢末端蚁行感。经调查，该患者长期食用精白米，ETK-TPP效应在16%以上，其可能缺乏哪种营养素
A. 维生素A
B. 维生素B_1
C. 维生素B_6
D. 蛋白质C
E. 维生素D

166. 患者自述经常口腔黏膜发炎，进食痛。自述不爱吃蔬菜、动物内脏等，只爱吃肉食。诊断为口角炎，可能缺乏
A. 维生素A
B. 维生素B_2
C. 维生素C
D. 维生素D
E. 维生素E

【B_1型题】

（167～170题共用备选答案）
A. BV
B. NPU
C. PER
D. AAS
E. EAA

167. 蛋白质功效比值的英文缩写为
168. 蛋白质净利用率的英文缩写为
169. 生物价的英文缩写为
170. 氨基酸评分的英文缩写为

（171～174题共用备选答案）
A. EFA
B. SFA
C. PUFA
D. DHA
E. EPA

171. 二十二碳六烯酸的英文缩写为
172. 饱和脂肪酸的英文缩写为
173. 二十碳五烯酸的英文缩写为
174. 必需脂肪酸的英文缩写为

（175～179题共用备选答案）
A. 谷物
B. 新鲜蔬菜
C. 豆类
D. 奶及制品
E. 动物内脏及全血

175. 含植酸多的是
176. 含大豆异黄酮多的是
177. 含铁丰富的是
178. 含维生素C多的是
179. 钙的最好来源是

（180～184题共用备选答案）
A. 1%
B. 20%
C. 30%
D. 70%
E. 99%

180. 人体集中在骨骼和牙齿中的钙有
181. 组成混溶钙池的钙占总钙的
182. 人体内功能性铁约占总铁的
183. 人体内储存铁约占总铁的
184. 植物性食物铁的吸收率最大不超过

（185～189 题共用备选答案）
A. 侏儒症
B. 呆小症
C. 佝偻病
D. 克山病
E. 贫血
185. 长期钙缺乏可引起
186. 长期铁缺乏可引起
187. 长期锌缺乏可引起
188. 长期硒缺乏可引起
189. 长期碘缺乏可引起
（190～193 题共用备选答案）
A. 钙
B. 铁
C. 锌
D. 碘
E. 硒
190. 缺乏会导致克山病的是
191. 缺乏会导致骨质疏松的是
192. 缺乏会导致肠病性肢端皮炎的是
193. 缺乏会导致手足搐搦症的是

参考答案

1. C	2. B	3. A	4. E	5. C	6. B	7. B	8. E	9. E	10. A
11. D	12. C	13. C	14. A	15. D	16. E	17. B	18. C	19. C	20. A
21. D	22. C	23. D	24. B	25. E	26. D	27. A	28. E	29. D	30. B
31. B	32. D	33. B	34. B	35. D	36. D	37. E	38. C	39. D	40. D
41. E	42. E	43. E	44. A	45. D	46. E	47. D	48. D	49. A	50. A
51. C	52. A	53. A	54. E	55. D	56. C	57. A	58. D	59. B	60. D
61. A	62. B	63. E	64. D	65. A	66. C	67. A	68. D	69. B	70. E
71. D	72. B	73. E	74. A	75. D	76. C	77. D	78. A	79. B	80. D
81. C	82. B	83. D	84. E	85. D	86. C	87. D	88. A	89. B	90. E
91. E	92. B	93. C	94. B	95. D	96. E	97. D	98. B	99. C	100. B
101. E	102. C	103. E	104. E	105. B	106. D	107. E	108. D	109. B	110. B
111. E	112. A	113. A	114. D	115. C	116. A	117. B	118. C	119. B	120. D
121. A	122. E	123. C	124. E	125. D	126. C	127. B	128. E	129. C	130. A
131. A	132. D	133. C	134. D	135. B	136. D	137. A	138. B	139. E	140. D
141. E	142. C	143. C	144. C	145. E	146. C	147. A	148. C	149. D	150. E
151. B	152. B	153. C	154. D	155. A	156. B	157. B	158. B	159. A	160. C
161. D	162. D	163. B	164. A	165. B	166. B	167. C	168. B	169. A	170. D
171. D	172. B	173. E	174. A	175. A	176. C	177. E	178. B	179. D	180. E
181. A	182. D	183. C	184. B	185. C	186. E	187. A	188. D	189. B	180. E
191. A	192. C	193. A							

二、各类食品的营养价值

【A_1 型题】

1. 食物中所含热能和营养素能满足人体需要的程度被称为
   A. 食物的营养素密度
   B. 食物的营养价值
   C. 食物的能量密度
   D. 食物的营养质量指数（INQ）
   E. 食物的营养素比例
2. 某食物中钙的 INQ 值大于 1 表示
   A. 食物钙的供给量高于能量供给
   B. 食物钙的供给量低于能量供给
   C. 食物钙的供给量等于能量供给
   D. 食物钙的供给量高于机体所需
   E. 食物钙的供给量低于机体

所需

3. 谷类食品的营养价值特点是
A. 含有丰富的蛋白质
B. 含有丰富的碳水化合物
C. 含有丰富的矿物质
D. 含有丰富的脂溶性维生素
E. 含有丰富的脂肪

4. 谷类食物不含
A. 烟酸
B. 硫胺素
C. 核黄素
D. 维生素 E
E. 维生素 C

5. 谷类食品中，含量最高的是
A. 蛋白质
B. 脂肪
C. 淀粉
D. 维生素
E. 无机盐

6. 谷类富含有
A. 维生素 A
B. B 族维生素
C. 维生素 C
D. 维生素 D
E. 维生素 K

7. 谷类食品的脂肪多为
A. 饱和脂肪酸
B. 不饱和脂肪酸
C. 植物固醇
D. 卵磷脂
E. 类脂

8. 谷类食品蛋白质的第一限制氨基酸是
A. 蛋氨酸
B. 苏氨酸
C. 色氨酸
D. 亮氨酸
E. 赖氨酸

9. 谷类中含量较丰富的维生素是
A. 硫胺素和烟酸
B. 硫胺素和胡萝卜素
C. 维生素 A 和维生素 D
D. 维生素 C 和胡萝卜素
E. 维生素 A 和维生素 C

10. 谷类食物基本不含
A. 泛酸
B. 烟酸
C. 硫胺素
D. 维生素 A
E. 维生素 E

11. 谷类蛋白质组分不包括
A. 谷蛋白
B. 醇溶蛋白
C. 球蛋白
D. 清蛋白
E. 胶原蛋白

12. 谷物是膳食中何种维生素的重要来源
A. 维生素 A
B. B 族维生素
C. 维生素 C
D. 维生素 D
E. 维生素 E

13. 增加小麦出粉率，何种营养素的损失尤为明显
A. 碳水化合物
B. 脂肪
C. 水分
D. 无机盐
E. B 族维生素

14. 谷粒中含硫胺素最高的部位是
A. 淀粉细胞
B. 胚轴
C. 谷皮
D. 胚乳
E. 糊粉层

15. 谷皮中不含
A. 淀粉
B. 脂肪
C. 无机盐
D. 灰分
E. 纤维素

16. 胚乳中含量最高的营养成分是
A. 脂肪
B. 无机盐
C. 蛋白质
D. 维生素
E. 碳水化合物

17. 谷类食品中保留哪部分易引起食物变质
A. 胚乳
B. 皮层
C. 吸收层
D. 胚
E. 糊粉层

18. 谷胚中含赖氨酸较多，是因为其蛋白质主要为
A. 清蛋白
B. 球蛋白
C. 醇溶蛋白
D. 谷蛋白
E. 胶原蛋白

19. 谷类含维生素 E 最丰富的部位是
A. 谷皮
B. 糊粉层
C. 胚芽
D. 胚乳
E. 谷壳

20. 谷粒中与纤维素平行分布的营养素是
A. 蛋白质和脂肪
B. 脂肪
C. 无机盐和维生素
D. 淀粉
E. 碳水化合物

21. 粮食灰分中，以哪种元素含量最多
A. 钙
B. 镁
C. 磷
D. 铁
E. 锌

22. 关于谷类中营养素分布特点，描述正确的是
A. 维生素 E 在糊粉层中含量丰富
B. 谷皮中含有丰富的蛋白质
C. 淀粉主要集中在胚乳中
D. 脂肪只存在于胚芽中
E. 胚乳中纤维素含量较多

23. 影响谷物中矿物质吸收利用的成分是
A. 氨基酸
B. 支链淀粉
C. 直链淀粉
D. 果糖
E. 植酸

24. 谷类蛋白质所含氨基酸不平衡，第一限制氨基酸为
A. 亮氨酸
B. 异亮氨酸
C. 色氨酸
D. 赖氨酸
E. 苏氨酸
25. 谷粒中脂肪含量不高，但含有以亚油酸为主的不饱和脂肪酸的谷胚是
A. 小米胚
B. 高粱胚
C. 大米胚
D. 玉米胚
E. 大麦胚
26. 碾磨加工谷类时，易与谷皮同时脱落进入糠麸的是
A. 胚乳
B. 糊粉层
C. 谷皮
D. 胚轴
E. 胚芽
27. 我国居民膳食中的主要能量和蛋白质、一些无机盐及B族维生素主要来源于
A. 大豆及其制品
B. 蔬菜与水果食品
C. 家禽家畜食品
D. 谷类食品
E. 奶蛋类食品
28. 何种食品与谷类配伍食用，是谷类蛋白质互补的天然理想食品
A. 大豆
B. 其他豆类
C. 蔬菜
D. 水果
E. 奶制品
29. 大豆油中不饱和脂肪酸高达50%以上的是
A. γ-亚麻酸
B. α-亚麻酸
C. 亚油酸
D. 花生四烯酸
E. 二十碳五烯酸（EPA）
30. 大豆具有降低血脂作用是因为含有
A. 大豆异黄酮
B. 植物血细胞凝集素
C. 植酸
D. 酚糖苷
E. 寡聚糖
31. 营养学将豆类分为大豆与其他豆类，其中大豆包括
A. 蚕豆、黄豆和青豆
B. 黄豆、黑豆和青豆
C. 芸豆、豌豆和黄豆
D. 绿豆、小豆和黑豆
E. 以上都不是
32. 大豆的第一限制氨基酸为
A. 赖氨酸
B. 苏氨酸
C. 色氨酸
D. 组氨酸
E. 蛋氨酸
33. 大豆及其他油料作物中存在最普遍的蛋白酶抑制剂
A. 胰蛋白酶抑制剂
B. 胃蛋白酶抑制剂
C. 糜蛋白酶抑制剂
D. 胰蛋白酶抑制剂和胃蛋白酶抑制剂
E. 胰蛋白酶抑制剂、胃蛋白酶抑制剂和糜蛋白酶抑制剂
34. 大豆中含有影响人体对某些营养素的消化吸收的抗营养因子不包括
A. 胰蛋白酶抑制剂
B. 豆腥味
C. 大豆低聚糖
D. 植物血细胞凝集素
E. 大豆异黄酮
35. 大豆中导致胃肠胀气的物质
A. 皂苷和异黄酮类
B. 水苏糖和棉籽糖
C. 植酸
D. 植物血细胞凝集素
E. 蛋白酶抑制剂
36. 与大豆相比，豆芽中富含的维生素是
A. 维生素E
B. 叶酸
C. 维生素 B_1
D. 维生素C
E. 维生素 B_{12}
37. 目前认为大豆中具有预防骨质疏松作用的成分是
A. 植物血细胞凝集素
B. 植酸
C. 脲酶
D. 黄酮类
E. 皂苷
38. 对大豆营养特点的描述不正确的是
A. 大豆蛋白是最好的植物蛋白
B. 大豆蛋白富含蛋氨酸
C. 大豆脂肪含丰富的亚油酸
D. 大豆含较多的钙、硫胺素和核黄素
E. 大豆蛋白质富含赖氨酸
39. 大豆中具有抗氧化作用的是
A. 植物凝集素（PHA）
B. 亚油酸
C. 赖氨酸
D. 植酸
E. 大豆异黄酮
40. 蔬果中含量较低的是
A. 水分
B. 矿物质
C. 脂肪
D. 粗纤维
E. 维生素
41. 菠菜中含有一定量草酸，对以下何种元素吸收不利
A. 钙、镁
B. 铁、磷
C. 锌、铁
D. 钙、铁
E. 碘、磷
42. 蔬菜水果中何种维生素含量丰富
A. 维生素A、维生素C
B. 维生素C、胡萝卜素
C. 维生素A、维生素D
D. 维生素C、维生素D
E. 维生素E、维生素A
43. 下列含维生素C最多的蔬

菜是
A. 大白菜
B. 油菜
C. 柿子椒
D. 大萝卜
E. 黄瓜
44. 蔬菜水果中不含
A. 已形成的维生素 A
B. 胡萝卜素
C. 维生素 C
D. 硫胺素
E. 核黄素
45. 我国居民膳食中膳食纤维的重要来源
A. 肉类
B. 蛋类
C. 奶制品
D. 精制米面
E. 水果蔬菜
46. 水果中富含有机酸，对其特点的描述不正确的是
A. 刺激人体消化腺的分泌，有利于食物的消化
B. 保持一定的酸度，维持维生素 C 的稳定性
C. 其存在因水果种类、品种和成熟度不同而异
D. 以苯甲酸、水杨酸为主
E. 柑橘类水果主要有机酸种类是柠檬酸
47. 柑橘等水果中所含膳食纤维主要为
A. 纤维素
B. 半纤维素
C. 木质素
D. 果胶
E. 藻胶
48. 洋葱、菠菜等蔬菜中钙、铁不易吸收的是由于含有一定量的
A. 植酸
B. 鞣酸
C. 草酸
D. 磷酸
E. 单宁
49. 蔬菜水果不能提供的维生素是
A. 维生素 C
B. 维生素 D
C. 维生素 B_1
D. 维生素 B_2
E. 叶酸
50. 坚果的营养特点为
A. 蛋白质含量为 12%~25%，属于优质蛋白质
B. 油脂含量较高，以不饱和脂肪酸为主
C. 碳水化合物的含量都很低
D. 含有大量的维生素 C 和硒等具有抗氧化作用的营养成分
E. 可以作为主食食用
51. 钙最佳来源的食物种类为
A. 乳类
B. 大豆
C. 蔬菜类
D. 畜禽肉类
E. 坚果类
52. 畜禽肉类的营养价值包括
A. 畜禽肉肌肉组织中蛋白质含量是最高的，是动物蛋白质的重要来源
B. 畜肉的质地较禽肉细嫩且含氮浸出物多，故畜肉炖汤的味道较禽肉更鲜美
C. 动物内脏含丰富的多不饱和脂肪酸
D. 畜禽内脏矿物质含量高于瘦肉
E. 畜禽肝脏营养价值高，特别富含维生素 C 和维生素 B_2
53. 动物内脏突出的营养素特点为
A. 脂肪含量较高
B. 蛋白质和胆固醇含量较高
C. 无机盐含量较低
D. 维生素含量较低
E. 碳水化合物含量较高
54. 畜肉类营养价值较高是由于富含
A. 无机盐
B. 碳水化合物
C. 维生素
D. 蛋白质
E. 脂肪
55. 肉类食品中不受膳食因素干扰其吸收的矿物质是
A. 钙
B. 铁
C. 锌
D. 硒
E. 铜
56. 动物体内的碳水化合物主要
A. 以糖原形式存在于脑
B. 以淀粉形式存在于肝脏
C. 以乳糖形式存在于脑
D. 以糖原形式存在于肝脏和肌肉
E. 以淀粉形式存在于肝脏和肌肉
57. 下列有关肉类蛋白质的叙述错误的是
A. 含有充足的人体必需氨基酸
B. 必需氨基酸比例接近人体需要
C. 结缔组织中色氨酸含量丰富
D. 胶原蛋白和弹性蛋白必需氨基酸组成不平衡
E. 生物学价值高达 80%
58. 何种肉类脂肪中不饱和脂肪酸含量较高
A. 鸡肉
B. 猪肉
C. 牛肉
D. 羊肉
E. 鱼肉
59. 对肉类蛋白不正确叙述为
A. 含量 10%~20%
B. 生物学价值高
C. 含人体各种必需氨基酸
D. 构成模式与合成人体蛋白模式相近
E. 内脏蛋白主要是胶原和弹性蛋白
60. 胆固醇含量最高的部位是
A. 脑
B. 内脏
C. 舌

D. 瘦肉
E. 肥肉

61. 以下对鱼类营养价值的描述错误的是
A. 鱼类蛋白质含量一般为15%~25%
B. 鱼类含脂肪很少，一般为1%~10%
C. 鱼类脂肪多由不饱和脂肪酸组成（占80%），熔点低，常温下呈液态
D. 鱼类含铁、锌、硒较为丰富
E. 鱼类是维生素A和维生素C的重要来源

62. 鱼类食品有一定防治动脉粥样硬化和冠心病的作用，是因为其含有
A. 优质蛋白质
B. 较多的钙
C. 多不饱和脂肪酸
D. 丰富的碘
E. 维生素A和维生素D

63. 海产鱼类肝脏中含量丰富的维生素为
A. 维生素 B_1
B. 维生素C
C. 烟酸
D. 胡萝卜素
E. 维生素A和维生素D

64. 鱼类脂肪具有降低血脂，预防动脉粥样硬化的作用，主要原因是其富含
A. 饱和脂肪酸
B. 中链多不饱和脂肪酸
C. 长链多不饱和脂肪酸
D. 短链多不饱和脂肪酸
E. 必需脂肪酸

65. 以下对蛋类营养价值的描述错误的是
A. 蛋类含蛋白质一般都在10%以上
B. 蛋清中含脂肪极少，98%的脂肪在蛋黄内
C. 蛋黄是磷脂的良好食物来源
D. 蛋黄中富含铁，其生物利用率也很高
E. 蛋类维生素含量较为丰富，而且种类较为齐

66. 动物类食物中，必需脂肪酸含量最多的是
A. 猪油
B. 肥肉
C. 瘦肉
D. 羊脂
E. 鱼肉

67. 预防佝偻病首选的食物为
A. 牛奶
B. 菠菜
C. 瘦肉
D. 大米
E. 胡萝卜

68. 牛奶中的蛋白质主要为
A. 乳蛋白
B. 乳球蛋白
C. 乳蛋白与乳球蛋白
D. 酪蛋白
E. 乳清蛋白

69. 牛奶不适合婴儿生长发育需要是因其
A. 酪蛋白与乳清蛋白比例与人乳相反
B. 饱和脂肪酸与不饱和脂肪酸比例与人乳相反
C. n-3与n-6比例与人乳相反
D. 缺乏核黄素
E. 缺乏铁

70. 牛奶中哪种无机盐含量低
A. 钙
B. 磷
C. 钾
D. 铁
E. 镁

71. 饮牛奶后发生腹痛和腹泻，是因肠道缺乏消化牛奶中何种成分的酶
A. 乳糖
B. 果胶
C. 乳球蛋白
D. 酪蛋白
E. 乳白蛋白

72. 乳糖不耐受症患者可安全食用下列哪种食品
A. 牛奶
B. 脱脂牛奶
C. 调制奶粉
D. 酸奶
E. 淡炼乳

73. 以生牛（羊）乳或乳粉为原料，经杀菌、接种嗜热链球菌和保加利亚乳杆菌（德氏乳杆菌保加利亚亚种）发酵制成的产品称为
A. 发酵乳
B. 酸乳
C. 风味发酵乳
D. 风味酸乳
E. 炼乳

74. 对婴儿配方奶粉的基本要求的叙述不正确的是
A. 参照母乳组成成分与模式
B. 调节乳清蛋白与酪蛋白比例
C. 强化部分维生素和微量元素
D. 提高乳糖含量
E. 不同年龄段的奶粉配方应保持一致

75. 食物中最理想的优质蛋白是
A. 豆类蛋白
B. 鱼类蛋白
C. 牛奶
D. 全蛋蛋白
E. 肉类蛋白

76. 天然食物中蛋白质生物学价值最高的是
A. 瘦肉
B. 鸡蛋
C. 牛乳
D. 鱼
E. 大豆制品

77. 鸡蛋清中的营养素主要为
A. 脂肪
B. 蛋白质
C. 铁
D. 维生素A
E. 维生素D

78. 鸡蛋中哪种成分能够干扰蛋中铁的吸收
A. 抗生物素
B. 抗胰蛋白酶
C. 卵黄高磷蛋白
D. 磷脂
E. 胆固醇

79. 以下对蛋类营养价值的描述错误的是
A. 蛋类含蛋白质一般都在10%以上
B. 蛋清中含脂肪极少，98%的脂肪在蛋黄内
C. 蛋黄是磷脂的良好食物来源
D. 蛋黄中富含铁，其生物利用率也很高
E. 蛋类维生素含量较为丰富，而且种类较为齐全

80. 制作松花蛋时，碱最易破坏的营养成分是
A. 维生素 A
B. B 族维生素
C. 维生素 D
D. 蛋白质
E. 无机盐

81. 蛋黄的何种维生素含量随季节及鸡受光照时间变化
A. 维生素 A
B. 维生素 B_1
C. 维生素 B_2
D. 维生素 D
E. 维生素 E

82. 成碱性食品为
A. 谷类
B. 豆类
C. 肉类
D. 水果与蔬菜
E. 蛋类

83. 下列哪种是生蛋清所含的抗营养因子
A. 单宁
B. 类黄酮
C. 植物血凝素
D. 抗生物素
E. 果胶

84. 牛奶及其奶制品中哪种元素含量较少，且生物利用率低
A. 钙
B. 磷
C. 镁
D. 钾
E. 铁

85. 牛奶与母乳相比，蛋白质含量较人乳约高三倍的是
A. 酪蛋白
B. 乳清蛋白
C. 乳球蛋白
D. 白蛋白
E. 乳铁蛋白

86. 牛奶中矿物质含量最丰富的是
A. 钙
B. 镁
C. 磷
D. 铜
E. 铁

87. 评定鲜奶质量最常用的指标为
A. 蛋白质含量
B. 脂肪含量
C. 碳水化合物含量
D. 维生素含量
E. 钙含量

88. 下列不适宜喂养婴儿的奶制品是
A. 甜炼乳
B. 淡炼乳
C. 调制奶粉
D. 酸奶
E. 全脂奶粉

89. 我国 20 世纪推出加工生产的标准米和标准粉，既保留较多的 B 族维生素、纤维素和无机盐，也节约了粮食和预防某些疾病，它们是
A. 九五米和八五粉
B. 九五米和七五粉
C. 九五米和六五粉
D. 八五米和九五粉
E. 七五米和八五粉

90. 大米营养素损失的程度与哪些加工方式无直接关系
A. 淘洗次数
B. 泡洗时间
C. 用水温度
D. 揉搓次数
E. 晾晒方式

91. 米面加工精度过高会导致以下哪种维生素严重损失
A. 维生素 A
B. B 族维生素
C. 维生素 C
D. 维生素 D
E. 维生素 E

92. 烹调过程中，减少谷类食物营养素受损失的方法是
A. 增加搓洗次数
B. 延长浸泡时间
C. 用热水淘洗
D. 制作捞蒸饭
E. 用冷水淘洗

93. 面食烘烤出现美拉德反应时，以下哪种氨基酸失去效能
A. 蛋氨酸
B. 赖氨酸
C. 丝氨酸
D. 亮氨酸
E. 异亮氨酸

94. 炸油条时因高温、加碱，哪种营养素损失最严重
A. 核黄素
B. 烟酸
C. 硫胺素
D. 蛋白质
E. 无机盐

95. 减少蔬菜水果中维生素 C 损失的方法是
A. 先洗后切，急火快炒
B. 先切后洗，急火快炒
C. 长时间浸泡
D. 长时间加热
E. 熬煮时多放水

96. 在烹调蔬菜时，下列哪种做法易使水溶性维生素遭破坏
A. 尽量保持植株完整
B. 先洗后切
C. 急火快炒
D. 适量加些醋
E. 下锅前用冷水浸泡，开水

烫，挤去汁液

97. 蔬菜在加工过程中不应该
 A. 急火快炒
 B. 加醋
 C. 去除黄叶
 D. 先切后洗
 E. 现吃现炒

98. 当谷物贮存于湿度较大/温度较高的环境时，如果粮食自身水分含量较高，则可
 A. 使粮食的酸度降低
 B. 保持维生素 B 及 E 含量稳定
 C. 使蛋白质保持不变
 D. 有利于真菌生长
 E. 使害虫生长繁殖受抑制

99. 肉类罐头高温灭菌时，下列哪种营养素损失最多
 A. 蛋白质
 B. 脂肪
 C. 钙
 D. B 族维生素
 E. 铁

100. 减少冷冻动物性食物营养损失的重要措施是
 A. 快速冷冻，缓慢融化
 B. 缓慢冷冻，快速融化
 C. 长时间冷冻
 D. 超低温冷冻，快速融化
 E. 急火快炒

【B_1 型题】

（101~104 题共用备选答案）
 A. 胚乳
 B. 谷皮
 C. 淀粉细胞
 D. 糊粉层
 E. 胚芽

101. 谷粒中富含脂肪、维生素 E 等的是
102. 谷粒中纤维含量最多的是
103. 谷粒中富含磷、B 族维生素等的是
104. 谷粒中含大量淀粉和一定量的蛋白质的是

（105~107 题共用备选答案）
 A. 维生素 B_6
 B. 烟酸
 C. 维生素 C
 D. 维生素 A
 E. 维生素 D

105. 牛奶中含量较多的维生素是
106. 牛奶经巴氏消毒后主要损失的营养素是
107. 牛奶中较缺乏的脂溶性维生素是

（108~110 题共用备选答案）
 A. 果蔬的呼吸作用
 B. 果蔬的春化作用
 C. 果蔬的后熟作用
 D. 果蔬的老化作用
 E. 果蔬的腐烂作用

108. 蔬菜打破休眠期而发生发芽成抽薹变化的过程
109. 蔬菜的酶参与自身的缓慢氧化过程
110. 水果脱离果树后的成熟过程

参考答案

1. B	2. A	3. B	4. E	5. C	6. B	7. B	8. E	9. A	10. D
11. E	12. B	13. E	14. E	15. A	16. E	17. D	18. B	19. C	20. C
21. C	22. C	23. E	24. D	25. D	26. B	27. D	28. A	29. C	30. A
31. B	32. E	33. A	34. E	35. B	36. D	37. D	38. B	39. E	40. C
41. D	42. B	43. C	44. A	45. E	46. D	47. D	48. C	49. B	50. B
51. A	52. D	53. B	54. D	55. B	56. D	57. C	58. E	59. E	60. A
61. E	62. C	63. E	64. C	65. D	66. E	67. A	68. D	69. A	70. D
71. A	72. D	73. B	74. E	75. D	76. B	77. B	78. C	79. D	80. B
81. D	82. D	83. D	84. E	85. A	86. A	87. B	88. A	89. A	90. E
91. B	92. E	93. B	94. C	95. A	96. E	97. D	98. D	99. D	100. A
101. E	102. B	103. D	104. A	105. D	106. C	107. E	108. B	109. A	110. C

三、特殊人群的营养

【A_1 型题】

1. 妊娠期妇女血容量发生变化，容易出现
 A. 生理性贫血
 B. 缺铁性贫血
 C. 巨幼细胞贫血
 D. 混合型贫血
 E. 病理性贫血

2. 妊娠期母体的体重发生明显变化，平均增重约
   A. 10kg
   B. 11kg
   C. 12kg
   D. 13kg
   E. 14kg
3. 中国营养学会建议孕中期妇女蛋白质推荐摄入量（RNI）应增加
   A. 5g
   B. 15g
   C. 20g
   D. 25g
   E. 30g
4. 中国营养学会建议妊娠期妇女叶酸的 RNI 为
   A. 600μg
   B. 500μg
   C. 400μg
   D. 300μg
   E. 200μg
5. 下列营养素中具有影响胎儿脑细胞增殖作用的主要是
   A. 热能
   B. 碳水化合物
   C. 钙
   D. 铁
   E. 蛋白质
6. 孕期营养不良对胎儿及新生儿的不良影响不包括
   A. 出生体重低下
   B. 新生儿死亡率高
   C. 胎儿脑细胞分裂受限并影响智力
   D. 某些畸胎率增加
   E. 氟斑牙
7. 孕期出现的营养性水肿，主要是膳食中缺乏
   A. 铁
   B. 维生素
   C. 蛋白质
   D. 热能
   E. 碳水化合物
8. 孕期维生素 A 的需要增加，其原因不包括
   A. 胎儿生长发育需要
   B. 防止孕妇皮肤干燥乳头裂口
   C. 胎儿肝脏储存，供出生后动用
   D. 防止胎儿早产
   E. 预防胎儿先天畸形
9. 妊娠期缺乏或亚临床缺乏维生素 B_1 可能导致
   A. 新生儿骨质疏松
   B. 孕妇骨质疏松
   C. 新生儿败血症
   D. 新生儿脚气病
   E. 新生儿坏血病
10. 孕期营养不良对母体的主要影响不包括
   A. 妊娠期缺铁性贫血
   B. 缺钙造成的骨质软化症
   C. 蛋白质缺乏造成水肿
   D. 妊娠高血压综合征
   E. 缺钙造成的佝偻病
11. 孕期蛋白质需要增加的主要原因不包括
   A. 胎儿生长发育的需要
   B. 母体生长发育的需要
   C. 储备部分蛋白质供分娩动用
   D. 乳腺、子宫和胎盘发育需要
   E. 预防胎儿畸形
12. 以下孕期营养的描述哪项是不正确的
   A. 补充优质蛋白
   B. 补充铁、钙等无机盐类
   C. 增加维生素类摄入
   D. 摄入高热能，越高越有利
   E. 适量摄入脂肪
13. 孕期铁的需要增加，其原因不包括
   A. 胎儿胎盘发育的需要
   B. 胎儿肝脏储存铁供出生后动用
   C. 母体红细胞增加的需要
   D. 补偿铁的丢失
   E. 预防妊娠期骨质软化症
14. 孕期摄入过量有可能会导致胎儿畸形的营养素是
   A. 铜
   B. 叶酸
   C. 维生素 A
   D. 维生素 B_1
   E. 维生素 D
15. 妊娠妇女易于缺乏的矿物质主要是
   A. 钙、铁、锌和碘
   B. 铜、铁、锰和钠
   C. 碘、铁、硒和铬
   D. 钾、镁、钴和钼
   E. 钾、钙、钠和镁
16. 妊娠期营养不良，母体常常发生的营养缺乏病不包括
   A. 营养不良性水肿
   B. 骨质软化症
   C. 营养性贫血
   D. 手足抽搐
   E. 脚气病
17. 妊娠期营养不良对胎儿的主要不良影响不包括
   A. 先天性畸形
   B. 低出生体重
   C. 巨大儿
   D. 缺铁性贫血
   E. 脑发育受损
18. 孕妇的合理膳食不包括
   A. 供给充足的各种营养素
   B. 合理烹调与加工
   C. 食物选择多样化
   D. 长期大量摄入高能量食物
   E. 合理的膳食制度
19. 中国营养学会推荐的乳母每日能量 RNI 应较正常妇女增加
   A. 200kcal
   B. 300kcal
   C. 400kcal
   D. 500kcal
   E. 600kcal
20. 产褥期膳食在富含优质蛋白质的基础上，还要适量补充
   A. 碳水化合物和维生素
   B. 脂肪和铁
   C. 脂肪和维生素

D. 碳水化合物和铁
E. 维生素和铁

21. 婴儿提倡母乳喂养的原因不包括
A. 人乳中有婴幼儿所需的全部营养素
B. 人乳中富含抗感染物质
C. 增进母子间情感的交流
D. 无菌、经济、方便以及温度适宜
E. 预防乳母发生缺铁性贫血

22. 人乳中的免疫活性物质含量最多的时期是
A. 产后第 1 周的初乳
B. 产后 2 周
C. 产后 3 个月
D. 产后 3 个月至半年
E. 产后半年以上

23. 母体膳食摄入变化时，乳汁中浓度一般变化较少的是
A. 蛋白质
B. 脂肪
C. 矿物质
D. 碳水化合物
E. 维生素

24. 下列维生素中几乎不能通过乳腺输送到乳汁中的是
A. 维生素 A
B. B 族维生素
C. 维生素 C
D. 维生素 D
E. 维生素 K

25. 下列不属于合理哺乳期膳食安排的是
A. 保证供给足够热能
B. 供给一定量的优质蛋白
C. 充足的蔬菜水果保证维生素及无机盐的摄入
D. 供给各种下奶的汤汁
E. 多吃腌渍食品以补充盐分

26. 1 周岁时婴幼儿的平均体重和身长达出生时的倍数分别为
A. 2.5 和 4
B. 4 和 2.5
C. 1.5 和 3
D. 3 和 1.5
E. 2.5 和 3

27. 完全人工喂养的婴儿最好选择
A. 牛奶
B. 代乳品
C. 婴儿配方奶粉
D. 脱脂奶粉
E. 全脂奶粉

28. 幼儿膳食主要应为
A. 奶类
B. 谷类
C. 豆类
D. 含蛋白质丰富的食物
E. 含脂肪丰富的食物

29. 出生 4~5 个月后的婴儿需开始补充
A. 钙
B. 铁
C. 锌
D. 维生素 E
E. 维生素 B_1

30. 婴幼儿食物能量供给不足时不会出现
A. 影响其他营养素在体内的利用
B. 动用自身的能量储备
C. 生长发育迟缓
D. 消瘦、活动力减弱
E. 异食癖

31. 婴幼儿缺锌不会导致以下哪项改变
A. 异食癖或味觉异常
B. 食欲缺乏
C. 生长停止
D. 认知行为改变
E. 龋齿

32. 学龄前儿童膳食蛋白质中来源于动物性的蛋白质应占到
A. 1/2
B. 1/3
C. 2/3
D. 1/4
E. 3/5

33. 学龄儿童膳食碳水化合物和脂肪的适宜摄入量应占总能量的
A. 50%~60%和 25%~30%
B. 55%~65%和 20%~25%
C. 50%~65%和 20%~30%
D. 55%~65%和 25%~30%
E. 55%~65%和 30%~35%

34. 儿童多吃精制糖引起的最常见健康问题是
A. 糖尿病
B. 龋齿
C. 癌症
D. 动脉硬化
E. 脂肪肝

35. 儿童期对蛋白质和热能的需要按每千克体重计算是
A. 年龄越小需要的越少
B. 年龄越小需要的越多
C. 不论年龄，每千克体重均一样
D. 与成人一样
E. 远远小于成人

36. 儿童期主要热能消耗不包括
A. 生长发育消耗的热能
B. 维持基础代谢消耗的热能
C. 食物特殊动力作用
D. 体力活动消耗的热能
E. 生殖系统发育

37. 导致老年人皮肤合成维生素 D 功能下降的主要原因是
A. 户外活动减少
B. 食欲缺乏
C. 缺钙
D. 消化系统功能减退
E. 代谢功能降低

38. 老年人易缺钙造成骨质疏松症原因不包括
A. 老年人钙吸收率下降
B. 老年人对钙的储存能力降低
C. 老年人户外活动减少，维生素 D 摄入不足
D. 老年人体力活动减少，降低骨骼钙沉积
E. 老年人体力活动增加，加速骨钙流失

39. 下列不适合老年人营养需要的是
A. 蛋白适量而优质

B. 脂肪摄入不宜过多
C. 不宜食用高蔗糖食物
D. 总热能摄入适当降低
E. 多食用高盐食物保证盐分摄入

40. 老年人基础代谢一般较中年人降低约
A. 40%
B. 30%
C. 20%~30%
D. 10%~20%
E. 5%~10%

41. 老年人蛋白质摄入应质优量足并维持氮平衡，其主要原因不包括
A. 分解代谢大于合成代谢
B. 合成代谢大于分解代谢
C. 蛋白质吸收利用率低
D. 必需氨基酸需要量增加
E. 肝、肾功能降低

42. 与中青年相比，更强调老年人对以下何种矿物质的营养需求
A. 铜、锰
B. 钙、铁
C. 铬、锌
D. 磷、钠
E. 钾、氯

43. 老年人应充足供给维生素E是为了
A. 增进食欲
B. 防止便秘
C. 抗疲劳
D. 延缓衰老
E. 降低血糖

【B_1型题】

（44~46题共用备选答案）
A. 钙
B. 铁
C. 叶酸
D. 叶酸和维生素B_{12}
E. 维生素E

44. 孕期常见的缺铁性贫血是缺乏
45. 部分孕妇的巨幼细胞贫血是缺乏
46. 分娩先天畸形儿是妊娠早期妇女缺乏

（47~49题共用备选答案）
A. 钙
B. 铁
C. 叶酸
D. 碘
E. 硒

47. 尽管母乳从膳食中摄入不足，乳汁中含量较稳定的是
48. 几乎不能通过乳腺输送到乳汁中的是
49. 乳腺有浓聚作用的是

（50~53题共用备选答案）
A. 胎儿期
B. 婴幼期
C. 学龄期
D. 青少年期
E. 老年期

50. 佝偻病、蛋白质-热量摄入不足、维生素缺乏、缺铁性贫血、缺锌症等
51. 缺铁性贫血、缺锌症、维生素（A、B_2、C）缺乏、肥胖等
52. 第二性征等生长性发育缓慢、缺铁性贫血、甲状腺肿等
53. 消化系统功能减退、向心性肥胖、糖耐量降低、衰老、易感染

参考答案

1. A	2. C	3. B	4. A	5. E	6. E	7. C	8. E	9. D	10. E
11. E	12. D	13. E	14. C	15. A	16. E	17. D	18. D	19. D	20. E
21. E	22. A	23. C	24. D	25. E	26. D	27. C	28. B	29. B	30. D
31. E	32. A	33. C	34. B	35. B	36. E	37. A	38. E	39. E	40. D
41. B	42. B	43. D	44. B	45. D	46. C	47. A	48. B	49. D	50. B
51. C	52. D	53. E							

四、营养与营养相关疾病

【A_1型题】

1. 新修订的《中国居民膳食指南》建议每人每天食盐的摄入量不超过
A. 0.5g
B. 1.5g
C. 3g
D. 5g
E. 6g

2. 摄入过多容易引起血清甘油三酯含量升高的是
A. 乳糖、蔗糖
B. 麦芽糖、果糖
C. 乳糖、麦芽糖
D. 蔗糖、果糖
E. 麦芽糖、葡萄糖

3. 能够降低胆固醇和胆酸的吸收，具有降低血脂作用的是
A. 膳食纤维
B. 淀粉

C. 双糖
D. 寡糖
E. 单糖

4. 下列一般不单独作为判定肥胖标准的方法是
A. 体重法
B. 身高标准体重法
C. 腰围和腰臀比
D. 皮褶厚度法
E. 体质指数法

5. 在动脉粥样硬化的易患因素中占重要地位的是
A. 脂质代谢异常
B. 家族史
C. 糖尿病
D. 饮食习惯
E. 缺乏体力活动

6. 下列关于动脉粥样硬化的描述，哪一项是正确的
A. 血胆固醇值增高，动脉粥样硬化的发病危险增高
B. 血胆固醇值增高，动脉粥样硬化的发病危险降低
C. 血胆固醇值降低，动脉粥样硬化的发病危险增高
D. 血胆固醇值增高，动脉粥样硬化的发病危险不变
E. 血胆固醇值降低，动脉粥样硬化的发病危险不变

7. 下面被认为是动脉粥样硬化发生的独立危险因素的脂蛋白为
A. 低密度脂蛋白（LDL）
B. 高密度脂蛋白（HDL）
C. 甘油三酯（TG）
D. 氧化型 LDL
E. 脂蛋白（a）[LP（a）]

8. 预防动脉粥样硬化应增加摄入的脂类成分为
A. 饱和脂肪酸
B. 不饱和脂肪酸
C. 反式脂肪酸
D. 甘油三酯
E. 胆固醇

9. 动脉粥样硬化的膳食防治措施不包括
A. 限制总能量摄入，限制脂肪和胆固醇摄入
B. 提高动物性蛋白的摄入，少吃甜食
C. 保证充足的膳食纤维摄入
D. 供给充足的维生素和微量元素
E. 饮食清淡，少盐和少饮酒，适当多吃保护性食品

10. 动脉粥样硬化的预防措施不包括
A. 控制体胖及超重
B. 多吃蔬菜、瓜果
C. 减少动物脂肪的摄入
D. 少食含不饱和脂肪酸较多的植物油
E. 戒烟忌酒

11. 低盐膳食中，每日盐的摄入量为
A. 1~3g
B. 2~4g
C. 1~4g
D. 0.5~3g
E. 2~6g

12. 关于高血压病的病因，哪一种说法是错误的
A. 与神经精神因素有关
B. 与肥胖有关
C. 与嗜盐习惯无关
D. 与吸烟有关
E. 与遗传有关

13. 高血压患者每日盐的摄入量应控制在
A. 2g
B. 1g
C. 3g
D. 4g
E. 1.5g

14. 下列不是高血压患者适宜的运动方式有
A. 慢跑
B. 骑自行车
C. 登山
D. 散步
E. 做广播操

15. 下列哪项不是高血压病的营养防治内容
A. 限制钠盐摄入量
B. 增加钾、钙、镁的摄入量
C. 减少膳食蛋白摄入量
D. 限制饮酒
E. 克服不良饮食习惯

16. 下列属于糖尿病患者典型症状的是
A. 体重增加
B. 多尿
C. 少尿
D. 饮食减少
E. 眩晕

17. 下列关于血糖和血糖生成指数（GI）说法正确的是
A. 低 GI 食物可有效控制餐后血糖
B. 高 GI 食物可有效控制餐后血糖
C. 血糖指数越高的食物对血糖升高的反应越小
D. 直链淀粉比支链淀粉更易引起血糖升高
E. 多糖类比单糖类和双糖类更易引起餐后血糖的升高

18. 在糖尿病的诊断中，空腹血浆葡萄糖水平应大于等于
A. 7.0mmol/L
B. 8.0mmol/L
C. 9.0mmol/L
D. 10.0mmol/L,
E. 11.0mmol/L

19. 在糖尿病的诊断中，口服葡萄糖耐量试验（OGTT）试验的 2 小时血糖水平应大于等于
A. 7.1mmol/L
B. 8.1mmol/I.
C. 9.1mmol/L
D. 10.1mmol/L
E. 11.1mmol/L

20. 可通过降低行为危险因素预防的糖尿病是
A. 1 型糖尿病
B. 2 型糖尿病
C. 妊娠糖尿病
D. 其他类型糖尿病
E. 任一种糖尿病

21. 以胰岛素抵抗为发病基础的糖尿病类型为
A. 1型糖尿病
B. 2型糖尿病
C. 妊娠糖尿病
D. 其他类型糖尿病
E. 任一种糖尿病

22. 下列对各类营养与糖尿病的关系描述中错误的是
A. 糖尿病患者摄入过多碳水化合物时，极易出现高血糖
B. 摄入高脂膳食时，可使血糖上升
C. 摄入高蛋白质膳食时，可使血糖明显上升
D. 膳食补充三价铬和适当补硒对糖尿病有预防和辅助治疗作用
E. 糖尿病患者应多食膳食纤维含量丰富的粗粮

23. 关于糖尿病营养防治的说法正确的是
A. 糖尿病患者应使体重逐渐下降至理想体重10%左右
B. 糖尿病患者应选择高GI的食物
C. 饱和脂肪酸有降血脂和预防动脉粥样硬化的作用
D. 缺锌将使胰岛素合成减少
E. 可溶性膳食纤维将使餐后血糖升高

24. 糖尿病营养治疗的首要原则是
A. 合理控制能量
B. 限制脂肪摄入
C. 摄入足够膳食纤维
D. 限制饮酒
E. 限制碳水化合物摄入

25. 糖尿病代谢紊乱的主要代谢标志是
A. 高血糖
B. 低血糖
C. 尿糖
D. 高血脂
E. 高血压

26. 关于我国2型糖尿病的流行病学，下列说法不正确的是
A. 男、女患病比例接近
B. 中、老年人患病率高于年轻人
C. 体力劳动者患病率高于脑力劳动者
D. 富裕地区患病率高于贫困地区
E. 城市患病率高于农村

27. 痛风急性期应严格限制嘌呤在
A. <50mg/d
B. <100mg/d
C. <125mg/d
D. <150mg/d
E. <200mg/d

28. 可诊断为高尿酸血症的女性血尿酸值为
A. >250μmol/L
B. >320umol/L
C. >360μmol/L
D. >420umol/L
E. >450μmol/L

29. 下列对痛风急性期患者限制嘌呤摄入的要求正确的是
A. 自由选择低嘌呤含量的食物，适当选择中等嘌呤含量的食物
B. 嘌呤的摄入量应限制在200mg/d之内
C. 可适当食用动物肝脏、肉汁、肉汤等
D. 蛋白质每天摄入应在50~80g
E. 每日食盐量不超过6g

30. 对于痛风急性期患者，下列饮食缓解措施不当的是
A. 选择低嘌呤食物
B. 烹调食物禁用油炸、油煎，宜采用蒸、煮、炖、卤等
C. 摄入含果糖较高的水果
D. 禁酒及食用刺激性食物
E. 每日食盐量不超过6g

31. 下列食物中嘌呤含量最高的是
A. 猪肉
B. 鱼肉
C. 内脏
D. 水果
E. 坚果

32. 下列食物中嘌呤含量最低的是
A. 猪肉
B. 鱼肉
C. 内脏
D. 水果
E. 坚果

33. 下列酒类品种中嘌呤含量最高的是
A. 普通黄酒
B. 啤酒
C. 白酒
D. 陈年黄酒
E. 各种酒嘌呤含量均等

34. 下列酒类品种中嘌呤含量最低的是
A. 普通黄酒
B. 啤酒
C. 白酒
D. 陈年黄酒
E. 各种酒嘌呤含量均等

35. 下列癌症中，欧美国家膳食模式罹患癌症发病率最高的是
A. 结肠癌
B. 胃癌
C. 胰腺癌
D. 食管癌
E. 口腔癌

36. 下列癌症中，东方膳食模式罹患癌症发病率最高的是
A. 乳腺癌
B. 胃癌
C. 胰腺癌
D. 前列腺癌
E. 结肠癌

37. 以下关于癌症与营养的关系描述错误的是
A. 能量摄入过多，超重、肥胖者罹患乳腺癌、结肠癌、胰腺癌、子宫内膜癌和前列腺癌的概率高
B. 低蛋白质摄入与食管癌、胃癌的发生相关
C. 脂肪的摄入量与结肠癌、

直肠癌、乳腺癌的发生呈负相关
D. 高淀粉摄入人群胃癌和食管癌发病率较高
E. 高钙高维生素D膳食与肠癌发病率呈负相关

38. 以下关于癌症患者营养防治的内容，说法错误的是
A. 限制摄入高能量密度的食物
B. 加强红肉及加工的肉制品摄入
C. 限制含酒精饮料
D. 限制盐的摄入量
E. 避免发霉的谷类和豆类

39. 下列哪项关于骨质疏松的膳食营养防治的说法是错误的
A. 从儿童时期就应该开始预防
B. 加强体育锻炼，但不要进行负重运动
C. 多选择富含钙的食物
D. 经常摄入富含维生素A，维生素D的食物
E. 低钠饮食

40. 下列关于营养相关疾病的说法不正确的是
A. 体力活动缺乏是2型糖尿病的行为危险因素之一
B. 痛风与遗传无关
C. 降低癌症危险性的主要方法包括避免使用烟草、摄入适宜的膳食、限制接触致癌物
D. 中心性肥胖与癌症危险性增加密切相关
E. 糖尿病还可引起周围神经病变，影响运动及感觉功能

41. 我国常见的营养缺乏病不包括
A. 维生素A缺乏症
B. 维生素B_2缺乏症
C. 佝偻病
D. 缺铁性贫血
E. 铜缺乏

42. 与某些营养素摄入过量有关的疾病不包括
A. 动脉粥样硬化
B. 佝偻病
C. 高血压
D. 肥胖和超重
E. 结肠、直肠癌

43. 与某些营养素摄入不足无关的疾病是
A. 缺碘性甲状腺肿
B. 骨软化症
C. 骨质疏松
D. 肥胖
E. 佝偻病

参考答案

1. D	2. D	3. A	4. D	5. A	6. A	7. D	8. B	9. B	10. D
11. C	12. C	13. D	14. C	15. C	16. B	17. A	18. A	19. E	20. B
21. B	22. C	23. D	24. A	25. A	26. C	27. D	28. C	29. E	30. C
31. C	32. D	33. D	34. C	35. A	36. B	37. C	38. B	39. B	40. B
41. E	42. B	43. D							

五、公共营养

【A_1型题】

1. 2000年由中国营养学会修订的《中国居民膳食营养素参考摄入量（DRIs）》是指
A. 一组每日平均膳食营养素摄入量的参考值
B. 某一特定群体对某营养素需要量的平均值
C. 可以满足某一特定群体中绝大多数个体的营养素需要量的摄入水平
D. 通过观察或实验获得的健康人群某种营养素摄入量
E. 平均每日可以摄入某营养素的最高量

2. 人群平均需要量即为其推荐摄入量的是
A. 热能
B. 糖类
C. 脂肪
D. 蛋白质
E. 维生素

3. 影响营养生理需要量的因素不包括
A. 年龄
B. 劳动状态
C. 性别
D. 生理特点
E. 种族

4. 确定营养素需要量的原则依据不包括
A. 动物实验研究
B. 人群观察研究
C. 随机性临床试验研究
D. 人体代谢研究
E. 动物观察研究

5. 蛋白质的RNI是指人群的
A. 必需氨基酸的平均需要量
B. 合成机体所需总氮量
C. 平均蛋白质最低生理需要量
D. 平均需要量加2个标准差

E. 平均蛋白质摄入量

6. 成人蛋白质推荐摄入量的确定方法为
A. 缺乏恢复试验
B. 氮平衡试验
C. 尿中肌酐测定
D. 血中蛋白质含量测定
E. 尿负荷试验

7. 人体每日容许摄入量（ADI）的单位是
A. mg/kg 体重
B. g/kg 体重
C. mg/kg 食物
D. g/kg 食物
E. mg/100g 食物

8. 下列对《中国居民膳食营养素参考摄入量》的描述错误的是
A. 包括平均需要量、推荐摄入量、适宜摄入量、可耐受最高摄入量、宏量营养素可接受范围、预防非传染性慢性病的建议摄入量和特定建议值七个营养水平指标
B. 是以预防慢性病为目标制定的
C. 是在推荐的每日膳食营养素推荐供给量（RDA）的基础上发展起来的
D. 是以预防营养缺乏病为主要目的制定的
E. 制定基础是营养素生理需要量

9. 推荐摄入量（RNI）是对人群提出的膳食中应有的
A. 热能和营养素的最低量
B. 热能和营养素的最大量
C. 热能和营养素的适宜量
D. 热能和营养素的饱和需要量
E. 热能和营养素的储备需要量

10. 我国居民传统膳食特点是以
A. 粮谷类食物为主
B. 薯类食物为主
C. 植物性食物为主
D. 蔬菜类食物为主
E. 豆类食物为主

11. 下列说法符合地中海膳食结构特点的是
A. 食物加工程度高
B. 主要食用油为动物油
C. 膳食含大量复合碳水化合物
D. 蔬菜水果摄入量低
E. 多数成人有饮白酒习惯

12. 按目前的观点，以下何种膳食结构是基本合理的膳食结构
A. 东方膳食结构
B. 经济发达国家膳食结构
C. 日本膳食结构
D. 中国膳食结构
E. 地中海膳食结构

13. 根据我国居民膳食特点，矿物质中严重摄入不足的是
A. 钙和铁
B. 镁和锰
C. 铁和磷
D. 锌和钼
E. 硒和钠

14. 我国居民膳食结构特点的描述不正确是
A. 以植物性食物为主
B. 以动物性食物为主
C. 饱和脂肪酸摄入过多
D. 维生素 A、维生素 B_2 与铁摄入较少
E. 能量与蛋白质摄入基本满足

15. “居民消费的食物种类数量的相对构成”是
A. 膳食结构
B. 营养监测
C. 营养调查
D. 膳食调查
E. 恩格尔指数

16. 发达国家存在的营养不良问题不包括
A. 高血脂
B. 肥胖
C. 动脉硬化
D. 高血压
E. 蛋白质热能供给量不足

17. 发展中国家存在的营养不良问题不包括
A. 维生素 A 缺乏
B. 蛋白质热能供给量不足
C. 碘缺乏
D. 铁缺乏
E. 传染病流行

18. 居民的食物结构是指
A. 居民消费的食物数量和相对构成
B. 居民消费的食物种类及其数量的相对构成
C. 居民消费的蛋白质种类及其数量的相对构成
D. 居民消费的动物性食物种类及其数量的相对构成
E. 居民消费的植物性食物种类及其数量的相对构成

19. 一般认为，来自动物和豆类的蛋白质应占膳食蛋白质的比例为多少比较适宜
A. 10%
B. 15%
C. 20%
D. 25%
E. 30%以上

20. 一般认为，营养素的摄入量占推荐摄入量的多少为正常
A. 50%
B. 60%
C. 70%
D. 75%
E. 80%以上

21. 1997 年，中国营养学会为我国居民摄取合理营养制定的建设性文件是
A. 平衡膳食原则
B. 中国居民膳食指南
C. 膳食指导原则
D. 居民膳食目标
E. 改善营养行动纲领

22. 中国营养学会建议的平衡膳食宝塔是为向居民提出
A. 具体的膳食食谱

B. 食物的分类概念
C. 每日必需食物摄入量
D. 较理想的膳食模式
E. 多样化的食物种类

23. 以下有关膳食指南错误的叙述是
A. 提倡豆类消费
B. 油脂要适量
C. 食盐要限量
D. 饮酒要节制
E. 减少体力活动

24. 我国膳食宝塔底层为
A. 糖、盐
B. 奶类
C. 谷类
D. 蔬果
E. 油脂

25. 三餐分配要合理，一般早、中和晚餐的能量摄入占总能量的比例分别是
A. 30%、40%、30%
B. 30%、30%、40%
C. 25%、40%、35%
D. 25%、35%、40%
E. 0、50%、50%

26. 膳食调查中，何种方法最容易取得较可靠的营养素摄入资料
A. 化学分析法
B. 称重法
C. 24 小时膳食回顾法
D. 一周膳食回顾法
E. 记账法

27. 体重指数（BMI）是
A. 体重(kg)/身高(m)
B. 身高(m)/体重(kg)
C. 体重(kg)/[身高(m)]^2
D. 身高(m)/[体重(kg)]^2
E. 体重(kg)/[身高(cm)]^2

28. 要全面了解人群的营养状况需做
A. 膳食调查
B. 生化检查
C. 临床检查
D. 人体测量
E. 营养调查

29. 下列对营养调查叙述错误的是
A. 能够了解与营养状况有密切关系的居民体质与健康状态
B. 每次调查时间应为 3~5 天
C. 调查期间应包括节假日和周末
D. 可以为营养监测提供基础资料
E. 可以发现营养不均衡的人群

30. 社会营养中常用的社会经济指标收入弹性指数是指
A. (用于食品开支/家庭总收入) ×100%
B. 人均收入增长率
C. (食品购买力增长%)/(收入增长%)
D. 食品深加工增长率
E. 收入弹性

31. 恩格尔（Engel）指数是指
A. (用于食品的开支/家庭总收入) ×100%
B. 人均收入增长
C. (食物购买力增长%)/(收入增长%)
D. 年度食品深加工增长率
E. 人均收入增长率

32. 尿负荷试验常用于测定那种营养素的营养状况
A. 脂溶性维生素
B. 水溶性维生素
C. 矿物质
D. 蛋白质
E. 脂类

33. 水溶性维生素中，居民普遍摄入不足达不到 RNI 的是
A. 硫胺素
B. 核黄素
C. 烟酸
D. 叶酸
E. 抗坏血酸

34. 食品营养强化剂的使用目的是
A. 改善食品品质
B. 增强食品功能
C. 增进食品色香味
D. 延长食品保质期
E. 弥补食品的营养缺陷

35. 营养强化食品中，赖氨酸主要用于强化
A. 面粉
B. 乳制品
C. 固体饮料
D. 食盐
E. 酱油

36. 我国居民膳食中常缺乏的脂溶性维生素是
A. 维生素 A
B. 维生素 D
C. 维生素 E
D. 维生素 K
E. 以上都不是

37. 佝偻病是哪种维生素缺乏的表现
A. 维生素 A
B. 维生素 D
C. 维生素 E
D. 维生素 C
E. 维生素 K

38. 多发性神经炎是哪种维生素缺乏的表现
A. 维生素 B_1
B. 维生素 B_2
C. 维生素 C
D. 维生素 B_6
E. 维生素 B_{12}

39. 编制食谱不需要掌握对象的
A. 年龄
B. 性别
C. 劳动强度
D. 经济状况
E. 婚姻状况

40. 营养监测的常用指标不包括
A. 健康指标
B. 饮食行为
C. 生活方式指标
D. 情感状况指标
E. 社会经济指标

【B_1 型题】

（498~502 题共用备选答案）
A. 推荐摄入量

B. 营养素平均需要量
C. 营养质量指数
D. 食品水分活度
E. 人体每日允许摄入量

41. RNI 指的是
42. RNI 制定基础是
43. INQ 指的是
44. Aw 指的是
45. ADI 是指

（503～505 题共用备选答案）
A. 理想体重或体重指数
B. 皮褶厚度
C. 身高别体重
D. 年龄别身高
E. 上臂围

46. 常用于衡量成年人体重/身高营养状态的是
47. 常用于反映儿童体重/身高当前营养状态的是
48. 常用于反映儿童体重/身高较长期营养状态的是

（506～507 题共用备选答案）
A. 18.50～24.99
B. 18.50～23.99
C. 24.00～27.99
D. 25.00～29.99
E. >30

49. WHO 建议，体重指数正常值是
50. WHO 建议，体重指数超重值是
51. 我国成人标准，体重指数正常值是
52. 我国成人标准，体重指数超重值是

（518～520 题共用备选答案）
A. 称重法
B. 查账法
C. 食物频数法
D. 化学分析法
E. 负荷试验法

53. 不属于膳食调查方法的是
54. 膳食调查中获得资料精确度最低的是
55. 适用于有伙食账目的集体食堂的调查方法的是

（521～525 题共用备选答案）
A. 赖氨酸
B. 碘
C. 维生素 D
D. 维生素 C
E. 维生素 PP

56. 食盐中可以加入的营养强化剂是
57. 乳制品可以加入的营养强化剂是
58. 果汁中可以加入的营养强化剂是
59. 面包中可以加入的营养强化剂是
60. 玉米面可以加入的营养强化剂是

参考答案

1. A	2. A	3. E	4. E	5. D	6. B	7. A	8. D	9. C	10. C
11. C	12. C	13. A	14. B	15. A	16. E	17. E	18. B	19. E	20. E
21. B	22. D	23. E	24. C	25. A	26. C	27. C	28. E	29. C	30. C
31. A	32. B	33. B	34. E	35. A	36. A	37. B	38. A	39. E	40. D
41. A	42. B	43. C	44. D	45. E	46. A	47. C	48. D	49. A	50. D
51. B	52. C	53. E	54. C	55. B	56. B	57. C	58. D	59. A	60. E

六、食品污染及其预防

【A_1 型题】

1. 食品污染造成的危害，不包括
A. 影响食品的感官性状
B. 影响食品质量
C. 影响食品营养价值
D. 影响食品售价
E. 对机体健康产生不良影响

2. 下列事件可造成食品生物性污染的是
A. 奶粉中加入三聚氰胺
B. 小麦保存不当发霉
C. 苹果表面农药残留
D. 鱼虾遭受镉污染
E. 果汁中添加过量色素

3. 食品的昆虫污染不包括
A. 甲虫
B. 螨类
C. 蛾类
D. 旋毛虫
E. 蝇、蛆

4. 下列不属于食品物理性污染的是
A. 粮食收割时混入的草籽
B. 酱油缸中的沙子
C. 食品在运输过程中沾染灰尘
D. 食品在生产线上沾染机油
E. 福岛核电站事故后，福岛当地种植的粮食

5. 多数细菌生长要求的水分活性（Aw）值是
A. 0.5

B. 0.6
C. 0.75
D. 0.8
E. >0.9

6. Aw 值的意义正确的是
A. Aw 值小不利于食物中微生物繁殖
B. Aw 值小利于食物中微生物繁殖
C. Aw 值大不利于食物中微生物繁殖
D. Aw 值大霉菌不产毒
E. Aw 值小霉菌能产毒

7. 食品在细菌作用下发生腐败变质的程度与特征主要取决于
A. 细菌来源
B. 环境温度
C. 细菌菌相
D. 菌落总数
E. 食品本身理化特性

8. 食品检出大肠菌群，表明食品受到
A. 放射性污染
B. 农药污染
C. 人和畜的粪便污染
D. 水体污染
E. 食品容器污染

9. 食品卫生学中的食品细菌污染一般是指哪类细菌对食品的污染
A. 沙门菌
B. 大肠埃希菌
C. 非致病菌
D. 机会致病菌
E. 致病菌

10. 菌落总数的卫生学意义不包括
A. 反映食品卫生质量的细菌学污染指标
B. 代表食品中细菌污染的数量
C. 作为食品清洁状态的标志
D. 预测食品耐储藏期限
E. 人和畜的粪便污染的指示菌

11. 大肠菌群最可能数指相当于多少食品中大肠菌群的可能数
A. 1kg 或 1L
B. 100g 或 100ml
C. 10g 或 10ml
D. 1g 或 1ml
E. 100mg 或 0.1ml

12. 作为肠道致病菌污染食品的指标是
A. 葡萄球菌属
B. 沙门菌属
C. 弧菌属
D. 大肠菌群
E. 芽孢杆菌属

13. 真菌毒素的性质不包括
A. 耐高温
B. 无抗原性
C. 耐低温
D. 主要侵害实质器官
E. 致癌作用

14. 真菌产毒条件不包括
A. 温度
B. 湿度
C. 通风
D. 基质培养基
E. 是否被细菌污染

15. 大多数真菌繁殖与产毒的最适宜温度为
A. 20~30℃
B. 20~35℃
C. 25~30℃
D. 25~35℃
E. <20℃

16. 黄曲霉毒素除由黄曲霉产生外，还可由下列何种霉产生
A. 青霉
B. 棕曲霉
C. 赭曲霉
D. 寄生曲霉
E. 杂色曲霉

17. 最易被黄曲霉毒素污染的食品是
A. 玉米、花生
B. 小麦、燕麦
C. 稻米
D. 豆类
E. 蔬菜

18. 黄曲霉毒素的毒性属
A. 低毒
B. 中毒
C. 条件有毒
D. 剧毒
E. 基本无毒

19. 黄曲霉毒素急性中毒，主要损害
A. 神经系统
B. 胃肠
C. 肺
D. 肝
E. 肾

20. 某市进口一批大米发现有黄曲霉毒素污染，采用何种方法去毒较好
A. 挑选去毒
B. 碾压加工去毒
C. 熏蒸加工去毒
D. 加碱加工去毒
E. 微生物去毒

21. 黄曲霉毒素 B_1 污染的花生油，最佳去毒方法是
A. 白陶土吸附
B. 活性炭吸附
C. 加酸炼制
D. 加碱炼制
E. 紫外线照射

22. 黄曲霉毒素的毒作用机制不包括
A. 急性毒性
B. 慢性毒性
C. 致癌性
D. 致畸性
E. 肝脏毒性

23. 预防食物被黄曲霉毒素污染，最根本的措施是
A. 防霉
B. 加碱去毒
C. 挑选去毒
D. 熏蒸加工去毒
E. 制定食品中限量标准

24. 我国食品中黄曲霉毒素 B_1 允许量标准规定，婴儿代乳品为
A. <5μg/kg
B. <10μg/kg
C. <15μg/kg

D. <20μg/kg
E. 不得检出

25. 在一定环境下，由于微生物作用使食品成分和感官性质发生变化，称为
A. 食品变性
B. 食品变坏
C. 食品酸败
D. 食品腐败变质
E. 以上皆不是

26. 食品腐败变质的鉴定指标不包括
A. 感官指标
B. 放射性指标
C. 物理指标
D. 化学指标
E. 微生物指标

27. 一般情况下，要判定食品处于初期腐败阶段，食品中的活菌数需达到
A. 10^6CFU/g
B. 10^7CFU/g
C. 10^8CFU/g
D. 10^9CFU/g
E. 10^{10}CFU/g

28. 鱼类早期腐败的鉴定可以用
A. K值
B. 三甲胺
C. pH
D. 组胺
E. 挥发性盐基总氮

29. 鱼肉样品的水浸液在弱碱条件下与水蒸气一起蒸馏出来的总氮量称为
A. 挥发性总氮
B. 挥发性碱基氮
C. 挥发性水解氮
D. 挥发性盐基总氮
E. 可挥发性氮

30. 脂肪中脂肪酸的不饱和度增加，对其酸败的影响是
A. 减速
B. 增速
C. 延缓
D. 抑制
E. 无影响

31. 食品保藏的主要目的是
A. 便于运输
B. 改善食品的品质
C. 提高食品的营养价值
D. 防止食品腐败变质
E. 增加食品的花色品种

32. 脱水保藏食品需将食品的水分降至何种程度
A. 80%以下
B. 15%以下
C. 20%以下
D. 30%以下
E. 50%以下

33. 干燥食品的含水量通常为
A. 15%以下
B. 15%~20%
C. 20%~25%
D. 25%~30%
E. 超过30%

34. 急冻是指在多长时间内使食品降至-20℃以下
A. 30分钟
B. 60分钟
C. 90分钟
D. 120分钟
E. 150分钟

35. 关于食物缓慢冻结，不正确的描述是
A. 生成冰晶少
B. 生成冰晶小
C. 食物细胞损伤破溃
D. 食物脱水
E. 食物pH改变

36. 关于对不耐藏食品进行冷冻保藏时需保持冷链，叙述错误的是
A. 从生产到消费的整个商业网应一直处于适宜的低温状态
B. 与食品保存期限无关
C. 与保存温度有关
D. 与保存耐受量有关
E. 与贮藏时间有关

37. 低温下影响食品卫生质量的主要因素是
A. 蛋白变性
B. 脂肪氧化
C. 微生物繁殖
D. 食品局部脱水
E. 制冷剂污染

38. 冷藏可延缓食品变质的原因是
A. 酶活性抑制
B. 水分活度降低
C. 湿度降低
D. 氧气含量降低
E. 渗透压提高

39. 一般食品冷冻保藏的温度设在
A. 0℃至4℃
B. -10℃以下
C. 0℃以下
D. -1℃以下
E. -18℃以下

40. 保存蔬果适宜温度
A. 20℃左右
B. 10℃左右
C. 0℃左右
D. -10℃左右
E. -20℃左右

41. 长期保藏肉类、鱼类在何种温度才能有效抑制脂肪氧化和霉败
A. -30~-20℃
B. -20~-10℃
C. -10~0℃
D. 0~4℃
E. 4℃以上

42. 对低温工艺不正确的叙述是
A. 不耐藏食品一般应一直处于低温下
B. 用冰制冷时结冰用水应符合饮水卫生要求
C. 防止制冷剂污染
D. 食品冷藏库应建立卫生制度
E. 低温可以防止脂肪氧化

43. 巴氏消毒会影响牛奶中的
A. 蛋白质
B. 脂肪
C. 维生素C
D. 钙
E. 乳糖

44. 关于高温工艺对食品的影响，

描述不正确的是
A. 蛋白变性
B. 脂肪氧化
C. 食品褐变
D. 淀粉性食品老化
E. 对食品营养素无影响
45. 一定温度下杀死食品中某细菌菌量90%的时间称为该菌在该温度下90%递减时间，用哪项表示
A. D值
B. F值
C. Z值
D. P值
E. T值
46. 在特定温度下，杀死一定数量的微生物所需要的时间称为
A. 热力致死时间
B. 热力致死时间曲线
C. Z值
D. D值
E. F值
47. 食品脱水去掉的水分主要为
A. 结合水
B. 溶解水
C. 自由水
D. 溶解水和自由水
E. 结合水、溶解水、自由水
48. 高温巴氏消毒不能杀灭
A. 大肠埃希菌
B. 芽孢
C. 沙门菌
D. 金黄色葡萄球菌
E. 繁殖型微生物
49. 在脱水前对食物进行漂烫的目的是
A. 防止淀粉性食物老化
B. 防止蛋白变性
C. 防止脂肪酸氧化
D. 防止食物酶促褐变
E. 防止食物非酶促褐变
50. 辐照食品可以使用的辐照源有
A. ^{60}Co
B. ^{13}C
C. ^{14}C
D. ^{131}I
E. ^{132}I
51. 为预防油脂酸败，宜采取的措施不包括
A. 加抗氧化剂
B. 避免金属污染
C. 避光隔氧低温存放
D. 精炼提高纯度
E. 使用金属容器盛装
52. 消毒牛奶的脂肪含量应不低于
A. 3.0%
B. 2.0%
C. 1.5%
D. 1.0%
E. 0.5%
53. ADI是
A. 半数致死量
B. 推荐的每日膳食中营养素供给量
C. 缺铁性贫血
D. 人体每日允许摄入量
E. 适宜摄入量
54. N-亚硝基化合物可由哪两类化合物合成
A. 硝酸和胺类
B. 硝酸和胺类
C. 亚硝酸盐和胺类
D. 亚硝酸盐和醇类
E. 亚硝酸盐和醛类
55. 能阻断胺类亚硝基化的物质，最有效的是
A. 维生素A
B. B族维生素
C. 维生素C
D. 苏氨酸
E. 脯氨酸
56. N-亚硝基化合物在人体合成重要部位是
A. 口腔
B. 胃
C. 肠
D. 肝
E. 膀胱
57. 人体N-亚硝基化合物来源特点是
A. 水污染为重
B. 食品污染为重
C. 环境污染为重
D. 空气污染为重
E. 可在体内体外合成
58. N-亚硝基化合物合成最适pH是
A. >12
B. >10
C. >7
D. <3
E. >3
59. 增加维生素C的摄入量可抑制食管癌发生的机制是
A. 减少亚硝酸的摄入
B. 增加亚硝酸盐的排出
C. 阻断亚硝基化反应
D. 促进亚硝基化反应
E. 抑制胃内硝酸盐还原菌的活性
60. 食品中多环芳烃的主要来源不包括
A. 煤、碳烘烤的食物
B. 过高温度烹调的食物
C. 受机油和包装材料污染的食物
D. 土壤、水和大气中多环芳烃污染
E. 体内合成
61. 下列常用于食品接触材料的塑料中，最安全的是
A. 苯乙烯
B. 乙烯
C. 聚乙烯
D. 氯乙烯
E. 丙烯
62. 有机磷农药的急性毒性主要为
A. 肾脏毒性
B. 神经毒性
C. 内分泌毒性
D. 血液毒性
E. 肝脏毒性
63. 拟除虫菊酯类农药的缺点是
A. 高残留性
B. 低效性
C. 高抗药性
D. 高蓄积性

E. 高毒性

64. 下列最容易被甲基汞污染的食物是
A. 藻类植物
B. 鱼贝类食品
C. 乳制品
D. 谷类
E. 蔬果类

65. 甲基汞中毒的主要表现为
A. 胃肠系统损害症状
B. 神经系统损害症状
C. 骨骼系统损害症状
D. 消化系统损害症状
E. 泌尿系统损害症状

66. 我国现行的食品安全国家标准《食品添加剂使用标准》（GB 2760-2014）将食品添加剂分为
A. 16 类
B. 18 类
C. 20 类
D. 23 类
E. 24 类

67. 以下属于食品抗氧化剂的是
A. 山梨酸
B. 丁基羟基茴香醚（BHA）
C. 碳酸
D. 乳酸
E. 柠檬黄

68. 抗氧化剂不能防止
A. 油脂酸败
B. 食物腐败变质
C. 食物氧化褪色
D. 食物褐变
E. 维生素氧化破坏

69. 肉类食品中加入亚硝酸钠的主要目的是
A. 防腐
B. 着色
C. 脱色
D. 发色
E. 抗氧化

70. 硝酸盐和亚硝酸盐对其有特殊的抑制作用的细菌为
A. 葡萄球菌
B. 沙门菌
C. 变形杆菌
D. 蜡样芽孢杆菌
E. 肉毒梭状芽孢杆菌

71. 对发色剂描述不正确的是
A. 可使食物中某些无色基团呈色
B. 通过化学反应使食物显色
C. 使食品在加工中不褪色
D. 本身无着色作用
E. 本身有着色作用

72. 亚硫酸盐不适用于何种食物
A. 蘑菇
B. 鲜笋
C. 肉类
D. 菠萝汁
E. 蜜饯

73. 亚硫酸盐能破坏肉、鱼等动物性食品中的
A. 维生素 A
B. 维生素 B_1
C. 维生素 B_2
D. 维生素 E
E. 维生素 C

74. 不属于天然甜味剂的是
A. 甜叶菊
B. 麦芽糖醇
C. 甜蜜素
D. 木糖醇
E. 甘草酸

75. 下列有关食用色素的描述中不正确的是
A. 食用合成色素也称苯胺色素
B. 食用天然色素较安全，但难于调色
C. 食用合成色素以煤焦油为原料制得
D. 食用合成色素较难溶于水
E. 食用合成色素着色力强

76. 不属于天然着色剂的是
A. 苋菜红
B. 番茄红素
C. 虫胶红
D. 红曲红
E. 甜菜红

77. 以下不是防腐剂的是
A. 苯甲酸
B. 山梨酸
C. 二氧化碳
D. 没食子酸丙酯
E. 丙酸钙

78. 以下不是抗氧化剂的是
A. 没食子酸丙酯
B. 叔丁基羟基茴香醚
C. 维多酚
D. 维生素 E
E. 丙酸钙

79. 山梨酸发挥抑菌作用的最佳环境为
A. 碱性环境
B. 酸性环境
C. 中性环境
D. 高温环境
E. 低温环境

80. 下列对食品添加剂的叙述中不正确的是
A. 丁基羟甲基茴香醚属于抗氧化剂
B. L-抗坏血酸钠属于水溶性抗氧化剂
C. 没食子酸丙酯属于抗氧化剂，可用于肉类制品的加工
D. 天然色素着色力强、成本低廉、使用方便
E. 亚硫酸盐不适用于肉、鱼等动物性食品

【A_2 型题】

81. 某村猪群长期食用霉变的玉米后，出现食量下降，生长缓慢，体重较轻和母畜不孕的现象，死后尸检发现肝脏有结节，此种病害最可能是
A. 镰刀菌属中毒
B. 赤霉病麦中毒
C. 黄变米中毒
D. 黄曲霉毒素中毒
E. 展青霉素中毒

82. 某食品厂欲研制开发某种儿童食品，需加入红色色素，为保证安全无害，应使用哪种好

A. 苋菜红
B. 赤藓红
C. 新红
D. 胭脂红
E. 高粱红

【B_1 型题】

（83~87 题共用备选答案）
A. 苯甲酸、山梨酸
B. 叔丁基羟基茴香醚、没食子酸丙酯
C. 硝酸盐、亚硝酸盐
D. 硫黄、亚硫酸钠
E. 甘草、甜叶菊苷

83. 我国允许用作发色剂的是
84. 我国允许用作抗氧化剂的是
85. 我国允许用作防腐剂的是
86. 我国允许用作甜味剂的是
87. 我国允许用作漂白剂的是

（88~92 题共用备选答案）
A. 不应有破坏作用
B. 不得超过允许限量
C. 对人体安全无害
D. 作为伪造的手段
E. 不得加入食品添加剂

88. 使用食品添加剂须经过规定的食品毒理学安全评价程序的评价，证明在使用限量内长期使用应
89. 食品添加剂应不影响食品感官性质和原味，对食品营养成分
90. 食品添加剂应有严格的质量标准，其有害杂质
91. 不得使用食品添加剂掩盖食品的缺陷或
92. 未经国家卫生健康委员会许可，婴儿及儿童食品

参考答案

1. D	2. B	3. D	4. D	5. E	6. A	7. C	8. C	9. C	10. E
11. D	12. D	13. C	14. E	15. C	16. D	17. A	18. D	19. D	20. B
21. D	22. D	23. A	24. E	25. D	26. B	27. C	28. A	29. D	30. B
31. D	32. B	33. A	34. A	35. B	36. B	37. B	38. A	39. E	40. C
41. A	42. E	43. C	44. E	45. A	46. A	47. D	48. B	49. D	50. A
51. E	52. A	53. D	54. C	55. C	56. B	57. B	58. D	59. C	60. E
61. C	62. B	63. C	64. B	65. B	66. D	67. B	68. B	69. D	70. E
71. E	72. C	73. B	74. C	75. D	76. A	77. D	78. E	79. B	80. D
81. D	82. E	83. C	84. B	85. A	86. E	87. D	88. C	89. A	90. B
91. D	92. E								

七、各类食品的卫生

【A_1 型题】

1. 粮谷类储存时仓库条件何时易于昆虫繁殖
   A. 库温为 18~21℃，相对湿度在 65%以上时
   B. 库温为 18~21℃，相对湿度在 65%以下时
   C. 库温为 10~18℃，相对湿度在 55%以上时
   D. 库温为 10~18℃，相对湿度在 55%以下时
   E. 库温为 12~14℃，相对湿度在 55%以下时
2. 防止粮谷类发热霉变生虫，应将贮存粮谷的水分含量控制在
   A. 8%~10%
   B. 12%~14%
   C. 15%~20%
   D. 17%~22%
   E. 20%~25%
3. 茄果类蔬菜在收获前多少天停用含氮化肥
   A. 2 天
   B. 5 天
   C. 8~10 天
   D. 15~20 天
   E. 25~30 天
4. 旋毛虫病病畜肉如显微镜下观察到 5 个以下包囊，下列对该病畜肉的处理方法中正确的是
   A. 经盐腌后可食用
   B. 经高温处理后可食用
   C. 经低温冷冻后可食用
   D. 经后熟后可食用
   E. 经高温消毒后作工业用
5. 对患乳房炎病畜奶的处理原则是消毒后
   A. 喂饲牛犊
   B. 制作酸奶
   C. 制作奶酪
   D. 饮用
   E. 消毒后废弃
6. 一旦发现病畜感染炭疽杆菌需在多长时间内采取措施

A. 2小时内
B. 4小时内
C. 6小时内
D. 8小时内
E. 10小时内

7. 不符合炭疽病现场处理原则的是
A. 饲养间或屠宰间用20%的漂白粉溶液消毒
B. 工具可煮沸消毒
C. 立即宰杀同群牲畜
D. 屠宰人员的手和衣物用来苏水消毒
E. 屠宰人员注射青霉素预防

8. 炭疽病畜的处理应
A. 解体剔除染病组织
B. 解体化制
C. 解体掩埋
D. 整体掩埋
E. 整体深埋加盖生石灰

9. 加工感染布鲁菌病畜肉时，肉中心温度要达到
A. 120℃
B. 110℃
C. 100℃
D. 90℃
E. 80℃

10. $40cm^2$肌肉上有6个以上囊尾蚴的猪肉，应予
A. 冷冻处理
B. 高温处理
C. 盐腌处理
D. 辐照处理
E. 销毁

11. 以下可经无害化处理食用的肉是
A. 炭疽病畜肉
B. 鼻疽病畜肉
C. 不明原因的病死畜肉
D. 口蹄疫病畜肉
E. 严重感染囊尾蚴的肉

12. 肉类24个检样中有包囊或钙化包囊5个以上时应
A. 高温处理
B. 冷冻处理
C. 盐腌处理
D. 销毁
E. 辐照处理

13. 结核菌素试验阳性，无明显症状的畜奶应
A. 销毁
B. 62℃，30分钟消毒后直接食用
C. 62℃，30分钟消毒后制成奶制品
D. 80℃加热15秒钟后食用
E. 80℃加热15秒钟后制成奶制品

14. 牛全身结核且消瘦，其肉如何处理
A. 加热后食用
B. 冷冻后食用
C. 剔出结核病灶后食用
D. 化制
E. 全部销毁

15. 羊患布鲁菌病且宰杀前有症状，应如何处理
A. 不必处理可食用
B. 冷冻12小时后食用
C. 冷藏48小时后食用
D. 高温处理后食用
E. 深埋弃去

16. 鱼经－25℃速冻，并贮存于－15℃至－18℃冷库中，保藏期可达
A. 6~9个月
B. 5个月
C. 2个月
D. 1个月
E. 2周

17. 鱼类食品盐腌保藏时，食盐用量应不低于
A. 6%
B. 8%
C. 10%
D. 12%
E. 15%

18. 消毒牛奶中，菌落总数应不得超过
A. 5000CFU/ml
B. 10 000CFU/ml
C. 15 000CFU/ml
D. 20 000CFU/ml
E. 30 000CFU/ml

19. 油脂酸败常用的指标POV指的是
A. 丙二醛
B. 过氧化物值
C. 酸价
D. 羰基价
E. 二氧化硫

20. 要使得油脂得以长期储存，我国规定油脂杂质含量应在
A. 0.1%以下
B. 0.2%以下
C. 0.3%以下
D. 0.4%以下
E. 0.5%以下

21. 食用油脂中有害物质主要有以下几种，除了
A. 真菌毒素
B. 芥酸
C. 棉酚
D. N-亚硝基化合物
E. 苯并（a）芘

22. 油脂的有害物质中可使脂肪在动物心肌中积聚的是
A. 真菌毒素
B. 芥酸
C. 棉酚
D. 芥子苷
E. 多环芳烃

23. 油脂酸败引起的后果，不包括
A. 理化指标发生变化
B. 感官形状改变
C. 脂溶性维生素破坏
D. 不饱和脂肪酸升高
E. 氧化产物增加

24. 为防止脂肪氧化可加入的抗氧化物质不包括
A. 维生素E
B. BHA
C. BHE
D. 没食子酸丙酯
E. 苯甲酸

25. 油脂中存在的天然有害物质不包括
A. 棉酚
B. 芥子油苷

C. 芥酸
D. 反式脂肪酸
E. 铅

26. 防止油脂酸败的措施，不包括
A. 保证油脂纯度
B. 控制油脂水分
C. 低温储存
D. 加入防腐剂
E. 密封、隔氧、避光

27. 饮酒时最易引起急性中毒的物质是
A. 甲醇
B. 杂醇油
C. 醛类
D. 氢氰酸
E. 重金属

28. 蒸馏酒常见的有害物质不包括
A. 甲醇
B. 杂醇油
C. 氢氰酸
D. 真菌毒素
E. 重金属

29. 甲醇对机体何处的毒性作用最强
A. 心脏
B. 皮肤
C. 肝脏
D. 胃
E. 视神经

30. 降低蒸馏酒中杂醇油最常用的方法是
A. 去除酒头、酒尾
B. 加热破坏
C. 沉淀
D. 降低蒸馏温度
E. 紫外线分解

31. 蒸馏酒中的氢氰酸主要来源于
A. 大麦
B. 高粱
C. 木薯
D. 糯米
E. 玉米

32. 易使人饮酒后头痛和大醉的酒可能是什么含量高
A. 甲醇
B. 杂醇油
C. 氢氰酸
D. 甲醛
E. 丁醛

33. 罐头食品镀锡应使用
A. 含锡 99%以上含铅 0.04%以下
B. 含锡 99%以上含铅 0.06%以下
C. 含锡 98%以上含铅 0.04%以下
D. 含锡 98%以上含铅 0.06%以下
E. 含锡 98%以上含铅 0.05%以下

34. 采用加压蒸汽杀菌法消毒适用的罐头食品
A. 苹果罐头
B. 橘子罐头
C. 菠萝罐头
D. 猪肉罐头
E. 山楂罐头

35. 罐头用水硝酸盐的含量应在多少以下
A. 1mg/kg
B. 2mg/kg
C. 3mg/kg
D. 4mg/kg
E. 5mg/kg

36. 罐头食品的“胖听”可能是以下原因造成，除了
A. 细菌污染
B. 真菌污染
C. 罐内容物过满
D. 罐内壁腐蚀
E. 加热温度过高

【B_1 型题】

（37~39 题共用备选答案）
A. 低温巴氏消毒食用
B. 高温巴氏消毒食用
C. 超高温瞬时消毒食用
D. 煮沸消毒食用
E. 不准食用

37. 患牛型结核且有症状奶牛的奶应如何处理
38. 患沙门菌病奶牛的奶应如何处理
39. 患乳房炎奶牛的奶应如何处理

（40~42 题共用备选答案）
A. 62℃~65℃，30 分钟
B. 63℃，30 秒
C. 72~75℃，15~16 秒
D. 72~95℃，10~30 分钟
E. 130~150℃，0.5~3.0 秒

40. 传统巴氏消毒法
41. 超高温瞬时杀菌法（UHT）处理
42. 高温瞬间巴氏消毒法

（43~46 题共用备选答案）
A. 黄曲霉毒素
B. 多环芳烃类
C. 芥酸
D. 棉酚
E. 甲醛

43. 菜籽油中常见的有害物质是
44. 花生油中常见的有害物质是
45. 棉籽油中常见的有害物质是
46. 烟熏食物中常见的有害物质是

（47~51 题共用备选答案）
A. 甲醇
B. 杂醇油
C. 醛类
D. 氰苷
E. 铅

47. 生产白酒过程中，清蒸可减少酒中
48. 除去酒头可降低
49. 在生产中增加排气量可降低
50. 蒸馏过程中采取低温可降低
51. 酒产品主要来源于容器、管道的有毒物质是

（42~43 题共用备选答案）
A. 0.2g/L
B. 0.4g/L
C. 0.6g/L
D. 1.0g/L
E. 2.0g/L

52. 以粮谷类为原料的蒸馏酒中甲醇含量不得超过
53. 以薯干等代用品为原料的蒸馏酒中甲醇含量不得超过

（54~57 题共用备选答案）
A. 废弃

B. 限期销售
C. 可食用
D. 重新消毒后销售
E. 重新装罐
54. 生物性“胖听”应
55. 发生平酸腐败的应
56. 水果罐头确系化学性“胖听”应
57. 物理性“胖听”应

参考答案

1. A	2. B	3. D	4. B	5. E	6. C	7. C	8. E	9. E	10. C
11. D	12. D	13. C	14. E	15. D	16. A	17. E	18. E	19. B	20. B
21. D	22. B	23. D	24. E	25. E	26. D	27. A	28. D	29. E	30. A
31. C	32. B	33. A	34. D	35. B	36. E	37. E	38. E	39. E	40. A
41. E	42. C	43. C	44. A	45. D	46. B	47. A	48. B	49. D	50. C
51. E	52. C	53. E	54. A	55. A	56. B	57. C			

八、食源性疾病及其预防

【A_1 型题】

1. 凡以食物作为来源或媒介而传播的疾病总称为
   A. 食物中毒
   B. 肠道传染病
   C. 人畜共患病
   D. 肠源性病毒感染
   E. 食源性疾病
2. 以下哪种疾病是食物中毒
   A. 肠道传染病和寄生虫病
   B. 暴饮暴食引起的急性胃肠炎
   C. 特异体质引起的变态反应
   D. 长期、少量摄入有毒食物引起的慢性毒害
   E. 食入正常数量且处于可食状态但具有毒性的食品引起的急性胃肠炎
3. 下列哪项不属于食物中毒的特点
   A. 发病与食物有关
   B. 潜伏期短，发病突然，以集体暴发多见
   C. 发病曲线有余波
   D. 人与人之间不直接传染
   E. 患者的临床症状相同或相似
4. 下列食物中毒最为常见的是
   A. 化学性食物中毒
   B. 细菌性食物中毒
   C. 真菌性食物中毒
   D. 有毒动物中毒
   E. 有毒植物中毒
5. 食物中毒发病率较高但病死率较低的是
   A. 化学性食物中毒
   B. 动物性食物中毒
   C. 细菌性食物中毒
   D. 植物性食物中毒
   E. 真菌毒素食物中毒
6. 引起细菌性食物中毒的主要食品是
   A. 动物性食品
   B. 豆类食品
   C. 粮谷类食品
   D. 蔬菜类
   E. 水果类
7. 在高温下易破坏的毒素是
   A. 黄曲霉毒素
   B. 河豚毒素
   C. 蜡样芽孢杆菌产生的呕吐毒素
   D. 肉毒毒素
   E. 葡萄球菌肠毒素
8. 下列描述沙门菌病原学特点哪项不正确
   A. 革兰阴性杆菌
   B. 生长繁殖的最适温度为20～37℃
   C. 对热的抵抗力不强，加热至100℃即刻死亡
   D. 对外界环境的抵抗力弱
   E. 对人类致病的沙门菌99%属A到E菌属
9. 沙门菌食物中毒引起的典型临床症状为
   A. 恶心
   B. 高热
   C. 里急后重
   D. 疲乏无力
   E. 脓血便
10. 引起沙门菌食物中毒的好发食品
    A. 畜禽肉类
    B. 奶及奶制品
    C. 家庭自制豆制品
    D. 海产品
    E. 罐头类食品
11. 下列哪项不是沙门菌污染食物的来源
    A. 家畜、家禽的生前感染
    B. 家畜、家禽的宰后感染
    C. 发酵食品过期
    D. 禽蛋经泄殖腔排出
    E. 熟食制品的生熟交叉污染
12. 以剧烈恶心、呕吐为主要症状

的食物中毒是
A. 沙门菌食物中毒
B. 副溶血弧菌食物中毒
C. 变形杆菌食物中毒
D. 金黄色葡萄球菌肠毒素食物中毒
E. 肉毒中毒

13. 下列对金黄色葡萄球菌的病原学特点描述不正确的是
A. 革兰阳性兼性厌氧菌
B. 最适生长温度为37℃
C. 最适生长和繁殖的 pH 范围为4.5~9.8
D. 不耐盐，有盐不能生长
E. 对热具较强的抵抗力

14. 与金黄色葡萄球菌肠毒素产生无关的因素是
A. 食物存放温度
B. 食物受葡萄球菌污染的程度
C. 食物存放地点的通风状况
D. 加入甜味剂的量
E. 食品的种类

15. 下列哪种食品不是葡萄球菌肠毒素食物中毒的好发食品
A. 奶类制品
B. 剩米饭
C. 糯米凉糕
D. 熟肉制品
E. 罐头食品

16. 对酸最敏感的细菌是
A. 沙门菌
B. 变形杆菌
C. 副溶血弧菌
D. 葡萄球菌
E. 蜡样芽孢杆菌

17. 哪种细菌可引起神奈川试验阳性
A. 沙门菌
B. 变形杆菌
C. 葡萄球菌
D. 蜡样芽孢杆菌
E. 副溶血弧菌

18. 对副溶血性弧菌病原学特点描述不正确的是
A. 是一种嗜盐细菌
B. 最适生长的温度为37℃
C. 对热的抵抗力较强
D. 不耐酸
E. 革兰阴性

19. 肉毒中毒的致病因素主要是肉毒梭菌
A. 产生内毒素
B. 产生外毒素
C. 直接对组织的侵袭力
D. 迅速繁殖
E. 产生致呕吐毒素

20. 肉毒毒素主要侵犯
A. 神经系统
B. 消化系统
C. 心血管系统
D. 生殖系统
E. 骨骼系统

21. 下列哪种食品不是肉毒中毒的好发食品
A. 臭豆腐
B. 豆酱
C. 肉罐头
D. 火腿肠
E. 鸡蛋

22. 下列哪种细菌性食物中毒属于毒素中毒型
A. 沙门菌食物中毒
B. 变形杆菌食物中毒
C. 副溶血性弧菌食物中毒
D. 葡萄球菌食物中毒
E. 大肠埃希菌食物中毒

23. 引起组胺中毒的细菌是
A. 莫根变形杆菌
B. 沙门菌
C. 大肠埃希菌
D. 肉毒梭菌
E. 葡萄球菌

24. 对河豚毒素描述不正确的是
A. 是一种神经毒素
B. 毒性大
C. 耐热，煮沸、日晒均不被破坏
D. 耐盐
E. 耐碱

25. 河豚毒素主要存在于河豚鱼的
A. 卵巢、肝脏
B. 皮肤、血液
C. 肌肉、脾脏
D. 眼球、脑部
E. 心脏、肾脏

26. 组胺中毒的机制是
A. 扩张支气管
B. 收缩毛细血管
C. 降低体温
D. 扩张毛细血管
E. 升高血压

27. 河豚中毒的潜伏期为
A. 10 分钟至 3 小时
B. 3 至 6 小时
C. 6 至 10 小时
D. 10 至 20 小时
E. 12 至 24 小时

28. 由毒肽类和毒伞肽类引起的毒蕈中毒属于
A. 胃肠毒型
B. 神经精神型
C. 溶血型
D. 肝肾损伤型
E. 混合型

29. 下列哪种食物不是含氰苷植物
A. 苦杏仁
B. 苦桃仁
C. 葵花籽仁
D. 枇杷仁
E. 李子仁

30. 对于苦杏仁苷描述不正确的是
A. 剧毒
B. 引起泌尿系统毒性
C. 被水解后放出氢氰酸
D. 溶于水
E. 是一种含有氰基（—CN）的苷类

31. 去除苦杏仁苷的方法哪项是错误的
A. 清水浸泡
B. 干炒
C. 碱水浸泡
D. 酸水浸泡
E. 酶解

32. 亚硝酸盐中毒的机制是
A. 与胺作用形成亚硝胺
B. 使亚铁血红蛋白氧化为高

铁血红蛋白
C. 转化为硝酸盐
D. 抑制乙酰胆碱酯酶
E. 溶血

33. 下列哪项不是食物中亚硝酸盐的来源
A. 用苦井水做饭
B. 熟肉类制品中过量使用发色剂
C. 暴腌菜
D. 腐烂蔬菜
E. 新鲜的蔬菜

34. 亚硝酸盐食物中毒的特效解毒剂是
A. 亚甲蓝
B. 亚硝酸钠
C. 二巯丙磺钠
D. 二巯丁二钠
E. 亚硝酸异戊酯

35. 引起"肠原性青紫症"的原因是
A. 食用大量含亚硝酸盐高的蔬菜
B. 食用大量发芽的马铃薯
C. 食入未炒熟的四季豆
D. 食入有毒蘑菇
E. 食入青皮红肉鱼类

36. 下列有关细菌性食物中毒的预防措施中哪项是错误的
A. 防止细菌污染食品
B. 食品中加入抗氧化剂
C. 低温储藏食品，防止细菌繁殖和毒素产生
D. 食用前彻底加热，杀灭病原菌和破坏毒素
E. 严格执行食品卫生法

37. 卫生部门对发生食物中毒的患者的调查不应包括
A. 发病人数
B. 共同进食的食品
C. 临床表现及共同点
D. 用药情况及疗效
E. 中毒食物来源

38. 确定引起食物中毒的可疑食物是根据
A. 发病者吃得最多的食物
B. 发病者的临床症状
C. 发病者的排泄物
D. 同时同地未发病者未吃的食物
E. 发病者发病时所吃的食物

39. 食物中毒调查时，需收集患者的粪便，应首先选择什么患者的粪便
A. 最初发现的中毒患者
B. 最后发现的中毒患者
C. 最先碰到的中毒患者
D. 症状最重的中毒患者
E. 尚未进行抗生素治疗的患者

40. 食物中毒调查的目的是
A. 查清发病人数
B. 查清是否为食物中毒及中毒原因
C. 查清潜伏期的长短
D. 查清责任者并收集处罚依据
E. 以上都是

41. 无实验室检查结果时，根据中毒的流行病学特点和患者的临床表现，能否初步判断食物中毒
A. 视情况而定
B. 不可以
C. 可以
D. 上级部门决定
E. 专家讨论后决定

42. 下列何种人可从事直接入口食品的工作
A. 伤寒带菌者
B. 肥达试验阳性者
C. 活动性肺结核患者
D. 脓皮病患者
E. 持有健康证的健康人

43. 连续从事食品生产经营人员至少多长时间体检一次
A. 1年
B. 2年
C. 3年
D. 4年
E. 5年

44. 为保持原有理化性质，食品采样后应在多长时间内送检
A. 4小时
B. 6小时
C. 8小时
D. 12小时
E. 24小时

45. 食具消毒正确的程序是
A. 洗、刷、冲、消毒
B. 冲、洗、刷、消毒
C. 洗、刷、消毒、冲
D. 刷、洗、冲、消毒
E. 消毒、洗、刷、冲

46. 食物采样送检量应为全部检测量的多少倍
A. 1
B. 2
C. 2.5
D. 3
E. 4

47. 食品采样最重要的原则是
A. 可重复性
B. 精密性
C. 正确性
D. 代表性
E. 可比性

48. 对条件可食食品不正确的叙述是
A. 其对人体健康有一定危害
B. 经无害化处理后可食用
C. 无害化处理应由食品企业进行
D. 食用者可进行无害化处理
E. 经无害化处理后必要时应再鉴定

【A_2型题】

49. 某单位因食用一配餐中心制作的墨鱼卷引起大批职工发生食物中毒，其症状为上腹部阵发性剧烈绞痛，继之出现腹泻，特点为洗肉水样血水便，每日5～8次，里急后重不明显，体温一般在37.5～38.5℃。引起此食物中毒的细菌可能是
A. 沙门菌
B. 变形杆菌

C. 副溶血弧菌
D. 葡萄球菌
E. 肉毒梭菌

50. 某职工早餐食用葱花炒剩米饭后，大约在10点钟感到恶心，随之剧烈地反复呕吐，上腹部剧烈疼痛，头晕无力，腹泻较轻，此病的致病因素可能为
A. 沙门菌
B. 变形杆菌
C. 副溶血弧菌
D. 金黄色葡萄球菌
E. 肉毒梭菌

51. 某家庭因食用新采摘的蘑菇而出现了大量流汗、流涎、流泪、瞳孔缩小、脉缓、呼吸急促等中毒症状，其最可能是由毒蕈中的那种毒素引起的
A. 毒蝇碱
B. 毒肽类
C. 毒伞肽类
D. 鹿花蕈素
E. 光盖伞素

52. 中华人民共和国成立初期，我国新疆察布查尔地区由于食用面酱的半成品，使许多妇女和儿童发生中毒，其症状为眼肌麻痹、视物模糊、眼睑下垂，继之出现咽部肌肉麻痹、吞咽困难、咀嚼无力、声音嘶哑、头下垂等，严重者出现呼吸困难，呼吸衰竭而死亡，但患者神志始终清楚，此类中毒可能为
A. 金黄色葡萄球菌肠毒素食物中毒
B. 肉毒梭菌中毒
C. 蜡样芽孢杆菌食物中毒
D. 臭米面中毒
E. 变形杆菌食物中毒

53. 某小学学生100多人在学校食堂进食中餐，5小时后其中50多人陆续出现头晕、腹痛、恶心、呕吐、腹泻主要是黄绿色水样便，一日数次至十余次。腹痛多在上腹部，伴有压痛，体温在38~40°C。根据以上症状判断本次食物中毒最可能的致病因子为
A. 沙门菌
B. 金黄色葡萄球菌
C. 副溶血性弧菌
D. 变形杆菌
E. 蜡样芽孢杆菌

54. 夏季，某工地20余名工人晚餐吃炒米饭后1~3小时，有10多名工人出现恶心、上腹痛、剧烈呕吐、腹泻等，不发热。引起上述症状可能的病原菌是
A. 沙门菌
B. 单核细胞增生李斯特菌
C. 空肠弯曲菌
D. 金黄色葡萄球菌
E. 肉毒杆菌

55. 一小孩在吃完杏子后又将生杏仁砸开食用，后出现呼吸困难，呼吸不规则，呼气中有苦杏仁味道，可能的中毒致病因子为
A. 毒蛋白
B. 氰苷
C. 生物碱
D. 毒肽类
E. 鞣酸中毒

【A_3/A_4型题】

（56~57题共用题干）

某施工单位民工因把防冻剂当成食盐误食，引起中毒，症状为口唇、舌尖青紫、呼吸急促、心律快，自觉头晕、头痛、无力和烦躁不安。

56. 此食物中毒为
A. 副溶血性弧菌食物中毒
B. 肉毒中毒
C. 砷中毒
D. 汞中毒
E. 亚硝酸盐中毒

57. 此病采取何种治疗措施
A. 5%亚甲蓝静脉注射
B. 1%亚甲蓝静脉注射
C. 10%亚甲蓝一次大量静脉注射
D. 25%硫代硫酸钠一次大量静脉注射
E. 25%硫代硫酸钠少量多次静脉注射

【B_1型题】

（58~62题共用备选答案）
A. 龙葵素
B. 类秋水仙碱
C. 植物血凝素
D. 3-硝基丙酸
E. 椰毒假单胞菌外毒素

58. 引起臭米面中毒的有毒物质是
59. 引起发芽马铃薯中毒的有毒物质是
60. 引起霉变甘蔗中毒的有毒物质是
61. 引起鲜黄花菜中毒的有毒物质是
62. 引起四季豆中毒的有毒物质是

（63~67题共用备选答案）
A. 青皮红肉鱼
B. 海产品和盐渍食品
C. 自制发酵食品、罐头、臭豆腐
D. 动物性食品、病死牲畜肉、蛋类
E. 淀粉类食品、剩米饭、奶制品

63. 沙门菌食物中毒的好发食品为
64. 副溶血性弧菌食物中毒的好发食品为
65. 肉毒中毒的好发食品为
66. 葡萄球菌肠毒素食物中毒的好发食品为
67. 组胺中毒的好发食品为

参考答案

1. E	2. E	3. C	4. B	5. C	6. A	7. D	8. D	9. B	10. A
11. C	12. D	13. D	14. D	15. E	16. C	17. E	18. C	19. B	20. A
21. E	22. D	23. A	24. E	25. A	26. D	27. A	28. D	29. C	30. B
31. B	32. B	33. E	34. A	35. A	36. B	37. E	38. D	39. E	40. E
41. C	42. E	43. A	44. A	45. A	46. E	47. D	48. D	49. C	50. D
51. A	52. B	53. A	54. D	55. B	56. E	57. B	58. E	59. A	60. D
61. B	62. C	63. D	64. B	65. C	66. E	67. A			

九、食品安全监督管理

【A_1型题】

1. 食品法典委员会的缩写是
   A. FDA
   B. CAC
   C. EPA
   D. EFSA
   E. JECFA
2. 修订后的《中华人民共和国食品安全法》开始施行的时间是
   A. 1995年10月31日
   B. 2001年1月1日
   C. 2009年2月28日
   D. 2010年6月1日
   E. 2015年10月1日
3.《中华人民共和国食品安全法》规定，负责对餐饮服务活动实施监督管理的国家部门是
   A. 国务院农业行政部门
   B. 国务院卫生行政部门
   C. 国务院质量监督部门
   D. 国务院工商行政管理部门
   E. 国家食品药品监督管理部门
4. 食品安全标准是
   A. 评价食品卫生指标的方法
   B. 评价卫生管理办法的措施
   C. 评价卫生检验方法的程序
   D. 评价食品质量要素和技术要求及其检验方法、评价程序的规定
   E. 评价食品毒理学安全性的依据
5. 反映食品可能被污染及污染程度的指标是
   A. 大肠菌群
   B. 重金属
   C. 灰分
   D. 沙门菌
   E. 真菌毒素
6. 下列属于严重危害人体健康的指标是
   A. 灰分
   B. 真菌毒素
   C. 菌落总数
   D. 大肠菌群
   E. 挥发性盐基总氮
7. 某物质在试验时间内对受试动物不显示任何毒性损害的剂量水平称为
   A. MNL
   B. LOAEL
   C. LD_{50}
   D. MRL
   E. ADI
8. 关于无公害食品的标识描述不正确的是
   A. 标识为圆形
   B. 标识以绿色为主色调
   C. 标识以橘色为主色调
   D. 标识有中文“无公害农产品”字样
   E. 标识有麦穗、对勾等元素组成
9. 绿色食品是指
   A. 绿色的植物食品
   B. 无污染、安全、优质的营养类食品
   C. 有机农业的产品
   D. 无公害的食品
   E. 所有绿颜色的食品
10. 有关绿色食品标识图形的描述不正确的是
   A. 图形为正圆形
   B. A级绿色食品标识与标准字体为绿色，底色为白色
   C. 标识有太阳
   D. 标识有叶片
   E. 标识有蓓蕾
11. 关于中国有机产品认证标识的描述不正确的是
   A. 标识为圆形
   B. 标识以绿色为主色调
   C. 标识以棕色为主色调
   D. 标识有中文“中国有机产品”字样
   E. 标识有英文“ORGANIC”字样

【B_1型题】

（12~14题共用备选答案）
A. 粮食中水分的含量
B. 玉米中黄曲霉毒素含量

C. 食品中细菌总数
D. 牛奶中脂肪含量
E. 味精中谷氨酸钠含量

12. 食品卫生标准中，间接反映食品卫生质量的指标是
13. 食品卫生标准中，表示严重危害人体健康的指标是
14. 食品卫生标准中，表示商品质量规格指标是

参考答案

1. B　2. E　3. E　4. D　5. A　6. B　7. A　8. C　9. B　10. B
11. C　12. A　13. B　14. D

第十四章　妇女保健学

【A_1 型题】

1. 妇女保健的重点范围是
   A. 妇科恶性肿瘤的防治
   B. 生殖道感染及性传播疾病的防治
   C. 预产期保健及其疾病的防治
   D. 妇女从青春期到更年期生殖器官与功能的保健及疾病的防治
   E. 青春期、围生期、更年期保健
2. 妇女保健与儿童发展的关系是
   A. 密切相关
   B. 两个不同的发展时期
   C. 无关
   D. 有待研究
   E. 可能有关
3. 胎儿期保健的原则是
   A. 避免不利因素的影响
   B. 保证有利因素的影响
   C. 保证有利因素的影响、避免不利因素的影响
   D. 可适当地使用一些药物
   E. 由于胎盘的屏障作用不会感染疾病
4. 新生儿期的保健的原则是
   A. 保温
   B. 清理呼吸道
   C. 断脐
   D. 预防感染
   E. 以上全是
5. 围绝经期保健不包括
   A. 合理营养
   B. 保持外阴清洁
   C. 防治绝经前期月经失调
   D. 自然生理过程不需治疗
   E. 预防生殖道萎缩及子宫脱垂的发生
6. 关于围绝经期保健，叙述正确的是
   A. 不需避孕
   B. 不会有肿瘤的发生
   C. 不用激素替代以防乳腺癌的发生
   D. 不需定期体检
   E. 补充钙剂，预防骨质疏松
7. 妇女生殖器官疾病的保健的关键
   A. 判定待干预疾病
   B. 制定防治计划
   C. 建立各级机构
   D. 健全管理系统
   E. 有病及时治疗
8. 月经的特点不包括
   A. 伴随卵巢周期性变化的子宫内膜脱落出血
   B. 性成熟的主要特征
   C. 月经来潮的第一天至下次月经第一天为一个月经周期
   D. 分为 4 个阶段
   E. 月经第一次来潮称初潮
9. 女性一生要经过几个时期
   A. 5 个时期
   B. 6 个时期
   C. 7 个时期
   D. 8 个时期
   E. 4 个时期
10. 不是儿童期发育特点的是
    A. 大约 10 年
    B. 身体智力发展最快的时期
    C. 加强营养
    D. 生殖器官发育也最快
    E. 易发生外阴阴道炎
11. 关于青春期叙述正确的是
    A. 月经未来潮
    B. 第二性征未发育
    C. 是儿童期末到性成熟期之间的一段时期
    D. 生殖器官未发育
    E. 易发生外阴阴道炎
12. 关于性成熟期叙述正确的是
    A. 卵巢可以排卵
    B. 月经规律
    C. 是一生中生育活动的鼎盛时期
    D. 不易患妇科疾病
    E. 易患妇女常见病如炎症、功能失调、肿瘤等
13. 围绝经期的定义是
    A. 是指妇女绝经前后的一段时期，包括从接近绝经出现与绝经有关的内分泌、生物学和临床特征起至最后 1 次月经后 1 年
    B. 是正常的生理过程
    C. 易患围绝经期综合征
    D. 正常生理过程，不必保健
    E. 必要时可行激素替代
14. 老年期的定义是

A. 国际老年学会规定60~65岁为老年前期，65岁以后为老年期
B. 老年期妇女较易患各种身心疾病，例如老年性阴道炎、子宫脱垂、妇科恶性肿瘤
C. 骨质疏松、脂代谢紊乱等
D. 应定期体格检查
E. 加强身体锻炼，防治老年期常见病、多发病

15. 月经血中不含有
A. 子宫内膜碎片
B. 宫颈黏液
C. 脱落的阴道上皮细胞
D. 血液
E. 卵子

16. 女性外生殖器官不包括
A. 阴阜
B. 大小阴唇
C. 阴蒂
D. 前庭和会阴
E. 阴道

17. 女性一生要经过的时期包括
A. 胎儿期、新生儿期
B. 儿童期
C. 青春期
D. 性成熟期、生育期、围绝经期和老年期
E. 以上全是

18. 女性青春期是指
A. 月经来潮及第二生殖征发育
B. 子宫、卵巢等生殖器官的发育
C. 体内性激素水平增高至有生育功能
D. 生殖器官发育伴有心理变化
E. 生殖器官及其功能开始发育至成熟

19. 性早熟的治疗是
A. 原则是针对病因进行治疗
B. 治疗目的在于抑制排卵
C. 抑制月经
D. 减慢第二性征的发育
E. 预防身高过矮，促进身心的协调发展和心理健康

20. 生殖健康的定义是
A. 母子保健
B. 没有疾病
C. 虚弱
D. 在生命所有各阶段的生殖功能和生命全过程中，身体、心理和社会适应的完好状态，那不仅仅是没有疾病和虚弱
E. 生育健康的下一代

21. 发育迟缓的病因不包括
A. 体质性延迟
B. 低促性腺激素性腺功能延迟
C. 高促性腺激素性腺功能减退
D. 中枢神经系统或卵巢肿瘤者
E. 与遗传无关

22. 女性内生殖器官不包括
A. 卵巢
B. 输卵管
C. 子宫
D. 阴道
E. 前庭

23. 功能失调性子宫出血包括
A. 月经周期不规则
B. 经期延长
C. 经量增多
D. 月经异常
E. 以上均包括

24. 青春期功能性子宫出血的原因多为
A. 子宫肌瘤
B. 下丘脑-垂体-卵巢功能紊乱
C. 卵巢肿瘤
D. 生殖器感染
E. 垂体肿瘤

25. 功能失调性子宫出血发病因素不包括
A. 下丘脑-垂体-卵巢轴功能紊乱
B. 器质性病变
C. 环境变化
D. 气候骤变、过度劳累
E. 营养不良

26. 婚育指导中不宜结婚的疾病为
A. 双方患有精神分裂症
B. 双方患有性病
C. 一方患有严重遗传性疾病
D. 一方患有遗传性智力低下
E. 以上均是

27. 功能失调性子宫出血的主要表现不包括
A. 月经周期紊乱
B. 经期延长
C. 出血量时多时少，甚至大量出血
D. 大量出血
E. 闭经

28. 世界卫生组织规定的青春期年龄为
A. 8~18岁
B. 10~20岁
C. 12~18岁
D. 12~20岁
E. 12~22岁

29. 婚前医学检查的主要疾病不包括
A. 严重遗传性疾病
B. 指定传染病
C. 重型精神病
D. 重要脏器疾病
E. 常见病

30. 青春期生殖功能成熟的标志
A. 乳腺发育
B. 月经来潮
C. 女性体态
D. 阴毛出现
E. 声音高尖

31. 青春期心理特点是
A. 性困惑
B. 同伴影响
C. 青春期幻想
D. 独立性增强
E. 以上都是

32. 婚前医学检查的严重遗传性疾病不包括
A. 多基因遗传病

B. 常染色体显性遗传病
C. 常染色体隐性遗传病
D. 生活不能自理再发风险高的遗传病
E. 基因多态性

33. 生殖健康的内涵不包括
A. 性生活方面：人们能享有负责、满意和安全的性生活，不必担心染上传染性疾病和计划外妊娠
B. 生育功能方面：根据自己意愿决定是否生育、何时生育及生育间隔
C. 母婴安全方面：妊娠及分娩经过安全、妊娠结局成功，婴儿存活并健康成长
D. 节育方面：夫妇能对节育方法进行选择，并获取安全、有效、易接受的方法
E. 社会适应良好

34. 婚前医学检查对患有指定传染病在传染期内的医学意见应为
A. 不宜结婚
B. 可结婚，同时治疗
C. 暂缓结婚，需先治疗
D. 可先结婚，不宜生育
E. 可结婚和生育

35. 青春期生殖器官的发育特点是
A. 子宫很快发育，子宫体明显增大
B. 子宫内膜呈周期性改变而月经来潮
C. 阴道变长而宽，黏液腺发育，有分泌物排除
D. 阴道分泌物由碱性转变为酸性，有利于抵抗病菌的侵袭
E. 外生殖器也生长发育，阴阜隆起，大阴唇肥厚，小阴唇增大，色素沉着及阴毛出现，且色素逐渐加深

36. 青春期下丘脑分泌的促性腺激素释放激素其作用为
A. 刺激卵巢发育及排卵
B. 刺激垂体分泌雌激素与孕激素
C. 刺激子宫发育、内膜增厚、月经来潮
D. 刺激垂体分泌卵泡刺激素（FSH）及黄体生成素（LH）
E. 刺激卵巢分泌卵泡刺激素（FSH）及黄体生成素（LH）

37. 月经期不会出现
A. 下腹和腰骶部不适
B. 子宫收缩痛
C. 胃肠道紊乱症状
D. 神经系统不稳定症状
E. 排卵

38. 性早熟的定义是
A. 女童在 8 岁以前出现乳房增大
B. 女童在 8 岁以前出现阴毛、腋毛生长
C. 10 岁以前月经来潮
D. 女童在 8 岁以前出现第二性征发育
E. 以上一种或一种以上者，均属性早熟

39. 真性性早熟为
A. 女童 10 岁前月经来潮
B. 下丘脑-垂体-卵巢轴功能提前发育
C. 垂体性腺肿瘤引起
D. 女童患颗粒细胞瘤
E. 服用含性激素类药物或保健品，小儿提前性器官发育

40. 除哪一项外均为性早熟的病因
A. 肿瘤
B. 外源性性激素
C. 体质性真性性早熟，尚无特殊疗法，可用大剂量孕激素抑制促性腺激素的分泌
D. 不完全性性早熟
E. 食物

41. 下列哪项不是青春期第二性征发育特点
A. 乳房发育增大
B. 乳晕增大、色素加深
C. 月经来潮
D. 腋毛发育
E. 阴毛发育

42. 重型精神病指
A. 精神分裂症
B. 躁狂抑郁型精神病
C. 其他重型精神病在发病期间
D. 抑郁型精神病
E. 以上全是

43. 下列哪种情况需要暂缓结婚
A. 精神病患者在发病期间
B. 精神病患者病情稳定满 2 年
C. 三代以内的旁系血亲
D. 无法治疗的生殖器官畸形
E. 痴呆患者

44. 不宜生育的情况包括
A. 严重遗传性疾病患者
B. 患者全部或部分丧失自主生活能力
C. 性病患者
D. 子代再发风险高无法进行产前诊断
E. 因之不宜生育医生建议患者采取长效避孕措施，或者施行结扎手术

【B_1 型题】

（45～49 题共用备选答案）
A. 妇女从接近绝经时出现与绝经有关的临床特征至绝经后的一段时期
B. 保健的内容有：①合理营养，保持健康的生活态度，保持心情舒畅，注意锻炼身体。②保持外阴部清洁，预防生殖器发生感染。③防治绝经前期月经失调，重视绝经后出血。④由于年老体弱，支持组织及韧带松弛，容易发生子宫脱垂及张力性尿失禁，应进行肛提肌锻炼（用力做收缩肛门的动

作），以加强盆底组织的支持力。⑤围绝经期应定期体检，接受妇女及肿瘤普查；早期发现妇科肿瘤。⑥采用激素替代、补充钙剂等综合措施防治围绝经期综合征及骨质疏松的发生

C. 应于绝经1年后取出

D. 国际老年学会规定65岁以后

E. 保健重点在防治心脑血管疾病、骨质疏松和恶性肿瘤。预防老年妇女发生骨质疏松，应从儿童期开始。冠心病的发生在老年期也明显增多

45. 围绝经期定义

46. 老年期定义

47. 围绝经期保健

48. 老年期保健

49. 绝经后取环应在

（50～52题共用备选答案）

A. 在生命所有各阶段的生殖功能和生命全过程中，身体、心理和社会适应的完好状态，那不仅仅是没有疾病和虚弱

B. 强调下列4个方面。①性生活方面：人们能享有负责、满意和安全的性生活，不必担心染上传染性疾病和计划外妊娠。②生育功能方面：根据自己意愿决定是否生育、何时生育及生育间隔。③母婴安全方面：妊娠及分娩经过安全、妊娠结局成功，婴儿存活并健康成长。④节育方面：夫妇能对节育方法进行选择，并获取安全、有效、易接受的方法

C. 内容广泛、以人为本对传统妇女保健观念的发展

D. 生殖道无病理表现，无异常体征

E. 生殖功能行使正常功能

50. 生殖健康的定义是

51. 生殖健康的内涵是

52. 生殖健康概念的特点是

（53～55题共用备选答案）

A. 内、外两部分

B. 包括卵巢、输卵管、子宫和阴道

C. 又称外阴，包括阴阜、大阴唇、小阴唇、阴蒂、前庭和会阴

D. 大阴唇、小阴唇、肛门、尿道口

E. 仅指卵巢

53. 女性生殖器官分

54. 女性内生殖器官

55. 女性外生殖器官

（56～58题共用备选答案）

A. 促性腺激素释放激素（GnRH）

B. 促性腺激素

C. 性激素，包括雌激素、孕激素和少量雄激素

D. 人绒毛膜促性腺激素

E. 糖皮质激素、盐皮质激素

56. 下丘脑分泌

57. 垂体分泌

58. 卵巢分泌

（59～61题共用备选答案）

A. 女童在8岁以前出现乳房增大，阴毛、腋毛生长等第二性征的一种或一种以上者，均属性早熟

B. 包括真性性早熟和假性性早熟

C. 原则上是针对病因进行治疗。治疗目的在于抑制排卵、抑制月经、减慢第二性征的发育，预防身材过矮，促进身心的协调发展和心理健康

D. 女童在14岁以前出现第二性征发育，属于性早熟

E. 由肿瘤引起的假性性早熟，尚无特殊疗法，可用大剂量孕激素抑制促性腺激素的分泌，其效果观察6～12个月

59. 性早熟

60. 性早熟分类

61. 性早熟治疗原则

（62～64题共用备选答案）

A. 指超过正常青春期开始平均年龄2.5个标准差以上尚无性成熟发育者

B. 分为体质性延迟、低促性腺激素性腺功能延迟、高促性腺激素性腺功能减退

C. 重视心理疏导，积极防治全身慢性病，改善营养状况

D. 患有中枢神经系统或卵巢肿瘤者，可用性激素替代疗法

E. 年龄达12岁尚无月经来潮、无第二性征发育称性发育迟缓

62. 性发育迟缓的定义是

63. 性发育迟缓的分类是

64. 性发育迟缓的防治是

（65～67题共用备选答案）

A. 阴蒂肥大、大阴唇融合、阴唇粘连、处女膜闭锁、先天性前庭尿瘘与粪瘘，两性畸形

B. 有先天性无阴道、阴道横隔、阴道纵隔、阴道斜隔、阴道闭锁和狭窄等治疗常延至青春期后做手术整形

C. 双子宫，纵隔子宫，单角子宫，双角子宫等

D. 雄激素不敏感综合征

E. 特纳综合征

65. 较常见的阴道畸形是

66. 较常见的外阴发育异常及畸形是

67. 较常见的子宫及输卵管的畸形是

（68～69题共用备选答案）

A. 月经周期紊乱，经期延长，出血量时多时少，甚

至大量出血，一般不伴痛经
B. 包括精神紧张、环境变化、气候骤变、过度劳累、营养不良及全身性疾病
C. 绝经后阴道流血
D. 接触性出血
E. 凝血功能异常
68. 功能失调性子宫出血的临床特点是
69. 功能失调性子宫出血的发病因素是
（70~74 题共用备选答案）
A. 严重遗传性疾病、指定传染病、重性精神病和重要脏器疾病
B. 由遗传因素先天形成，患者全部或部分丧失自主生活能力，子代再现风险高，医学上认为不宜生育的遗传性疾病
C. 艾滋病、淋病、梅毒、麻风病以及医学上认为影响结婚和生育的其他传染病在传染期内
D. 指精神分裂症、躁狂抑郁型精神病以及其他重型精神病在发病期间
E. 重要脏器疾病伴有明显功能不全阶段，医学上认为结婚和生育可能导致母婴严重后果者
70. 婚前医学检查的主要疾病指
71. 主要严重遗传性疾病指
72. 主要指定传染病指
73. 主要重型精神病指
74. 重要脏器疾病指
（75~78 题共用备选答案）
A. 以外用避孕药为宜，采用避孕阴茎套或外用避孕栓，以后可使用女性外用避孕药具如阴道隔膜、避孕海绵、避孕药膜，阴道套等，也可采用自然避孕法，经济简便、安全、无害的优点，但单用此法易失败需谨慎
B. 除可选用各种外用避孕药具外，如无用药禁忌可口服女用避孕药，以短效者为宜
C. 探亲避孕药，避孕药需正确使用方可获高效。但必须注意，应在停药 3~6 个月才能受孕，以防影响胎儿
D. 应选用长效、安全、简便、经济的避孕方法。如宫内节育器，长效避孕针、药，阴道药环、皮下埋植等方法，也可根据具体情况选用。凡属终生不宜生育者，原则上患病一方应采取绝育或长效避孕措施
E. 尽早行人工流产术
75. 婚后要求短期避孕的一般以
76. 婚后要求较长时间（1 年以上）避孕的
77. 如两地分居者可采用
78. 初婚后要求长期避孕或再婚后不准备生育者
（79~82 题共用备选答案）
A. 对生殖健康有问题准备结婚的男女和新婚夫妇
B. 是“暂缓结婚”问题和“不宜生育”问题
C. 做好孕前准备，包括受孕时机，受孕季节的选择，夫妇双方的健康，以及心理、环境等因素的准备，同时要消除不利受孕因素的影响如戒烟、戒酒，避免有害物理化学因素的接触，掌握受孕的方法如基础体温测量法、日程推算法、宫颈黏液观察法
D. 为服务对象守密，尊重服务对象的隐私权
E. 保证任何一位要求结婚生育的男女青年的要求
79. 有关婚育问题的咨询对象包括
80. 有关婚育问题的咨询内容包括
81. 孕前指导
82. 医学问题的咨询必须遵循保密的基本原则
（83~86 题共用备选答案）
A. 妊娠风险低。孕妇基本情况良好，未发现妊娠合并症、并发症
B. 妊娠风险一般。孕妇基本情况存在一定危险因素，或患有孕产期合并症、并发症，但病情较轻且稳定
C. 妊娠风险较高。孕妇年龄 ≥ 40 岁或体重指数（BMI）≥ 28，或患有较严重的妊娠合并症、并发症，对母婴安全有一定威胁
D. 妊娠风险高。孕妇患有严重的妊娠合并症、并发症，继续妊娠可能危及孕妇生命
E. 孕妇患有传染性疾病，可同时伴有其他颜色的风险标识

对妊娠风险筛查阳性的孕妇进行首次妊娠风险评估。按照风险严重程度分级标识
83. 黄色标识
84. 橙色标识
85. 红色标识
86. 紫色标识

参考答案

1. D	2. A	3. C	4. E	5. C	6. E	7. A	8. B	9. A	10. D
11. C	12. C	13. A	14. A	15. E	16. E	17. E	18. E	19. E	20. D
21. E	22. E	23. E	24. B	25. B	26. A	27. E	28. C	29. E	30. B
31. E	32. E	33. E	34. C	35. A	36. D	37. E	38. E	39. B	40. C
41. C	42. E	43. A	44. A	45. A	46. D	47. B	48. E	49. C	50. A
51. B	52. C	53. A	54. B	55. C	56. A	57. B	58. C	59. A	60. B
61. C	62. A	63. B	64. C	65. B	66. A	67. C	68. A	69. B	70. A
71. B	72. C	73. D	74. E	75. A	76. B	77. C	78. D	79. A	80. B
81. C	82. D	83. B	84. C	85. D	86. E				

第十五章　儿童保健学

【A_1 型题】

1. 关于生长的概念描述正确的是
   A. 细胞和组织的分化
   B. 细胞繁殖增大和细胞间质的增加
   C. 细胞的繁殖与增大
   D. 组织器官与身体各部大小重量的增加
   E. 身体组织成分的变化
2. 关于发育的表述不正确的是
   A. 细胞和组织的分化
   B. 功能的不断完善
   C. 心理智力的发展
   D. 运动技能的获得
   E. 个体在形态和功能方面已全面达到成人水平
3. 出生后，哪个系统只发生一个生长突增高峰
   A. 心血管系统
   B. 神经系统
   C. 生殖系统
   D. 消化系统
   E. 骨骼系统
4. 出生后第一个十年内哪个系统基本不发育
   A. 淋巴系统
   B. 神经系统
   C. 生殖系统
   D. 消化系统
   E. 呼吸系统
5. 下列关于发育呈连续性又有阶段性的论述错误的是
   A. 该过程既有量变又有质变
   B. 各发育阶段顺序衔接，发育快的可以跳跃
   C. 前一阶段为后一阶段打基础
   D. 前一阶段发育受到障碍，可对后一阶段产生不良影响
   E. 各发育阶段有各自的特点
6. 生长轨迹现象主要受哪一因素的影响
   A. 遗传因素
   B. 内分泌系统
   C. 营养
   D. 地理与气候
   E. 疾病
7. 个体生长关键期的正确描述是
   A. 在该时期细胞的生长方式是以增生增大为主
   B. 在该时期细胞生长主要表现为分化
   C. 若在此时期受到干扰，会造成器官或组织永久性的缺陷或功能障碍
   D. 若在此时期受到干扰，一般不会造成器官或组织永久性的缺陷或功能障碍
   E. 各组织器官的生长关键期是相同的
8. 影响生长发育的环境因素中，最重要的是
   A. 营养因素
   B. 体育锻炼
   C. 疾病
   D. 环境污染
   E. 社会心理因素
9. 体重在一生中增长最快的时期为
   A. 胎儿期
   B. 胎儿早期
   C. 青春期
   D. 幼儿期
   E. 胎儿后期
10. 生长发育的影响因素中对身高的影响是
    A. 遗传因素决定一切
    B. 遗传赋予了生长潜力，环境决定生长发育的现实性
    C. 基因决定其最终身高
    D. 营养决定其最终身高
    E. 体育锻炼决定其最终身高
11. 个性心理特征初具雏形的时期是
    A. 婴儿期

B. 幼儿期
C. 学龄前期
D. 学龄期
E. 青春期
12. 用骨龄（BA）与时间年龄（CA）判断成熟类型，早熟类型应该是
A. BA<CA
B. BA>CA
C. BA≠CA
D. BA=CA
E. 以上都不是
13. 女性进入青春期最早的征象为
A. 月经初潮
B. 乳房萌出
C. 身高生长突增
D. 出现腋毛
E. 出现阴毛
14. 下列说法哪项不正确
A. 营养不良分为消瘦型、水肿型及混合型三种
B. 夸希奥科多发生于断奶期后以谷物喂养为主的婴儿
C. 恶性营养不良常有全身脏器萎缩，皮肤毛发病变及继发感染
D. 水肿型营养不良患儿能量供给充足而蛋白质供给相对不足
E. 极度消瘦患儿系长期能量及各种营养素缺乏所致
15. 预防龋齿最主要的卫生措施是
A. 保持口腔卫生
B. 少吃糖
C. 少吃酸性食物
D. 加强营养
E. 药物预防
16. 在对小儿进行预防接种前，需核对的内容最主要的是
A. 小儿年龄
B. 小儿性别
C. 疾病史
D. 疫苗名称
E. 疫苗剂型
17. 儿童膳食中碳水化合物提供的能量占总能量的适宜比例为
A. 12%～15%
B. 45%～50%
C. 55%～65%
D. 25%～30%
E. 60%～70%
18. 下面关于发育年龄哪一种描述是错误的
A. 发育年龄是心理和生理的成熟度
B. 以某发育指标的平均水平及其正常变异制成标准年龄
C. 发育年龄包括形态年龄、性征年龄、牙齿年龄和骨龄
D. 骨龄是机体成熟程度的标志
E. 12岁女童，身高年龄12岁，骨龄九岁说明发育落后
19. 对脱水性质的认识，下列哪项是错误的
A. 是指现存体液渗透压的改变
B. 常以血清钠浓度来表示细胞外液渗透压
C. 婴儿腹泻以等渗性脱水最常见
D. 低渗性脱水可引起脑血管扩张充血
E. 等渗性脱水细胞内液量无明显变化
20. 弱视分类包括
A. 斜视性
B. 形觉剥夺性
C. 屈光不正性
D. 屈光参差性
E. 以上都是
21. 初生新生儿血红蛋白120g/L，红细胞4.0×10^{12}/L，表明
A. 正常
B. 轻度贫血
C. 中度贫血
D. 重度贫血
E. 极重度贫血
22. 目前国际通用的反映个体营养状况的评价方法是
A. 身高体重指数
B. 身高坐高指数
C. 身高胸围指数
D. 年龄别体重
E. 身高标准体重
23. 第一次乙肝疫苗注射与第二次注射间隔时间
A. 1个月
B. 2个月
C. 3个月
D. 4个月
E. 5个月
24. 在评价儿童现实营养状况时，除了国际上通用的方法外，目前学术界还常用哪项指标
A. 克托莱指数
B. BMI
C. 劳雷尔指数
D. 身高坐高指数
E. 利维（Livi）指数
25. 青春期保健要点不包括以下哪一项
A. 痤疮
B. 近视眼
C. 遗精
D. 月经期保健
E. 手淫
26. 维生素A缺乏的主要表现
A. 眼部及皮肤症状
B. 眼部症状及消化道症状
C. 皮肤症状，消化道症状
D. 泌尿道症状
E. 免疫系统症状
27. 下列对烫烧伤的儿童采取的措施中错误的是
A. 迅速将小儿抢离火场或脱离烫伤源
B. 迅速将烫烧伤部位衣服撕掉
C. 用清洁被单包裹
D. 较小灼伤可清洁创面
E. 冷水降温
28. 体育锻炼能促进哪些器官组织的发育
A. 心肺功能
B. 神经精神发育
C. 全面促进体格发育
D. 免疫系统

E. 骨骼系统

29. 早期教育主要应在什么时候进行
A. 婴儿期
B. 幼儿期
C. 学龄前期
D. 学龄期
E. 青春期

30. Ⅲ度营养不良患儿的饮食治疗，最初应供给热卡（按理想体重计）
A. 170kJ/（kg·d）
B. 80kJ/（kg·d）
C. 250kJ/（kg·d）
D. 340kJ/（kg·d）
E. 460kJ/（kg·d）

31. 3个月内的足月儿很少患营养性缺铁性贫血，主要原因是
A. 生长发育相对较慢
B. 红细胞破坏较少
C. 有充足的母乳喂养
D. 胎儿后期从母体内获得足够的储存铁
E. 铁排泄量少

32. 以下哪种疫苗不是采用注射法接种
A. 麻疹活疫苗
B. 乙肝疫苗
C. 脊髓灰质炎三价混合疫苗
D. 卡介苗
E. 百白破混合疫苗

33. 对于急性中毒的儿童的急救措施不包括
A. 尽快清除未被吸收的毒物
B. 对症治疗
C. 特效治疗
D. 防止毒物吸收
E. 抗感染治疗

34. 青春期分期的年龄范围是
A. 10~20岁
B. 9~15岁
C. 13~20岁
D. 12~15岁
E. 12~18岁

35. 素质发育特点中，各项素质指标的发育顺序为
A. 速度、速度耐力、腰腹肌力量→臂肌静止耐力→下肢爆发力
B. 速度、速度耐力、腰腹肌力量→下肢爆发力→臂肌静止耐力
C. 下肢爆发力→速度、速度耐力、腰腹肌力量→臂肌静止耐力
D. 下肢爆发力→臂肌静止耐力→速度、速度耐力、腰腹肌力量
E. 臂肌静止耐力→下肢爆发力→速度、速度耐力、腰腹肌力量

36. 早餐提供的能量应占三餐总能量的比例为
A. 30%
B. 20%
C. 40%
D. 25%
E. 35%

37. 男性青春期性发育的第一个信号是
A. 睾丸的增大
B. 首次遗精
C. 身高生长突增
D. 阴茎增长
E. 喉结出现

38. 龋齿发生的四联因素不包括
A. 致龋细菌
B. 糖类食物
C. 酸性食物
D. 宿主
E. 时间

39. 大量的研究证实，躯干与下肢的比例主要取决于
A. 种族遗传
B. 营养状况
C. 体育锻炼
D. 家族遗传
E. 地理环境与季节

40. 预防校正弱视最主要的措施是
A. 定期检查婴幼儿视力，早期发现，早期矫治
B. 注意用眼卫生，小儿看书距离不宜过近
C. 经常做眼保健操
D. 及早配戴眼镜
E. 以上都不是

41. 对于溺水儿童采取急救措施主要是使儿童
A. 立即恢复呼吸道通畅及复苏心肺功能
B. 呼吸新鲜空气
C. 活动四肢
D. 立即保暖
E. 心肺复苏

42. 男女生长曲线的两次交叉现象的特征不包括
A. 两次交叉之前女孩比男孩高3cm
B. 在13~15岁男孩平均身高超过女孩
C. 在曲线图上9~10岁女孩身高超过男孩，形成第一次交叉
D. 9~10岁女孩生长突增开始时间平均身高超过男孩
E. 在9~10岁前男孩平均身高超过女孩

43. 手淫的危害不包括
A. 男孩频繁手淫易造成频繁遗精
B. 女孩月经失调通经
C. 阴道内细菌感染
D. 大脑过度兴奋而引起神经衰弱
E. 内分泌紊乱

44. 下列哪项符合Ⅰ度营养不良的诊断标准
A. 体重低于正常均值10%~25%
B. 精神萎靡
C. 肌肉明显松弛
D. 腹部皮下脂肪0.4cm以下
E. 身长低于正常

45. 下列关于肺活量在生长发育中的特征的表述不正确的是
A. 青春期开始后，女孩肺活量超过男孩
B. 男、女孩的肺活量发育特

征与身高、体重不同
C. 男、女孩随年龄的增长，肺活量差异增大
D. 随年龄增长肺活量增大
E. 男孩在整个生长周期中，肺活量始终超过女孩

46. 以下哪些措施不是幼儿心理保健的主要措施
A. 建立正确的自我意识
B. 通过游戏进行学习
C. 提供温暖和睦的家庭环境
D. 注意断乳期的辅食添加
E. 保持和培养独立性、自尊心和自信心

47. 腹泻患儿，补液后排尿，输液瓶中有余液 220ml，最多可加 10%或 15%氯化钾注射液各多少毫升
A. 4ml、2ml
B. 5ml、3ml
C. 9ml、6ml
D. 6ml、4ml
E. 7ml、3. 5ml

48. 屈光不正的预防原则是
A. 培养儿童注意阅读、书写卫生
B. 注意户外活动
C. 坚持做眼保健操
D. 改善学习环境
E. 以上都不是

49. 儿童多动症的主要症状为
A. 注意障碍
B. 活动过多
C. 冲动性
D. 学习困难
E. 七岁后起病

50. 对吸入异物的小儿应
A. 嘱小儿蹦跳，将异物咳出
B. 刺激咽喉部，将异物咳出
C. 观察，必要时送往医院
D. 拍背，帮助孩子咳出异物
E. 立即送往医院

51. 最易发生感染的时期是
A. 婴儿期
B. 幼儿期
C. 儿童期
D. 学龄期
E. 新生儿期

52. 脊髓灰质炎混合疫苗在 1 岁以内应服用几次
A. 1 次
B. 2 次
C. 3 次
D. 4 次
E. 5 次

53. 从母体带来的铁可使用的时间是
A. 1~2 周
B. 3~4 周
C. 1~2 个月
D. 3~4 个月
E. 5~6 个月

54. 能准确评价个体儿童发育水平的方法是
A. 年增加百分位数
B. 标准差分法
C. 等级评价法
D. 指数法
E. 曲线图法

55. 营养性缺铁性贫血经铁剂治疗 1 周后，首先出现有效的治疗反应是
A. 红细胞总数增高
B. 血清铁增加
C. 血清铁饱和度增加
D. 网织红细胞增高
E. 红细胞平均容积恢复正常

56. 下列哪项不是气管及支气管异物的特点
A. 多见于学龄前儿童
B. 气管异物典型的三大体征是喘鸣、异物拍击声、异物撞击声
C. 支气管异物以右侧为多，可引起肺不张、肺气肿、肺脓胸、脓胸等继发感染
D. 急救处理首先用拍背法或推腹法进行急救
E. 在可视范围之内能够发现有异物阻塞气道，可将手指伸及该处将阻塞物取出

57. 电击伤的急救措施不包括
A. 脱离电源
B. 心搏呼吸骤停者进行人工呼吸，心脏按压
C. 有灼伤部位进行相应处理
D. 对症治疗
E. 用冰袋冰敷头部，保护脑组织

58. 建议青春期男孩不穿紧身衣裤是为了
A. 保护皮肤
B. 促进生长
C. 防止频繁遗精
D. 保护生殖系统
E. 以上都不是

59. 某儿童身高等级评价结果，在+1~+2 个标准差之间为
A. 下等
B. 中等
C. 中上等
D. 中下等
E. 上等

60. 评价幼儿园的孩子的智力发育水平或诊断智力低下的重要方法是
A. 贝利婴幼儿发育量表
B. 韦氏学龄前儿童智力量表
C. 发育量表
D. 韦氏儿童智力量表
E. 图片词汇测验

61. 青春期最容易出现的问题是
A. 营养问题
B. 心理问题
C. 学习问题
D. 人格问题
E. 疾病

62. 关于月经期使用清洁卫生巾说法正确的是
A. 能够减少经血量
B. 舒适
C. 不需清洗
D. 能够避免感染
E. 能够避免痛经

63. 儿童心理发育不包括
A. 语言
B. 思维
C. 情绪

D. 独立性和自我意识
E. 唱歌、音乐、技巧等才能教育

64. 等级评价是评价个体儿童的
A. 单项发育指标的等级
B. 多项发育指标的等级
C. 单项发育指标的等级发育速度
D. 单性发育指标随年龄发育变动的趋势
E. 各发育指标之间的相互关系

65. 关于促进成功母乳喂养，不正确的是
A. 让母亲树立成功喂养的信心
B. 按需哺乳
C. 家人的鼓励和帮助
D. 乳母使用适当的喂乳衔接姿势
E. 禁止母乳代用品的推广

66. 关于母乳喂养的禁忌，不正确的是
A. 患有艾滋病的母亲不适宜母乳喂养
B. 严重的精神疾病的母亲不适宜母乳喂养
C. 婴儿患有乳糖不耐受症不能进行母乳喂养
D. 体重在2kg以上的早产儿依靠母乳可存活
E. 变应原通过母乳传输使婴儿发生变态反应必需断乳

67. 辅食添加的原则，除外
A. 从稀到稠
B. 从细到粗
C. 一次可以添加多种食物
D. 应在小儿健康时添加
E. 食物的味道应清淡

68. 对于目前我国使用的脑膜炎球菌多糖疫苗的描述，不正确的是
A. A群脑膜炎球菌多糖疫苗用来预防A群流脑，适用于6月龄至15周岁以内的少年儿童的基础预防
B. A群C群脑膜炎球菌多糖疫苗用来预防A群、C群流脑，适用于2周岁以上的儿童及成年人
C. ACYW135群脑膜炎球菌荚膜多糖混合物推荐有多菌群感染高风险的、>2周岁的儿童及成年人接种
D. A群脑膜炎球菌多糖疫苗、A群C群脑膜炎球菌多糖疫苗已被纳入国家免疫规划
E. 妊娠期（尤其是前三个月）女性可以接种ACYW135群脑膜炎球菌多糖疫苗

69. 关于甲肝疫苗，错误的是
A. 甲肝减毒活疫苗于儿童12月龄接种1剂
B. 甲肝灭活疫苗于儿童18月龄和24月龄各接种1剂
C. 甲肝减毒活疫苗通过皮下注射接种
D. 甲肝灭活疫苗通过肌内注射接种
E. 甲肝疫苗可以与麻疹疫苗、腮腺炎疫苗或乙肝疫苗联合使用

70. 2021年纳入国家免疫规划疫苗儿童免疫程序的，除外
A. 乙型肝炎疫苗
B. 水痘疫苗
C. 甲肝减毒活疫苗
D. 麻腮风疫苗
E. 脊灰减毒活疫苗

71. 人类免疫缺陷病毒（HIV）感染的儿童，可以接种
A. 乙肝疫苗
B. 卡介苗
C. 甲肝减毒活疫苗
D. 乙脑减毒活疫苗
E. 脊灰减毒活疫苗

72. 接种疫苗后出现反应，处理不正确的是
A. 局部反应和全身反应都是轻微的、短暂的，不需要做任何处理
B. 接种疫苗后出现5cm以上的红肿应进行热敷
C. 高热、头痛者可以口服解热镇痛药
D. 出现晕厥者立即送医院
E. 接种后偶合发病，与预防接种无因果关系

73. 对于伤害危险因素描述不正确的是
A. 儿童时期是最容易发生伤害的年龄阶段
B. 婴儿易发生跌落伤死亡
C. 1~14岁儿童易发生溺水、车祸死亡
D. 男孩的跌落伤、碰撞（挤压伤）、交通事故伤害发生率高于女孩
E. 贫困是儿童伤害最重要的危险因素之一

【B_1型题】

（74~78题共用备选答案）
A. 生后2~3天到2个月
B. 2个月以上
C. 9个月以上易感儿
D. 3个月以上小儿
E. 8个月以上

74. 预防结核病疫苗初种年龄
75. 预防脊髓灰质炎疫苗初种年龄
76. 预防麻疹疫苗初种年龄
77. 预防百日咳白喉破伤风疫苗初种年龄
78. 预防流行性乙型脑炎疫苗初种年龄

（79~82题共用备选答案）
A. 维生素B_{12}
B. 叶酸
C. 维生素C
D. 铁剂
E. 维生素B_6

79. 有神经症状的大细胞贫血首选药
80. 治疗大细胞贫血时可增加叶酸疗效

81. 大细胞贫血治疗中，红细胞增生旺盛是加用
82. 可加重维生素 B_{12} 缺乏所致营养性巨幼细胞贫血的精神症状

（83～84 题共用备选答案）

A. 维生素 D_3 原（7-脱氢胆固醇）
B. 维生素 D_2（麦角钙化醇）
C. 维生素 D_3（胆钙化醇）
D. 25-羟维生素 D_3
E. 1,25-二羟维生素 D_3

83. 经肝脏羟化后的维生素 D 成为
84. 经肾脏羟化后的维生素 D 成为

（85～87 题共用备选答案）

A. 促进钙磷经肠道吸收作用增强
B. 抑制肾曲小管对磷的吸收，增进对钙的重吸收
C. 抑制骨盐溶解，使血清钙含量降低
D. 使维生素 D_3 原变为维生素 D_3
E. 促进维生素 D_3 转化为 25-羟维生素 D_3

85. 降钙素的主要生理功能是
86. 1,25-（OH）$_2$-D_3 的生理功能是
87. 甲状旁腺的生理功能是

（88～90 题共用备选答案）

A. 血清钙正常，血清磷明显降低
B. 血清钙磷均降低
C. 血清钙磷正常
D. 血清钙磷低
E. 血清钙磷乘积为 30～40

88. 佝偻病性手足搐搦症
89. 佝偻病活动期
90. 佝偻病活动早期

（91～93 题共用备选答案）

A. 2cm
B. 3cm
C. 3～6cm
D. 3～4cm
E. 6cm

91. 佝偻病轻度“O”形腿标准是两足跟靠拢，膝关节间距小于
92. 中度“X”形腿标准是两膝关节靠拢，踝关节距离为
93. 中度“O”形腿标准是两足跟靠拢，膝关节间距大于

（94～96 题共用备选答案）

A. 中度低渗性脱水
B. 重度低渗性脱水
C. 中度等渗性脱水
D. 重度等渗性脱水
E. 高渗性脱水

94. 烦渴、烦躁不安、高热、尿少，尿比重高
95. 皮肤弹性差，口渴不明显，尿量减少，尿比重偏低
96. 尿量减少，口渴不明显，但是皮肤冷，脉细弱，血清钠 125mmol/L

参考答案

1. B	2. E	3. B	4. C	5. B	6. A	7. C	8. A	9. E	10. B
11. C	12. B	13. C	14. D	15. A	16. D	17. C	18. E	19. D	20. E
21. C	22. E	23. A	24. B	25. B	26. A	27. B	28. C	29. B	30. A
31. D	32. C	33. E	34. A	35. B	36. A	37. A	38. C	39. A	40. E
41. A	42. E	43. E	44. A	45. A	46. D	47. D	48. A	49. E	50. E
51. A	52. C	53. D	54. C	55. D	56. D	57. E	58. C	59. C	60. B
61. B	62. D	63. E	64. A	65. E	66. E	67. C	68. E	69. A	70. B
71. A	72. D	73. B	74. A	75. B	76. C	77. D	78. E	79. A	80. C
81. D	82. B	83. D	84. E	85. C	86. A	87. B	88. D	89. B	90. E
91. B	92. C	93. E	94. E	95. A	96. B				

第十六章　社会医学

一、绪　论

【A_1 型题】

1. 社会医学的基本任务是

A. 弘扬正确的医学模式
B. 倡导积极的健康观
C. 发现社会卫生问题
D. 开展特殊人群的预防保健工作
E. 以上都是

2. 以下不属于社会医学基本任务的是
   A. 改善社会卫生状况
   B. 倡导积极的健康观
   C. 推动医学模式的转变
   D. 制定卫生政策和策略
   E. 改进医疗技术服务
3. 社会医学的研究对象是
   A. 人群
   B. 个体
   C. 患者
   D. 健康人
   E. 生物体
4. 以下不属于社会医学主要研究内容的是
   A. 社会卫生策略
   B. 社会卫生状况
   C. 医学治疗技术
   D. 影响人群健康的社会因素
   E. 社会卫生措施
5. 关于社会医学学科性质的描述不正确的是
   A. 具有自然科学与社会科学双重性质的交叉学科
   B. 医学与社会学之间交叉的产物
   C. 连接了自然科学与社会科学两大领域
   D. 综合了生物医学与社会科学的研究方法
   E. 临床医学与生物遗传学之间交叉的产物
6. 第一次提出社会医学概念的学者是
   A. 法国医师盖林
   B. 古希腊哲学家希波克拉底
   C. 德国医学家诺尔曼
   D. 病理学家魏尔啸
   E. 英国医师玛利逊
7. 第一次卫生革命的主要防治对象是
   A. 心血管疾病
   B. 意外伤害
   C. 癌症
   D. 传染病和寄生虫病等
   E. 突发公共卫生事件
8. 第二次卫生革命的主攻目标是
   A. 慢性非传染性疾病
   B. 传染病
   C. 寄生虫病
   D. 营养不良疾病
   E. 性病
9. 下列不属于第二次卫生革命主攻目标的是
   A. 恶性肿瘤
   B. 意外伤害
   C. 心脑血管系统疾病
   D. 精神疾病
   E. 寄生虫病和地方病
10. 第三次卫生革命的目标是
   A. 提高生活质量
   B. 促进人类健康长寿
   C. 人人享有卫生保健
   D. 以上都是
   E. 以上都不是

参考答案

1. E　2. E　3. A　4. C　5. E　6. A　7. D　8. A　9. E　10. D

二、医学模式与健康观

【A_1 型题】

1. 医学模式是
   A. 某一时期各种医学思想的集中反映
   B. 某一时期各种医学学派的集中反映
   C. 对医学各门类的总和
   D. 对医学知识和技术的总称
   E. 临床疾病的治疗模式
2. 有关医学模式，正确的描述是
   A. 是人类在与疾病抗争和认识自身生命过程的实践中得出的对健康和疾病等的认识
   B. 是医学理论研究和实践操作的指导思想
   C. 一时期各种医学学派的集中反映
   D. 一旦形成不可改变
   E. 医学模式仅体现医学观，不能体现方法论
3. 目前谈到的医学模式转变是指
   A. 生物医学模式向社会医学模式的转变
   B. 自然哲学的医学模式向生物、心理、社会医学模式的转变
   C. 神灵主义的医学模式向社会医学模式的转变
   D. 生物医学模式向生物、心理、社会医学模式的转变
   E. 机械论的医学模式向新医学模式的转变
4. 现代医学模式是指
   A. 神灵主义医学模式
   B. 自然哲学医学模式
   C. 机械论医学模式
   D. 生物医学模式
   E. 生物-心理-社会医学模式
5. 历史上医学模式的演变经历了几个阶段
   A. 三
   B. 四
   C. 五
   D. 六
   E. 七
6. 医学模式的核心是
   A. 健康观
   B. 价值观
   C. 疾病观

D. 医学观
E. 医学理论

7. 提出生物-心理-社会医学模式的学者是
A. 希波克拉底
B. 魏尔啸
C. 哈维
D. 巴斯德
E. 恩格尔

8. 对不同历史阶段的医学科学发展和医学实践起着重要的导向作用的是
A. 方法论
B. 医学模式
C. 价值观
D. 技术
E. 理论

9. 疾病谱和死因谱的改变指的是
A. 烈性传染病的增加
B. 慢性非传染性疾病的下降
C. 烈性传染病的下降与慢性非传染性疾病的增加
D. 老年性疾病的下降
E. 新型传染病的下降

10. 医学模式的演变过程是
A. 神灵主义医学模式
B. 神灵主义医学模式、自然哲学的医学模式
C. 神灵主义医学模式、自然哲学的医学模式、机械论的医学模式
D. 神灵主义医学模式、自然哲学的医学模式、机械论的医学模式、生物医学模式
E. 神灵主义医学模式、自然哲学的医学模式、机械论的医学模式、生物医学模式、生物-心理-社会医学

11. 关于生物-心理-社会医学模式的内涵不正确的是
A. 揭示了医学观的动态性
B. 肯定了生物医学的价值
C. 确立了社会、心理因素的重要地位
D. 立体地探索了健康观念
E. 对医德修养和医德教育的最全面认识

12. 从生物、心理和社会等方面来观察、分析和思考，并且处理疾病和健康问题的科学观和方法论是
A. 神灵主义医学模式
B. 整体医学观
C. 生态医学模式
D. 生物-心理-社会医学模式
E. 综合健康医学模式

13. 生物医学模式的局限性在于
A. 对医学的发展起到了促进作用
B. 确立了基因理论
C. 发展了基因技术
D. 忽视了人的社会性
E. 抗菌药物的应用

14. 目前人类健康需求的增加主要是因为
A. 人们健康观念的转变
B. 慢性非传染性疾病增加
C. 人们健康状况的下降
D. 老年性疾病的增加
E. 新型传染病的发病率增加

15. 下列哪项不是生物-心理-社会医学模式产生的背景
A. 人类面临的疾病谱与死因谱发生变化
B. 人类健康需求的与日俱增
C. 医学科学与相关学科的相互渗透
D. 健康影响因素的多元化
E. 社会的进步与发展

16. 生物医学模式的贡献在于
A. 重视人的社会性
B. 重视人们心理活动的复杂性
C. 抗菌药物的应用、发展了基因理论等
D. 能够圆满解释当今人类面临的所有健康问题
E. 以上均是

17. 生物-心理-社会医学模式的出现，揭示了医学模式的
A. 长期性
B. 稳定性
C. 动态性
D. 综合性
E. 历史性

18. 医学模式的特点不包括
A. 产生的社会性和存在的普遍性
B. 作用的广泛性和发展的渐进性
C. 产生的社会性和作用的广泛性
D. 作用的广泛性和存在的普遍性
E. 产生的影响性和作用的可及性

19. 现代医学模式对医学实践的影响不包括
A. 对医学目的的影响
B. 对临床工作的影响
C. 对预防工作的影响
D. 对卫生服务的影响
E. 对经济发展的影响

20. 健康与疾病的关系是
A. 健康即是无疾病
B. 有病就是不健康
C. 是相对的状态
D. 用人体测量、体格检查和各种生理、生化指标来衡量
E. 是体液与代谢的平衡与紊乱

21. “没有疾病和症状就是健康”的观点属于
A. 神灵主义的健康观
B. 自然哲学的健康观
C. 恩格尔医学模式的健康观
D. 生物医学模式的健康观
E. 整体医学模式的健康观

【B_1 型题】

（22~25 题共用备选答案）
A. 神灵主义医学模式
B. 自然哲学的医学模式
C. 机械论的医学模式
D. 生物医学模式

22. 人类的生命和健康是上帝神

灵所赐，疾病和灾祸是天谴神罚，是哪种医学模式指导下的认识

23. 把健康、疾病与人类生活的自然环境与社会环境联系起来观察与思考，产生了朴素、辩证、整体的医学观念，指的是哪种医学模式

24. 把人当作自己发动的机器，而疾病是机器出现故障和失灵。因此，需要修补和完善，是哪种医学模式的指导思想

25. 疾病都必然并且可以在器官、细胞或分子上找到可以测量的形态学或化学改变，都可以确定出生物的或理化的特定原因，都应该能找到治疗手段，指的是哪种的医学模式思想

参考答案

1. A　2. B　3. D　4. E　5. C　6. D　7. E　8. B　9. C　10. E
11. E　12. D　13. D　14. A　15. E　16. C　17. C　18. E　19. E　20. C
21. D　22. A　23. B　24. C　25. D

三、社会因素与健康

【A_1型题】

1. 社会医学重视的对人群健康及疾病的影响因素为
   A. 生物因素
   B. 遗传因素
   C. 社会因素
   D. 以上都是
   E. 以上都不是
2. 布鲁姆、拉隆达和德威尔等学者在20世纪70年代提出影响健康的因素是
   A. 环境因素
   B. 行为与生活方式
   C. 生物、遗传因素
   D. 医疗卫生服务因素
   E. 以上均是
3. 世界卫生组织在1991年的一项调查中显示，行为生活方式占死亡原因的
   A. 30%
   B. 40%
   C. 50%
   D. 60%
   E. 70%
4. 下列不属于社会因素范畴的是
   A. 原生环境
   B. 次生环境
   C. 生物学因素
   D. 政治经济
   E. 文化
5. 社会因素影响健康的规律与特点，下列正确的是
   A. 恒常性与积累性
   B. 泛影响性和变异性
   C. 交互作用与特异性
   D. 恒常性与易变性
   E. 积累性与跳跃性
6. 划分社会阶层的主要依据是
   A. 文化水平
   B. 经济地位
   C. 价值观念
   D. 生活条件
   E. 职业
7. 通常反映社会经济发展水平的指标是
   A. 人均收入
   B. GDP/人均GDP
   C. 出生率
   D. 死亡率
   E. 平均期望寿命
8. 通常反映人口健康状况的综合指标是
   A. 人均GDP
   B. GDP
   C. 出生率
   D. 死亡率
   E. 平均期望寿命
9. 社会经济发展对健康的作用是
   A. 促进作用
   B. 抑制作用
   C. 线性正相关
   D. 线性负相关
   E. 双向作用
10. 现代经济学认为，健康是一种
   A. 基本人权
   B. 收益
   C. 利润
   D. 人力投资
   E. 固定成本
11. 社会阶层的含义包括
   A. 文化水平、职业
   B. 经济地位、文化水平
   C. 经济地位、文化水平、职业
   D. 经济地位、文化水平、职业、价值观念
   E. 经济地位、文化水平、职业、价值观念和生活条件等
12. 风俗习惯影响人们健康的主要途径是
   A. 生活环境
   B. 劳动条件
   C. 行为生活方式
   D. 精神生活
   E. 心理

13. 宗教信仰影响人们健康的主要途径是
A. 生活环境
B. 劳动条件
C. 行为
D. 精神生活
E. 生活方式
14. 教育是人社会化的过程和手段，其中与健康关系最直接的内容是
A. 教育水平
B. 健康素养
C. 价值观
D. 健康观
E. 消费结构
15. 一旦人们的生活水平达到或超过起码需求，有条件决定生活资料的使用方式，对健康的作用越来越重要的是
A. 经济发展水平
B. 人口
C. 社会制度
D. 文化因素
E. 法律
16. 文化是
A. 语言
B. 文字
C. 物质财富
D. 艺术
E. 一种思考与行动的范型
17. 狭义的文化是指
A. 物质财富
B. 精神文化
C. 风俗
D. 道德
E. 文学艺术
18. 伦理道德影响人们健康的主要途径是
A. 生活环境
B. 劳动条件
C. 心理
D. 精神生活
E. 生活方式
19. 文学艺术影响人们健康的主要途径是
A. 生活环境
B. 劳动条件
C. 行为
D. 精神生活
E. 生活方式
20. 语言影响人们健康的主要途径是
A. 生活环境
B. 劳动条件
C. 心理
D. 精神生活
E. 生活方式
21. 生活资料影响人们健康的主要途径是
A. 生活环境
B. 劳动条件
C. 心理
D. 精神生活
E. 生活方式
22. 人的社会化指的是
A. 教育
B. 社会活动
C. 从自然人到社会人的过程
D. 信仰
E. 风俗
23. 人类社会化的主要手段是
A. 教育
B. 宗教
C. 信仰
D. 风俗
E. 法律
24. 影响社会支持的因素有
A. 人际关系、社会制度
B. 社会制度、社会网络
C. 人际关系、社会网络
D. 文化因素
E. 人际关系、社会网络、社会凝聚力
25. 促进健康的行为具有下列特征
A. 有利性
B. 有利性、规律性
C. 有利性、规律性、和谐性
D. 有利性、规律性、和谐性、一致性
E. 有利性、规律性、和谐性、一致性、适宜性
26. 下列不属于促进健康的行为是
A. 积极的休息和睡眠
B. 体育锻炼
C. 饮酒
D. 心理平衡
E. 合理营养和平衡膳食
27. 下列不属于社会经济发展对健康负面影响的是
A. 环境污染和破坏
B. 不良行为和心理压力
C. 交通事故增多
D. 传染性疾病发病率下降
E. 社会流动人口增加
28. 与健康较为密切的人口结构是
A. 文化和婚姻
B. 年龄和性别
C. 性别和婚姻
D. 职业和文化
E. 年龄和职业
29. 气质指的是人的典型的、稳定的心理特征，主要表现为
A. 个人心理活动过程的速度和稳定性
B. 心理活动的指向性（倾向于外部事物或倾向于内部体验）
C. 心理过程的强度、心理活动的指向性（倾向于外部事物或倾向于内部体验）
D. 个人心理活动过程的速度和稳定性、心理过程的强度
E. 个人心理活动过程的速度和稳定性、心理过程的强度、心理活动的指向性（倾向于外部事物或倾向于内部体验）
30. 性格是指
A. 个体对客观现实所持的稳定态度
B. 习惯了的行为方式
C. 个体对客观现实所持的稳定态度以及习惯了的行为方式
D. 做什么
E. 怎样做
31. 20 世纪 50 年代 Friedman 和

Rosenman 等提出的冠心病易发性格模型，指的是
A. A 型性格
B. B 型性格
C. C 型性格
D. E 型性格
E. D 型性格

32. A 型性格的特征是
A. 雄心壮志
B. 喜欢竞争
C. 雄心壮志、喜欢竞争、性情急躁、缺乏耐心
D. 雄心壮志、喜欢竞争、性情急躁、缺乏耐心、容易激动
E. 做事不慌不忙

33. 近年有人提出一种肿瘤易发性格模型，指的是哪种性格模型
A. A 型性格
B. B 型性格
C. C 型性格
D. E 型性格
E. D 型性格

34. C 型性格的特征是
A. 压抑自己的情绪
B. 过分忍让
C. 回避矛盾
D. 怒而不发，好生闷气
E. 压抑自己的情绪，过分忍让，回避矛盾，怒而不发，好生闷气，内向

35. 情绪是人根据什么而产生的态度体验
A. 生理
B. 心理
C. 态度
D. 愿望
E. 对客观事物是否符合自身需要

36. 哪种情绪对人的生理功能起良好的作用，可以提高人的活动能力，充实体力和精力，发挥潜在能力，有利于人体健康
A. 愉快、积极
B. 不愉快
C. 消极
D. 强烈
E. 长期强烈

37. 高血压、冠心病、恶性肿瘤、糖尿病、消化性溃疡、哮喘和偏头痛等多种疾病与不良情绪有关，将此类疾病称为
A. 生理疾病
B. 心理疾病
C. 精神疾病
D. 心身疾病
E. 神经疾病

38. 下列不属于健康危险行为特征的是
A. 后天生活习惯
B. 长期稳定的行为
C. 偶然性行为
D. 有明显的健康危害
E. 偏离行为

39. 健康社会决定因素的经典理论模型最内层代表
A. 具有不同基因的个体
B. 个体行为和生活方式可能对健康带来不同影响
C. 社会和社区影响
D. 社会结构性因素
E. 宏观社会经济、文化和环境

40. 经济因素对健康的作用可以表述为
A. 经济发展只对健康起到正向的促进作用
B. 经济发展不是最关键的因素
C. 经济促进健康的改善和提高，健康的人群促进经济的稳定发展
D. 发达国家的人健康
E. 经济通过文化教育作用于健康

41. 健康对经济发展的作用不包括以下哪项
A. 增加劳动供给
B. 提高劳动生产率
C. 减少疾病损失和资源消耗
D. 促进教育收益实现
E. 促进医疗技术发展

42. 从健康角度看，自我保健能力的提高、良好的生活习惯、正确的求医行为等影响人们健康生活的能力和生活方式，是由以下哪种因素决定
A. 权力
B. 职业
C. 社会阶层
D. 经济收入
E. 文化教育

43. 下列关于科技进步与健康的关系的观点，不正确的是
A. 科学技术对健康的影响表现为双刃剑
B. 医疗技术的进步提高临床诊疗水平，让患者直接受益
C. 医疗大数据的发展物化了医患关系
D. 高科技医疗技术提高了就医成本
E. 高科技技术有可能带来过度医疗

44. 家庭分类中属于影响健康的高危家庭是
A. 核心家庭
B. 单亲家庭
C. 主干家庭
D. 二代同堂
E. 三代同堂

45. 研究社会阶层与健康的意义主要在于
A. 探讨不同社会阶层人群的死亡谱和疾病谱
B. 发现弱势人群
C. 掌握公众医疗卫生服务需要量
D. 研究不同社会阶层人群的社会适应能力
E. 研究不同社会阶层人群的价值观念

【B_1 型题】

（46~48 题共用备选答案）
A. 感知觉系统

B. 神经
C. 神经-内分泌
D. 神经-内分泌-免疫系统
E. 大脑

46. 社会因素影响健康的门户是
47. 社会因素影响健康的中介机制是
48. 社会因素作用与健康的调节器是

（49~53 题共用备选答案）
A. 环境污染
B. 生活方式
C. 现代文明病
D. 心理健康
E. 人口流动

49. 社会经济发展过程中，由于对资源不合理的开采和利用，对人类健康产生重大威胁的是
50. 随着营养、劳动和卫生设施等生活条件的改善，成为影响人类健康的重要因素的是
51. 高血压、糖尿病、恶性肿瘤以及空调综合征、电脑综合征等被称为
52. 随着经济发展，人们的生活节奏加快，竞争加剧，成为日益严重的社会问题的是
53. 什么增加，导致城市生活设施负担加重，带来许多新的健康问题

（54~58 题共用备选答案）
A. 历史性
B. 现实性
C. 渗透性
D. 继承性
E. 社会性

54. 人类文化的产生与发展是世代努力的结果，是指文化的
55. 文化是人类生活模式的体现，是指文化的
56. 不同文化之间的相互影响性，是指文化的
57. 文化可以逐代传递，是指
58. 一个国家或地区，长期以来可以形成特定的民族文化或地域文化，是指文化的

（59~62 题共用备选答案）
A. 胆汁质
B. 多血质
C. 黏液质
D. 抑郁质
E. 其他

古希腊著名医学家希波克拉底按人的 4 种体液（血液、黏液、黄胆汁和黑胆汁）的多寡来区分和命名气质，提出

59. 智慧敏捷，缺乏准确性；热情但急躁、易冲动的是
60. 灵活、有朝气，善于适应变化的生活环境，情绪体验不深的是
61. 稳重但不灵活；忍耐力强、沉着但缺乏生气的是
62. 易感但内向、稳重、持久但懦弱，沉默而孤独的是

（63~66 题共用备选答案）
A. 行为危险因素
B. 物理性危险因素
C. 医疗卫生服务中的危险因素
D. 生物性危险因素
E. 生物遗传危险因素

63. 细菌、病毒、寄生虫属于
64. 噪声、振动、电离辐射、电磁辐射属于
65. 吸烟、饮酒、缺乏体育锻炼属于
66. 误诊漏诊、医疗质量低属于

参考答案

1. C	2. E	3. D	4. C	5. A	6. B	7. B	8. E	9. E	10. D
11. E	12. C	13. D	14. B	15. D	16. E	17. B	18. E	19. D	20. E
21. A	22. C	23. A	24. E	25. E	26. C	27. D	28. B	29. E	30. C
31. A	32. D	33. C	34. E	35. E	36. A	37. D	38. C	39. A	40. C
41. E	42. E	43. C	44. B	45. B	46. A	47. D	48. E	49. A	50. B
51. C	52. D	53. E	54. A	55. B	56. C	57. D	58. E	59. A	60. B
61. C	62. D	63. D	64. B	65. A	66. C				

四、社会医学研究

【A_1 型题】

1. 社会医学最常用的研究方法是
A. 试验研究
B. 调查研究
C. 文献研究
D. 评价研究
E. 社区干预研究

2. 社会医学研究的特点是
A. 研究对象的复杂性和社会群体性
B. 研究方法的综合性和跨学

科性
C. 研究内容的广泛性
D. 研究结果的实践性和现实指导性
E. 以上都是

3. 下列不属于非概率抽样的方法是
A. 定额抽样
B. 雪球抽样
C. 整群抽样
D. 方便抽样
E. 立意抽样

4. 定性研究常用的方法有
A. 观察法、深入访谈法
B. 现况调查
C. 专题小组讨论
D. 观察法、深入访谈法、专题小组讨论
E. 观察法、深入访谈法、现况调查

5. 下列属于非概率抽样的方法是
A. 单纯随机抽样
B. 系统抽样
C. 机械抽样
D. 分层抽样
E. 定额抽样

6. 开放式问题的优点是
A. 回答者能充分发表自己的看法
B. 节省时间
C. 节省精力
D. 易于数据整理分析
E. 适用于答案较少的情况

7. 下列属于概率抽样的方法是
A. 分层抽样
B. 定额抽样
C. 偶遇抽样
D. 立意抽样
E. 雪球抽样

8. 下列哪项不是问卷中常用的答案格式
A. 填空式
B. 二项选择式
C. 多项选择式
D. 图表式和排序式
E. 简述式

9. 社会调查中最重要的一步是
A. 选题
B. 制定研究方案
C. 收集资料
D. 整理和分析资料
E. 解释结果

10. 下列有关定性研究的描述，正确的是
A. 结果可外推
B. 结果多用概率统计方法
C. 结果很少用概率统计方法
D. 注重事物的结果
E. 在较短的时间内可获得所需资料

11. 问卷的一般结构是
A. 封面信、指导语、问题及答案、编码等
B. 指导语、问题及答案、编码
C. 封面信、问题及答案、编码
D. 封面信、指导语、备查项目
E. 封面信、指导语、问题及答案

12. 问卷设计中常见错误有
A. 双重装填（指1个问题包括了2个或2个以上的问题）
B. 使用了一些专业术语
C. 诱导性提问和抽象的提问
D. 直接询问敏感性问题
E. 以上都是

13. 封闭式问题的优点是
A. 易于数据整理分析
B. 费时
C. 回答者应有较高的语言表达能力
D. 回答者能充分发表自己的看法
E. 无法归类编码

14. 社会医学的研究过程包含五个步骤，其顺序是
A. 选择课题、制定研究方案、收集资料、整理和分析资料、解释结果
B. 选择课题、收集资料、制定研究方案、整理和分析资料、解释结果
C. 选择课题、收集资料、整理和分析资料、制定研究方案、解释结果
D. 收集资料、制定研究方案、选择课题、整理和分析资料、解释结果
E. 制定研究方案、收集资料、选择课题、整理和分析资料、解释结果

15. 关于定量研究的特点与方法，下列说法错误的是
A. 研究的重点在于“验证假设”，一般具有较为严密的逻辑架构
B. 标准化和精确化程度较高
C. 具有较高的客观性和科学性，具有较强的说服力
D. 社会医学的定量研究主要采取抽样调查的研究方法
E. 研究设计包括民族志研究、田野调查、历史研究、访谈等

参考答案

1. B　2. E　3. C　4. D　5. E　6. A　7. A　8. E　9. A　10. C
11. A　12. E　13. A　14. A　15. E

五、社会卫生状况与社会卫生策略

【A_1 型题】

1. 我国新时期卫生工作方针的战略重点是
   A. 农村卫生，预防为主，中西医并重，依靠科技与教育，动员全社会参与，为人民服务，为社会主义现代化服务
   B. 预防为主，动员全社会参与，依靠科技进步，中西医协调发展，为人民健康服务
   C. 面向工农兵，预防为主，团结中西医，卫生工作与群众运动相结合
   D. 以基层为重点，以改革创新为动力，预防为主，中西医并重，将健康融入所有政策，人民共建共享
   E. 普及健康生活，优化健康服务，完善健康保障，建设健康环境，发展健康产业
2. 根据世界卫生组织规定，老年人口为
   A. 55 岁或 60 岁以上人口
   B. 60 岁或 65 岁以上人口
   C. 60 岁或 70 岁以上人口
   D. 70 岁或 75 岁以上人口
   E. 70 岁或 80 岁以上人口
3. 用于衡量一个国家（人群）社会卫生状况的指标是
   A. 新生儿死亡率和孕产妇死亡率
   B. 发病率、患病率
   C. 患病率、病死率
   D. 出生率、死亡率
   E. 婴儿死亡率和平均期望寿命
4. 对于卫生服务提供者来讲，社会卫生状况评价的主要意义在于
   A. 有利于科学地制定、改善社会卫生措施
   B. 找出主要社会卫生问题、重点保护人群和重点防治对象
   C. 动员有限的社会卫生资源
   D. 了解社会经济环境现状
   E. 了解卫生服务和卫生资源提供
5. 21 世纪人人享有卫生保健的总目标中不包括
   A. 提高平均期望寿命
   B. 提高生活质量
   C. 卫生系统的可持续发展
   D. 提供免费服务
   E. 改善国家内部和国与国间健康公平性
6. 下列不属于社会卫生策略与措施的是
   A. 社区卫生服务
   B. 供应安全饮用水
   C. 医疗技术措施
   D. 合理配置卫生资源
   E. 突发公共卫生应急机制
7. 下列反映疾病发生频率的指标是
   A. 某病死亡率
   B. 某病病死率
   C. 发病率
   D. 治愈率
   E. 因病（伤）缺勤率
8. 性比例指的是
   A. 男性人口与女性人口分别占总人口的比例
   B. 男性人口的比例
   C. 女性人口的比例
   D. 男性人口与女性人口之比
   E. 女性人口与男性人口之比
9. 2015 年联合国可持续发展峰会制定了《2030 年可持续发展议程》，以下关于该议程目标的描述中错误的是
   A. 到 2030 年，全球孕产妇每 10 万例活产的死亡率降至 70 人以下
   B. 到 2030 年，通过预防、治疗及促进身心健康，将非传染性疾病导致的过早死亡减少 2/3
   C. 到 2020 年，全球公路交通事故造成的死伤人数减半
   D. 到 2030 年，大幅减少危险化学品以及空气、水和土壤污染导致的死亡和患病人数
   E. 到 2030 年，确保普及性健康和生殖健康保健服务
10. 下列不属于社会卫生状况评价的人口学指标是
    A. 人口自然增长率
    B. 人口负担系数
    C. 老龄化指数
    D. 年龄中位数
    E. 离婚率
11. 关于初级卫生保健不正确的说法是
    A. 适宜、可靠的技术
    B. 费用是社区或国家能够负担得起的
    C. 社区和家庭能够普遍享受的
    D. 只在发展中国家需要普及
    E. 属于基本卫生保健
12. 一个国家或地区，60 岁以上人口数达到总人口数的百分之多少或多少岁以上人口达到总人口的 7% 称为老龄化社会
    A. 5%，65 岁
    B. 7%，65 岁
    C. 10%，65 岁
    D. 10%，70 岁
    E. 10%，80 岁
13. 属于社会卫生状况评价的社会环境指标的是

A. 人均居住面积
B. 15岁以上人口识字率
C. 人均国内生产总值
D. 劳动人口就业率
E. 恩格尔系数

14. 反映人群健康状况较为敏感的指标是
A. 人群期望寿命
B. 出生率
C. 死亡率
D. 婴儿死亡率
E. 患病率

15. 下列不属于社会卫生状况评价的自然环境指标是
A. 人均居住面积
B. 安全饮用水普及率
C. 老龄化指数
D. 人均占有公共绿地面积
E. 成人识字率

16. 建设健康中国的战略主题是
A. 共建共享，全民健康
B. 预防为主，促进健康
C. 公平可及，系统连续
D. 完善制度，扩展服务
E. 健康公平，全民健康

17. 研究社会卫生状况的实质是
A. 进行社会卫生诊断
B. 制定社会卫生措施
C. 健康教育与健康促进
D. 研究社会因素的作用
E. 实现社会的可持续发展

18. 关于健康中国战略任务描述不正确的是
A. 普及健康生活
B. 优化健康服务
C. 完善健康保障
D. 建设健康环境
E. 创新健康技术

19. 健康中国建设的基本原则不包括
A. 健康优先
B. 改革创新
C. 免费医疗
D. 科学发展
E. 公平公正

【B_1型题】

（20～24题共用备选答案）
A. PYLL
B. LEFD
C. ALE
D. DALY
E. HALE

20. 活动期望寿命的英文简称是
21. 无残疾期望寿命的英文简称是
22. 减寿人年数的英文简称是
23. 伤残调整生命年的英文简称是
24. 健康期望寿命的英文简称是

（25～29题共用备选答案）
A. 减寿人年数
B. 无残疾期望寿命
C. 活动期望寿命
D. 伤残调整生命年
E. 健康期望寿命

由2个或以上的指标构成的健康复合指标，考虑了早死、残疾和疾病状况对健康的影响。常用的有上述5种，其中

25. 人群一定时期内（通常为一年）在目标生存年龄（通常为70岁或出生期望寿命）以内死亡所造成的寿命减少的总人年数是指
26. 于残疾状态下所消耗的平均寿命，从而得到无残疾状态下的预期平均生存年数是指
27. 日常生活自理能力的丧失作为观察终点，代替普通寿命表以死亡作为观察终点是指
28. 衡量健康生命损失情况的单位，用年数表示，将早死导致的健康生命年损失和残疾导致的健康生命年损失结合起来，构成生命数量和生活质量以时间为单位的综合性指标是指
29. 扣除了死亡、残疾和疾病对于健康的影响，衡量的是

（30～34题共用备选答案）
A. 老年人口系数
B. 少年人口系数
C. 老龄化指数
D. 总抚养比
E. 老年人口抚养比

30. 60岁或者65岁及以上人口在总人口中所占的百分比是指
31. 14岁以下的人口在总人口中所占的百分比是指
32. 少年人口数为100时，相对应的老年人口数是指
33. 能够用来说明人口年龄构成对人口经济活动的影响的，非劳动年龄人口与劳动年龄人口数之比是指
34. 表明每100名劳动年龄人口所抚养的老年人口数的，65岁及以上人口数与15～65岁人口数之比是指

（35～39题共用备选答案）
A. 发病率
B. 患病率
C. 某病病死率
D. 某病死亡率
E. 治愈率

35. 观察期内，可能发生某病的一定人群中，新发生某病的频率是指
36. 常用什么表示病程长的慢性病存在或流行的程度
37. 规定的观察期内某病患者中因该病而死亡的频率是
38. 规定的观察期内人群中因某病而死亡的频率是
39. 表示接受治疗的患者中治愈的频率的是

参考答案

1. D	2. B	3. E	4. B	5. D	6. C	7. C	8. D	9. B	10. E
11. D	12. C	13. A	14. D	15. E	16. A	17. A	18. E	19. C	20. C
21. B	22. A	23. D	24. E	25. A	26. B	27. C	28. D	29. E	30. A
31. B	32. C	33. D	34. E	35. A	36. B	37. C	38. D	39. E	

六、健康管理

【A_1型题】

1. 有关健康管理的描述，错误的是
   A. 以人们的健康需要为导向
   B. 对个体和群体健康状况及各种危险因素进行监测、分析、评估及预测
   C. 向人们提供有针对性的医疗服务
   D. 协调个人、组织和社会行动
   E. 对各种健康危险因素进行系统干预和管理
2. 健康管理的基础和核心内容是
   A. 对个体健康危险因素的评价和干预活动
   B. 个体临床预防服务
   C. 个人、组织和社会行动协调
   D. 满足人们的健康需求
   E. 构建健康环境支持系统
3. 健康管理的基本步骤不包括
   A. 收集健康管理对象的个人健康信息
   B. 进行健康和疾病风险评估与预测、疾病预警
   C. 实施健康干预
   D. 提供医疗服务
   E. 进行干预效果评价
4. 危险因素影响健康的特点不包括
   A. 潜伏期长
   B. 特异性弱
   C. 联合作用
   D. 广泛存在
   E. 作用明显
5. 危险因素对健康的影响取决于
   A. 危险强度
   B. 危险频度
   C. 危险程度
   D. 危险强度和危险程度
   E. 危险频度和危险程度
6. 引起人类疾病和死亡的行为相关危险因素种类很多，正确的是
   A. 环境危险因素
   B. 心理、行为危险因素
   C. 生物遗传危险因素
   D. 医疗卫生服务中的危险因素
   E. 以上都是
7. 健康危险因素的作用过程，不包含
   A. 无危险阶段
   B. 出现危险因素
   C. 劳动力丧失
   D. 症状出现
   E. 生命丧失
8. 健康管理的核心内容是
   A. 对个体生活方式的管理
   B. 对灾难性疾病的管理
   C. 对个体健康危险因素的评价和干预活动
   D. 残疾管理
   E. 疾病管理
9. 健康管理策略不包括
   A. 生活方式管理
   B. 需求管理
   C. 个体管理
   D. 灾难性疾病管理
   E. 残疾管理

参考答案

1. C	2. A	3. D	4. E	5. C	6. E	7. E	8. C	9. C

七、生命质量评价

【A_1型题】

1. 生命质量的概念最初来源于哪个领域
   A. 生物学
   B. 医学
   C. 社会学
   D. 管理学
   E. 哲学
2. 生命质量评价的内容一般不包括
   A. 情绪反映

B. 自身健康判断
C. 主观满意度
D. 个人生理状态
E. 个人所在家庭规模的大小

3. 健康相关生命质量评价在临床医学的应用主要集中在
A. 肿瘤和慢性非传染性疾病
B. 传染病和寄生虫病
C. 呼吸系统疾病
D. 结核病
E. 艾滋病

4. 生命质量测量中最敏感的部分是
A. 情绪反应
B. 注意力
C. 记忆力
D. 思维
E. 机智

5. 健康调查量表36（SF-36）适用于
A. 普通人群生命质量的测量
B. 临床试验及研究
C. 卫生政策评价
D. 以上都是
E. 以上都不是

6. 某社区老年人口的平均寿命是71.6岁，其中健康生活65.2岁（生命质量权重值为1），非卧床活动受限4.5年（生命质量权重值为0.59），卧床功能丧失1.9年（生命质量权重值为0.34），该社区老年人健康寿命年为
A. 68.5年
B. 70.3年
C. 65.2年
D. 59.7年
E. 67.8年

7. 健康调查量表36（SF-36）适用于
A. 患者生命质量的测量
B. 慢性病患者生命质量的
C. 癌症患者生命质量的测量
D. 感染性疾病患者生命质量的测量
E. 普通人群生命质量的测量

8. 在生命质量评价中，用来测定患者整个生命质量水平的是
A. 满意度
B. 幸福感
C. 生理状态
D. 社会功能状态
E. 情绪反应

9. 通过成本效益分析，对冠心病所采取的预防措施中，最好的是
A. 戒烟（COST/QALY<180美元）
B. 控制高血压（COST/QALY≤1700美元）
C. 控制血脂水平（COST/QALY≥1700美元）
D. 戒烟和控制高血压
E. 戒烟和控制血脂水平

10. 癌症患者生活功能指标量表（FLIC）适用对象是
A. 慢性病患者
B. 脑血管病患者
C. 心脏病患者
D. 意外伤害
E. 癌症患者

11. 主要用于测量在疾病和治疗影响下行为改变和角色功能表现的量表是
A. 健康质量量表（QWB）
B. 疾病影响程度量表（SIP）
C. 健康调查量表36（SF-36）
D. 癌症患者生活功能指标量表（FLIC）
E. 欧洲生存质量测定量表

12. 生质（E）评价（5D）适用于
A. 临床疗效的评价
B. 疾病负担评估
C. 人群健康状况的评定
D. 以上都是
E. 以上都不是

13. 常见用于生命质量测量的通用型量表不包含以下哪种
A. 良好适应状态指数
B. 36条目简明健康量表
C. 世界卫生组织生存质量测定量表
D. 欧洲生存质量测定量表
E. 慢性病治疗功能评价系统

【B_1型题】

（14~15题共用备选答案）
A. 满意度
B. 幸福感
C. 认知功能
D. 情绪反应
E. 社会功能

14. 在生命质量评价中，用来测定患者需求满足程度的是
15. 在生命质量评价中，用来测定患者整个生命质量水平的是

参考答案

1. C　2. E　3. A　4. A　5. D　6. A　7. E　8. B　9. A　10. E
11. B　12. D　13. E　14. A　15. B

八、社区卫生服务

【A_1 型题】

1. 关于社区卫生服务的概念，下列描述不正确的是
   A. 是社区服务中一种基本的卫生服务
   B. 强调政府领导、社会参与
   C. 以基层卫生机构为主体，以全科医生为服务的主干力量
   D. 以需要为导向，提供无偿服务
   E. 以解决慢性病和常见病为目标
2. 下列哪项不属于社区卫生服务的基本特点
   A. 综合服务
   B. 持续性服务
   C. 协调性服务
   D. 可及性服务
   E. 专科高精尖技术
3. 关于社区卫生服务的主要内容，不正确的说法是
   A. 社区健康教育
   B. 社区预防与康复
   C. 慢性病防治与管理
   D. 疑难重症的诊疗
   E. 计划生育技术指导
4. 不属于弱势（脆弱）人群的是
   A. 老年人
   B. 职业紧张人群
   C. 妇女儿童
   D. 残疾人
   E. 低收入人群
5. 20 世纪 70 年代起，美国健康服务的重点逐步转移方向为
   A. 疾病
   B. 健康
   C. 个人
   D. 患者
   E. 社区
6. 社区卫生服务的内容是
   A. 预防
   B. 医疗
   C. 保健与康复
   D. 健康教育与计划生育
   E. 以上均是
7. 下列不属于社区卫生服务的对象的是
   A. 健康人群
   B. 亚健康人群
   C. 高危人群与重点保健人群
   D. 患者
   E. 职业人群
8. 根据社区卫生服务中心设置指导标准，业务用房使用面积不应少于
   A. $200m^2$
   B. $300m^2$
   C. $400m^2$
   D. $500m^2$
   E. $600m^2$
9. 下列不属于社区卫生服务的重点人群的是
   A. 妇女、儿童
   B. 老年人
   C. 残疾人
   D. 慢性病患者
   E. 中青年
10. 在我国，就社区卫生服务而言，社区一般界定为城市的和农村的
    A. 居委会，村
    B. 居委会，乡镇
    C. 居委会，县
    D. 街道，村
    E. 街道，乡镇
11. 根据社区卫生服务中心人员配备指导标准，辖区人员每万人至少配备多少名全科医生
    A. 1
    B. 2
    C. 3
    D. 4
    E. 5
12. 控制医疗费用不合理增长的重要环节及控制医疗费用的守门人分别是
    A. 三级医院服务，临床医生
    B. 二级医院服务，临床医生
    C. 一级医院服务，预防
    D. 预防服务，预防医师
    E. 社区卫生服务，全科医生
13. 下列不属于社区卫生服务的特点的是
    A. 有效、经济
    B. 方便
    C. 综合
    D. 连续
    E. 服务态度好
14. 随着疾病谱、死因谱的改变，慢性病成为威胁人们健康的主要疾病，防治慢性病，必须重视
    A. 医院服务
    B. 专科服务
    C. 临床服务
    D. 预防服务
    E. 社区卫生服务
15. 中华医学会全科医学分会成立，标志着我国全科医学学科的诞生，其时间是
    A. 1992 年 10 月
    B. 1993 年 11 月
    C. 1995 年 6 月
    D. 1997 年 1 月
    E. 1999 年 12 月
16. 设置社区卫生服务机构，由哪一级政府卫生行政部门审批
    A. 县级
    B. 地市级
    C. 乡级
    D. 省级
    E. 中央
17. 提供社区卫生服务的骨干力量是

A. 临床医生
B. 内科医生
C. 外科医生
D. 心理医生
E. 全科医生

18. 开展社区卫生服务的理论基础是
A. 临床医学
B. 预防医学
C. 行为医学
D. 社会医学
E. 全科医学

19. 社区卫生服务机构属于什么机构
A. 二级医疗
B. 三级医疗
C. 专科医疗
D. 非营利性医疗
E. 营利性医疗

20. 根据社区卫生服务站基本设施设置指导标准，业务用房使用面积不应少于
A. $60m^2$
B. $70m^2$
C. $80m^2$
D. $90m^2$
E. $100m^2$

21. 社区卫生服务的中心、单位、范围、导向分别是
A. 健康、人、家庭、需求
B. 健康、家庭、社区、需求
C. 健康、人、家庭、需要
D. 疾病、人、社区、需求
E. 疾病、人、社区、需要

22. 根据社区卫生服务中心基本设施设置指导标准，至少要设有
A. 诊断室
B. 诊断室、治疗室
C. 诊断室、治疗室、预防保健室
D. 诊断室、治疗室、预防保健室、健康教育宣传栏
E. 诊断室、治疗室、药房、健康教育宣传栏

23. 社区卫生服务的意义不包括
A. 有利于预防保健的落实
B. 积极应对人口老龄化挑战的重要途径
C. 提供人性化、综合化服务
D. 是建立新型城市卫生服务体系的重要基础
E. 是维护社会稳定的重要途径

参考答案

1. D	2. E	3. D	4. B	5. E	6. E	7. E	8. C	9. E	10. E
11. C	12. E	13. E	14. E	15. B	16. B	17. E	18. E	19. D	20. A
21. B	22. D	23. C							

九、社会病防治

【A_1 型题】

1. 关于社会病的概念，下列说法正确的是
A. 成为社会问题的越轨行为主要是由社会的原因引起的，而且与躯体和心理健康有关，就构成了所谓的社会病
B. 社会病是社会问题和越轨行为的结合体
C. 社会问题都属于社会病
D. 社会病不一定具有社会性
E. 社会病产生的根源较为单一

2. 下述与社会病的基本特点无关的是
A. 具有公共性
B. 受到患者个人行为因素的强烈影响
C. 具有严重的社会危害性
D. 反映了社会问题
E. 需要全社会共同防治

3. 在我国目前经济社会转型时期，不属于社会病的是
A. 老龄化问题
B. 性传播疾病
C. 道路交通伤害
D. 吸毒
E. 青少年妊娠

4. 社会病防治的基本措施
A. 积极开展全民健康教育
B. 加强对社会病的社会控制
C. 充分发挥家庭的作用
D. 建立社会病的咨询与治疗机构，进行危机干预
E. 以上全是

5. 二级社会预防的主要对象是
A. 健康人群
B. 高危人群
C. 病患者
D. 残疾人群
E. 其他

6. 有关暴力的描述，正确的是
A. 所有暴力行为都是攻击行为，所有攻击行为也都是暴力行为
B. 暴力行为是社会问题不是公共卫生问题，可分为人际暴力、自我指向的暴力、群体性暴力
C. 公共场所暴力和帮派暴力不属于人际暴力
D. 暴力行为是多水平因素对

行为影响的产物，其发生是个体、人际、社会、文化和环境因素复杂交互作用的结果
   E. 躯体暴力对受害者的影响是即时性的，心理暴力对健康的影响是终生的

7. 有关暴力行为预防的公共卫生策略，描述错误的是
   A. 原则是多管齐下、以证据为基础、多水平联动
   B. 一级预防是预防暴力的发生
   C. 二级预防是对暴力行为的即时反应
   D. 三级预防侧重对受暴者的长期照护
   E. 选择性预防是针对特定群体或一般人群而不是有危险的个体进行干预

8. 有关自杀的社会学因素叙述，错误的是
   A. 自杀不仅是个人决定的行为，也受社会环境影响
   B. 独身、离异、丧偶者自杀率高于婚姻稳定者
   C. 低社会阶层者的自杀率最高
   D. 国外资料显示，自杀未遂者中男女比例为 1：3
   E. 社会文化对自杀率也有影响

9. 有关自杀预防的措施，下述说法错误的是
   A. 提高人群的心理健康素质
   B. 普及有关自杀和自杀预防的知识
   C. 对有关自杀的事件进行全方位报道
   D. 建立预防自杀的专门机构
   E. 提供完善的精神卫生服务

10. 吸毒的社会根源不包括
   A. 毒品的可获得性
   B. 同伴影响和团伙压力
   C. 社会文化对毒品的容忍程度
   D. 成长环境的影响
   E. 遗传因素

11. 在吸毒的三级预防措施中，不属于一级预防的是
   A. 电视教育
   B. 街道宣教
   C. 学校教育
   D. 标语口号
   E. 重返社会

12. 在吸毒的三级预防措施中，不属于三级预防的是
   A. 戒毒治疗
   B. 康复治疗
   C. 重返社会
   D. 高人群的预防
   E. 善后照顾

13. 为了防止碰伤儿童，某品牌的家具推出磨平棱角的款式。这属于下列哪种干预措施
   A. 主动干预
   B. 教育干预
   C. 技术干预
   D. 强制干预
   E. 紧急处置

14. 在性传播性疾病的社会根源中，法律对商业性工作者的管理和控制属于
   A. 社会干预
   B. 人口流动
   C. 性放纵
   D. 对性的禁锢
   E. 非上述因素

15. 有关青少年妊娠的预防和控制，下述说法不正确的是
   A. 提高全民族文化教育水平
   B. 在全社会形成健康的性观念和性道德
   C. 推动针对青少年的性健康教育
   D. 提高医务工作者的服务水平
   E. 加大对怀孕青少年的帮助力度

16. 下列描述不属于精神障碍产生的社会根源的是
   A. 文化信念、社会发展、医学化等社会文化因素对精神障碍的产生和发展有影响
   B. 处于社会优势的群体精神障碍患病率较高
   C. 原有社会支持系统遭到破坏、社会动乱可增加精神障碍的患病风险
   D. 心理社会应激是精神障碍的公认病因
   E. 对精神病患者的歧视是导致精神障碍慢性化的重要原因之一

参考答案

1. A　2. B　3. A　4. E　5. B　6. D　7. E　8. C　9. C　10. E
11. E　12. D　13. C　14. A　15. D　16. B

第十七章 健康教育与健康促进

一、概 论

【A_1型题】

1. 健康教育的实质是
   A. 卫生宣传
   B. 预防疾病
   C. 促进健康
   D. 提高生活质量
   E. 一种干预
2. 健康促进的概念是
   A. 提高生活质量
   B. 一种综合策略
   C. 疾病预防
   D. 改善自身健康
   E. 履行健康责任
3. 关于健康教育与健康促进的关系的正确叙述是
   A. 健康教育是健康促进的深化与发展
   B. 健康促进以健康教育为先导
   C. 与健康促进相比，健康教育融客观的支持和主观的参与于一体
   D. 健康促进是健康教育的核心
   E. 健康教育对健康促进起维护和推动作用
4. 下列不属于健康促进的活动领域的是
   A. 创造支持的环境
   B. 加强社区的行动
   C. 发展个人技能
   D. 加快医疗机构的改革
   E. 调整卫生服务方向
5. 健康教育与卫生宣教的关系是
   A. 同等关系
   B. 并行关系
   C. 先后关系
   D. 包含与被包含关系
   E. 毫无关系
6. 下列不属于影响健康的因素的是
   A. 行为生活方式
   B. 环境因素
   C. 生物遗传因素
   D. 医疗卫生服务
   E. 疾病谱
7. 下列叙述不正确的是
   A. 健康教育是有计划、有组织、有评价的教育活动
   B. 健康教育就是卫生宣传
   C. 健康教育是一种干预
   D. 健康教育是一种社会措施
   E. 健康教育是一种预防措施
8. 有关健康素养的描述不正确的是
   A. 健康素养包括：基本知识和理念、健康生活方式与行为、基本技能
   B. 健康素养等同于文化程度
   C. 指个人获取和理解健康信息，并运用这些信息维护和促进自身健康的能力
   D. 健康素养可由后天培养训练和实践而获得
   E. 健康教育是提高健康素养的主要手段
9. 健康促进的核心策略是
   A. 社会策略
   B. 环境保护
   C. 社会动员
   D. 社会倡导
   E. 健康教育
10. 有关健康促进基本策略的描述正确的是
    A. 倡导、协调、赋权
    B. 传播、教育、干预
    C. 知识、信念、行为
    D. 传播、培训、干预
    E. 环境、行为、情景
11. 下列不属于健康教育与健康促进的意义的是
    A. 是卫生事业发展的战略举措
    B. 是实现初级卫生保健的基础
    C. 是提高临床实践技能水平的重要途径
    D. 是提高公民素养的重要渠道
    E. 是一项低投入、高产出、高效益的保健措施
12. 下述有关“将健康融入所有政策”的说法不正确的是
    A. 是健康促进五大行动领域中“调整服务方向”的延续和发展
    B. 强调健康问题并非卫生部门一家之职，需要各政府、非政府部门共同参与
    C. 是解决人民健康问题的治本之策
    D. 是我国新时期卫生与健康工作方针的重要内容
    E. 是健康优先理念的体现
13. 下列有关健康中国战略的说法，不正确的是
    A. 以普及健康生活、优化健康服务、完善健康保障、建设健康环境、发展健康产业为重点
    B. 把健康融入所有政策，全方位、全生命周期保障人民健康
    C. 牢固树立和贯彻落实创新、协调、绿色、开放、共享的新发展理念
    D. 从广泛的健康影响因素入手
    E. 以提高人民生活质量为

核心

14. 20世纪后期以来，影响健康最主要的因素是
A. 生物因素
B. 行为生活方式
C. 环境因素
D. 卫生服务因素
E. 社会制度

参考答案

1. E　2. B　3. B　4. D　5. D　6. E　7. B　8. B　9. C　10. A
11. C　12. A　13. E　14. B

二、健康相关行为

【A1型题】

1. 健康相关行为是指
A. 个体与健康有关的行为
B. 个体或群体与健康有关的行为
C. 个体与健康和疾病有关的行为
D. 个体或群体与健康和疾病有关的行为
E. 个体或群体与健康或疾病有关的行为

2. 根据健康教育的知信行理论，下列表述不正确的是
A. 知识是改变健康相关行为的基础
B. 信念是行为改变的动力
C. 正确态度的建立有可能改变危害健康的行为
D. 知识的增加总是伴随行为的改变
E. 健康教育目标是行为改变

3. 针对艾滋病高危人群举办“艾滋病传播途径”的专题讲座，根据健康信念模式，其目的是使他们知觉到
A. 疾病的易感性
B. 疾病的危害性
C. 预防保护行为的益处
D. 预防保护行为的障碍
E. 自我效能

4. 知觉自己有可能成为该疾病或危险因素的受害者，是导致健康相关行为改变的心理活动的哪个因素
A. 危害性
B. 易感性
C. 效益
D. 障碍
E. 自我效能

5. “打算在未来6个月改变不利于健康的行为”是行为改变阶段理论的哪个阶段的行为心理特点
A. 没有打算阶段
B. 打算阶段
C. 准备阶段
D. 行动阶段
E. 维持阶段

6. 属于群体行为改变理论的是
A. 知信行理论模式
B. 健康信念理论
C. 创新扩散理论
D. 行为改变阶段理论
E. 社会认知理论

7. 下列不属于团体行为干预方法的是
A. 应用竞争机制
B. 动员群众参与
C. 树立典型和培养骨干
D. 行为矫正技术
E. 开发领导

8. 有关危害健康行为的分类正确的是
A. 日常危害健康行为、致病性行为模式、预警行为、高危险行为
B. 日常危害健康行为、致病性行为模式、不良疾病行为、预警行为
C. 致病性行为模式、高危险行为、预警行为、不良疾病行为
D. 日常危害健康行为、致病性行为模式、高危险行为、不良疾病行为
E. 日常危害健康行为、致病性行为模式、不良疾病行为、避免有害环境行为

9. 以下促进健康的行为中，属于二级预防的是
A. 保健行为
B. 预警行为
C. 求医行为
D. 遵医行为
E. 戒除不良嗜好行为

10. 驾车时使用安全带属于促进健康行为中的
A. 基本健康行为
B. 日常促进健康行为
C. 保健行为
D. 避开环境危害行为
E. 预警行为

参考答案

1. E　2. D　3. A　4. B　5. B　6. C　7. D　8. D　9. C　10. E

三、健康传播

【A_1 型题】

1. 传播作为一个行为过程，下列哪项不是传播的必须要素
   A. 传播者
   B. 信息
   C. 传播途径
   D. 接受者
   E. 反馈
2. 施拉姆传播模式属于
   A. 单向传播模式
   B. 双向传播模式
   C. 互动传播模式
   D. 整体传播模式
   E. 两级传播模式
3. 传播是一种什么性质的信息传递的行为
   A. 交换性
   B. 被动性
   C. 社会性
   D. 传递性
   E. 主观性
4. 传播的媒介选择原则是
   A. 保证效果
   B. 针对性
   C. 速度快、经济
   D. 可及性高
   E. 以上都是
5. 罗杰斯关于健康传播的概念中不包含
   A. 态度和行为改变
   B. 医学研究成果转化
   C. 降低疾病的患病率和死亡率
   D. 提高社区、国家和个人的生活质量
   E. 科研成果转化
6. 健康传播的特点不包括
   A. 具有公共性和公益性
   B. 对传播者有特殊的素质要求
   C. 传播的是一切信息
   D. 目的明确
   E. 传播过程具有复合性
7. 将健康信息以最快、最通畅渠道传递给目标人群，要选择的传播媒介应是
   A. 保证效果
   B. 针对性
   C. 经济性
   D. 速度快
   E. 可及性高
8. 介于人与人之间的一种直接的面对面信息沟通的交流活动是
   A. 人际传播
   B. 自我传播
   C. 群体传播
   D. 组织传播
   E. 大众传播
9. 有关人际传播的特点，正确的描述是
   A. 可导致从众行为、具有意见领袖的引导作用
   B. 反馈是强制的
   C. 传播速度快、范围广
   D. 效果好，经济实用
   E. 全身心、多元化、互动性、全息性、个性化
10. 健康教育工作中，人际传播的常见形式哪项除外
   A. 咨询
   B. 交谈或个别访谈
   C. 广播
   D. 全服
   E. 指导
11. 人际传播的特点不包括
   A. 信息量大
   B. 简便易行
   C. 传播较慢
   D. 针对性高
   E. 互动性
12. 讲话者要让对方能听懂并理解自己的话属于以下哪种人际传播技巧
   A. 问话技巧
   B. 听话技巧
   C. 反馈技巧
   D. 说话技巧
   E. 动作技巧
13. 人际交流过程中做到有效交流正确的做法是
   A. 随想随说，可以随意改变话题
   B. 你是专家，要主导谈话过程
   C. 多问问题，连珠炮式发问，可以获得更多信息
   D. 对方反馈时，可以随时发表自己的观点
   E. 对对方的正确言行表示赞同和支持时，要态度坚定
14. 下列选项中不是大众传播的特点的是
   A. 必须遵守相应的文化和政治规则
   B. 信息扩散距离远、速度快、覆盖面广
   C. 信息是公开的、公共的、面向全社会人群
   D. 需要借助一定的传播技术手段
   E. 任何人都可以是传播者
15. 根据媒介在当地的覆盖情况、受众对媒介的拥有情况和使用习惯来选择媒介属于选择传播媒介的哪项原则
   A. 综合性原则
   B. 针对性原则
   C. 速度快原则
   D. 可及性原则
   E. 经济性原则
16. 有关新媒体的描述不正确的是
   A. 新媒体即网络媒体，是所有人对所有人的传播
   B. 新媒体是利用数字技术，通过计算机网络、无线通信网、卫星等渠道，以及电脑、手机、数字电视机等终端，向用户提供信息

和服务的传播形态
C. 新媒体可分为互联网新媒体、手机新媒体、数字电视新媒体、自媒体
D. 新媒体呈现出“点对点”、“多对多”的传播特点
E. 新媒体传播模式主要有综合性门户网站的健康频道、专业健康网站、社交网络服务

17. 下列有关新媒体的特点描述错误的是
A. 数字化与网络化
B. 超文本性与实名性
C. 高互动性
D. 时效性和经济性
E. 自主参与性、信息服务个性化

18. 某村地理位置偏僻，全村80%是文盲和半文盲，15%的家庭拥有电视机，家家装有有线广播。乡里有事往往通过有线广播通知，但村里有时停电；村里有一所民办小学，共有十几个小学生，根据传播策略选择的可及性原则。该村的传播媒介应以
A. 电视为主
B. 小册子、小报为主
C. 有线广播为主
D. 小学的健康教育课为主
E. 黑板报为主

19. 健康传播效果是指谁接受健康信息后，什么在情感、思想、态度、行为等方面发生的反应
A. 医务工作者
B. 传播者
C. 受传者
D. 教育者
E. 领导者

20. 健康传播效果的最高层次是
A. 健康信念认同
B. 知晓健康信息
C. 态度向有利健康转变
D. 采纳健康的行为和生活方式
E. 理解健康信息

21. 影响健康传播效果的因素不包括
A. 受者
B. 信息
C. 动机
D. 传播者
E. 传播途径

22. 受众方面影响健康传播效果的因素不包括
A. 受传者的健康状况
B. 受传者的社会经济文化特征
C. 受传者的心理因素
D. 信息内容的针对性、科学性和指导性
E. 受传者行为发展特征

23. 下列属于影响健康传播效果的社会环境因素的是
A. 环境布置
B. 传播活动地点、场所
C. 相关的政策法规
D. 传播者的行为动机
E. 受者的心理需求

24. 开展社区预防慢性非传染性疾病的健康教育，从健康传播效果的层次看，以下表述属于健康信念认同的是
A. 经常参加有氧健身活动
B. 相信合理膳食有利预防疾病
C. 不能经常吃新鲜水果蔬菜
D. 知晓肥胖对健康的危害
E. 愿意接受健康指导

25. 在传播材料预试验中，听取有关领导对该材料的修改意见属于
A. 可读性试验
B. 重点人群调查
C. 把关人调查
D. 问卷调查
E. 以上都不是

参考答案

1. E	2. B	3. C	4. E	5. E	6. C	7. D	8. A	9. E	10. C
11. A	12. D	13. E	14. E	15. D	16. C	17. B	18. C	19. C	20. D
21. C	22. D	23. C	24. B	25. C					

四、健康教育与健康促进的计划设计

【A_1 型题】

1. 健康促进规划的 3 个组成部分是
A. 设计、管理、评价
B. 设计、评价、反馈
C. 评估、设计、实施
D. 评估、实施、管理
E. 设计、实施、评价

2. 有关计划设计的描述不正确的是
A. 是一个组织机构根据实际情况，通过科学的预测和决策，提出在未来一定时期内所要达到的目标及实现这一目标的方法、途径等所有活动的过程
B. 不需要确定优先干预的健

康问题
C. 是健康教育项目成功与否的关键环节
D. 是健康教育项目评价的标尺
E. 是健康教育项目的行动指南

3. 计划设计应遵循的原则不正确的是
A. 目标性原则
B. 整体性原则
C. 参与性原则
D. 可行性原则
E. 一经制定，不得改变

4. 健康教育计划设计步骤主要是
A. 了解需求→确定优先项目→确定目标→制定方案→实施计划→确定效果评价指标
B. 了解需求→确定目标→制定方案→确定优先项目→实施计划→确定效果评价指标
C. 了解需求→制定方案→实施计划→确定优先项目→确定目标→确定效果评价指标
D. 确定优先项目→了解需求→确定目标→制定方案→实施计划→确定效果评价指标
E. 确定效果评价指标→了解需求→确定优先项目→确定目标→制定方案→实施计划

5. 根据 PRECEDE 模式，健康教育诊断首要步骤是
A. 流行病学诊断
B. 行为诊断
C. 社会诊断
D. 教育与组织诊断
E. 环境诊断

6. 健康促进规划设计中社会诊断的目的是评估
A. 社会经济
B. 生态环境
C. 卫生服务状况
D. 人群生活质量
E. 人群卫生知识

7. 流行病学诊断的任务是
A. 回答该健康问题在空间、时间上有什么规律
B. 回答目标人群中因该健康问题而受累的是哪些人
C. 回答威胁目标人群的主要健康问题是什么
D. 确定影响生活质量的健康问题及其分布
E. 对哪个或哪些健康问题进行干预效果可能最好

8. 关于行为诊断的任务描述错误的是
A. 区分引起健康问题的行为和非行为问题
B. 区分重要行为和相对不重要行为
C. 区分高可变性行为和低可变性行为
D. 确定优先干预的行为
E. 与文化传统关联密切、社会认可度低、行为发展阶段的行为高可变性行为

9. 教育诊断的任务是
A. 在目标人群中进行定量和定性调查方法获取资料
B. 确认影响目标行为的倾向因素、促成因素和强化因素
C. 查阅资料
D. 定性诊断
E. 专家咨询

10. 知识、信念、态度、价值属于哪种影响行为的因素
A. 危险因素
B. 强化因素
C. 促成因素
D. 促进因素
E. 倾向因素

11. 健康教育干预框架包括
A. 确定干预策略、干预场所
B. 确定目标人群
C. 确定干预活动内容、方法和日程
D. 确定干预活动组织网络与工作人员队伍
E. 以上均是

12. 在确定计划目标的总体目标时应首先考虑或回答
A. 知识、态度、信仰和信念的变化情况
B. 人体健康状况有无改变及改变程度
C. 首先考虑 3 个“W”和 2 个“H”
D. 提高生活质量
E. 提高健康水平

13. 有关健康教育与健康促进具体目标的描述不正确的是
A. 具体目标包括教育目标、行为目标、健康目标
B. 具体目标应是可量化的、可完成的
C. 是执行健康促进计划后预期应达到理想的影响和效果，是宏观的
D. 具体目标是可信的、有时间性
E. 具体目标形成目标体系

14. 在制定健康促进的策略中确定干预场所应为
A. 公共场所及居民家庭
B. 教育机构及医疗机构
C. 工作场所
D. 娱乐场所
E. 公共场所及居民家庭、教育机构及医疗机构、工作场所

【A_2 型题】

15. 经过社区需求诊断，某社区中糖尿病的患病率为 3%，该社区工作中糖尿病健康教育的目标人群为
A. 糖尿病患者及其家属
B. 糖尿病高危人群
C. 一般健康人群
D. 社区领导者和决策者
E. 以上都是

16. 某单位使用公益电视广告进行干预活动宣传应属于
A. 社会策略
B. 教育策略
C. 环境策略
D. 行为策略
E. 心理策略

【A_3 型题】

（17~21 题共用题干）

在某地区健康教育促进项目中开展控烟行动

17. 如果该健康教育项目实施 1 年后，要求有 60% 的青少年学会如何拒绝第一支烟的技巧，这是计划的
A. 行为目标
B. 教育目标
C. 健康目标
D. 态度目标
E. 价值观目标

18. 在控制烟草使用的健康促进规划中，如果在公共场所建立无烟区属于
A. 环境策略
B. 社会策略
C. 教育策略
D. 传播策略
E. 资源策略

19. 在学校开展以“学会拒绝吸第一支烟”为主题的第二课堂活动，这属于
A. 环境策略
B. 社会策略
C. 教育策略
D. 资源策略
E. 政策倡导策略

20. 如果在青少年的控烟计划中提出“通过健康促进活动的实施，创建无烟学校，造就不吸烟的新一代”，该目标属于
A. 教育目标
B. 总体目标
C. 行为目标
D. 健康目标
E. 具体目标

21. 对于没有戒烟愿望的人，要改变其吸烟行为，根据行为转变阶段理论，下列干预方法效果更好的事
A. 提供怎样戒烟的具体方法
B. 提高他对吸烟危害的认识，产生戒烟愿望
C. 进行意志力培养
D. 进行经济限制
E. 强化戒烟的行为

参考答案

1. E　2. B　3. E　4. A　5. C　6. D　7. D　8. E　9. B　10. E
11. E　12. C　13. C　14. E　15. E　16. B　17. B　18. A　19. C　20. B
21. B

五、健康教育与健康促进计划的实施

【A_1 型题】

1. 健康教育项目工作人员培训的原则是
A. 目的明确原则、理论联系实际原则、即时评估原则
B. 目的明确原则、参与原则、理论联系实际原则
C. 目的明确原则、从实际出发原则、即时评估原则
D. 参与原则、弹性原则、从实际出发原则
E. 目的明确原则、从实际出发原则、重视技能原则

2. 健康教育项目工作人员培训的常用的参与式教学方法不包括
A. 头脑风暴法
B. 角色扮演法
C. 小组讨论法
D. 案例分析法
E. 书面作业

3. 下列哪项是健康教育项目技术人员培训的内容
A. 财务与设备管理
B. 质量控制
C. 人员管理
D. 专业知识
E. 项目评价和总结

4. 健康教育项目进行工作人员培训，其效果评价不包括
A. 培训过程中采取的各种活动的执行情况
B. 培训过程中采取的各种活动的效率
C. 培训后学员知识、技能掌握情况
D. 学员能否将所学的知识运用于实践中并产生明显的效果
E. 培训后学员行为改变情况

5. 培训效果评价的三个层次包括
A. 过程评价、形成评价、效率评价
B. 过程评价、形成评价、效应评价
C. 过程评价、近期效果评价、远期效果评价
D. 过程评价、结局评价、效应评价
E. 过程评价、结局评价、效率评价

6. 下列不属于一般健康传播材料的是
   A. 平面（印刷）材料
   B. 网络材料
   C. 音像材料
   D. 实物材料
   E. 无形材料
7. 健康传播材料制作应遵循的程序是
   A. 分析需求，确定信息→制定计划→形成初稿→预试验→设计制作→生产发放和使用→监测与评价
   B. 分析需求→制定计划→形成初稿→征求意见→设计制作→生产发放和使用→评价
   C. 分析需求，确定信息→制定计划→设计制作→定稿→生产发放和使用→监测
   D. 分析需求，确定信息→制定计划→设计制作→信息反馈→定稿→生产发放和使用→监测与评价
   E. 确定信息→设计制作→形成初稿→预试验→定稿→生产发放和使用→监测与评价
8. 健康教育项目的过程评价主要关注
   A. 计划是否完善、合理、可行
   B. 项目活动的数量、质量、效率
   C. 目标人群知识、态度、信念的变化
   D. 目标人群健康状况和生活质量的变化
   E. 项目目标是否实现
9. 属于健康教育计划实施的过程评价指标的是
   A. 干预活动暴露率
   B. 健康知识知晓率
   C. 母乳喂养率
   D. 高血压病控制率
   E. 态度形成率

参考答案

1. A　2. E　3. D　4. E　5. C　6. E　7. A　8. B　9. A

六、健康教育与健康促进效果评价

【A_1 型题】

1. 健康教育项目的评价方案形成于
   A. 项目设计阶段
   B. 项目实施阶段
   C. 项目实施结束后
   D. 项目设计、实施全过程
   E. 项目开始阶段
2. 健康教育评价的目的在于
   A. 确定计划达到预期目标的程度
   B. 进一步确定优先项目
   C. 进一步确定目标
   D. 有助于制定策略
   E. 有助于确定研究方法
3. 关于健康教育评价意义的表述，不正确的是
   A. 是取得成功的必要保障
   B. 可以科学地说明计划的价值
   C. 可以减少计划实施过程的偏差
   D. 扩大项目对社区的影响
   E. 提高健康教育专业人员的理论与实践水平
4. 健康教育近期效果评价的含义为
   A. 针对计划本身及实施过程中的管理问题
   B. 针对了解计划实施后对人群健康状况改善的程度
   C. 看实施后的整个结局
   D. 着眼于计划实施后知识、态度、信念、价值观变化的程度
   E. 其他方面
5. 安全用水百分率、计划免疫覆盖率属于
   A. 卫生政策指标
   B. 社会经济指标
   C. 预防性卫生服务指标
   D. 健康状况指标
   E. 其他
6. 评价经干预后健康状况和社会效益的变化属于
   A. 过程评价
   B. 效应评价
   C. 形成评价
   D. 近期效果评价
   E. 远期效果评价
7. 下列评价指标中属于近期或中期效果评价指标的是
   A. 卫生知识知晓率
   B. 平均期望寿命
   C. 发病率
   D. 婴儿死亡率
   E. 美国社会卫生组织指数(ASHA)
8. 属于影响健康教育效果评价的历史性因素的是
   A. 新的卫生政策颁布
   B. 测试者的暗示效应
   C. 调查人员工作经验增加
   D. 因搬迁不能对居民进行随访

E. 测试对象的霍桑效应

9. 在评价影响内在真实性的历史性因素中可通过下列哪种方法排除
  A. 加强工作人员的技术培训
  B. 多次基线测量
  C. 设立对照组或过程追踪
  D. 测量工具的校正
  E. 其他方法

10. 属于影响健康教育效果评价的参与者熟练性因素的是
  A. 测量工具
  B. 测试者观察偏倚
  C. 调查人员技术熟练
  D. 因搬迁不能对居民进行随访
  E. 项目地区发生自然灾害

11. 健康教育与健康促进的效应评价内容不包括
  A. 促成因素
  B. 倾向因素
  C. 强化因素
  D. 健康相关行为
  E. 危险因素

12. 健康教育是否反映了重点对象的需求属于
  A. 过程评价
  B. 近期效果评价
  C. 远期效果评价
  D. 结局评价
  E. 效应评价

13. 实验研究是
  A. 将研究对象按随机原则分为实验组和对照组
  B. 实验组与对照组不是随机的
  C. 实验组（干预组）和对照组在某些方面必须相似
  D. 常用于行为观察
  E. 从原因到结果的调查研究

14. 关于设对照组的前后测试，下列陈述不正确的是
  A. 目标人群在项目实施前后的情况进行比较
  B. 可剔除时间、测量因素对结果的影响
  C. 可剔除观察因素对结果的影响
  D. 对干预效果作出有说服力的解释
  E. 为干预组选择一个匹配的对照组

15. 属于影响健康教育效果评价的失访因素的是
  A. 颁布新卫生政策
  B. 测试者的观察偏倚
  C. 调查人员技术更加熟练
  D. 因搬迁不能对居民进行随访
  E. 项目地区发生自然灾害

16. 影响健康教育与健康促进的效果评价的因素有
  A. 历史性原因
  B. 工作人员与参与者的熟练性
  C. 失访
  D. 以上各项均是
  E. 以上各项均错

17. 下列评价指标中属于远期效果评价指标的是
  A. 卫生知识合格率
  B. 卫生知识知晓率
  C. 平均期望寿命
  D. 行为改变率
  E. 信念流行率

18. 下列属于效应评价的内容的是
  A. 传播材料的预实验
  B. 人群健康需求评估
  C. 行为影响因素的变化评估
  D. 传播媒体的评估
  E. 人群的参与度

【A_2 型题】

19. 一项对控制吸烟的干预研究中，对观看录像的参与人数的评估是属于
  A. 形成评价
  B. 过程评价
  C. 近期效果评价
  D. 远期效果评价
  E. 总结评价

20. 对某社区进行糖尿病健康促进规划的结局评价应评估糖尿病患者
  A. 自测血糖技能的变化
  B. 有关糖尿病知识的变化
  C. 饮食行为的变化
  D. 血糖控制率的变化
  E. 饮食态度的改变

21. 在实施心血管疾病健康教育第二年，某市政府宣布，在所有副食商店不再出售肥肉、在全市范围内提倡禁烟活动，属于
  A. 历史性因素
  B. 成熟因素
  C. 观察偏倚
  D. 人为因素
  E. 回归因素

参考答案

1. D　2. A　3. C　4. D　5. C　6. E　7. A　8. A　9. C　10. C
11. E　12. A　13. A　14. A　15. D　16. D　17. C　18. C　19. B　20. D
21. A

七、重要场所的健康教育与健康促进

【A_1 型题】

1. 新的公共卫生方法的精髓是
   A. 健康教育
   B. 健康促进
   C. 卫生宣教
   D. 预防接种
   E. 卫生宣教
2. 按目标人群或场所划分，健康教育的内容不包括
   A. 社区健康教育
   B. 学校健康教育
   C. 心理健康教育
   D. 患者健康教育
   E. 职业人群健康教育
3. 关于健康教育在社区卫生服务中的地位和作用，描述不正确的是
   A. 社区卫生服务的重要基础
   B. 是社区卫生服务的重要组成部分
   C. 是社区疾病预防和健康干预的有效途径
   D. 提高民族素质，促进精神文明建设
   E. 是创造经济效益的重要渠道
4. 关于社区健康教育与健康促进的表述，不正确的是
   A. 以社区为单位
   B. 以社区人群为教育对象
   C. 以促进社区居民健康为目标
   D. 有组织、有计划、有评价的健康教育活动
   E. 以社区医疗机构为单位
5. 下列有关社区健康教育的描述，不正确的是
   A. 教育对象是社区人群
   B. 要求政府采取行政措施
   C. 引导居民养成良好的行为和生活方式
   D. 有计划、有组织、有评价的活动
   E. 是初级卫生保健的集中体现
6. 社区健康教育与健康促进的策略是
   A. 开发领导，实现行政干预
   B. 动员社会力量，建立健全组织网络
   C. 依靠家庭力量，实施健康教育
   D. 开发利用社区人力资源、财力资源、物力资源、信息资源
   E. 以上都是
7. 城市社区健康教育基本内容不包括
   A. 慢性非传染性疾病的社区防治
   B. 加强安全教育，防止意外伤害
   C. 家庭健康教育
   D. 移风易俗，改变不良卫生习惯
   E. 社会卫生公德与卫生法规教育
8. 城市社区健康教育的基本内容有
   A. 城市社区常见疾病防治的宣传教育
   B. 家庭健康教育
   C. 创建健康城市（国家卫生城市）的宣传与动员
   D. 社会卫生公德与卫生法规教育
   E. 以上都是
9. 城市社区健康教育的基本作用不包括
   A. 健康教育是社区卫生服务的重要内容
   B. 是促进全民健康的重要手段
   C. 在社区卫生服务中具有基础作用
   D. 在社区卫生服务中具有导向作用
   E. 在社区卫生服务中具有引领作用
10. 关于农村社区健康教育的形式，下列陈述不正确的是
    A. 深入开展“九亿农民健康教育行动”
    B. 开发利用农村传播媒介和渠道
    C. 培训家庭保健员，开展“卫生科普入户”活动
    D. 结合农村疾病防治，开展健康教育
    E. 以宣传为重点
11. 关于农村社区健康教育的基本内容包括
    A. 农村常见疾病防治的宣传教育
    B. 移风易俗，改变不良卫生习惯
    C. 农村环境卫生与环境保护
    D. 健康观念与卫生法制教育
    E. 以上各项均是
12. 关于学校健康促进的表述，下述哪项不正确
    A. 学校、家长和学校所属社区内所有成员的共同参与
    B. 设置正式和非正式的健康教育课程
    C. 创造安全健康的学习环境，提供合适的健康服务
    D. 共同促进学生健康
    E. 移风易俗
13. 学校健康促进的内容，不包括
    A. 学校健康政策
    B. 学校健康教育
    C. 学校健康社会环境和社区关系
    D. 学校思想教育
    E. 学校卫生服务
14. 下列指标中，哪些不属于学校健康促进效果评价指标

A. 及格率
B. 人均住院日数
C. 不吸烟率
D. 人均病假日数
E. 月病假率

15. 师生之间开展多种形式的交流活动，增进融洽，属于学校社会环境的
A. 人际环境
B. 物质环境
C. 社区环境
D. 事物环境
E. 教育环境

16. 在医院健康教育中，不属于住院教育形式的是
A. 入院教育
B. 病房教育
C. 出院教育
D. 随访教育
E. 出院后教育

17. 根据教育对象和实施途径的不同，医院健康教育和健康促进的形式不包括
A. 医护人员教育
B. 患者教育
C. 社区卫生服务中的健康教育
D. 社会性宣传教育
E. 职业人群健康教育

18. 医院健康教育的目标人群（广义概念下的医院健康教育）为
A. 患者及其家属
B. 患者、家属及陪护人员、医护人员与职工、社区人群
C. 患者、家属及陪护人员
D. 患者及社区群众
E. 医护人员及社区人群

19. 关于医院健康教育与健康促进的概念，下列错误的是
A. 以健康为中心
B. 以医疗保健机构为基础
C. 为改善患者及其家属、社会成员等的健康相关行为
D. 不需要相关的政策、法规支持
E. 是在临床的实践过程中进行的

20. 医院健康教育与健康促进的实施不包括
A. 建立医院健康促进组织网络
B. 创造有利于健康的医院环境
C. 加强医务人员的健康教育培训
D. 开展多种形式的健康教育活动
E. 移风易俗

21. 关于医院健康教育与健康促进的患者教育的形式中，不包括
A. 门诊教育
B. 住院教育
C. 出院教育
D. 随访教育
E. 医学教育

22. 在医院健康教育中，不属于患者门诊教育形式的是
A. 候诊教育
B. 随诊教育
C. 随访教育
D. 门诊咨询教育
E. 专题讲座及培训

23. 在医院健康教育中，不属于心理卫生教育内容的是
A. 对待疾病的正确心理教育
B. 患者家属的心理教育
C. 安宁疗护及死亡教育
D. 疾病预防、治疗知识的宣传教育
E. 指导家属给患者精神安慰

24. 在企业健康促进活动中，其综合干预措施不包括
A. 从企业管理政策方面进行干预
B. 改善劳动环境
C. 完善职业卫生服务
D. 完善医疗保障制度
E. 针对职业危害因素开展健康教育活动

25. 工矿企业健康促进工作开展的基础是
A. 政府、社区共同参与
B. 开展职业健康教育
C. 合理组织和安排劳动生产
D. 改变不良作业方式
E. 完善职业卫生服务

26. 职业卫生知识与防护技能教育的主要内容是
A. 消除职业精神紧张与改变不良作业方式
B. 改善劳动环境
C. 治理职业有害因素
D. 日常个人卫生习惯教育
E. 营养与合理膳食教育

27. 职业卫生知识与防护措施教育的主要内容不包括
A. 进行心理卫生教育
B. 一般卫生习惯教育
C. 采取正确的作业方式
D. 坚持工间操制度
E. 合理组织、安排生产劳动时间

参考答案

1. B	2. C	3. E	4. E	5. B	6. E	7. D	8. E	9. E	10. E
11. E	12. E	13. D	14. B	15. A	16. D	17. E	18. B	19. D	20. E
21. E	22. C	23. D	24. D	25. B	26. A	27. B			

八、重点公共卫生问题健康教育与健康促进

【A_1型题】

1. 不属于高血压行为危险因素的是
   A. 紧张刺激
   B. 缺少锻炼
   C. 从医行为不良
   D. 遗传因素
   E. 吸烟
2. 与高血压发生有关的因素不包括
   A. 高钠盐饮食
   B. 肥胖
   C. 吸烟、饮酒
   D. 长期的紧张、缺少锻炼
   E. 饮食过多
3. “加强随访和管理，使其知道坚持从医行为、遵从医嘱服药和非药物治疗的重要性”，这一高血压病的社区健康促进对策，适用于
   A. 高血压病患者及其家属
   B. 社区一般人群
   C. 高危人群
   D. 社会公众
   E. 社区领导
4. 高血压健康教育对策的目标人群不包括
   A. 高血压病患者及其家属
   B. 高血压病高危人群
   C. 一般健康人群
   D. 社会公众
   E. 社区领导者和决策者
5. 经筛检后，对高血压水平的个体再检查，可预期复查者的血压值会下降属于
   A. 历史性因素
   B. 回归因素
   C. 选择偏倚
   D. 成熟因素
   E. 测试因素
6. 冠心病、恶性肿瘤、卒中的主要危险因素为
   A. 战争
   B. 营养不良
   C. 免疫接种覆盖率下降
   D. 不良行为和不科学的生活方式
   E. 其他因素
7. 对慢性病进行健康教育，干预期限一般为
   A. 1年
   B. 2年
   C. 5年
   D. 10年
   E. 10年以上
8. 与慢性非传染性疾病的过早死亡有关的是
   A. 生物因素
   B. 治疗不当
   C. 不良行为与不科学的生活方式
   D. 卫生服务不好
   E. 医疗技术落后
9. 烟草的使用是导致人们患病和早逝的原因之一，烟草对人的危害可以有
   A. 增加了心血管疾病的发病机会
   B. 导致肺癌、慢性阻塞性肺疾病
   C. 与口腔、喉、食管的肿瘤发生相关
   D. 对胎儿、青少年的发育生长的影响
   E. 以上都正确
10. 影响戒烟行为的促成因素为
    A. 法规，如公共场所禁烟
    B. 吸烟危害知识
    C. 个人价值观
    D. 有关吸烟危害的态度、信念
    E. 同伴的支持
11. 下面哪一项不是吸烟产生的主要有害物质
    A. 二氧化碳
    B. 一氧化碳
    C. 尼古丁
    D. 氮氧化物
    E. 焦油
12. 不属于被动吸烟危害范畴的是
    A. 母亲吸烟对胎儿的影响
    B. 与口腔、喉、食管癌的发病密切相关
    C. 对成年人的影响
    D. 可增加肺癌的危险
    E. 家长吸烟对儿童的影响
13. 影响戒烟行为的强制策略为
    A. 立法
    B. 吸烟危害的知识掌握与否
    C. 创建无烟环境
    D. 制订控烟规划
    E. 开展多种形式的控烟活动
14. 控制吸烟策略不正确的是
    A. 立法
    B. 创建无烟环境
    C. 制订控烟规划
    D. 开展多种形式的控烟活动
    E. 取缔烟草生产及销售
15. 艾滋病传播途径的预防教育内容不包括
    A. 性传播预防教育
    B. 消化道传播预防教育
    C. 血液传播预防教育
    D. 母婴传播预防教育
    E. 吸毒与感染艾滋病病毒的关系及其危险性教育
16. 艾滋病健康教育的重点目标人群不包括
    A. 艾滋病病毒感染者、艾滋病患者
    B. 吸毒、同性恋者
    C. 艾滋病患者的亲属
    D. 流动人口、服务行业人员
    E. 普通人群
17. 艾滋病的健康教育中，“增加教育的覆盖面”属于艾滋病健康教育的
    A. 治“标”措施

B. “标”“本”兼治措施
C. 治“本”措施
D. 消除社会歧视措施
E. 以上均不正确

18. “重点放在静脉吸毒和卖淫嫖娼等具有高风险行为的人群”属于艾滋病健康教育的
A. 治“标”措施
B. “标”“本”兼治措施
C. 治“本”措施
D. 消除社会歧视措施
E. 以上均不正确

19. “应为艾滋病患者提供社会支持，并给予经济、情感等方面的帮助”属于艾滋病健康教育的
A. 治“标”措施
B. “标”“本”兼治措施
C. 治“本”措施
D. 消除社会歧视措施
E. 以上均不正确

20. 艾滋病健康教育的行为干预目标是
A. 降低高危性行为
B. 提高对性传播疾病（STD）的规则治疗需求
C. 对 HIV 感染和 STD 预防的规范寻求政策支持
D. 减少对艾滋病患者和 HIV 感染者的冷漠和歧视
E. 以上各项都正确

21. 不属于突发公共卫生事件的特征的是
A. 突发公共卫生事件多为突然发生，发病很急
B. 突发公共卫生事件往往表现为病情严重、发病人数多或病死率高
C. 突发公共卫生事件影响到相当的群体，而非个别人或少数人
D. 突发公共卫生事件的发生和应急处理往往涉及社会的诸多方面
E. 突发公共卫生事件的发生一般都没有原因，所以从根本上说是不能预防和控制的

22. 突发公共卫生事件中，开展健康教育工作的作用不包括
A. 把握舆论导向，维护社会稳定
B. 有效缓解社会群众的紧张心理
C. 提高专业人员的应对技能
D. 推动安全社区建设
E. 普及健康知识，形成健康的生活方式正确

23. 发生突发公共卫生事件时，健康教育者的首要任务是
A. 开展相关人员培训
B. 组织相关专家座谈
C. 开展调查研究
D. 设计干预方案
E. 迅速有效的信息传播

24. 有关伤害的描述正确的是
A. 意外伤害主要发生在家庭之外
B. 包括交通事故、烧烫伤、溺水、中毒、动物咬伤等
C. 虐待和忽视不属于意外伤害
D. 伤害是无法预防和控制的
E. 伤害是社会问题，不是公共卫生问题

25. 不属于意外伤害的预防和控制措施的是
A. 加大宣传，维护社会稳定
B. 宣传有关法律和技术措施
C. 推动安全社区建设
D. 营造良好环境
E. 伤害的急救、自救和康复

26. 意外伤害的行为干预措施不包括
A. 工程干预
B. 经济干预
C. 强制干预
D. 教育干预
E. 心理干预

27. 结核病防治策略是
A. 婴幼儿卡介苗接种；封锁疫情；短程督导化疗；药物预防；切断传播途径
B. 新生儿卡介苗接种；封锁疫情；长期督导化疗；药物预防；切断传播途径
C. 婴幼儿卡介苗接种；隔离患者；短程督导化疗；药物预防；切断传播途径
D. 新生儿卡介苗接种；病例发现；短程督导化疗；药物预防；切断传播途径
E. 新生儿卡介苗接种；病例发现；长期督导化疗；药物预防；切断传播途径

28. 下列关于结核病传染源的说法不正确的是
A. 肺结核患者是结核病的主要传染源
B. 患者排菌量大小与其传染力大小呈正比
C. 痰菌阳性患者的传染力与痰菌阴性患者相当
D. 结核病牛也可以成为人类结核病的传染源
E. 痰涂片阳性患者排菌量高于培养阳性患者

29. 结核病的高危险人群不包括
A. 既往患有结核病，未经彻底治疗
B. 与排菌患者密切接触者
C. 儿童及青少年中结核菌素反应阴性者
D. 对结核病缺乏特异免疫力的人群
E. HIV 感染者

30. 关于结核病健康教育的目标人群，正确的是
A. 患者是一级目标人群，是治疗管理的重点对象
B. 患者家属、医务人员、行政领导干部、教师是二级目标人群
C. 全体公众是三级目标人群
D. 活动性涂阴肺结核患者是一级目标人群
E. HIV 感染者是一级目标人群

31. 以下各型肝炎中，不通过血液传播的类型是
A. 甲型肝炎和乙型肝炎
B. 乙型肝炎
C. 甲型肝炎、戊型肝炎
D. 乙型肝炎、丙型肝炎
E. 乙型肝炎、丙型肝炎和丁型肝炎

32. 有关糖尿病的描述不正确的是
A. 糖尿病的典型症状是：多食、多饮、多尿、体重减少
B. 分为1型糖尿病、2型糖尿病，妊娠糖尿病不属于糖尿病
C. 1型糖尿病的危险因素主要有：遗传因素、病毒感染、自身免疫、环境因素
D. 2型糖尿病的危险因素主要有：遗传因素、肥胖、体力活动不足、膳食因素、糖耐量受损、胰岛素抵抗、高血压等
E. 高血糖是代谢综合征的症状之一

33. 糖尿病的综合干预策略是
A. 饮食控制、运动治疗、药物治疗、健康教育、血糖监测
B. 工程干预、经济干预、强制干预、教育干预
C. 分类管理、药物治疗、加强运动、健康教育、对症治疗
D. 分类管理、社区干预、运动干预、药物干预、健康教育
E. 普及知识、血糖监测、药物治疗、全程联合、营养治疗

34. 对健康有益的行为是
A. 维持正常体重
B. 适量饮酒，不吸烟
C. 每晚睡眠7~8小时
D. 每月锻炼5次（每次约35分钟）
E. 定时进早餐

35. 健康生活方式中有关营养指导不正确的是
A. 食物多样化、以谷类为主
B. 多吃蔬菜、水果、奶类、大豆
C. 多食优质蛋白
D. 少盐少油，控糖限酒
E. 吃动平衡、保持健康体重

36. 不属于维护心理健康的方法的是
A. 面对现实，适应环境
B. 认识自己，悦纳自己
C. 结交知己，与人为善
D. 严格要求，永不满足
E. 挫折磨砺，积极进取

参考答案

1. D	2. E	3. A	4. D	5. B	6. D	7. C	8. C	9. E	10. A
11. A	12. B	13. A	14. E	15. B	16. E	17. C	18. A	19. D	20. E
21. E	22. D	23. E	24. B	25. A	26. A	27. D	28. C	29. C	30. E
31. C	32. C	33. C	34. D	35. C	36. D				